【调养偏颇体质 轻松摆脱亚健康】

YiYongJiuLing DuiZheng AiJiu BaiBingXiao

一用就灵 对症艾灸 百病消

编著◉于志远

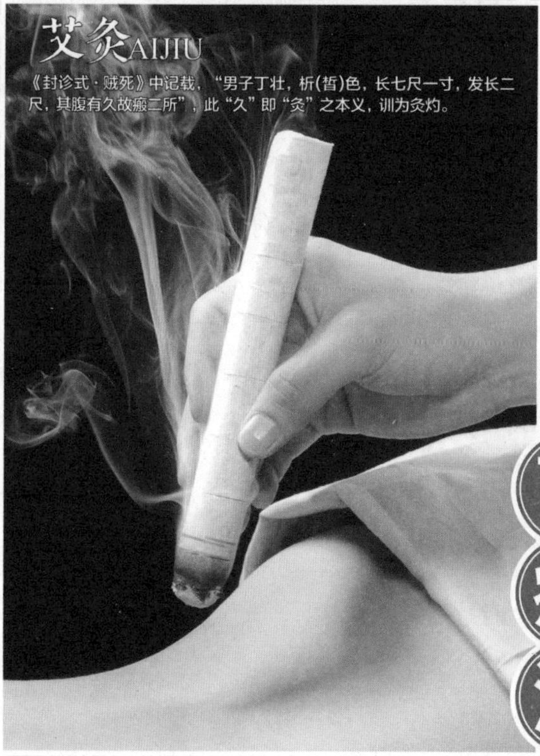
艾灸AIJIU
《封诊式·贼死》中记载，“男子丁壮，析(皙)色，长七尺一寸，发长二尺，其腹有久故瘢二所”，此“久”即“灸”之本义，训为灸灼。

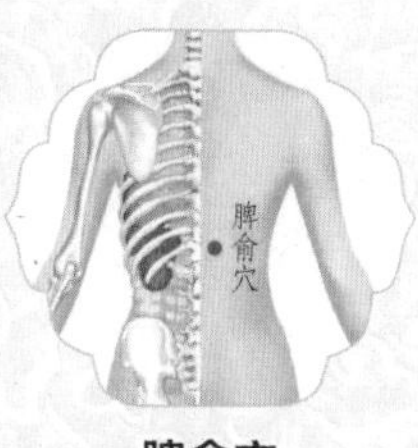

脾俞穴

健脾和胃·利湿升清

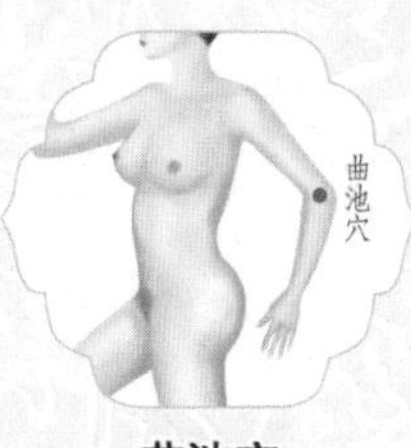

曲池穴

疏风清热·降低血压

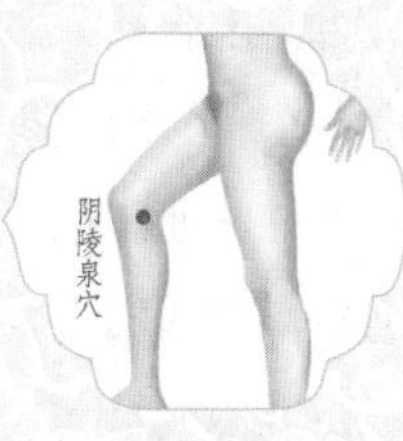

阴陵泉穴

清利湿热·健脾理气

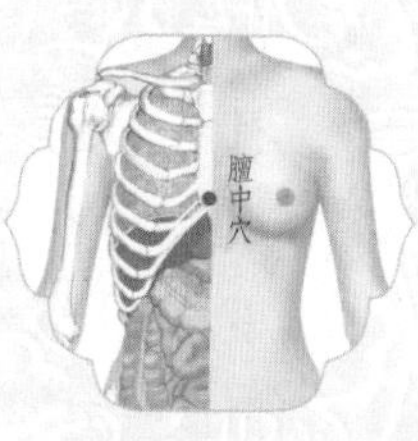

膻中穴

理气止痛·生津增液

艾灸温养保安康　　小病小痛一扫光

关“艾”中老年，呵护孩子健康成长

中医古籍出版社
Publishing House of Ancient Chinese Medical Books

U0320430

图书在版编目（CIP）数据

对症艾灸百病消 / 于志远编著． -- 北京 ： 中医古籍出版社，2018.1

（一用就灵）

ISBN 978-7-5152-1648-5

Ⅰ．①对… Ⅱ．①于… Ⅲ．①艾灸 Ⅳ．① R245.81

中国版本图书馆 CIP 数据核字（2018）第 017138 号

对症艾灸百病消

编　　著：于志远

责任编辑：于峥

出版发行：中医古籍出版社

社　　址：北京市东直门内南小街 16 号（100700）

印　　刷：北京彩虹伟业印刷有限公司

发　　行：全国新华书店发行

开　　本：710mm × 1000mm　1/16

印　　张：15

字　　数：300 千字

版　　次：2018年1月第1版　2018年1月第1次印刷

书　　号：ISBN 978-7-5152-1648-5

定　　价：48.00 元

前言

艾灸是我国传统医学的奇葩，承载着中国古代人民同疾病做斗争的经验和理论知识，是在古代朴素的唯物论和自发的辩证法思想指导下，通过长期医疗实践逐步形成的传统自然疗法，有着简便易行、疗效显著的特点。随着人们自我保健意识的不断增强，艾灸既可保健养生又可治疗疾病的绿色生态自然疗法越来越受到了人们的欢迎。

我们说艾灸是一种神奇的疗法，因为它的确有很多不同凡响之处。

首先，艾灸的疗效就十分神奇。艾灸疗法的适应范围十分广泛，在中国古代是治疗疾病的主要手段。用中医的话说，它有温阳补气、温经通络、消瘀散结、补中益气的作用。可以广泛用于内科、外科、妇科、儿科、五官科疾病的治疗，尤其对乳腺炎、前列腺炎、肩周炎、盆腔炎、颈椎病、糖尿病等有特效。

其次，艾灸具有奇特的养生保健作用。用灸法预防疾病，延年益寿，在我国已有数千年的历史。《黄帝内经》“大风汗出，灸意喜穴”，说的就是一种保健灸法。《庄子》记载圣人孔子“无病而自灸”，也是指用艾灸养生保健。日本人须藤作等做过的灸法抗癌研究，还表明艾灸可以使皮肤组织中潜在的抗癌作用得到活化，起到治癌抗癌的作用。

而且，关于艾灸的起源更是神奇。据研究表明，灸的发明应是原始人用火时，某一部位的病痛受到火的烘烤而感到舒适，便主动用火烧灼治疗更多的病痛。艾草古时候又叫冰台，古人在占卦之前，制冰取火，以艾为引，就在这种引天火的仪式氛围中，巫者把龟甲兆纹与人体的血脉取得模拟想象，思索中医的火论与气论，进而产生了艾灸这种神奇的治疗手段。

近年来，随着人们对艾灸疗效独特性的认识，艾灸疗法重新得到了医学界重视，现代化研究的步伐也在加快。艾灸治疗仪应该是传统艾灸材料与光电仪器的结合，在现代新型热源的作用下（如红外线、磁疗）充分发挥艾的药物效用，并具有使用方便、操作简单、不会烧灼皮肤产生瘢痕的特点。

本书以疾病为纲，精选了日常生活中常见的病症和亚健康状态，系统全面地介绍了艾灸自然疗法的功效作用、使用器具、操作技巧、动作示范以及注意事项等几个方面，还对和自然疗法紧密相连的经络、腧穴进行了清晰地图文解释，配以真人操作示范图，让读者一看就懂、一学就会。本书实用性、可操作性强，是现代家庭养生保健、防病治病的必备工具书。

在本书的写作过程中参阅了国内外同行的研究成果，对在本书稿中所引用的文献资料的作者，在此表示深深的感谢！由于篇幅所限，有些研究成果的出处未能详尽列举，敬请见谅。再则，由于作者水平有限，不足之处在所难免，敬请专家学者指正。

编　者

目录

第一章

艾灸：可靠的家庭保健医生

艾灸疗法的起源和发展……1
认识艾草、艾绒和艾条……2
巧实施灸工具……4
冬病夏治用艾灸……6
清楚灸法巧施灸……6
艾灸禁忌及注意……9
灸后护理及调养……11
艾灸特效穴，不用医生开药方……12

第二章

“灸”这样施，远离亚健康

失　眠……19
神经衰弱……23
记忆力减退……26
困倦易疲劳……28
精力不足……30
空调病……31
免疫力低……33

第三章

健康“艾”中来，对症艾灸一用就灵

感　冒……………………………………………………… 35
咳　嗽……………………………………………………… 38
恶心、呕吐………………………………………………… 41
呃　逆……………………………………………………… 48
胃　痛……………………………………………………… 52
腹　痛……………………………………………………… 54
慢性腹泻…………………………………………………… 56
心　悸……………………………………………………… 59
头　痛……………………………………………………… 65
心绞痛……………………………………………………… 68
中风偏瘫…………………………………………………… 72
慢性支气管炎……………………………………………… 77
急性结膜炎………………………………………………… 79
角膜炎……………………………………………………… 81
过敏性鼻炎………………………………………………… 84
牙　痛……………………………………………………… 86
口腔溃疡…………………………………………………… 89
扁桃体炎…………………………………………………… 92
毛囊炎……………………………………………………… 97
便　秘……………………………………………………… 99
痔　疮………………………………………………………101
脱　肛………………………………………………………106
皮肤瘙痒症…………………………………………………110

第四章

灸到痛自消，舒筋活络筋骨通

落　枕……112
颈椎病……114
肩周炎……116
腰肌劳损……118
足跟痛……120
坐骨神经痛……122
腕关节扭伤……125
踝关节扭伤……126

第五章

“艾”护女性呵护孩子

痛　经……128
月经不调……131
带下病……135
乳腺炎……138
乳腺增生……141
子宫脱垂……144
宫颈炎……147
卵巢肿瘤……150
盆腔炎……153
外阴白斑……156
外阴瘙痒……157
小儿腹泻……161

小儿百日咳……166
流行性腮腺炎……169
小儿夜啼症……172
小儿厌食症……175
小儿遗尿……177

第六章

关“艾”中老年人，健康长寿身体棒

更年期综合征……179
高血压……183
高血脂……187
糖尿病……190
低血压……192
冠心病……194

第七章

艾灸养颜瘦身，让青春永驻

青春痘……197
眼　袋……200
黑眼圈……202
面部皱纹……204
雀斑……207
黄褐斑……209
丰　胸……212

腹部塑形……215
臀部塑形……217
腰部塑形……218

附录：腧穴经络基本知识

腧穴的概念……221
腧穴的名称……221
腧穴的分类……222
腧穴的作用……224
腧穴的定位方法与取穴技巧……225

第一章

艾灸：可靠的家庭保健医生

艾灸疗法的起源和发展

艾灸是我国医学史上的奇葩，起源于我国原始年代，在那个时候，聪明的人类便发现通过火的炙热来刺激伤患处，可以减轻疼痛，并且还可加速伤口的愈合。后来，人们逐渐将火灸引用到医学上来，用以治疗更多的疾病。

艾草古时候又叫冰台，古人在占卦之前，制冰取火，以艾为引，就在这种引天火的仪式氛围中，巫者把龟甲兆纹与人体的血脉取得模拟想象，思索中医的火论与气论，进而产生了艾灸这种神奇的治疗手段。艾灸施于穴位，通过热和能量输入，引起人体“应激反应”，调动经脉使之更好地发挥行气血、和阴阳的整体作用。从而达到疏通脏腑，加速皮肤血液循环，提高人体免疫力、防治疾病的作用。

艾灸疗法能健身、防病、治病，在我国已有数千年历史。春秋时代的《诗经·采葛》载：“彼采艾兮”，西汉毛亨和毛苌传释：“艾所以疗疾”。战国时代孟子《离娄》曰：“犹七年之病，求三年之艾也……艾之灸病陈久者益善……”可见在春秋战国时代即重视艾灸，艾灸疗法已颇为流行。《三国志·华佗传》载：“病若当艾(艾灸)，不过一两处，每处不过七八壮。”(按：医用艾灸，灸一次谓之一壮，一壮捻成艾绒如雀屎大，谓之艾炷，艾叶越陈越好。)至晋代葛洪的《肘后方》、唐代孙思邈的《千金要方》都很重视艾灸的保健防病作用，如《千金要方·灸例》中载：“凡入吴地区游宦，身体上常须三两处灸之，忽令灸疮瘥，则瘴疫、温疟、毒气不能着人也。故吴蜀多行灸法。”说明当时人们已普遍采用灸法来预防传染病。宋代以后灸的保健防病作用日益受到重视，窦林的《扁鹊心书》就是以灸法防治疾病的专著。

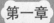

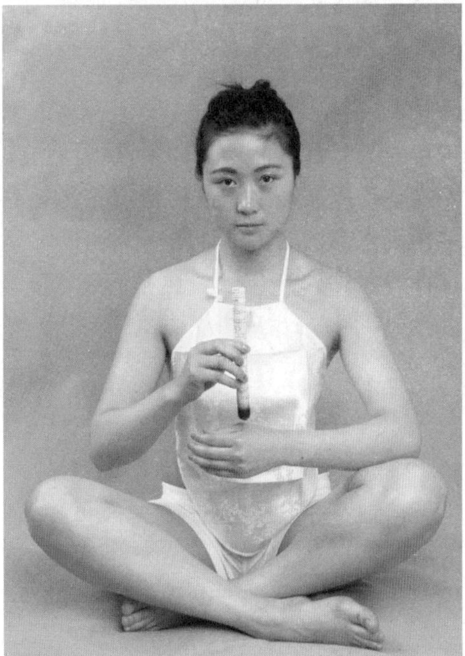

说艾灸是一种神奇的疗法，因为它的确有很多不同凡响之处。首先，艾灸的疗效就十分神奇。艾灸疗法的适应范围十分广泛，在中国古代是主要治疗疾病的手段。用中医的话说，它有温阳补气、祛寒止痛、补虚固脱、温经通络、消瘀散结、补中益气的作用。可以广泛用于内科、外科、妇科、儿科、五官科疾病，尤其对乳腺炎、前列腺炎、肩周炎、盆腔炎、颈椎病、糖尿病等有特效。其次，艾灸具有奇特养生保健的作用。用灸法预防疾病，延年益寿，在我国已有数千年的历史。《黄帝内经》“大风汗出，灸意喜穴”，说的就是一种保健灸法。日本人须藤作等做过的灸法抗癌研究，还表明艾灸可以使皮肤组织中潜在的抗癌作用得到活化，起到治癌抗癌的作用。

近年来，随着人们对艾灸疗效独特性的认识，艾灸疗法重新得到了医学界重视，现代化研究的步伐也在加快。现代的温灸疗法，并不直接接触皮肤，采用艾条悬灸、艾灸器温灸和药物温灸的方式来治疗疾病和保健养生，其疗效也大大提升。并具有使用方便，操作简单，不会烧灼皮肤产生瘢痕的特点。艾灸正逐渐进入人们的生活，踏入了现代健身保健的医学舞台，成为现代防病、治病、养生保健的一颗闪耀的明星。

认识艾草、艾绒和艾条

百草之王：艾草

艾草，又称冰台、遏草、香艾、蕲艾、艾蒿、艾、灸草、医草、黄草等。多年生草本或略成半灌木状，植株有浓烈香

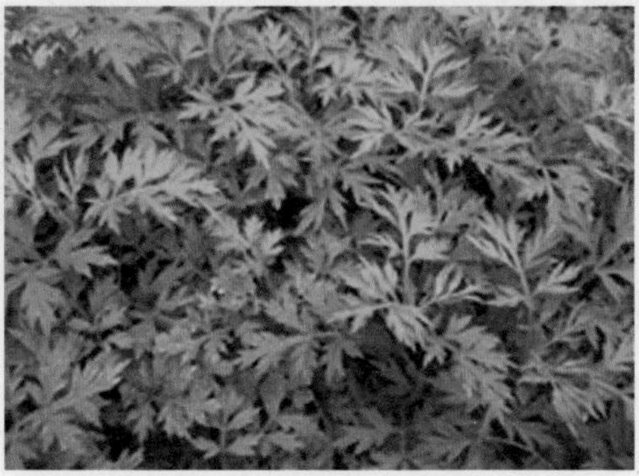

气。茎单生或少数，褐色或灰黄褐色，基部稍木质化，上部草质，并有少数短的分枝，叶厚纸质，上面被灰白色短柔毛，基部通常无假托叶或极小的假托叶；上部叶与苞片叶羽状半裂、头状花序椭圆形，花冠管状或高脚杯状，外面有腺点，花药狭线形，花柱与花冠近等长或略长于花冠。瘦果长卵形或长圆形。花果期9～10月。全草入药，有温经、去湿、散寒、止血、消炎、平喘、止咳、安胎、抗过敏等作用。艾叶晒干捣碎得“艾绒”，制艾条供艾灸用。

艾绒

在艾灸中，艾绒是最主要的材料，它是由艾叶经过加工制作成的。艾叶有一些粗梗和灰尘等杂质，不利于燃烧，所以需要进行加工。古代通常是将艾叶风干后，放在石臼、石磨等加工工具中，反复进行捣捶和碾轧，然后通过反复筛除，将其中的粗梗、灰尘等杂质去掉，只剩下纯粹的艾纤维，其色泽灰白，柔软如绒，易燃而不起火焰，气味芳香，适合灸用。它的功效主要有：通经活络、温经止血，散寒止痛、生肌安胎、回阳救逆、养生保健的作用。外用灸法则能灸治百病。

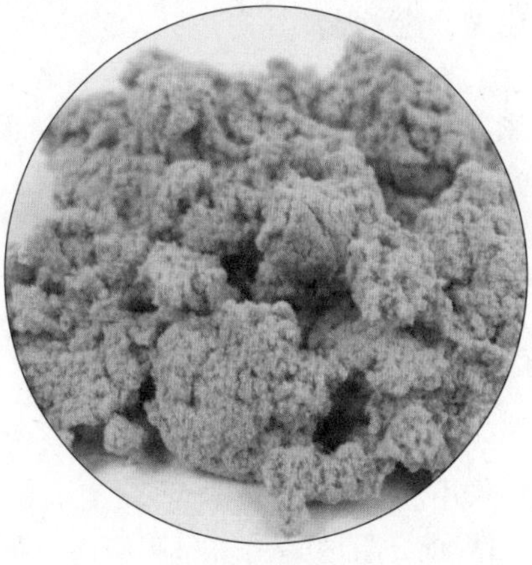
金艾绒

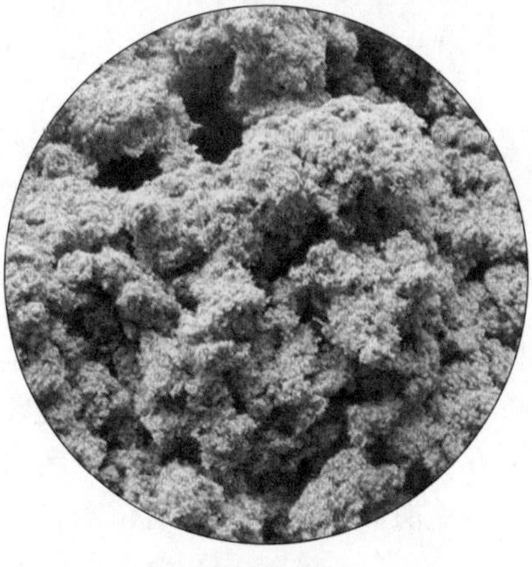
陈艾绒

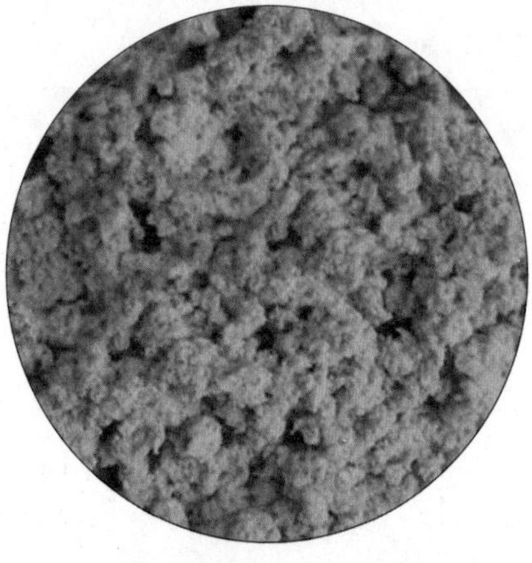
青艾绒

艾绒的质量对艾灸效果有较大影响。劣质的艾绒不细致，杂质多，燃烧时火力暴燥，容易产生灼烧的痛苦，不利于治疗。好的艾绒应当是火力温和持久，穿透力强，才能达到治疗效果。艾绒根据加工的精细程度可分为粗艾绒和细艾绒。初步的加工，用1斤艾叶加工后可以得到6两左右的艾绒，称为粗艾绒，用于一般普通的艾灸。粗艾绒再经过晒、捣捶、筛选，1斤中可以得到2两左右的艾绒，颜色变成土黄色，称为细艾绒，一般用于直接灸。艾绒是制作艾条的原材料，也是灸法所用的主要材料。

艾绒分为青艾绒、陈艾绒和金艾绒三种，一般来说，用新艾施灸，火烈且有灼痛感，而用陈艾施灸，灸火温和，灸感明显，疗效好，《本草纲目》里说："凡用艾叶，须用陈久者，治令软细，谓之熟艾；若生艾，灸火则易伤人肌脉。"所以，在选用艾绒时，应该用陈艾而不用新艾。老中医会根据病因选用青艾绒或陈艾绒，金艾绒为艾绒中的极品，用途广泛，但价格贵。在家庭使用艾绒时，最好选用陈艾绒，因为艾火温和，不会造成灼伤。

如何选择艾绒、识别艾绒呢？

一捏，好的艾绒中没有枝梗或其他杂质，用拇指、食指和中指捏起一撮，能成形。

二观，陈年艾绒的颜色应该是土黄或金黄，艾绒中杂有绿色的，说明是当年艾。

三闻，陈年艾绒闻起来有淡淡芳香，而当年艾闻起来有青草味。

四看，好的艾绒燃出的艾烟淡白，不浓烈，气味香，不刺鼻，用其制成的艾条在点燃后，燃出的艾烟向上。

艾条

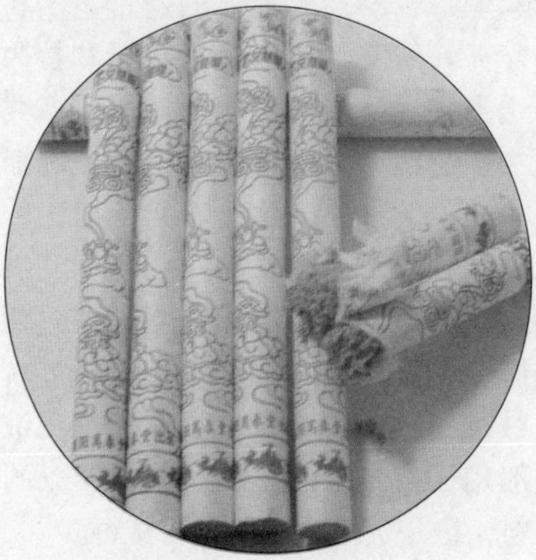

艾条

艾条是用棉纸包裹艾绒制成的圆柱形长卷，直径一般在 4 ~ 50mm 之间。最常见的直径为 18mm 的。长度一般在 2 ~ 300mm 之间。最常见的长度为 200mm。长度小于 80mm 的艾条，可称艾炷、艾段。按艾绒陈放年份分为陈艾条、艾条（艾绒陈放几年叫作几年陈艾条。比如经常见到的 3 年陈艾条、5 年陈艾条）；按艾条排出的烟分为有烟艾条、无烟艾条及微烟艾条；按艾条的成分分为纯艾绒艾条、药艾条；按艾条的长短分为长条、短条、艾炷、艾坨；按艾条制成的形状分为梅花艾条、菱形艾条、艾管。

劣质艾条会危害人们的身心健康，所以在挑选艾条时，一定要认真辨别。

一看成色：好艾条，一般采用陈艾绒精心制作，艾绒提取比例高（御道极品艾条艾绒提取比例是 45 ∶ 1，即 45 公斤艾叶提取 1 公斤艾绒），无杂质，艾绒细腻均匀，色如黄金；劣质艾绒，粉尘冲鼻，杂质枝杆更是占绝大部分，成分粗糙，色泽暗淡。

二捏实度：好艾条，用料十足，端口紧实细腻，密实度好，燃烧更全面，温灸更到位；劣质艾条，偷工减料，包装松散，燃烧不全面，药性不均匀。

三观艾火：好艾条是真正的纯阳之火，火力持久，渗透力强，疗效更好；劣质艾条杂质枝梗粉尘多，燃烧速度缓慢，火力不能直透经络，根本无法起到治疗作用。

四闻艾烟：好艾条，气味浓而不呛，艾烟淡白，还有一股清新。劣质艾条，艾的气味较淡，非常刺鼻，燃烧的杂质成分所产生的烟雾对人体健康有危害。

巧实施灸工具

施灸工具即艾灸器，指用特制的灸器盛放点燃的艾绒在穴位或特定部位上进行熨灸或熏灸的一种方法。用艾灸器施灸在我国有着悠久的历史，早在晋代葛洪的《肘后备急方》就有记载，“取干艾叶一斛许，丸之，内瓦甑下，塞余孔，唯留一目，以痛处着甑目，下烧艾以熏之”。至唐代则出现了以细竹管和苇管作为灸器的温管灸，或称筒灸。如《备急千金要方》载有：“截箭竿二寸，内（纳）耳中，以面拥四畔，勿令泄气。”当时，温管灸主要用治疗口眼歪斜和耳病。明代，龚信的《古今医鉴》中，提到以铜钱代替灸器。

到清代，出现了专用灸器灸的灸具，诸如灸板、灸罩及灸盏等。灸板、灸罩均见于高文晋的《外科图说》，前者为穿有数孔的长板，上可置艾绒，用以施灸；后者为圆锥形罩子，上有一孔，罩于施灸的艾炷之上。灸盏载于雷丰《灸法秘传》：“四周银片稍厚，底宜薄，须空数孔，下用四足。将盏足钉有生姜片上，姜上亦穿数孔，与盏孔相当，俾药气可透入经络脏腑也。”除此之外，还出现核桃壳灸等法。

到了现代艾灸器具取得前所未有的进展。目前，临床上常用的就有温灸盒、艾灸罐、温架灸、温筒灸和温管灸等多种类型。更值得一提的是，借助现代科学技术，还研制出各种不以艾火作为刺激源的非艾灸器，为灸疗增添了新的篇章。

艾灸盒

艾灸盒又叫温灸盒，是艾灸的首选器具，并由于其体积小，操作简单方便，集养生防病、治病和美容养颜于一身，一直以来深受家庭养生者的青睐。温灸盒是通过艾火的热力渗透肌肤，可以温通经络，行气活血，祛湿逐寒，温经止痛，平衡阴阳，促进血液循环，调整脏腑功能，促进机体新陈代谢，增强抵抗力。近年来，随着科学技术的进步，温灸盒也有了众多升级换代产品，新科技温灸盒，无烟无痛，不怕灼伤人体，不怕污染环境，具有人体工学设计特性，佩戴便利，舒适随身，还能实现 1 ~ 8 小时任意时长灸疗，受到新生代艾灸养生人士的喜爱。

艾灸盒

艾灸罐

艾灸罐，是艾灸所用器具，是艾绒艾炷盛放的载体，把点燃的艾绒，艾炷放在艾灸罐，然后通过艾灸罐的便捷性对人体施灸，因此艾灸罐是人们在日常艾灸的重要器具。

艾灸罐材料多样，大致分为不锈钢、铜制、木制等。艾灸罐为圆柱体，直径 7 ~ 9 厘米不等，高 7 ~ 10 厘米不等。

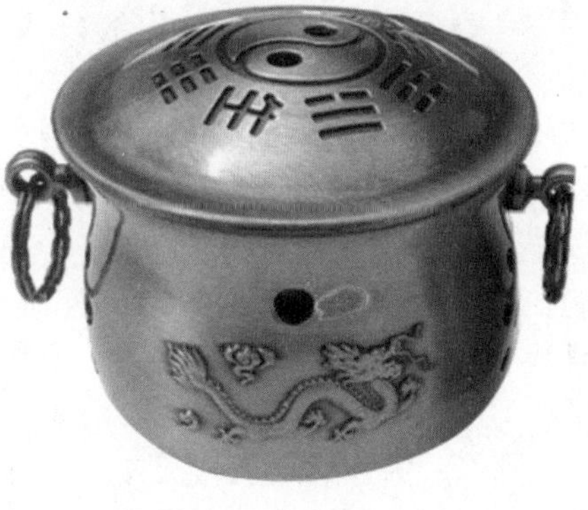

大艾灸罐

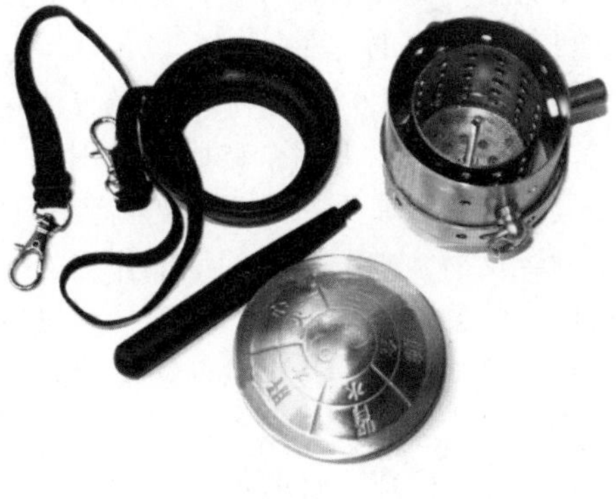

小艾灸罐

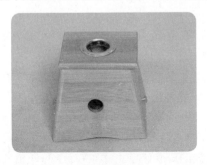

冬病夏治用艾灸

冬病夏治是中国传统医学的一个重要特色疗法，是反向思维的运用，所谓“冬病夏治”，是指对一些因阳虚、外感六淫之邪而导致某些好发于冬季，或在冬季加重的疾病，在夏季阳气旺盛，病情有所缓解时，辨证施治，适当地内服和外用一些方药，增强抗病、祛邪能力，以预防和减少疾病在冬季来临时再发作，或减轻其症状。

一切中医所指的虚寒性疾病都可采用“冬病夏治”的方法进行治疗，如哮喘、慢性支气管炎、过敏性鼻炎、慢性咽喉炎、慢性扁桃体炎、反复感冒、慢性胃炎、慢性结肠炎、慢性腹泻与痢疾、风湿与类风湿性关节炎、肩周炎、颈椎病、腰腿痛、冻疮、手足发凉、男子阳痿、早泄和女子宫寒、老年畏寒症以及脾胃虚寒类疾病等。

那么，为什么在三伏天艾灸能够治病呢？根据中医理论，夏季万物生长繁茂，阳气盛，阳气在表，夏季养生宜以养阳为主，此时毛孔开泄，运用艾灸方法可使腠理宣通，驱使体内风、寒、湿邪外出，是内病外治、治病求本的方法。它主要是通过以下四个方面起作用：一是局部的刺激作用，局部的药物刺激通过神经反射，激发机体的调节作用，使机体中的某些抗体形成，从而提高机体的免疫机能，对一些过敏性疾病起防治作用；二是经络的调节作用，具有温经通络，行气活血，祛湿散寒的效果，而且通过经脉的调整，达到补虚泻实，促进阴阳平衡，防病保健的作用；三是药物本身的作用，药物通过皮肤渗透至皮下组织，在局部产生药物浓度的相对优势，发挥较强的药理作用，同时通过药物对局部穴位的刺激，以激发全身经气，通过微小血管的吸收输送，发挥最大的药理效应；四是利用“三伏天”这全年最热的时段，人体阳气最盛的时候，刺激人体穴位，并通过药物的作用，起一个良性的，有利于机体增强抵抗力的，扶正祛邪的作用。

温馨小贴士

根据“天人合一”“春夏养阳，秋冬养阴”的理论，每年三伏季节阳气正旺之时，是冬病夏治的最佳时机。三伏天是全年中天气最热、阳气最盛的阶段，在此期间，人体腠理疏松、经络气血流通，有利于药物的渗透和吸收。利用这一有利时机治疗某些寒性疾病，能最大限度地祛风祛寒，祛除体内沉痼，调整人体的阴阳平衡，预防旧病复发或减轻其症状，并为秋冬储备阳气，令人体阳气充足至冬至时则不易被严寒所伤。

清楚灸法巧施灸

艾条灸

艾条灸，是将艾条点燃后置于腧穴或病变部位上进行熏灼的艾灸方法。一般又分为温和灸、回旋灸和雀啄灸三种。

1. 温和灸。将艾条燃着的一端与施灸处的皮肤保持 1 寸左右距离，使患者局部温热而无灼痛。每穴灸15分钟左右，以皮肤出现红晕为度。对昏迷或局部知觉减退者，须随时注意局部温热程度，防止灼伤。近年来有各种灸疗架，可将艾条插在上面，固定施灸。这种灸法的特点是，温度较恒定和持续，对局部气血阻滞有散开的作用，主要用于病痛局部灸疗。

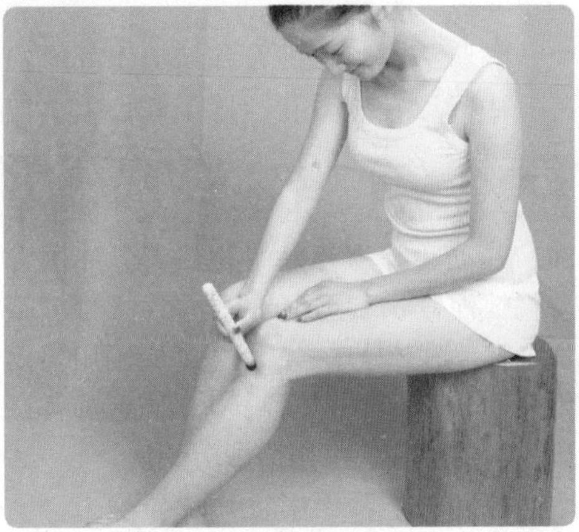

温和灸

2. 回旋灸。又称熨热灸。即将点燃的艾条一端接近施灸部位，距皮肤1寸左右，平行往复回旋施灸。一般灸20～30分钟。这种灸法的特点是，温度呈渐凉渐温互相转化，除对局部病痛的气血阻滞有消散作用外，还能对经络气血的运行起到促进作用，故对灸点远端的病痛有一定的治疗作用。

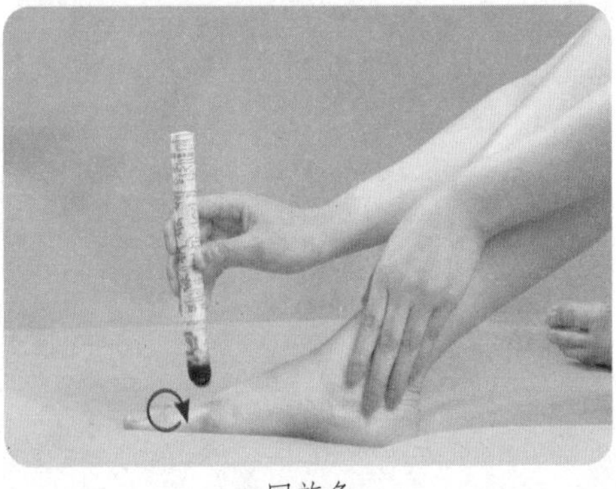

回旋灸

3. 雀啄灸。将艾条点燃的一端对准穴位，似鸟雀啄米状，一上一下地进行艾灸。多随呼吸的节奏进行雀啄。一般可灸15分钟左右。这种灸法的特点是，温度突凉突温，对唤起腧穴和经络的功能有较强的作用，因此适用于灸治远端的病痛和内脏疾病。

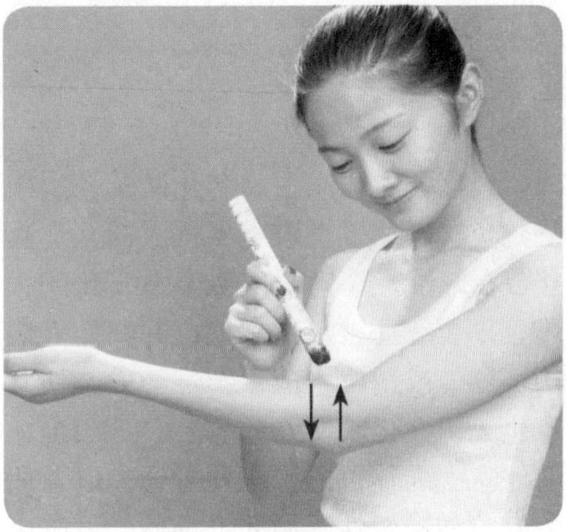

雀啄灸

艾炷灸

将艾炷置于腧穴或病变部位上，然后点燃进行烧灼或温烤的一种艾灸方法。施灸时艾炷的大小、多少，应以疾病性质、病情轻重、施灸部位和年龄大小综合考虑。如初病体质强壮，艾炷宜大，壮数宜多。久病体质虚弱，艾炷宜小，壮数宜少。头面胸部不宜大炷多壮；腹部腰背则艾炷宜大，壮数宜多；四肢末端皮薄骨多，不可多灸；肩背和四肢皮厚肉多之处，多灸无妨。妇孺宜少；壮男可多等。

艾炷灸包括直接灸和间接灸两大类。直接灸是将艾炷直接放在皮肤上点燃施灸，又称着肤灸。可分为瘢痕灸和非瘢痕灸。

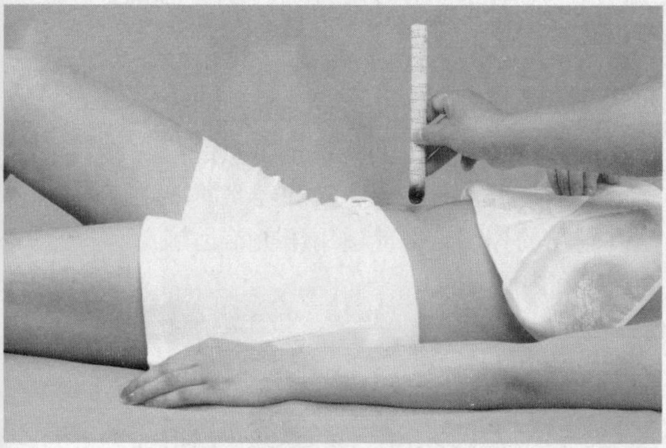

1. 直接灸

瘢痕灸在临床上又名化脓灸，属于烧灼灸法，用蚕豆大或枣核大的艾炷直接放在穴位上点燃施灸，烧灼局部组织，施灸部位往往被烧红起疱，并嘱病人服用药物，或用桃木煎水洗烧灼处，使其产生无菌性化脓现象(灸疮)。施灸前，要注意病人体位的平正和舒适，以及所灸穴位的准确性。局部消毒后，可涂以大蒜液或凡士林，增加艾炷对皮肤的黏附力。点燃艾炷后，病人一般会因烧灼感到剧痛，为了减轻疼痛，可轻轻拍打局部，亦可用麻醉法来防止。灸完一壮后，用纱布蘸冷开水抹净所灸穴位，再依前法灸之。灸满所需壮数后，可在灸穴上敷贴淡膏药，每天换一次。也可用桃木水洗数天后即现灸疮，停灸后3～4周灸疮结痂脱落，留有瘢痕。本法适于虚寒证，实热和虚热证不宜用，头面颈项不宜用，每次用穴不宜多。如用麦粒大的艾炷烧灼穴位，痛苦较小，可连续灸3～7壮，灸后无须膏药敷治，称为麦粒灸，适于气血两亏者。

非瘢痕灸属于温热灸法，点燃艾炷后，当病人感到烫时，即用镊子将艾炷夹去或压灭。连续灸3～7壮，局部出现红晕为止。灸后不发灸疮，无瘢痕，易为病人接受。

2. 间接灸

间接灸是在艾炷与皮肤之间用药物制品衬隔，又称隔物灸。常用的有：

隔姜灸。将生姜切成约2分厚的片，用针在其中间穿几个孔，置于穴位上，把艾炷放在姜片上点燃施灸。适于风寒咳嗽、虚寒腹痛、呕吐、泄泻、风寒湿痹等寒湿阻滞者。

隔蒜灸。用独头大蒜切成1分厚的片，中间以针刺数孔，置于穴位上，把艾炷放在蒜片上点燃。每穴每次可灸5～7壮，隔2～3日一次。适于痈疽未溃、瘰疬、肺痨等寒湿化热者。如用大蒜捣成泥糊状，均匀铺于脊柱(大椎至腰俞)上，约2分厚、2寸宽，周围用棉皮纸封固，然后用艾炷置其上，点燃施灸，则称为铺灸法，可用治虚劳顽痹。

隔盐灸。将干燥食盐块研细末，撒满脐窝，在盐上面置放生姜片和艾炷施灸。适于寒证吐泻、腹痛、癃闭、四肢厥冷等塞滞气虚者，本法有回阳救逆作用。此外，还有隔附子、隔胡椒等间接灸法。

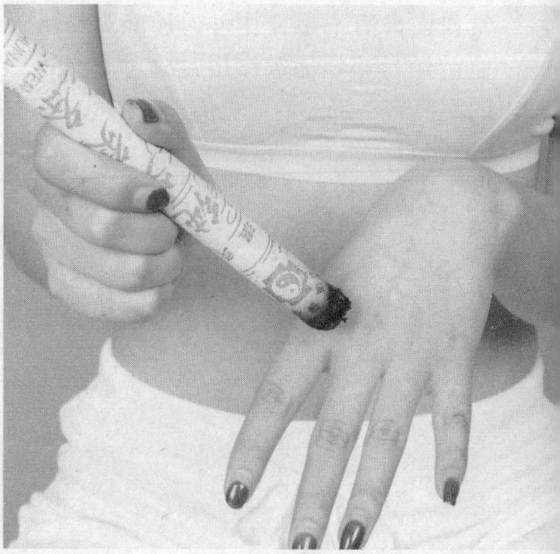

温馨小贴士

根据应灸腧穴的位置，令病人采取适当体位，使该部位易于暴露，又能舒适持久。用温和灸法，可在点穴后随即施灸；如用烧灼灸法，则应在局部消毒后进行灸法治疗。施灸时，要注意灸火温度和病人耐受情况，不可过量。灸后要擦净皮肤上的艾灰，并检查有无火星洒落，以免烧毁衣物。施灸部位较多时，宜按照先上后下、先左后右的顺序进行。有时则可先灸主穴，后灸配穴。灸感和补泻在一般情况下，用温热灸法只在局部有温热感，施行烧灼灸法则局部灼痛。但如集中在一个部位连续较长时间地施灸，就会出现温热感循经脉传导，称为灸感或灸法得气。感传路线的宽窄与施灸面积的大小有关，感传所到处可有微汗、肌肉震颤及脏腑器官的功能活动，如胃肠蠕动、鼻腔通畅等。

艾灸禁忌及注意

由于艾灸以火熏灸，施灸不注意有可能引起局部皮肤的烫伤，另一方面，施灸的过程中要耗伤一些精血，所以有些部位或有些人是不能施灸的，这些就是施灸的禁忌。古代施灸法，禁忌较多，有些禁忌虽然可以打破，但有些情况确实是应禁忌的。

平和心态，明确对象

施灸前要保持心情平静，大悲、大喜、大怒等情绪不稳定时不宜用，否则会使艾灸的效果大打折扣。对于极度疲劳，过饥、过饱、酒醉、大汗淋漓、情绪不稳，或妇女经期不要施灸；孕妇及小儿囟门未闭合者，不宜艾灸；某些传染病、高热、昏迷、抽风期间，或身体极度衰竭，形瘦骨立等不要施灸；无自制能力的人如精神病患者等不要施灸；有些病症必须注意施灸时间，如失眠症要在临睡前施灸，不要饭前空腹时和在饭后立即施灸。

确定部位，注意程序

艾灸时，凡暴露在外的部位，如颜面，不要直接灸，以防形成瘢痕，影响美观；皮薄、肌少、筋肉结聚处，妊娠期妇女的腰骶部、下腹部，男女的乳头、阴部、睾丸等不要施灸。另外，关节部位不要直接灸。此外，大血管处、心脏部位不要灸，眼球属颜面部，也不要灸。要掌握施灸的程序，如果灸的穴位多且分散，应按先上后下，先左后右，先背后腹（胸前）、先头身后四肢的顺序进行。灸法一般比较安全可靠，需要说明的是施艾（灸）法应在有经验的专业医师指导下进行。

正确体位，找准穴位

体位一方面要适合艾灸的需要，同时要注意体位舒适、自然，要根据处方找准部位、穴位，以保证艾灸的效果。体位须摆放平直，肌肉放松，让准备施灸的穴位暴露而出，既防烫伤，亦增加疗效。艾灸取穴是否正确，直接影响灸治效果，灸前必须选好体位，坐点坐灸，卧点卧灸，使体位与点相统一。若坐着点穴，躺下施灸，受骨骼、肌肉牵动变化，必影响取穴准确。灸肢体的穴位以正坐

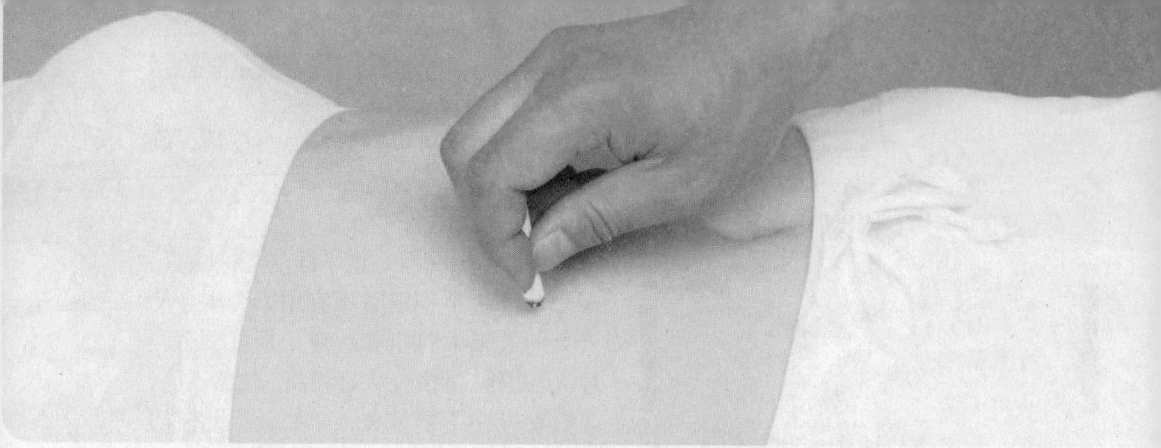

为主；灸胸腹部的穴位取仰卧位；灸背腰部的穴位取俯卧位。

专心致志，耐心坚持

施灸时要注意思想集中，不要在施灸时分散注意力，以免艾条移动，不在穴位上，徒伤皮肉，浪费时间。对于养生保健灸，则要长期坚持，偶尔灸是不能收到预期效果的。

把握温度，按序施灸

由于艾灸以火熏灸，施灸不注意有可能引起局部皮肤的烫伤，所以必须要注意温度。对于皮肤感觉迟钝者或小儿，用食指和中指置于施灸部位两侧，以感知施灸部位的温度，做到既不致烫伤皮肤，又能收到好的效果。初次使用灸法的患者，要注意掌握好刺激量，先少量、小剂量，如用小艾炷，或灸的时间短一些，壮数少一些，以后再加大剂量。不要一开始就大剂量进行。

注意卫生，防止晕灸

化脓灸或因施灸不当，局部烫伤可能起疮，产生灸疮，一定不要把疮搞破，如果已经破溃感染，要及时使用消炎药。晕灸虽不多见，但是一旦晕灸则会出现头晕、眼花、恶心、面色苍白、心慌、汗出等，甚至发生晕倒。出现晕灸后，要立即停灸，并躺下静卧，再加灸足三里，温和灸10分钟左右。

注意防护，安全施灸

因施灸时要暴露部分体表部位，在冬季要保暖，在夏天高温时要防中暑，同时还要注意室内温度的调节和开换气扇，及时换取新鲜空气。现代人的衣着不少是化纤、羽绒等质地的，很容易燃着，因此，施灸时一定要注意防止落火，尤其是用艾炷灸时更要小心，以防艾炷翻滚脱落。用艾条灸后，可将艾条点燃的一头塞入直径比艾条略大的瓶内，以利于熄灭。

温馨小贴士

自我保健宜选择温和灸

方法：将艾条一端点燃，让燃端靠近皮肤穴位，使穴位很快得到温热。将艾条慢慢上提，距皮肤3～4厘米，保持不动。灸时，温热感会使皮肤发红却不灼痛，局部、远端部位还有酸、麻等舒服感觉。

要点：每次选3～5个穴位，每个穴位灸5～10分钟，过多易疲劳，过少达不到温热效果。

灸后护理及调养

因为人体耐受能力的差异和施治方法的不同或不当，每个人会产生不同的灸后反应，有人会出现红色的灸痕和灼热感，但无灸瘢，有人会出现水疱。前者无须处理即可自行恢复，后者则需要对疮面进行护理，并且还要注意后期的调养。

艾灸后的护理

灸后皮肤潮红

艾灸后有些人身体会出现类似过敏的现象，比如皮肤潮红，或者出现很多红疹现象，此时多以为是过敏了，其实，这些表现出来的症状，都是真阳元气驱赶寒邪外出的表现。也是病邪在体表的反应。如果此时停止艾灸，病邪还会自表入里，侵蚀脏腑。如果此时皮肤表现严重，可以用放血疗法使邪出有门。可以在大椎、足太阳膀胱经的腧穴还有委中穴放血，给病邪以出处。

灸后口渴

很多人艾灸后会出现口干舌燥，这是艾灸的一种反应，这种现象表明阴阳正在调整，阳不胜阴，这时要多喝白开水、红糖水或者小米汤。红糖水可以补气血，白开水没有任何添加剂，不会对人造成伤害。此时患者会觉得喉咙异常干痛，这是病邪（寒邪）逐渐外发时的必然症状。此时最好不要喝菊花茶，因为菊花是味苦性微寒的药物，有清火的作用，可能会减弱艾灸的效果。

排病反应

在灸疗过程中，即使没有外界环境的诱因，绝大多数患者都会出现种种不适反应。如浑身发冷、出冷汗、冒臭气、吐痰涎、腹痛、腹泻等现象。甚至有很多人会发现，自己多年前有过的病症会重复多次出现，有的时候还会出现病未愈，病情反而加重的情况，由于这些不适反应与患者的病情有关，所以我们把这些不适反应统称为排病反应。出现这种情况，不要害怕，这是正邪交战的正常现象，病邪在我们体内寄居了很久，并不会轻而易举地乖乖就范。当你通过艾灸的方式激发了人体的正气想把邪气赶出体外时，那么邪气会顽强抵抗，这时正气不足，而邪气旺盛，当然就会有各种不适反应出来。当你逐渐通过艾灸使体内慢慢累积了足够多的正气时，这病邪就会逐渐地被赶出体外了。

灸后水疱

若用直接灸施治时会在皮肤上留下水疱，水疱小时不要挑破，1 周左右即可自行吸收。若水疱较大，可先用消毒针挑破，排出疱内的液体，再涂上甲紫药水或消炎膏等，然后再用消毒纱布包扎。要定期消毒和更换纱布，以防止感染。若产生灸疮，有流脓现象时，要用消毒水、酒精或生理盐水清洗，清洗后涂上消炎膏或玉红膏。要每天坚持清洗和涂药，直至灸疮愈合。

艾灸后的调养

施灸时身体会消耗元气来疏通经络，调补身体功能，所以灸后要注意保护机体正气，要从饮食、起居等多方面加以调理。注意劳逸结合，不可使身体过度疲劳，娱乐时间也不宜过长，要保持平静的情绪。每天要保证充足的睡眠，因为睡眠是恢复生命活力的最佳途径。饮食上要禁止食用生冷和不易消化的食物。饭菜宜清淡，应以素食为主，多吃水果蔬菜，补充身体所需营养物质。

施灸产生灸疮时要适量食用有助于

诱发的食物，如豆类、蘑菇、笋、鲤鱼等。当灸疮开始愈合后，要减少诱发食物的摄入，应以清淡饮食为主，忌食辛辣刺激性食物，避免重体力劳动。当灸疮感染时要口服抗生素药物并且涂抹消炎药膏，以促进疮面愈合。

艾灸特效穴，不用医生开药方

灸命门穴：提高身体免疫力

命门穴，是人体督脉上的要穴及人体长寿穴位之一，位于后背两肾之间，第二腰椎棘突下凹陷处，与肚脐相平的区域。本穴因其位处腰背的正中部位，内连脊骨，在人体重力场中为位置低下之处，脊骨内的高温高压阴性水液由此外输体表督脉，本穴外输的阴性水液有维系督脉气血流行不息的作用，为人体的生命之本，故名命门。灸此穴可增加体重、提高抗寒能力、促进细胞 DNA 合成、提高机体免疫力的作用。

【定位取穴】该穴位于腰部，当后正中线上，第二腰椎棘突下凹陷处。取穴时采用俯卧的姿势，指压时，有强烈的压痛感。

【施灸方法】宜采用温和灸。施灸时，被施灸者仰卧，施灸者站或坐于一旁，手执艾条以点燃的一端对准施灸部位，距离皮肤 1.5 ~ 3 厘米，左右方向平行往复或反复旋转施灸。

【施灸时间】每日灸 1 次，每次灸 3 ~ 15 分钟，灸至皮肤产生红晕为止。

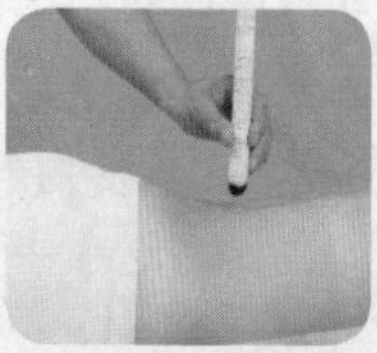

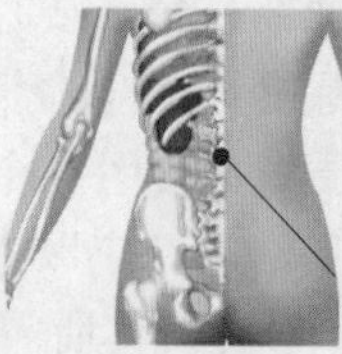

灸合谷穴：镇静安神，调气镇痛

合谷穴属于手阳明大肠经的穴道，是一个很重要又好用的穴位。为什么叫合谷穴呢？就是因为它的位置在大拇指和食指的虎口间，拇指、食指像两座山，虎口似一山谷，合谷穴在其中故名。属手阳明大肠经，手阳明大肠经从手出发，沿手臂外侧，一直到头面部。合谷有清泄阳明，祛风解毒，疏经通络，镇痛开窍之功用。

【定位取穴】确定此穴时应让患者侧腕对掌，自然半握拳，合谷穴位于手背部位，第 2 掌骨中点，拇指侧。（或在手背，第 1、2 掌骨间，第 2 掌骨桡侧的中点），再介绍一种简易找法：将拇指和食指张成 45° 角时，位于骨头延长角的交点即是此穴。

【施灸方法】宜采用温和灸。施灸时，手执艾条以点燃的一端对准施灸部位，距离皮肤 1.5 ~ 3 厘米，以感到施灸处温热、舒适为度。

【施灸时间】每日灸 1 次，每次灸 3 ~ 15 分钟，灸至皮肤产生红晕为止。

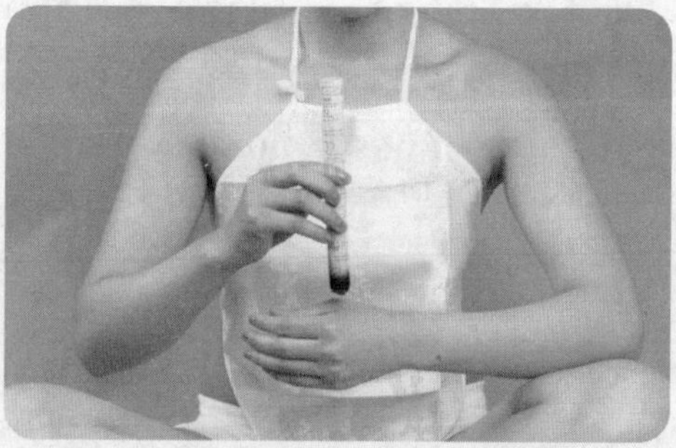

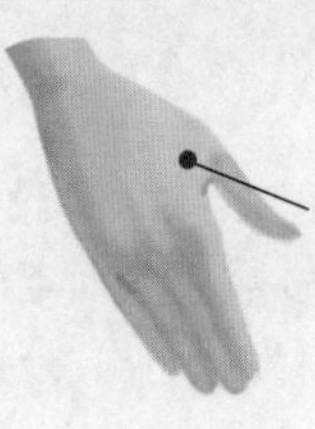

灸涌泉穴：引火下行好养生

涌泉穴，在人体足底穴位，为全身俞穴的最下部，乃是肾经的首穴。我国现存最早的医学著作《黄帝内经》中说："肾出于涌泉，涌泉者足心也。" 意思是说：肾经之气犹如源泉之水，来源于足下，涌出灌溉周身四肢各处。所以，涌泉穴在人体养生、防病、治病、保健等各个方面显示出它的重要作用。对此穴位经常艾灸，可以导引肾经虚火及上焦浊气下行，并有疏肝明目、清喉定心之功效。可以降血压，可促进局部血液循环，有助于防止老年性手足麻木及浮肿的作用。

【定位取穴】位于足前部凹陷处第2、3趾趾缝纹头端与足跟连线的前1/3处。取穴时，可采用正坐或仰卧、跷足的姿势。

【功效】养心安神、补肾壮阳、益寿延年。

【施灸方法】手执艾条以点燃的一端对准施灸部位，距离皮肤1.5～3厘米，灸至皮肤产生红晕为止。

【施灸时间】每日灸1次，每次灸3～15分钟。最好在每晚临睡前灸。

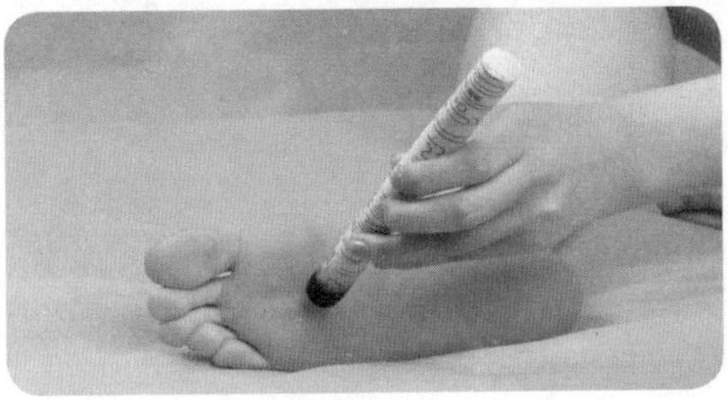

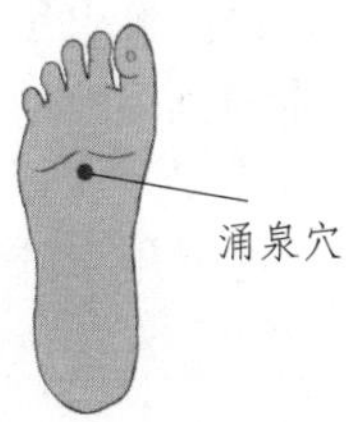

灸关元穴：治疗虚损强壮身体

关元，经穴名。出自《灵枢·寒热病》。《图翼》说：此穴当人身上下四旁之中，故又名大中极，乃男子藏精，女子畜血之处。《扁鹊心书》说：每夏秋之交，即灼关元千壮，久久不畏寒暑。人至三十，可三年一灸脐下三百壮；五十，可二年一灸脐下三百壮；六十，可一年一灸脐下三百壮，令人长生不老。关元穴具有培元固本、补益下焦之功，凡元气亏损均可使用。临床上多用于泌尿、生殖系统疾患。现代研究证实，按揉和震颤关元穴，主要是通过调节内分泌，从而达到治疗生殖系统疾病的目的。

【定位取穴】该穴位于脐中下3寸，腹中线上，仰卧取穴。

【施灸方法】宜采用回旋灸。施灸时，被施灸者仰卧，施灸者站或坐于一旁，手执艾条以点燃的一端对准施灸部位，距离皮肤1.5～3厘米，左右方向平行往复或反复旋转施灸。

【施灸时间】每日灸1次，每次灸3～15分钟，灸至皮肤产生红晕为止。最好在每晚临睡前灸。

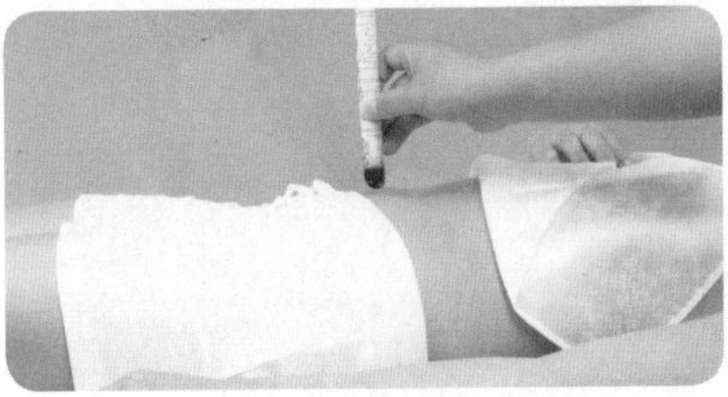

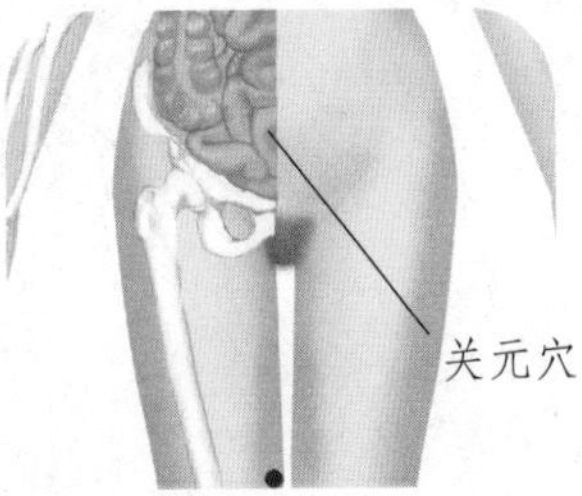

灸足三里穴：滋补身体壮身心

足三里是阳明胃经的合穴，为五俞穴之一，为全身最重要的强壮穴，有调节机体免疫力、增强抗病能力、调理脾胃、补中益气、通经活络、疏风化湿、扶正祛邪的作用。古今大量的实践都证实，足三里是一个能防治多种疾病、强身健体的重要穴位。足三里是抗衰老的有效穴位，对于延年益寿大有裨益。灸足三里穴，可使胃肠蠕动有力而规律，并能提高多种消化酶的活力，增进食欲，帮助消化；在神经系统方面，可促进脑细胞功能的恢复，提高大脑皮层细胞的工作能力；在循环系统、血液系统方面，可以改善心功能，调节心律，增加红细胞、白细胞、血色素和血糖量；在内分泌系统方面，对垂体－肾上腺皮质系统功能有双向性良性调节作用，提高机体防御疾病的能力。

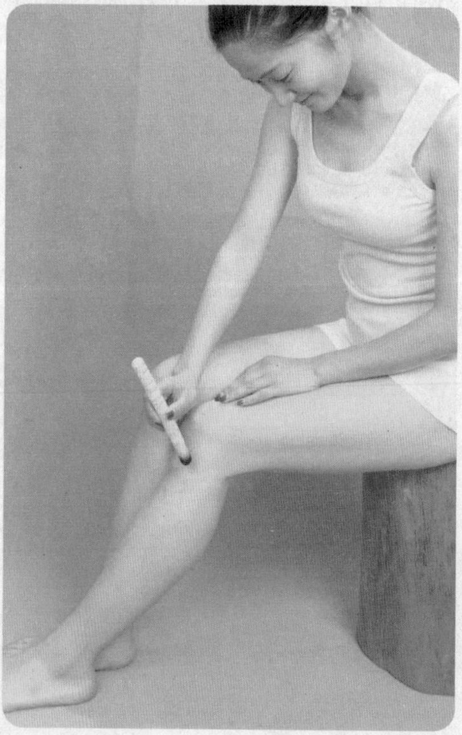

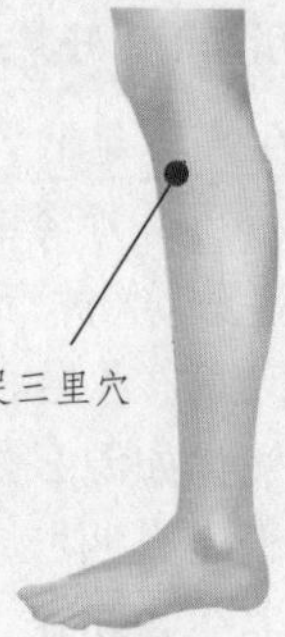

【定位取穴】该穴位于外膝眼下3寸，距胫骨前嵴1横指，当胫骨前肌上。取穴时，由外膝眼向下量4横指，在腓骨与胫骨之间，由胫骨旁量1横指，该处即是。

【功效】扶正培元，强脾健胃；促进新陈代谢，强壮肌体；提高内分泌系统功能，增强免疫能力。

【施灸方法】点燃艾条对准施灸部位，距离皮肤1.5～3厘米，以感到施灸处温热、舒适为度，灸至皮肤产生红晕为止。

【施灸时间】隔日灸1次，每次灸10～20分钟。最好在每晚临睡前灸。

灸大椎穴：疏风散寒消疲劳

大椎穴又名百劳穴，是督脉、手足三阳经、阳维脉之会，有“诸阳之会”和“阳脉之海”之称。此穴有解表、疏风、散寒，温阳、通阳、清心、宁神、健脑、消除疲劳、增强体质、强壮全身的作用，现代研究发现艾灸大椎穴，可增加淋巴细胞的数量，提高淋巴细胞的转化率，具有提高机体细胞免疫的功能。艾灸大椎穴，能防治感冒、气管炎、肺炎等上呼吸道感染，还可用于肺气肿、哮喘的防治。

【**定位取穴**】该穴位于颈部下端，背部正中线上，第7颈椎棘突下凹陷中。取穴时正坐低头，可见颈背部交界处椎骨有一高突，并能随颈部左右摆动而转动者即是第7颈椎，其下为大椎穴。

【**施灸方法**】宜采用回旋灸。施灸时，被施灸者俯卧，施灸者站或坐于一旁，手执艾条以点燃的一端对准施灸部位，距离皮肤1.5 ~ 3厘米，以感到施灸处温热、舒适为度。

【**施灸时间**】隔日灸1次，每次灸10分钟左右，灸至皮肤产生红晕为止。

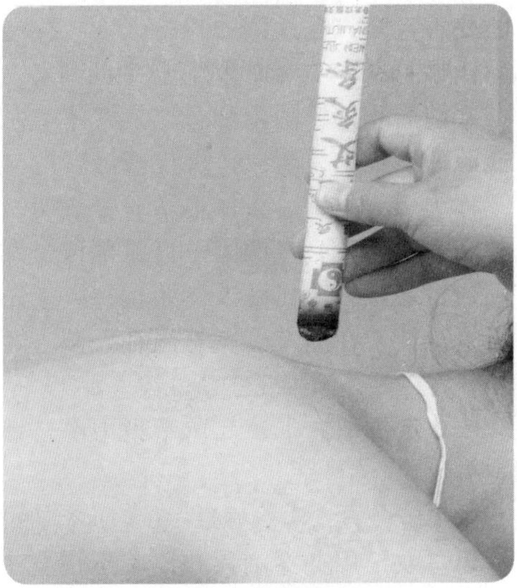

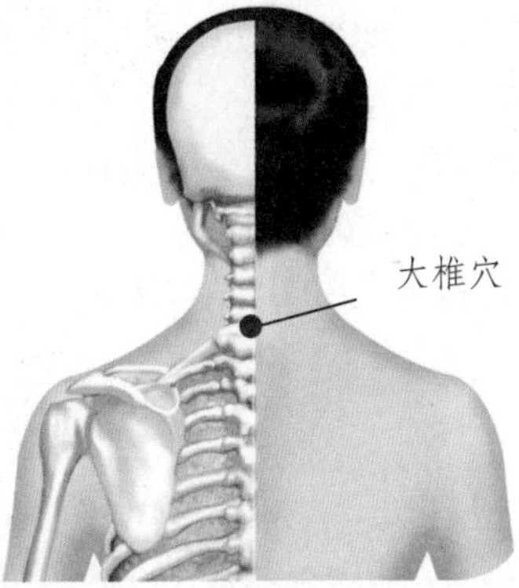

灸太冲穴：人体健康的总开关

太冲穴为人体足厥阴肝经上的重要穴道之一，是肝经的原穴，原穴的含义有发源、原动力的意思，也就是说，肝脏所表现的个性和功能都可以从太冲穴找到形质。太冲穴主要是针对神经系统疾病有一定的预防作用，如果经常灸这个穴位的话，可以解毒养肝，行气解郁。对防治高血压、头痛头晕、失眠多梦都很有好处。

【**定位取穴**】取太冲穴时，可采用正坐或仰卧的姿势，太冲穴位于足背侧，第1、2趾跖骨连接部位中。以手指沿拇趾、次趾夹缝向上移压，压至能感觉到动脉映手，即是太冲穴。

【**施灸方法**】取坐位，手执点燃的艾条，对准穴位，以感到施灸处温热、舒适为度。

【**施灸时间**】每日灸1次，每次灸20分钟左右，灸至皮肤产生红晕为止。

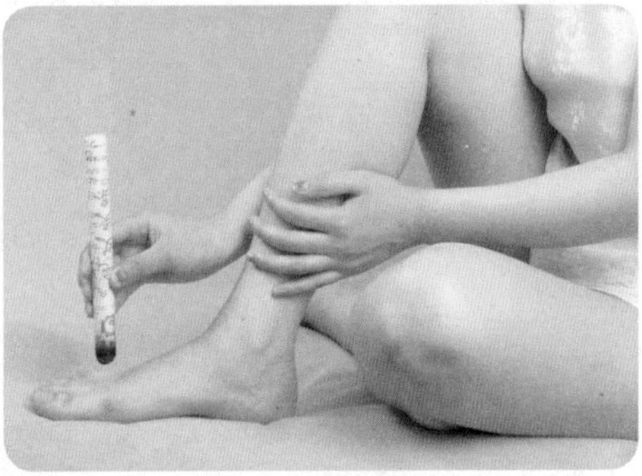

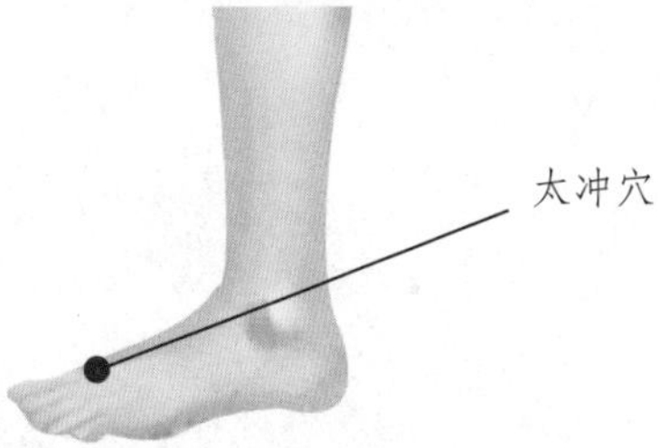

灸三阴交穴：调理脏腑活经血

三阴交穴属足太阴脾穴，为足三阴经之交会，具有保健和胃，调补肝肾，调理经血，主生殖的作用。经常进行三阴交艾灸可调理肝、脾、肾三阴经之穴气，使先天之精旺盛，后天之精充足，从而达到健康长寿。

【定位取穴】该穴位于小腿内侧，当足内踝尖上 3 寸，胫骨内侧缘后方。取穴时，正坐屈膝成直角，以手 4 指并拢，小指下边缘紧靠内踝尖上，食指上缘所在水平线在胫骨后缘的交点，为取穴部位。

【施灸方法】手执点燃的艾条对准施灸部位，施以温和灸，以感到施灸处温热、舒适为度。

【施灸时间】每日或隔日灸 1 次，每次灸 20 分钟左右。

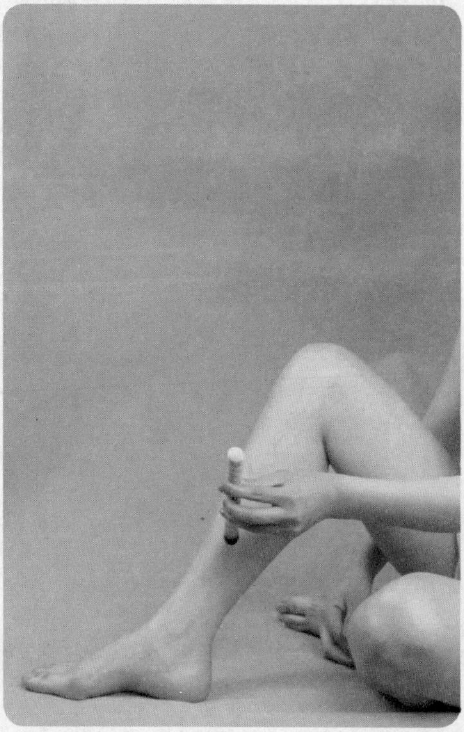

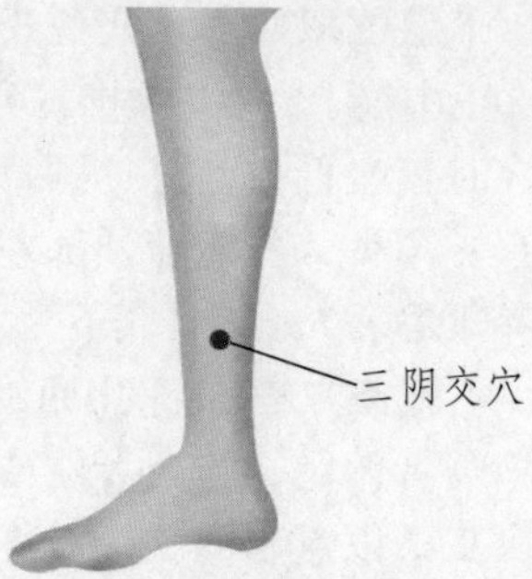

灸神阙穴：调气血和阴阳

神阙穴，即肚脐，又名脐中，是人体任脉上的要穴。它位于命门穴平行对应的肚脐中。是人体生命最隐秘最关键的要害穴窍，是人体的长寿大穴。神阙为任脉上的阳穴，命门为督脉上的阳穴，二穴前后相连，阴阳和合，是人体生命能源的所在地，所以，古代修炼者把二穴称为水火之官。人体科学研究表明，神阙穴是先天真息的唯一潜藏部位，人们通过锻炼，可启动人体胎息，恢复先天真息能。在此穴施灸有温补元阳，健运脾胃，复苏固脱之效，可益气延年。

【定位取穴】该穴位于腹中部，脐中央。

【施灸方法】取 0.2 ~ 0.4 厘米厚的鲜姜一块，用针穿刺数孔，盖于脐上，然后置小艾炷或中艾炷于姜片上点燃施灸。或手执艾条以点燃的一端对准施灸部位，距离皮肤 1.5 ~ 3 厘米，以感到施灸处温热、舒适，灸处稍有红晕为度。

【施灸时间】每次 3 ~ 5 壮，隔日 1 次，每月灸 10 次，最好每晚 9 点钟灸之。

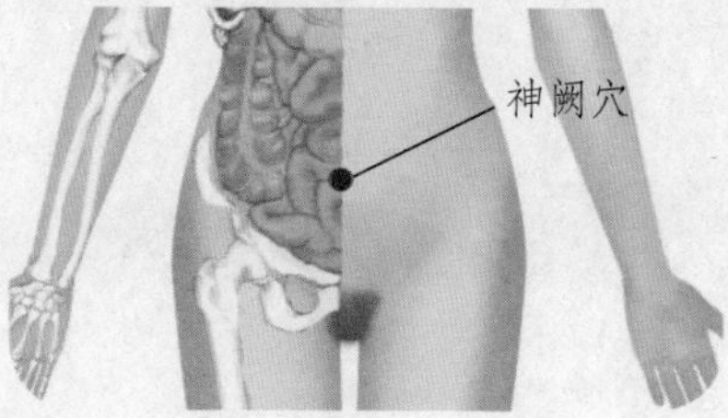

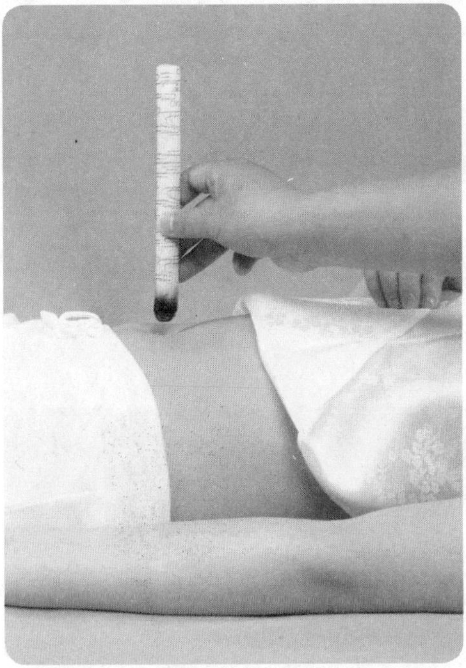

灸气海穴：调理冲任，益气补肾

气海名意指任脉水气在此吸热后气化胀散。本穴物质为石门穴传来的弱小水气，至本穴后，水气吸热胀散而化为充盛的天部之气，本穴如同气之海洋，故名气海。气海穴属任脉经穴，为保健要穴，前人有“气海一穴暖全身”之誉称，是说气海穴有温养、强壮全身的作用。灸之能调整胃肠及肾的功能，提高机体免疫力，具有培补元气，益肾固精，调理冲任及强壮作用。

【定位取穴】该穴位于下腹部，前正中线上，当脐中下 1.5 寸。取穴时，可采用仰卧的姿势，直线连结肚脐与耻骨上方，将其分为十等分，从肚脐 3/10 的位置，即为此穴。

【施灸方法】宜采用回旋灸。施灸时，被施灸者平卧，施灸者站或坐于一旁，手执艾条以点燃的一端对准施灸部位，距离皮肤 1.5 ~ 3 厘米，以感到施灸处温热、舒适为度。

【施灸时间】隔日灸 1 次，每次灸 10 分钟左右，灸至皮肤产生红晕为止，7 次为一疗程。

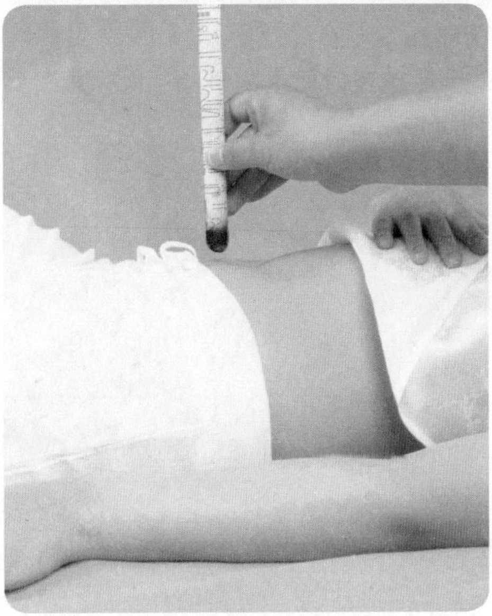

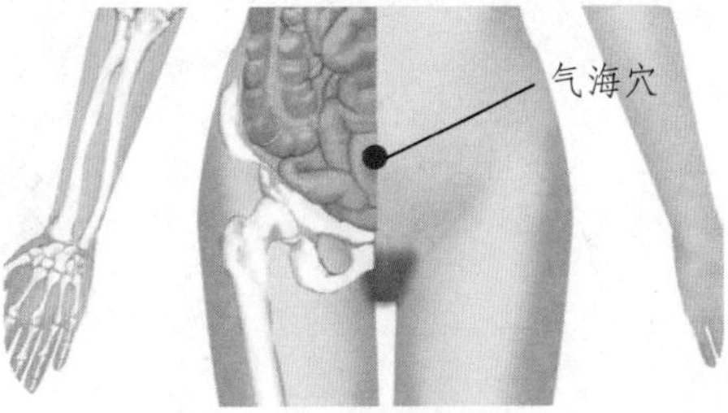

灸阳陵泉穴：调血通络，行气解郁

阳陵泉，前人依其所在部位而命名（胆属阳经，膝外侧属阳，腓骨小头部似陵，陵前下方凹陷处经气象流水入合深似泉，故名“阳陵泉”）又名筋会、阳陵、阳之陵泉。是足少阳之脉所入为合的合上穴，为筋之会穴。艾灸阳陵泉穴具有降浊除湿、通筋活络、舒肝利胆，强健腰膝之功效。

【定位取穴】该穴位于小腿外侧，当腓骨头前下方凹陷处。取穴时，坐位屈膝成 90°，膝关节外下方，腓骨小头前缘与下缘交叉处的凹陷，为取穴部位。

【施灸方法】取坐位，手执艾条以点燃的一端对准施灸部位，距离皮肤 1.5 ~ 3 厘米，以感到施灸处温热、舒适为度。

【施灸时间】隔日灸 1 次，每次灸 10 分钟左右。

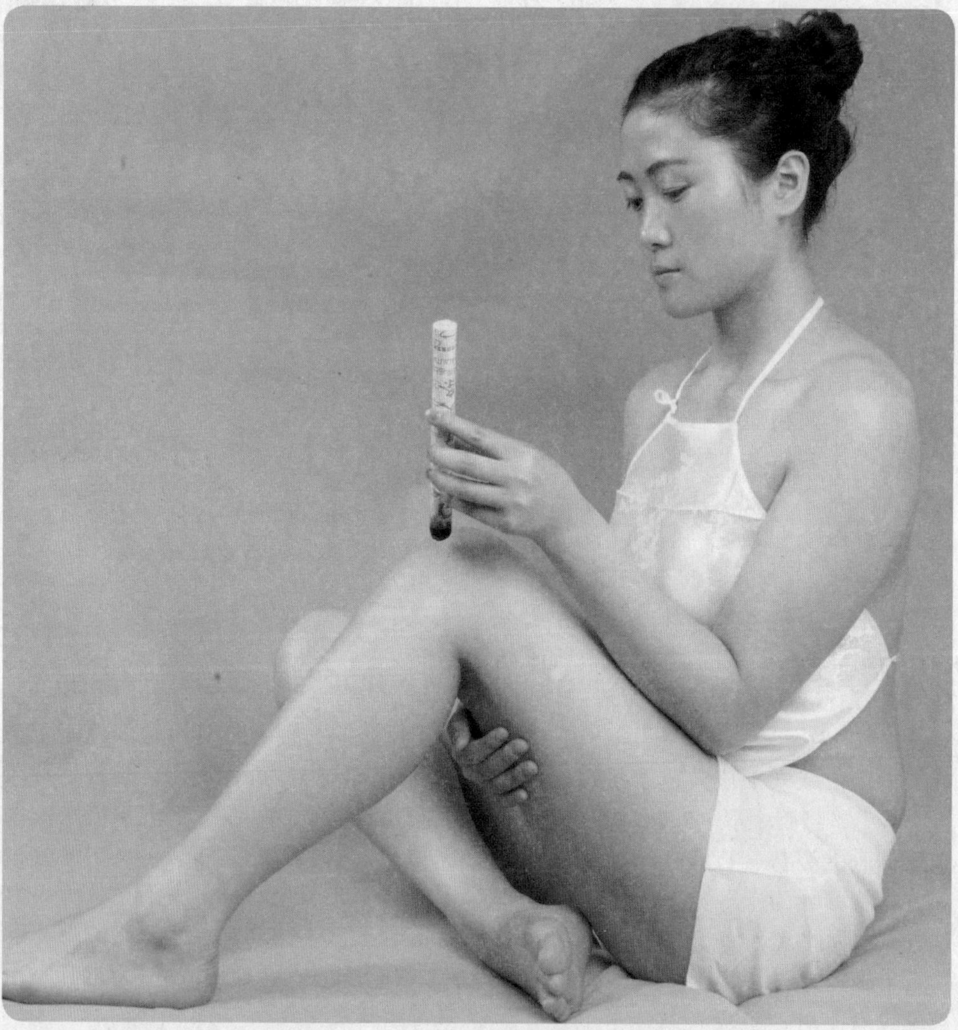

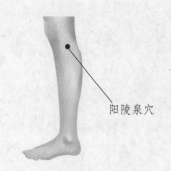

第二章

“灸”这样施，远离亚健康

失眠

失眠通常指入睡困难或维持睡眠障碍（易醒、早醒和再入睡困难），导致睡眠时间减少或质量下降不能满足个体生理需要，明显影响日间社会功能或生活质量。失眠引起人的疲劳感、不安、全身不适、无精打采、反应迟缓、头痛、注意力不集中等症状。它的最大影响是精神方面的，严重者会导致精神分裂。中医认为失眠有两种：一种为心神受扰，另一种为心神失养。受扰的原因有脾胃不和，情志抑郁，生痰化火，痰火扰心，或阴虚火旺，扰动心神。心神失养的原因多是体质虚弱，或慢性疾病导致的气虚、血虚，中老年病人多是由于肾虚不能滋养心神造成的心肾不交导致失眠。治疗失眠要辨证施治，要根据病情的变化治疗。分别给予疏肝理气、化痰清热、补气养血、交通心肾的治疗。在相关穴位艾灸能够调和阴阳，安神健脑，调和脏腑气血，故艾灸可治疗失眠。

● 一般施灸

灸 神门穴

【定位取穴】该穴位于腕部，腕掌侧横纹尺侧端，尺侧腕屈肌腱的桡侧凹陷处。取穴时仰掌，在尺侧腕屈肌桡侧缘，腕横纹上取穴。

【功效】益心安神，通经活络。

【施灸方法】宜采用温和灸。施灸时，取坐位，手执艾条以点燃的一端对准施灸部位，距离皮肤 1.5 ~ 3 厘米，以感到施灸处温热、舒适为度，灸至皮肤产生红晕为止。

【施灸时间】每日灸 1 次，每次灸 3 ~ 15 分钟。

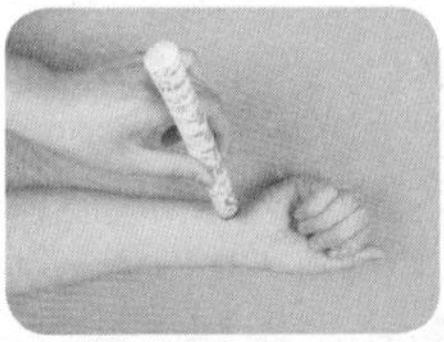

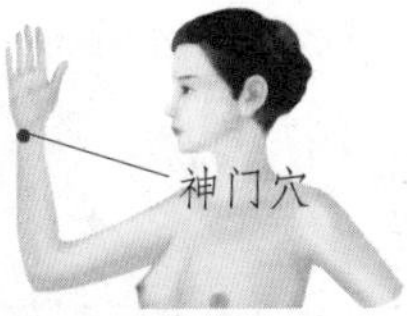

灸 心俞穴

【定位取穴】该穴位于背部，当第 5 胸椎棘突下，旁开 1.5 寸。由平双肩胛骨下角之椎骨(第 7 胸椎)，往上推 2 个椎骨，即第 5 胸椎棘突下缘，旁开约 2 横指(食、中指)处为取穴部位。

【功效】理气宁心。

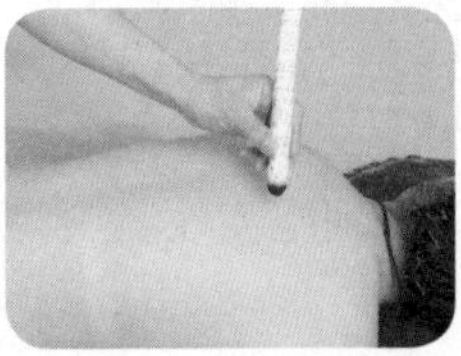

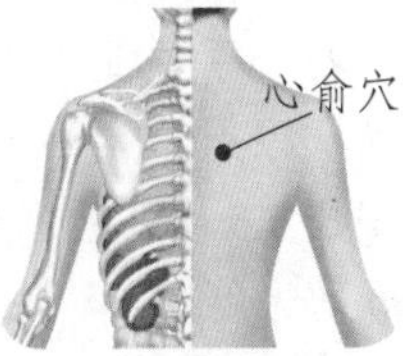

【施灸方法】施灸时，被施灸者俯卧姿，施灸者站或坐于一旁，手执艾条以点燃的一端对准施灸部位，距离皮肤1.5 ~ 3厘米，以感到施灸处温热、舒适为度。

【施灸时间】每日灸1次，每次灸3 ~ 15分钟。

灸 内关穴

【定位取穴】该穴位于前臂掌侧，当曲泽与大陵的连线上，腕横纹上2寸，掌长肌肌腱与桡侧腕屈肌肌腱之间。取穴时应要患者采用正坐或仰卧，仰掌的姿势，从近手腕之横皱纹的中央，往上约两指宽的中央。

【功效】宁心安神。

【施灸方法】施灸时，手执艾条以点燃的一端对准施灸部位，距离皮肤1.5 ~ 3厘米，以感到施灸处温热、舒适为度。

【施灸时间】每日灸1次，每次灸3 ~ 15分钟。

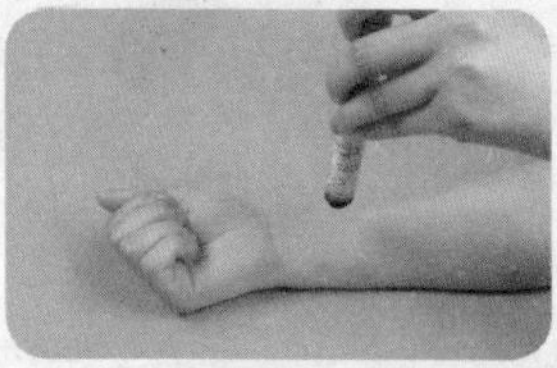

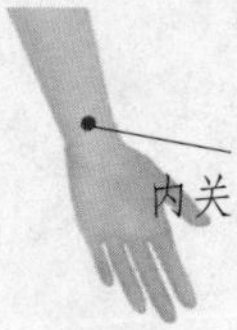

灸 安眠穴

【定位取穴】该穴位于耳后，在翳风与风池穴连线的中点。当项部肌肉隆起外缘的凹陷，与胸锁乳肌停止部乳突下凹陷连线之中点取穴。

【功效】镇惊安神。

【施灸方法】施灸时，取坐位，施灸者一手执艾条，另一手拨开并按住头发，以点燃的一端对准施灸部位，距离皮肤1.5 ~ 3厘米，以感到施灸处温热、舒适为度。

【施灸时间】每日灸1次，每次灸3 ~ 15分钟，灸至皮肤产生红晕为止。

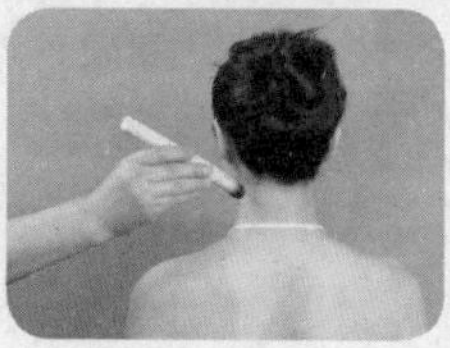

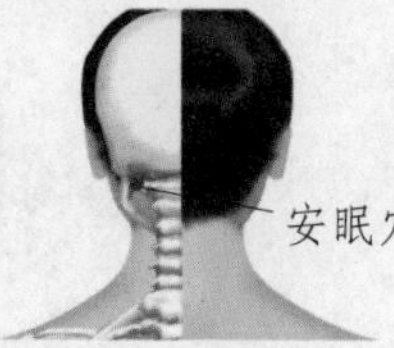

● 辨症施灸

症状1：烦躁、心情抑郁。

加灸 太冲穴

【定位取穴】该穴位于足背侧，第1、2趾跖骨连接部位中。取穴时，可采用正坐或仰卧的姿势，以手指沿拇趾、次趾夹缝向上移压，压至能感觉到动脉应手，即是太冲穴。

【功效】行气解郁。

【施灸方法】手执艾条，以点燃的一端对准施灸部位，距离皮肤1.5 ~ 3厘米施灸。

【施灸时间】每日灸1次，每次灸3 ~ 15分钟。

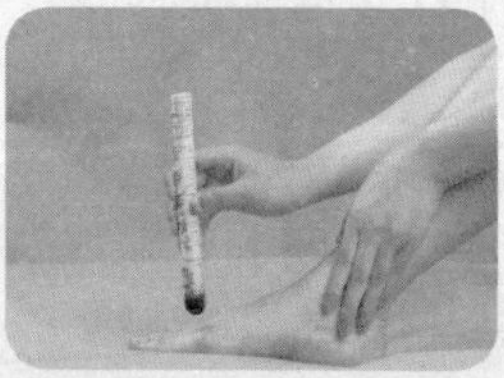

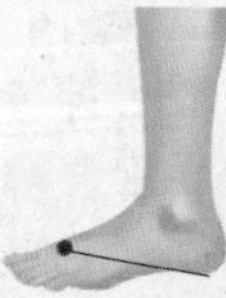

加灸 阳陵泉穴

【定位取穴】该穴位于小腿外侧，当腓骨头前下方凹陷处。取穴时，坐位屈膝成90°，膝关节外下方，腓骨小头前缘与下缘交叉处的凹陷，为取穴部位。

【功效】行气解郁。

【施灸方法】手执艾条，以点燃的一端对准施灸部位，距离皮肤1.5 ~ 3厘米米施灸。

【施灸时间】每日灸 1 次，每次灸 3 ~ 15 分钟。

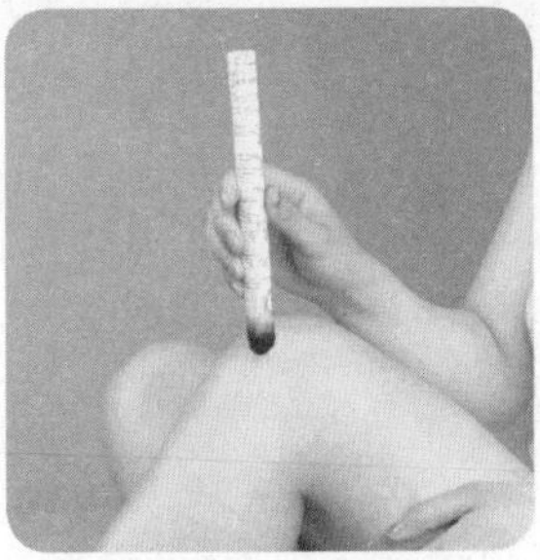
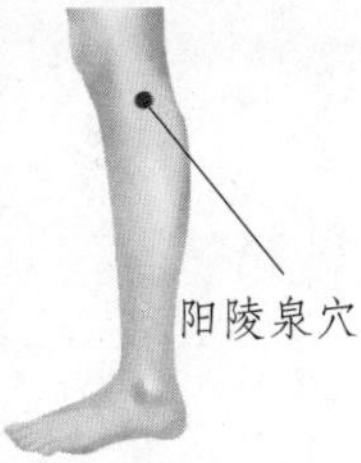

症状 2：头晕、耳鸣、腰酸痛、口干少唾液、手足心热及盗汗等。

加灸 三阴交穴

【定位取穴】该穴位于小腿内侧，当足内踝尖上 3 寸，胫骨内侧缘后方。取穴时正坐屈膝成直角，以手 4 指并拢，小指下边缘紧靠内踝尖上，食指上缘所在水平线在胫骨后缘的交点，为取穴部位。

【功效】滋阴降火。

【施灸方法】施灸时，取坐位，手执艾条以点燃的一端对准施灸部位，距离皮肤 1.5 ~ 3 厘米，以感到施灸处温热、舒适为度。

【施灸时间】每日灸 1 次，每次灸 3 ~ 15 分钟，灸至皮肤产生红晕为止。

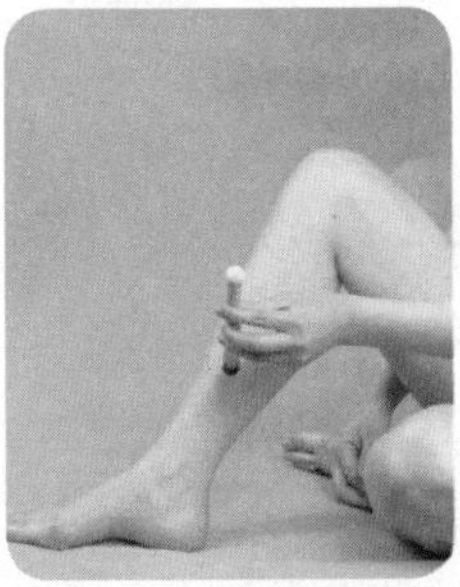
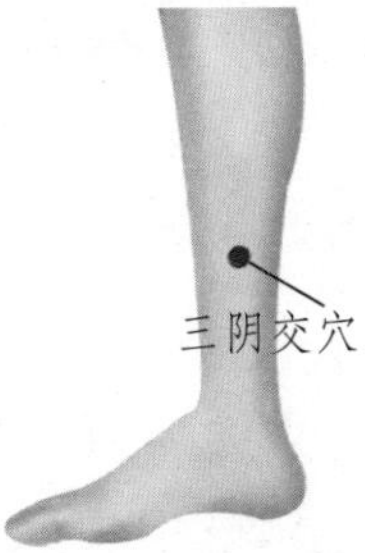

症状 3：容易生气、不思饮食、腹胀、消化不良。

加灸 肝俞、脾俞穴

【定位取穴】肝俞：位于背部，当第 9 胸椎棘突下，旁开 1.5 寸。由平双肩胛骨下角之椎骨 (第 7 胸椎)，往下推 2 个椎骨，即第 9 胸椎棘突下缘，旁开约 2 横指 (食、中指) 处为取穴部位。

脾俞：位于背部，当第 11 胸椎棘突下，旁开 1.5 寸。与肚脐中相对应处即为第 2 腰椎，由第 2 腰椎往上摸 3 个椎体，即为第 11 胸椎，其棘突下缘旁开约 2 横指 (食、中指) 处为取穴部位。

【功效】调理肝脾。

【施灸方法】施灸时，被施灸者俯卧，施灸者手执艾条以点燃的一端对准施灸部位，距离皮肤 1.5 ~ 3 厘米，以感到施灸处温热、舒适为度。

【施灸时间】每日灸 1 次，每次灸 3 ~ 15 分钟，灸至皮肤产生红晕为止。

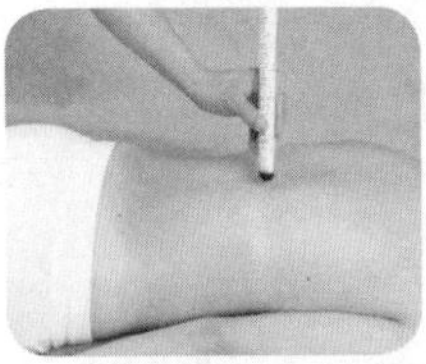
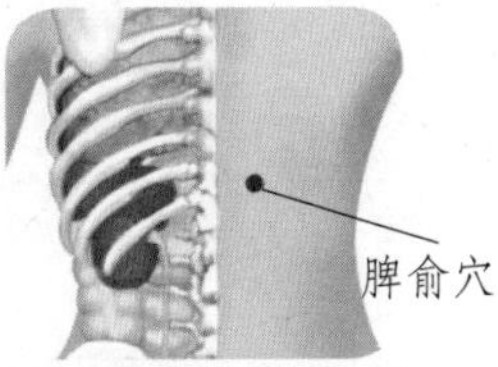

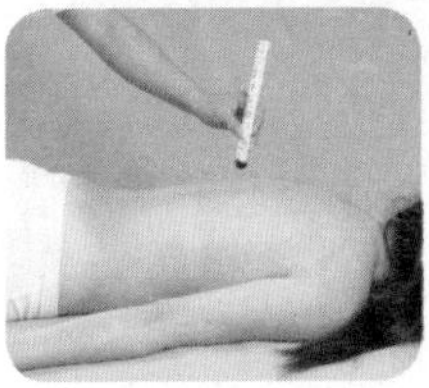
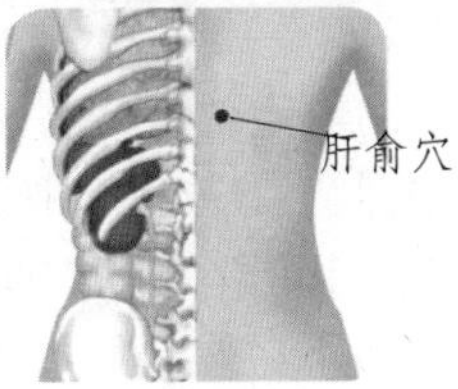

症状 4：心慌、记忆力减退、多梦、肢体乏力、消化不良、不思饮食。

加灸 脾俞穴

【定位取穴】该穴位于背部，当第

11胸椎棘突下，旁开1.5寸。与肚脐中相对应处即为第2腰椎，由第2腰椎往上摸3个椎体，即为第11胸椎，其棘突下缘旁开约2横指(食、中指)处为取穴部位。

【功效】健脾补心。

【施灸方法】施灸时，被施灸者俯卧，施灸者手执艾条以点燃的一端对准施灸部位，距离皮肤1.5～3厘米，以感到施灸处温热、舒适为度。

【施灸时间】每日灸1次，每次灸3～15分钟，灸至皮肤产生红晕为止。

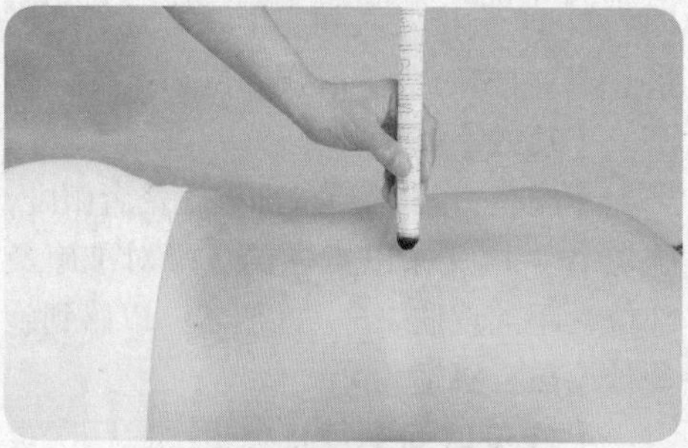

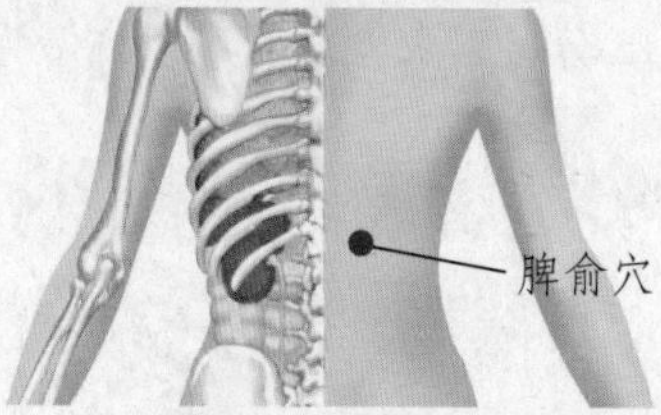

加灸 三阴交穴

【定位取穴】该穴位于小腿内侧，当足内踝尖上3寸，胫骨内侧缘后方。取穴时正坐屈膝成直角，以手4指并拢，小指下边缘紧靠内踝尖上，食指上缘所在水平线在胫骨后缘的交点，为取穴部位。

【功效】滋阴降火。

【施灸方法】施灸时，取坐位，手执艾条以点燃的一端对准施灸部位，距离皮肤1.5～3厘米，以感到施灸处温热、舒适为度。

【施灸时间】每日灸1次，每次灸3～15分钟，灸至皮肤产生红晕为止。

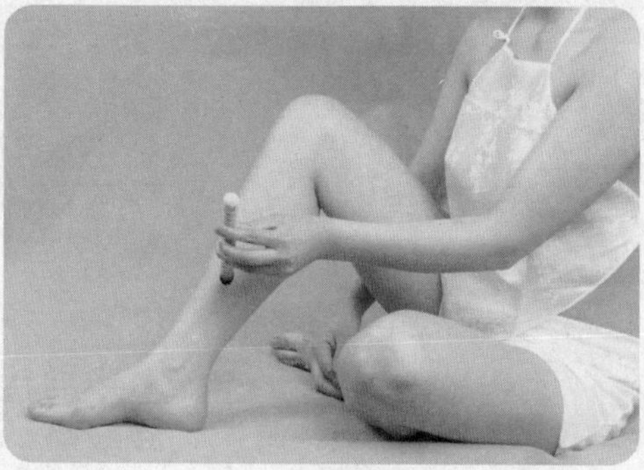

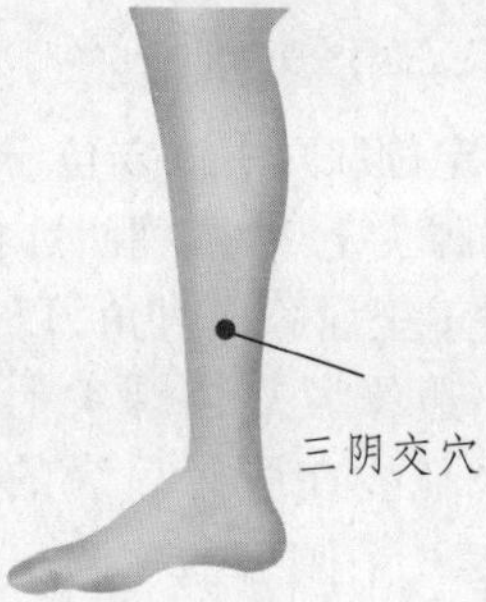

温馨小贴士

部分不寐患者为精神紧张引起的短期失眠，可不予治疗，调理心绪即可愈，但若失眠持续1周以上，就应采取治疗。失眠患者治疗期间应放松心情，减少疑虑，积极配合治疗。

神经衰弱

神经衰弱属于心理疾病的一种，是由于大脑神经活动长期处于紧张状态，导致大脑兴奋与抑制功能失调而产生的一组以精神易兴奋，脑情绪不稳定等症状为特点的神经功能性障碍。主要表现为精神萎靡、疲乏无力、困倦思睡、头昏脑涨、注意力不集中、记忆力减退、近事遗忘等。中医认为神经衰弱多系心脾两虚或阴虚火旺所致，在相关穴位艾灸可以疏通气血、养心安神，从而改善症状。

一般施灸

灸神门穴

【定位取穴】该穴位于腕部，腕掌侧横纹尺侧端，尺侧腕屈肌腱的桡侧凹陷处。取穴时仰掌，在尺侧腕屈肌桡侧缘，腕横纹上取穴。

【功效】益心安神，通经活络。

【施灸方法】宜采用温和灸。施灸时，取坐位，手执艾条以点燃的一端对准施灸部位，距离皮肤 1.5 ~ 3 厘米，以感到施灸处温热、舒适为度。

【施灸时间】每日灸 1 次，每次灸 3 ~ 15 分钟，灸至皮肤产生红晕为止。

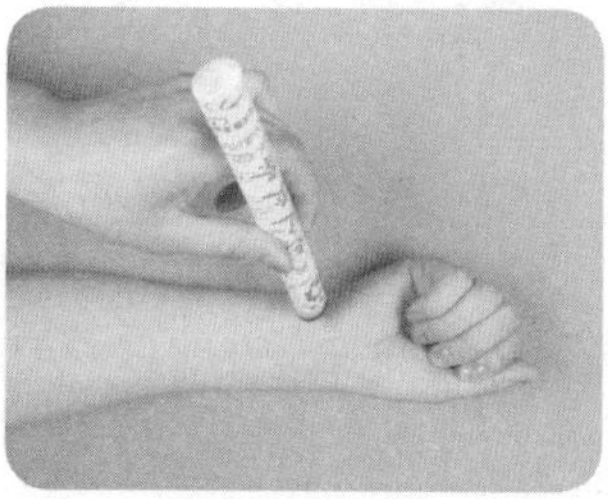

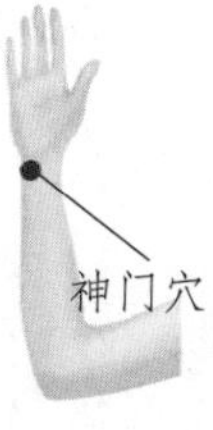

灸心俞穴

【定位取穴】该穴位于背部，当第 5 胸椎棘突下，旁开 1.5 寸。由平双肩胛骨下角之椎骨 (第 7 胸椎)，往上推 2 个椎骨，即第 5 胸椎棘突下缘，旁开约 2 横指 (食、中指) 处为取穴部位。

【功效】理气宁心。

【施灸方法】施灸时，被施灸者俯卧姿，施灸者站或坐于一旁，手执艾条以点燃的一端对准施灸部位，距离皮肤 1.5 ~ 3 厘米，以感到施灸处温热、舒适为度。

【施灸时间】每日灸 1 次，每次灸 3 ~ 15 分钟。

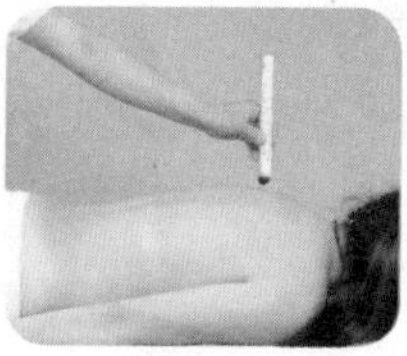

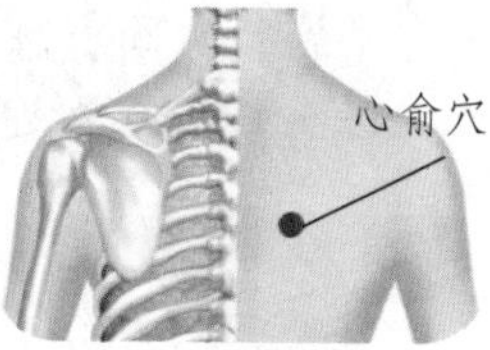

灸内关穴

【定位取穴】该穴位于前臂掌侧，当曲泽与大陵的连线上，腕横纹上 2 寸，掌长肌肌腱与桡侧腕屈肌肌腱之间。取穴时应要患者采用正坐或仰卧，仰掌的姿势，从近手腕之横皱纹的中央，往上约两指宽的中央。

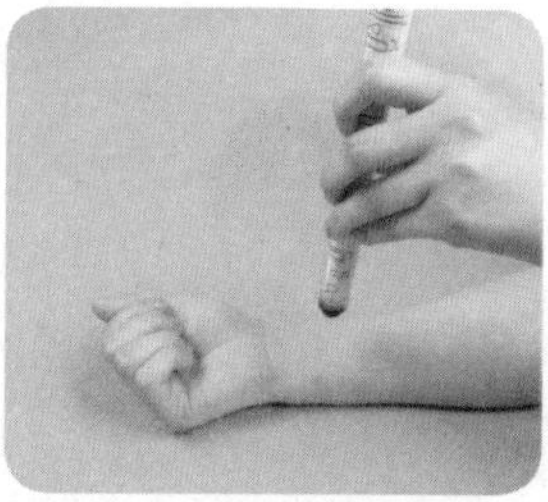

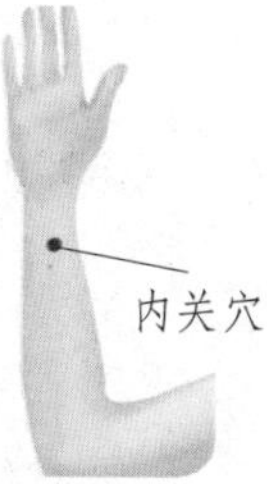

【功效】宁心安神，理气止痛。

【施灸方法】施灸时，手执艾条以点燃的一端对准施灸部位，距离皮肤1.5 ~ 3厘米，以感到施灸处温热、舒适为度。

【施灸时间】每日灸1次，每次灸3 ~ 15分钟。

灸 太溪穴

【定位取穴】该穴位于足内侧，内踝后方与脚跟骨筋腱之间的凹陷处。也就是说在脚的内踝与跟腱之间的凹陷处。双侧对称，也就是2个。

【功效】滋阴补肾。

【施灸方法】取坐位，施灸时，手执艾条以点燃的一端对准施灸部位，距离皮肤1.5 ~ 3厘米，以感到施灸处温热、舒适为度。

【施灸时间】每日灸1次，每次灸3 ~ 15分钟，灸至皮肤产生红晕为止。

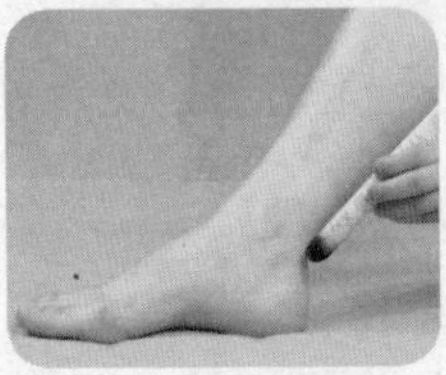

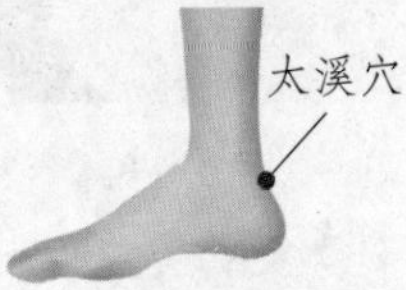

灸 百会穴

【定位取穴】该穴位于头部，头顶正中心。让患者采用正坐的姿势，可以通过两耳角直上连线中点，来简易取此穴。

【功效】通畅脑气，宁静安神。

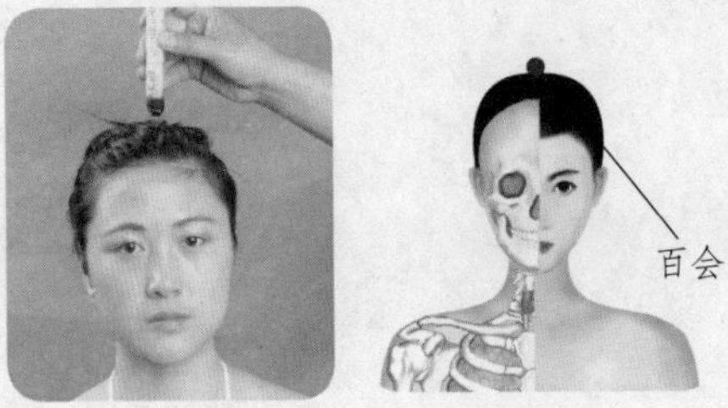

【施灸方法】取坐位，施灸时，手执艾条以点燃的一端对准施灸部位，距离皮肤1.5 ~ 3厘米，以感到施灸处温热、舒适为度。

【施灸时间】每日灸1次，每次灸3 ~ 15分钟，早晨施灸效果更佳。

● 辨症施灸

症状1：容易生气、不思饮食、腹胀、消化不良。

加灸 三阴交穴

【定位取穴】该穴位于小腿内侧，当足内踝尖上3寸，胫骨内侧缘后方。取穴时正坐屈膝成直角，以手4指并拢，小指下边缘紧靠内踝尖上，食指上缘所在水平线在胫骨后缘的交点，为取穴部位。

【功效】滋阴降火。

【施灸方法】施灸时，取坐位，手执艾条以点燃的一端对准施灸部位，距离皮肤1.5 ~ 3厘米，以感到施灸处温热、舒适为度。

【施灸时间】每日灸1次，每次灸3 ~ 15分钟。

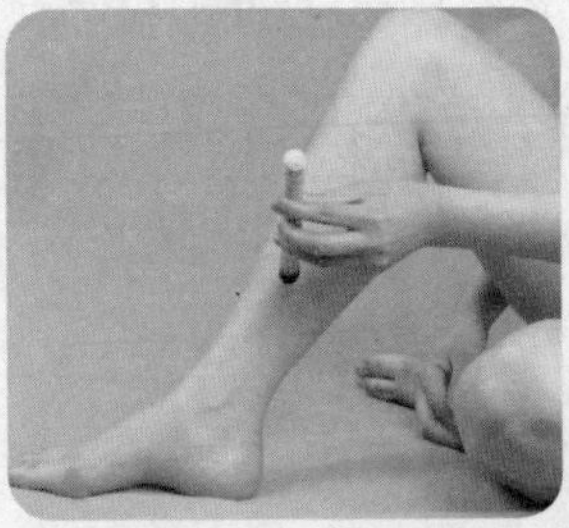

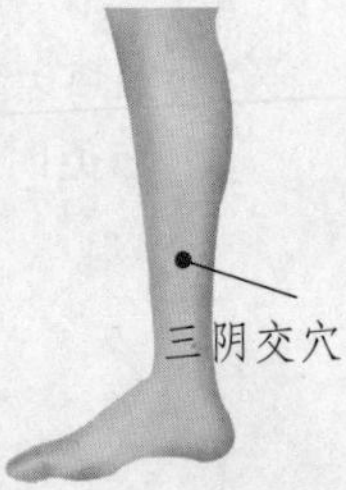

加灸 命门穴

【定位取穴】该穴位于腰部，当后正中线上，第2腰椎棘突下凹陷处。取穴时采用俯卧的姿势，指压时，有强烈的压痛感。

【功效】提高机体免疫力。

【施灸方法】施灸时，被施灸者俯卧，施灸者站或坐于一旁，手执艾条以点燃的一端对准施灸部位，距离皮肤 1.5 ~ 3 厘米，以感到施灸处温热、舒适为度。

【施灸时间】每日灸 1 次，每次灸 3 ~ 15 分钟。

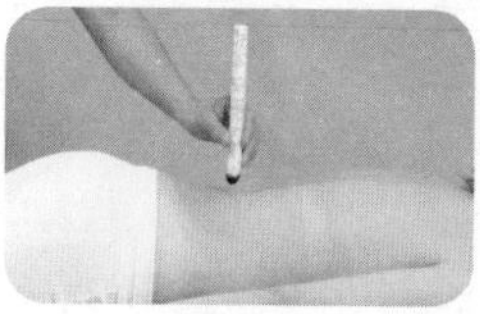

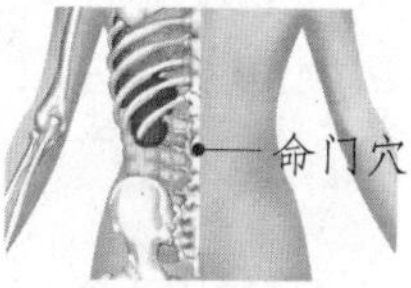

症状 2：失眠、沉默不语、胸肋胀痛、头晕而痛、多烦易怒。

加灸 太冲穴、行间穴

【定位取穴】太冲穴位于足背侧，第 1、2 趾跖骨连接部位中。以手指沿拇趾、次趾夹缝向上移压，压至能感觉到动脉应手，即是太冲穴。

行间穴位于足背侧，当第 1、2 趾间，趾蹼缘的后方赤白肉际处。

【功效】燥湿生风、行气。

【施灸方法】手执艾条，以点燃的一端对准施灸部位，距离皮肤 1.5 ~ 3 厘米施灸。

【施灸时间】每日灸 1 次，每次灸 3 ~ 15 分钟。

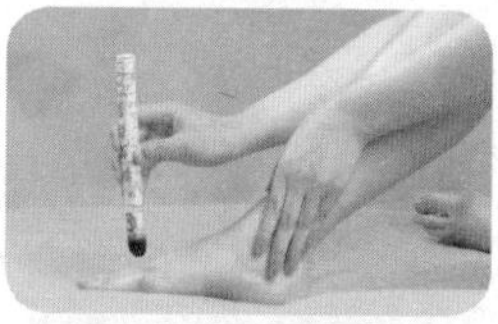

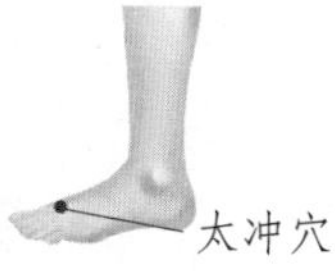

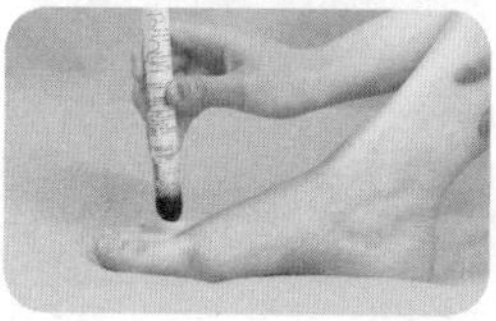

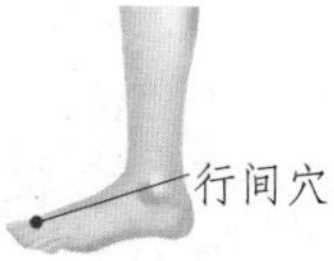

症状 3：多梦易醒、心悸健忘、食欲不振。

加灸 心俞穴

【定位取穴】该穴位于背部，当第 5 胸椎棘突下，旁开 1.5 寸。由平双肩胛骨下角之椎骨(第 7 胸椎)，往上推 2 个椎骨，即第 5 胸椎棘突下缘，旁开约 2 横指(食、中指)处为取穴部位。

【功效】理气宁心、散发肺脏之热。

【施灸方法】宜用回旋灸。施灸时，被施灸者俯卧，施灸者站或坐于一旁，手执艾条以点燃的一端对准施灸部位，距离皮肤 1.5 ~ 3 厘米，左右方向平行往复或反复旋转施灸。

【施灸时间】每日灸 1 次，每次灸 3 ~ 15 分钟，灸至皮肤产生红晕为止。

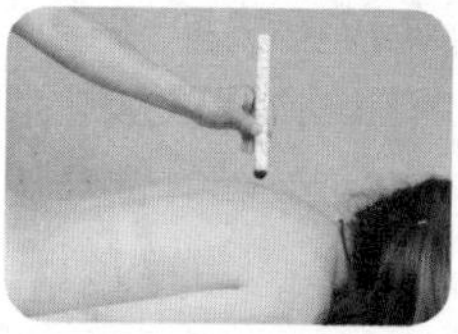

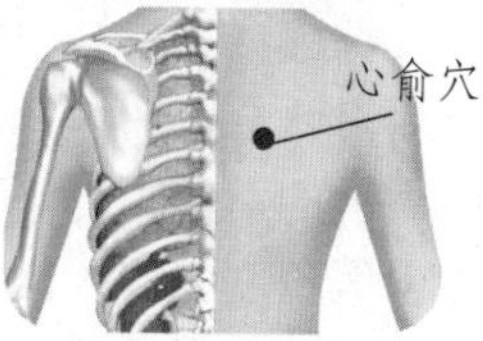

加灸 肺俞穴

【定位取穴】该穴位于背部，当第 3 胸椎棘突下，旁开 1.5 寸。

【功效】散发肺热。

【施灸方法】采用回旋灸，施灸时，被施灸者俯卧，施灸者站或坐于一旁，手执艾条以点燃的一端对准施灸部位，距离皮肤 1.5 ~ 3 厘米，左右方向平行往复或反复旋转施灸。

【施灸时间】每日灸 1 次，每次灸 3 ~ 15 分钟，灸至皮肤产生红晕为止。

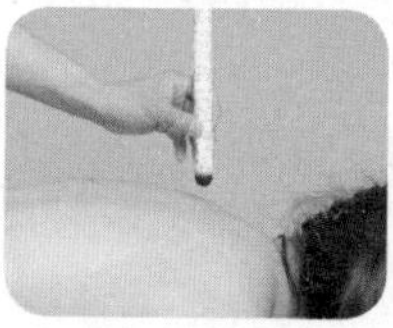

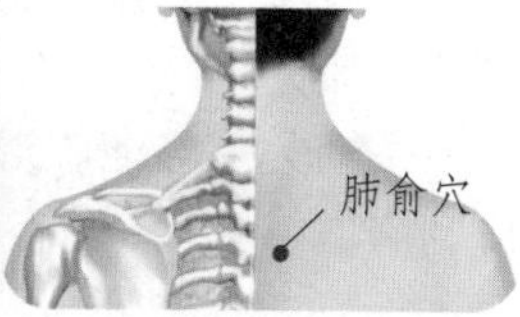

记忆力减退

记忆是人类心智活动的一种，记忆力对于人生的生活是非常重要的，人的最佳记忆力出现在20岁前后，然后脑的功能开始渐渐衰退，25岁前后记忆力开始正式下降，年龄越大记忆力越低，因此20多岁和30多岁的人被健忘症困扰也不是奇怪的事。此外，健忘症的发生还有其外部原因，持续的压力和紧张会使脑细胞产生疲劳，而使健忘症恶化。过度吸烟、饮酒、缺乏维生素等可以引起暂时性记忆力恶化。最近，专家也开始注意到，心理因素对健忘症的形成也有不容忽视的影响，到医院就诊的健忘症患者有很多有抑郁症症状。一旦人陷入抑郁症，就会固执地仅关注抑郁本身而对社会上的人和事情漠不关心，于是大脑的活动力低下，而诱发健忘症。从中医角度来看，健忘症是气不能均匀释放所致。正所谓上气不足，由于到脑部的气不足，脑的血液量减少导致记忆力减退。在相关穴位艾灸，可以有效提高记忆力。

● 一般施灸

灸气海穴

【定位取穴】该穴位于下腹部，前正中线上，当脐中下1.5寸。取穴时，可采用仰卧的姿势，直线连结肚脐与耻骨上方，将其分为10等分，从肚脐3/10的位置，即为此穴。

【功效】降浊除湿、通筋活络、疏肝利胆。

【施灸方法】宜采用温和灸。施灸时，被施灸者平卧，施灸者站或坐于一旁，手执艾条以点燃的一端对准施灸部位，距离皮肤1.5～3厘米，以感到施灸处温热、舒适为度。

【施灸时间】每日灸1～2次，每次灸10分钟左右。

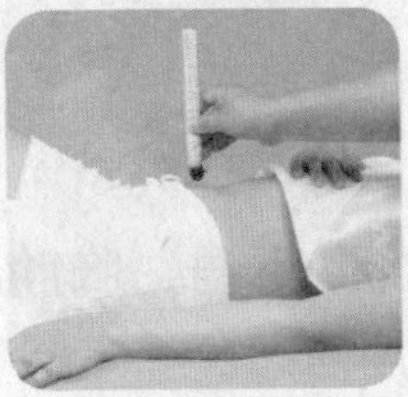

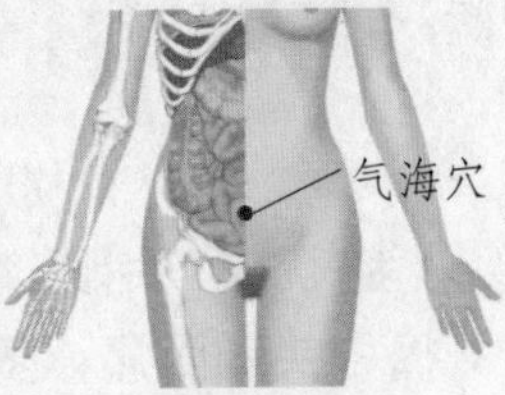

灸关元穴

【定位取穴】该穴位于脐中下3寸，腹中线上，仰卧取穴。

【功效】培根固元、培肾壮阳。

【施灸方法】施灸时，被施灸者平卧，施灸者站或坐于一旁，手执艾条以点燃的一端对准施灸部位，距离皮肤1.5～3厘米，左右方向平行往复或反复旋转施灸，以感到施灸处温热、舒适为度。

【施灸时间】每日灸1～2次，每次灸10～15分钟。

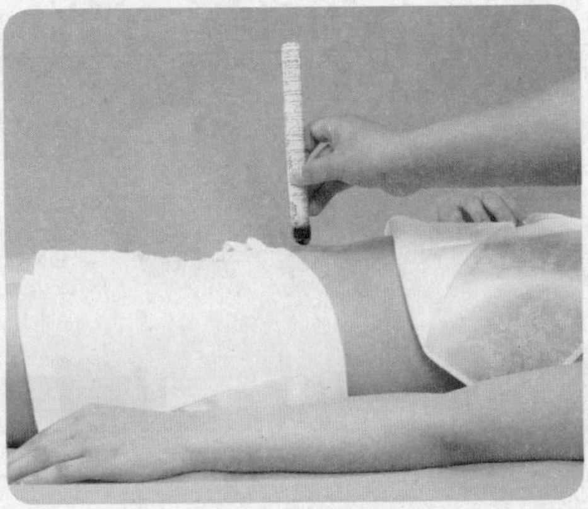

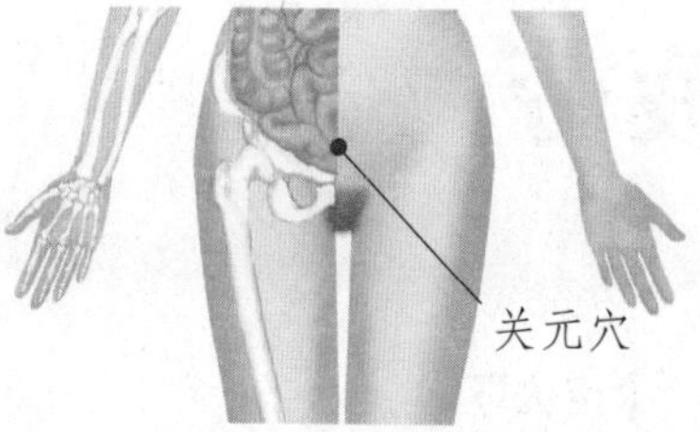

灸足三里穴

【定位取穴】该穴位于外膝眼下3寸，距胫骨前嵴1横指，当胫骨前肌上。取穴时，由外膝眼向下量4横指，在腓骨与胫骨之间，由胫骨旁量1横指，该处即是。

【功效】补中益气，通经活络。

【施灸方法】采用温和灸法，取坐位，点燃艾条对准施灸部位，距离皮肤1.5～3厘米，以感到施灸处温热、舒适为度。

【施灸时间】隔日灸1次，每次灸3～15分钟，灸至皮肤产生红晕为止。最好在每晚临睡前灸。

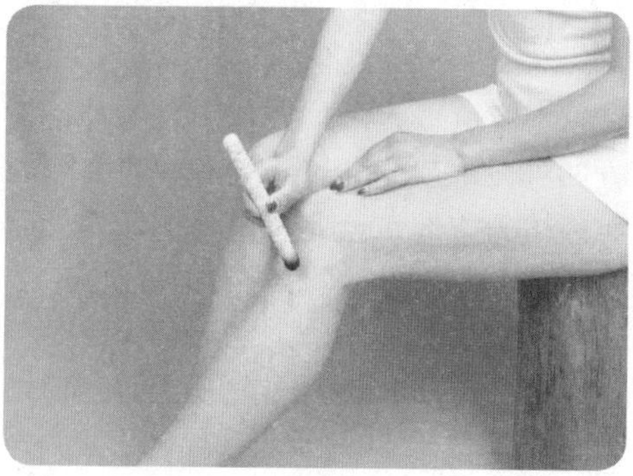

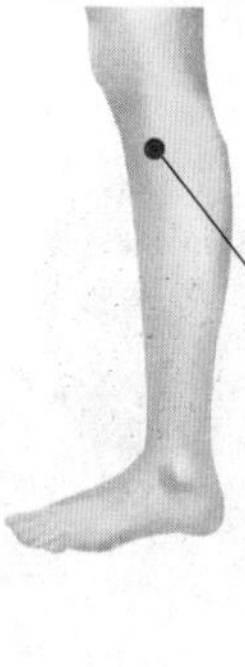

温馨小贴士

艾灸疗法对本症有较好的疗效，但要坚持多疗程治疗，以巩固疗效。在预防和护理方面要注意以下几点：

1. 采用积极健康的生活方式，平时要有规律地生活、学习、工作、饮食、睡眠、运动等。

2. 正确进行自我调节，注意保持乐观的情绪和积极向上的心态，特别是面对生活中的应激事件，要学会自我减压，保持身心健康。

3. 物品放在相对固定的位置，使用后放回原位，对于一些重要的事情可以采取用笔记录的方式，养成良好的生活习惯。

4. 患者在饮食中应该注意食用新鲜蔬菜、水果及以下几种食物：玉米、糙大米、全小麦、黄豆、绿豆、蒜头、蘑菇、酵母、奶、动物肝脏、沙丁鱼、金枪鱼、瘦肉类等。

5. 每天可以服用一定量的银杏叶提取物及维生素E。

困倦易疲劳

困倦易疲劳是亚健康状态最常见的情况，随着工作紧张、精神压力而增加，长时间下去会患疲劳综合征，进而影响生活质量。其主要症状为少量运动后就会疲劳、困倦、睡眠质量低等。现代社会中，困倦易疲劳几乎成了上班族的通病。在相关穴位艾灸可以固本培元、明目醒脑，能很快缓解疲劳。

● 一般施灸

灸天柱穴

【定位取穴】该穴位于项部，当枕骨之下，与风府穴相平，胸锁乳突肌与斜方肌上端之间的凹陷处。

【功效】明目醒脑。

【施灸方法】宜采用回旋灸。施灸时，被施灸者取坐位，施灸者站或坐于一旁，手执艾条以点燃的一端对准施灸部位，距离皮肤1.5 ~ 3厘米，左右方向平行往复或反复旋转施灸，以感到施灸处温热、舒适为度。

【施灸时间】每日灸1次，每次灸3 ~ 15分钟，灸至皮肤产生红晕为止。

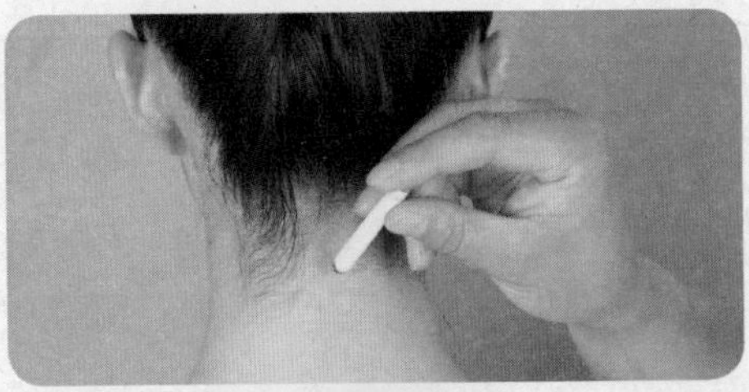

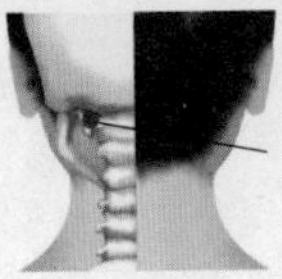

灸关元穴

【定位取穴】该穴位于脐中下3寸，腹中线上，仰卧取穴。

【功效】培根固元、培肾壮阳。

【施灸方法】施灸时，被施灸者仰卧，施灸者站或坐于一旁，手执艾条以点燃的一端对准施灸部位，距离皮肤1.5 ~ 3厘米，左右方向平行往复或反复旋转施灸，以感到施灸处温热、舒适为度。

【施灸时间】每日灸1 ~ 2次，每次灸10 ~ 15分钟，灸至皮肤产生红晕为止。

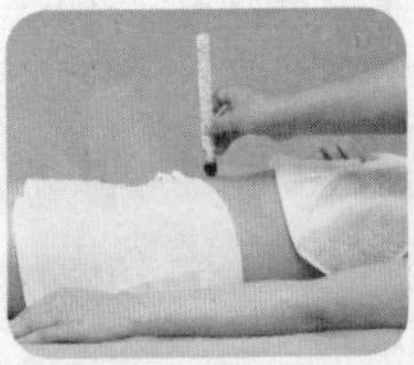

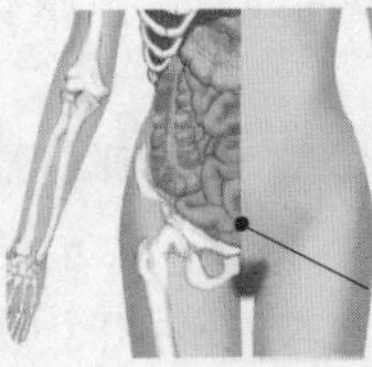

灸风池穴

【定位取穴】该穴位于后头骨正下方凹处，也就是颈脖子处有一块突起的肌肉（斜方肌），此肌肉外侧凹处，后发际正中旁开约2厘米左右即是此穴。

【功效】通经活络。

【施灸方法】宜采用回旋灸。施灸时，被施灸者取坐位，施灸者站或坐于一旁，手执艾条以点燃的一端对准施灸部位，距离皮肤1.5 ~ 3厘米，左右方向平行往

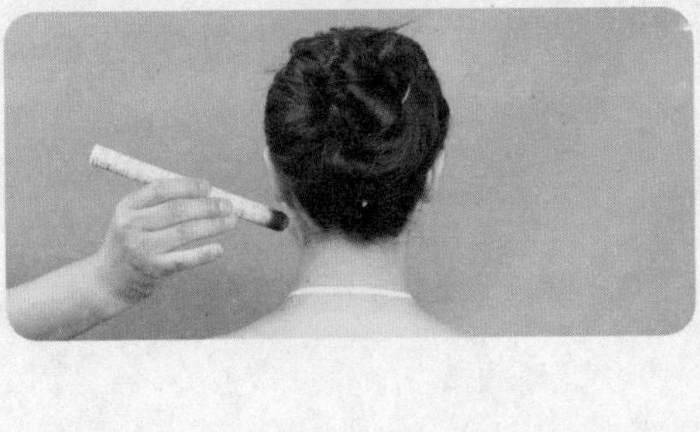

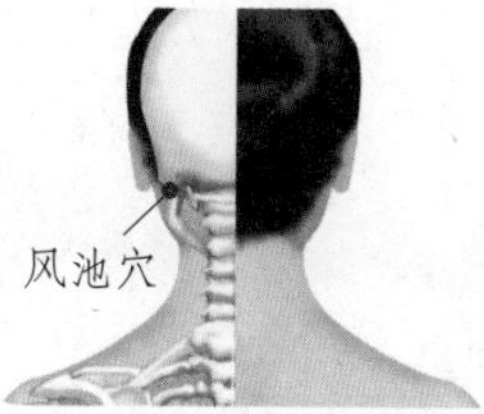

复或反复旋转施灸，以感到施灸处温热、舒适为度。

【施灸时间】每日灸 1 次，每次灸 3 ~ 15 分钟，灸至皮肤产生红晕为止。

灸肾俞穴

【定位取穴】该穴位于腰部，当第 2 腰椎棘突下，旁开 1.5 寸。与肚脐中相对应处即为第 2 腰椎，其棘突下缘旁开约 2 横指 (食、中指) 处为取穴部位。

【功效】滋阴补肾。

【施灸方法】被施灸者俯卧，施灸者站或坐于一旁，手执艾条以点燃的一端对准施灸部位，距离皮肤 1.5 ~ 3 厘米，左右方向平行往复或反复旋转施灸，以感到施灸处温热、舒适为度。

【施灸时间】每日灸 1 次，每次灸 3 ~ 15 分钟，灸至皮肤产生红晕为止。

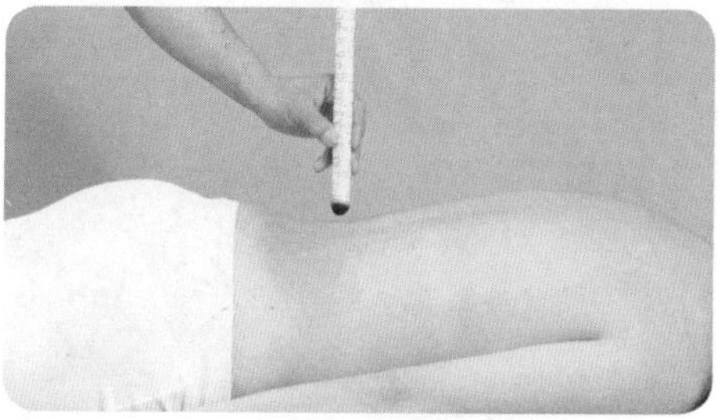

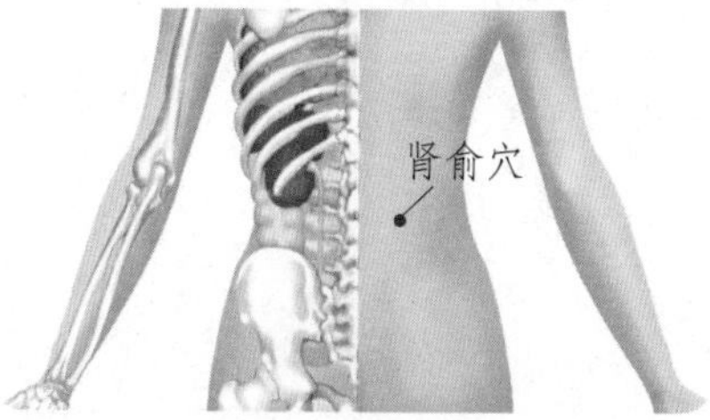

灸足三里穴

【定位取穴】该穴位于外膝眼下 3 寸，距胫骨前嵴 1 横指，当胫骨前肌上。取穴时，由外膝眼向下量 4 横指，在腓骨与胫骨之间，由胫骨旁量 1 横指，该处即是。

【功效】调节机体免疫力、增强抗病能力。

【施灸方法】采用温和灸法，取坐位，点燃艾条对准施灸部位，距离皮肤 1.5 ~ 3 厘米，以感到施灸处温热、舒适为度，灸至皮肤产生红晕为止。

【施灸时间】隔日灸 1 次，每次灸 3 ~ 15 分钟。最好在每晚临睡前灸。

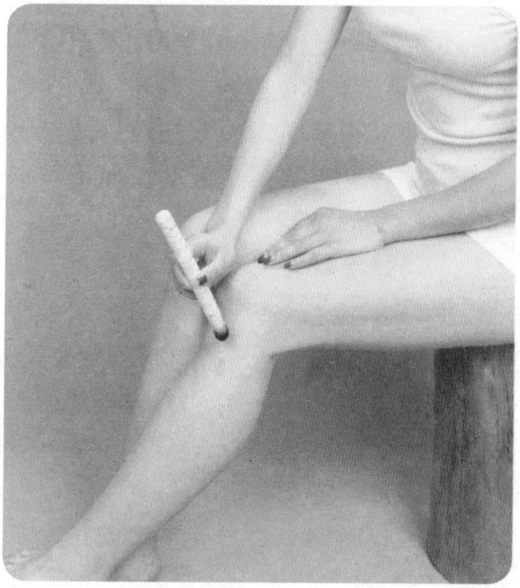

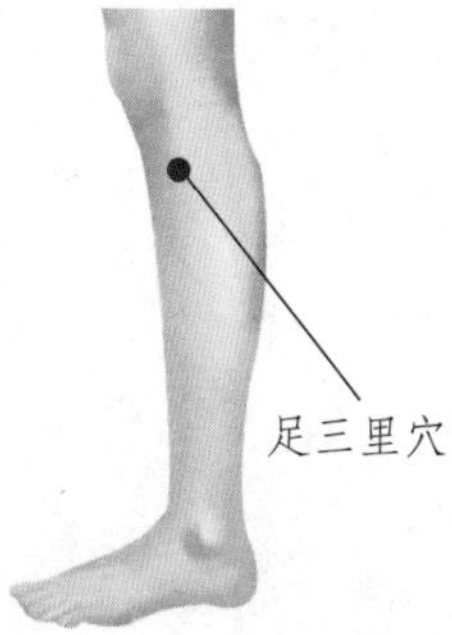

精力不足

现代人常常感叹自己精力不足，感到疲倦，或者浑身不舒服，每天感觉特别累，甚至出现体质下降的情况。其实，这是由于身体阳气少、动力不足造成的，这也是亚健康的表现。我们不妨试试艾灸，每天取两个穴位进行温和灸，让身体活络起来，从而解决这个问题。

● 一般施灸

灸 合谷穴

【定位取穴】该穴位于第 1、第 2 掌骨间，当第 2 掌骨桡侧的中点处。取穴时，以一手的拇指掌面指关节横纹，放在另一手的拇、食指的指蹼缘上，屈指当拇指尖尽处为取穴部位。

【功效】清热解表，疏筋散风，镇静安神。

【施灸方法】宜采用温和灸。施灸时，手执艾条以点燃的一端对准施灸部位，距离皮肤 1.5 ~ 3 厘米，以感到施灸处温热、舒适为度。

【施灸时间】每日灸 1 次，每次灸 10 ~ 20 分钟。

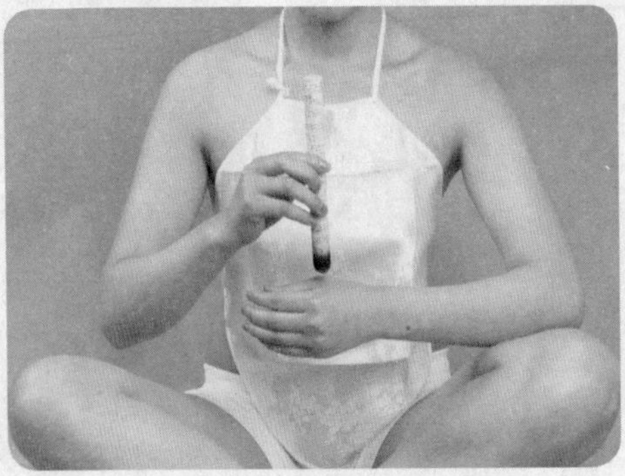

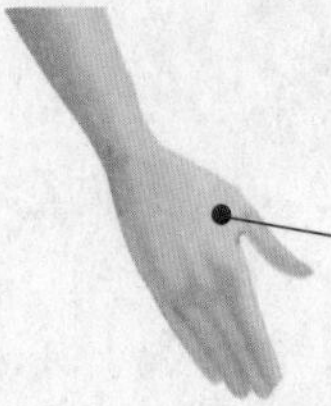

灸 复溜穴

【定位取穴】该穴位于小腿内侧，太溪直上 2 寸，跟腱的前方。取穴时，正坐垂足或仰卧位，在太溪上 2 寸，当跟腱之前缘处取穴。

【功效】补肾滋阴。

【施灸方法】宜采用温和灸。施灸时，手执艾条以点燃的一端对准施灸部位，距离皮肤 1.5 ~ 3 厘米，以感到施灸处温热、舒适为度。

【施灸时间】一般每周灸 3 ~ 4 次，每次灸 10 ~ 20 分钟。

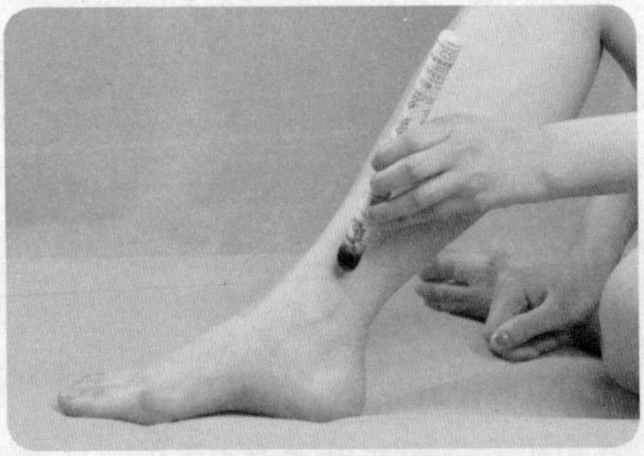

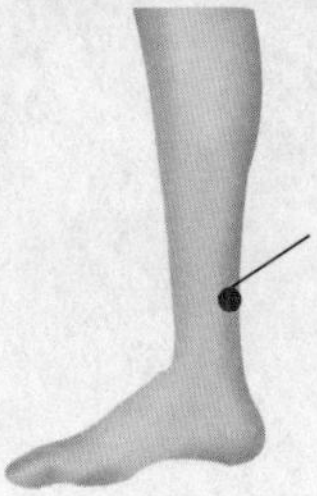

空调病

长时间在空调环境下工作学习的人，因空气不流通，环境得不到改善，会出现鼻塞、头昏、打喷嚏、耳鸣、乏力、记忆力减退等症状，以及一些皮肤过敏的症状，如皮肤发紧发干、易过敏、皮肤变差等。这类现象在现代医学上称之为“空调综合征”或“空调病”。中医认为，外邪致病主要为风、寒、暑、湿、燥、火六淫所致，这六淫之邪均从肌表而入，空调引起的疾病正是暑湿内热基础上，风寒之邪束表，闭郁体内，气血瘀滞，使毒素不能排除。在相关穴位施灸可以宣肺解表，清热健脾化湿，增强机体抵抗力，调治此病。

● 一般施灸

灸关元穴

【定位取穴】该穴位于脐中下3寸，腹中线上，仰卧取穴。

【功效】培根固元、培肾壮阳。

【施灸方法】施灸时，被施灸者平卧，施灸者站或坐于一旁，手执艾条以点燃的一端对准施灸部位，距离皮肤1.5 ~ 3厘米，左右方向平行往复或反复旋转施灸，以感到施灸处温热、舒适为度。

【施灸时间】每日灸1 ~ 2次，每次灸10 ~ 15分钟。

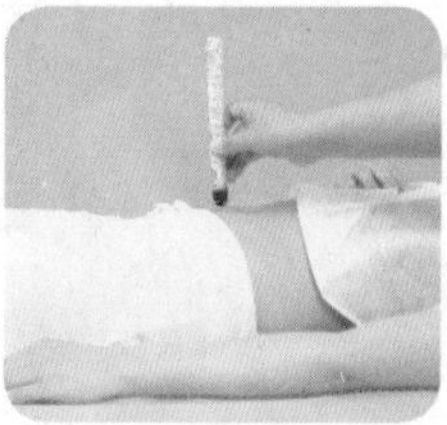

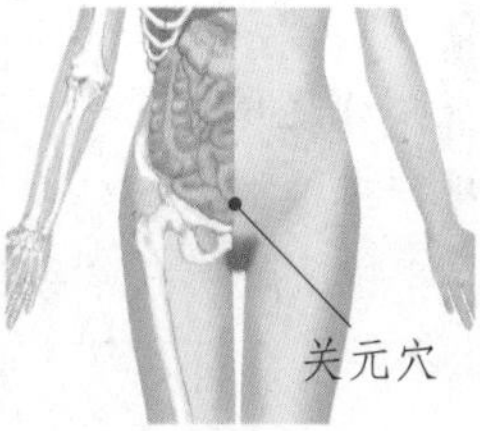

灸足三里穴

【定位取穴】该穴位于外膝眼下3寸，距胫骨前嵴1横指，当胫骨前肌上。取穴时，由外膝眼向下量4横指，在腓骨与胫骨之间，由胫骨旁量1横指，该处即是。

【功效】祛除寒气，调理脾胃。

【施灸方法】采用温和灸法，取坐位，点燃艾条对准施灸部位，距离皮肤1.5 ~ 3厘米，以感到施灸处温热、舒适为度，灸至皮肤产生红晕为止。

【施灸时间】隔日灸1次，每次灸3 ~ 15分钟。最好在每晚临睡前灸。

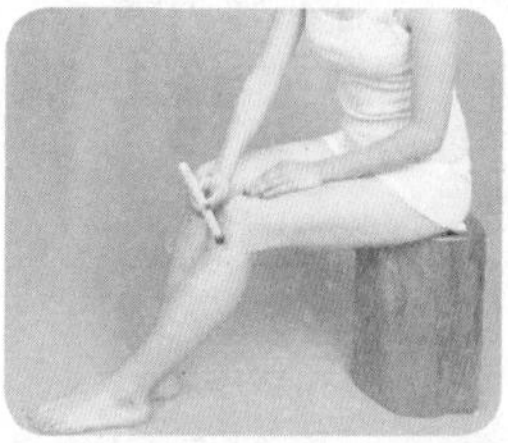

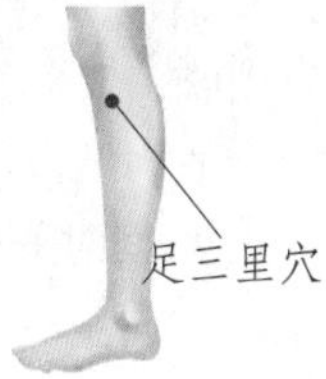

灸大椎穴

【定位取穴】该穴位于颈部下端，背部正中线上，第7颈椎棘突下凹陷中。取穴时正坐低头，可见颈背部交界处椎骨有一高突，并能随颈部左右摆动而转动者即是第7颈椎，其下为大椎穴。

【功效】祛除寒气，预防颈椎病。

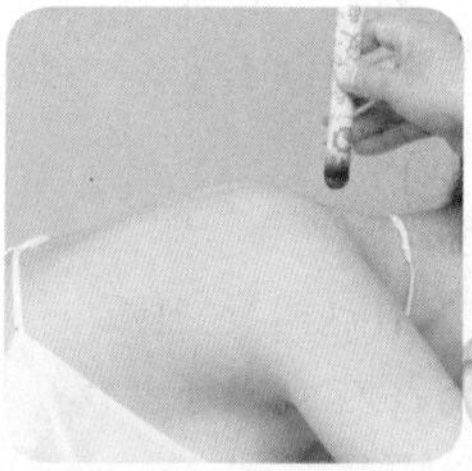

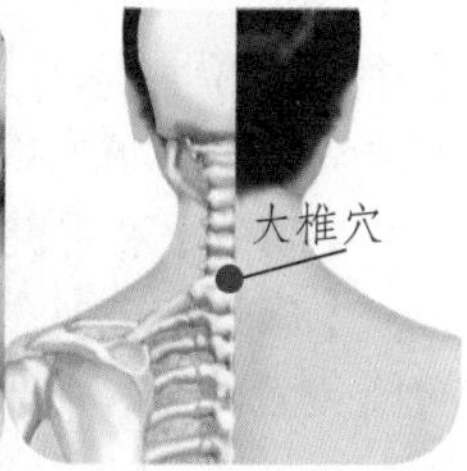

【施灸方法】宜采用温和灸。施灸时，被施灸者俯卧，施灸者站或坐于一旁，手执艾条以点燃的一端对准施灸部位，距离皮肤 1.5 ~ 3 厘米，以感到施灸处温热、舒适为度。

【施灸时间】每日灸 1 次，每次灸 10 ~ 15 分钟左右。

灸气海穴

【定位取穴】该穴位于下腹部，前正中线上，当脐中下 1.5 寸。取穴时，可采用仰卧的姿势，直线连结肚脐与耻骨上方，将其分为 10 等分，从肚脐 3/10 的位置，即为此穴。

【功效】降浊除湿，通筋活络，疏肝利胆。

【施灸方法】宜采用温和灸。施灸时，被施灸者平卧，施灸者站或坐于一旁，手执艾条以点燃的一端对准施灸部位，距离皮肤 1.5 ~ 3 厘米，以感到施灸处温热、舒适为度。

【施灸时间】每日灸 1 次，每次灸 5 ~ 15 分钟。

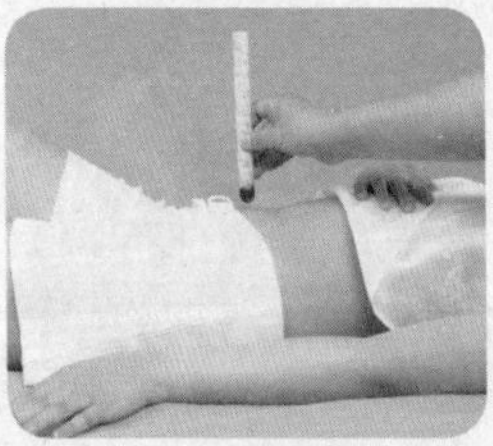

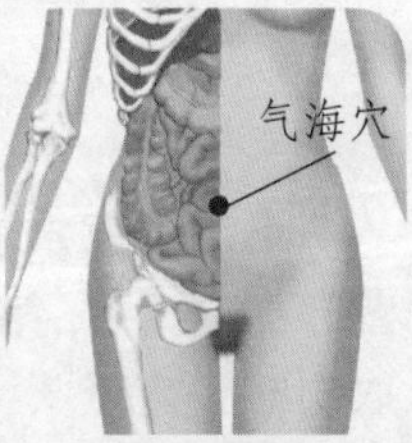

灸中脘穴

【定位取穴】该穴位于上腹部，前正中线上，当脐中上 4 寸。取穴时，可采用仰卧位，脐中与胸剑联合部（心窝上边）的中点为取穴部位。

【功效】和胃健脾。

【施灸方法】宜采用温和灸。施灸时，被施灸者仰卧，施灸者站或坐于一旁，手执艾条以点燃的一端对准施灸部位，距离皮肤 1.5 ~ 3 厘米，以感到施灸处温热、舒适为度。

【施灸时间】每日灸 1 次，每次灸 5 ~ 15 分钟左右。

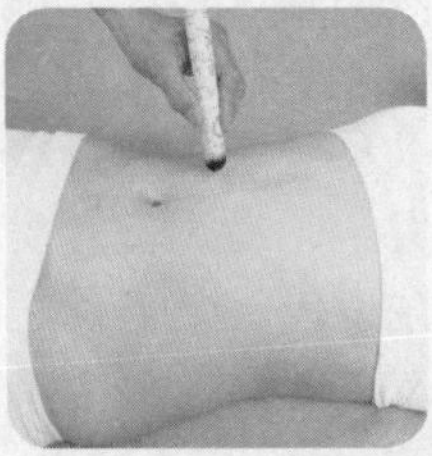

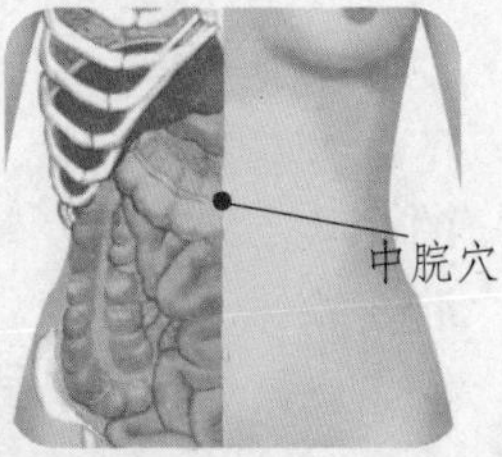

温馨小贴士

艾灸疗法对本症有较好的疗效，但要坚持多疗程治疗，以巩固疗效。在预防和护理方面要注意以下几点：

1. 用空调必须注意通风，每天应定时打开窗户，关闭空调，通风换气，使室内保持一定的新鲜空气，且最好每两周清扫空调机一次。

2. 从空调环境中外出，应当先在有阴凉的地方活动片刻，在身体适应后再到太阳光下活动；若长期在空调室内者，应该到户外活动，多喝开水，加速体内新陈代谢。

3. 空调室温和室外自然温度温差不宜过大，以不超过 5℃为宜。夜间睡眠最好不要用空调，入睡时关闭空调更为安全。睡前在户外活动，有利于促进血液循环，预防空调病。

4. 在空调环境下工作、学习，不要让通风口的冷风直接吹在身上，大汗淋漓时最好不要直接吹冷风，这样降温太快，很容易发病。

免疫力低

免疫力是人体自身的防御机制，是人体识别和消灭外来侵入的任何异物（病毒、细菌等）；处理衰老、损伤、死亡、变性的自身细胞以及识别和处理体内突变细胞和病毒感染细胞的能力。对于一个人来说免疫力真的是太重要了，如果一个人的免疫力不好的话，那么他就会经常生病，同时恢复的时间也要比别人慢，相反的如果一个人的免疫力提高了，那么不仅不容易得病，而且抵抗力也会增强很多，可以说人要想健康，增强免疫力是很重要的。

● 一般施灸

灸关元穴

【定位取穴】该穴位于脐中下3寸，腹中线上，仰卧取穴。

【功效】培根固元、培肾壮阳。

【施灸方法】施灸时，被施灸者平卧，施灸者站或坐于一旁，手执艾条以点燃的一端对准施灸部位，距离皮肤1.5～3厘米，左右方向平行往复或反复旋转施灸，以感到施灸处温热、舒适为度，灸至皮肤产生红晕为止。

【施灸时间】每日灸1～2次，每次灸10～15分钟。

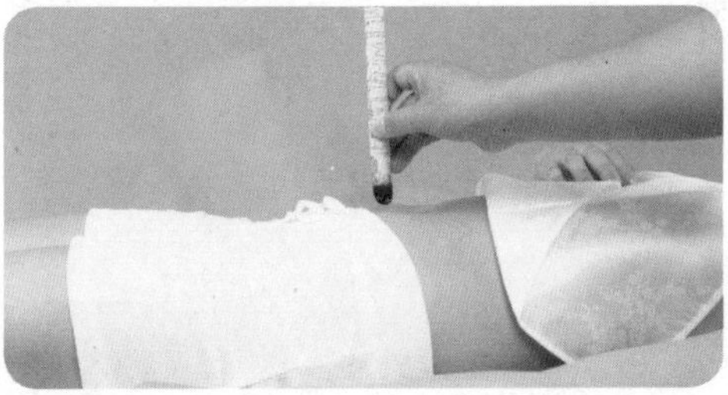

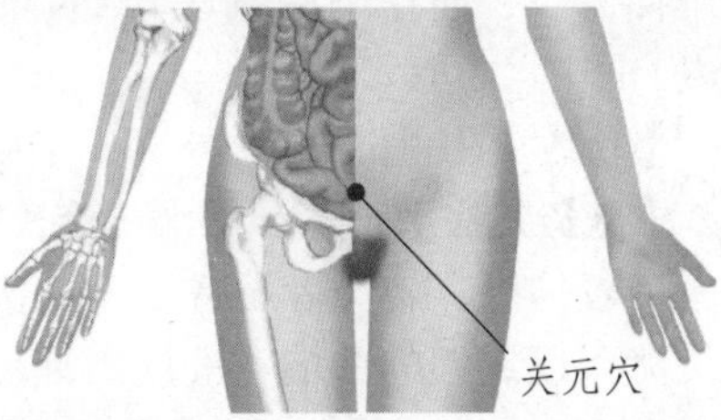

灸足三里穴

【定位取穴】该穴位于外膝眼下3寸，距胫骨前嵴1横指，当胫骨前肌上。取穴时，由外膝眼向下量4横指，在腓骨与胫骨之间，由胫骨旁量1横指，该处即是。

【功效】祛除寒气，调理脾胃。

【施灸方法】采用温和灸法，取坐位，点燃艾条对准施灸部位，距离皮肤1.5～3厘米，以感到施灸处温热、舒适为度，灸至皮肤产生红晕为止。

【施灸时间】隔日灸1次，每次灸3～15分钟。最好在每晚临睡前灸。

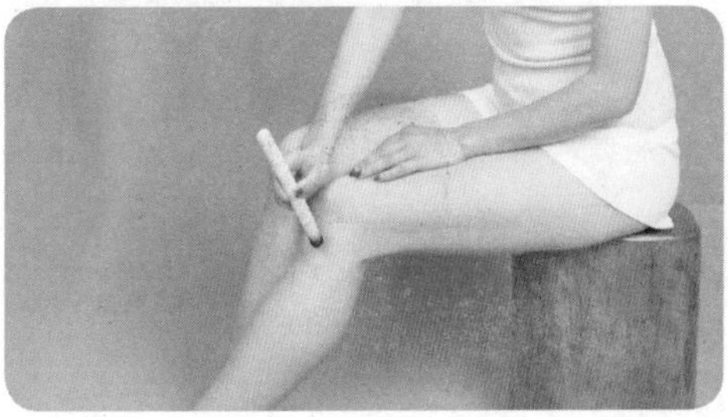

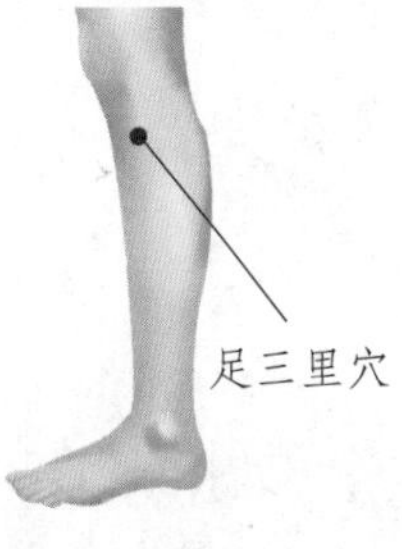

灸中脘穴

【定位取穴】该穴位于上腹部，前正中线上，当脐中上4寸。取穴时，可采用仰卧位，脐中与胸剑联合部（心窝上边）的中点为取穴部位。

【功效】和胃健脾。

【施灸方法】宜采用回旋灸。施灸时，被施灸者仰卧，施灸者站或坐于一旁，手执艾条以点燃的一端对准施灸部位，距离皮肤1.5～3厘米，以感到施灸处温热、舒适为度。

【施灸时间】每日灸1次，每次灸5～15分钟。

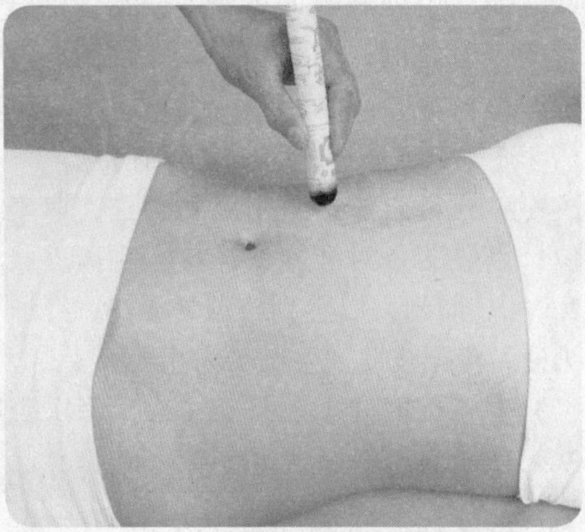

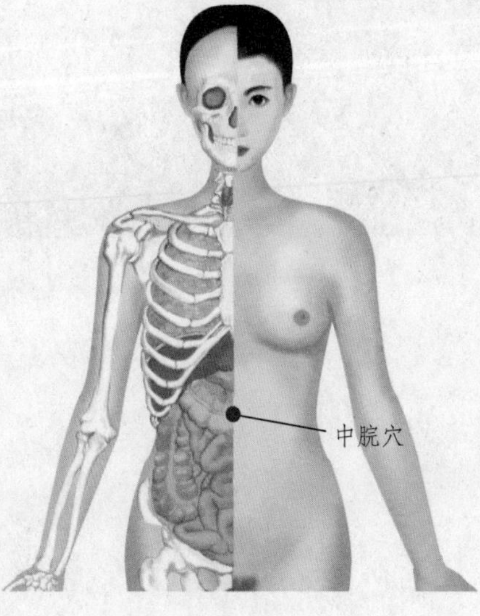

温馨小贴士

日常饮食调理是提高人体免疫能力的最理想方法：

1. 多喝酸奶：坚持均衡饮食，如果人出现酗酒、精神紧张或饮食不平衡等情况，会使人的抗病能力削弱。要纠正这种失衡，必须依靠养生细菌，酸奶中就含有这类细菌。

2. 多饮开水：白开水对人体的新陈代谢有着十分理想的生理活性作用。水很容易透过细胞膜而被身体吸收，使人体器官中的乳酸脱氢酶活力增强，从而有效地提高人体的抗病能力和免疫能力。特别是晨起的第一杯凉开水，尤为重要。

3. 多吃海鲜：海鲜中含有丰富的铁、锌、镁、硒、铜等，经常食用能促进免疫功能。

4. 经常喝茶：科学家发现，茶叶中含有一种名叫茶氨酸的化学物质。由于它能够调动人体的免疫细胞去抵御细菌、真菌和病毒，因此，可以使人体抵御感染的能力提高5倍以上。

5. 吃些动物肝脏：动物肝脏含有叶酸、硒、锌、镁、铁、铜，以及维生素B_6、B_{12}等，这些物质有助于促进免疫功能。

6. 补充精氨酸：海参、鳝鱼、泥鳅、墨鱼以及山药、黑芝麻、银杏、豆腐皮、冻豆腐、葵花子、榛子富含这种物质，多食用有助于增强免疫力。

第三章

健康“艾”中来，对症艾灸一用就灵

感冒

感冒是感受触冒风邪或时行病毒，引起肺卫功能失调，出现鼻塞、流涕、喷嚏、头痛、恶寒、发热、全身不适等主要临床表现的一种外感疾病。感冒又有伤风、冒风、伤寒、冒寒、重伤风等名称。中医认为，当人的体质虚弱，生活失调，卫气不固，外邪乘虚侵入时就会引起感冒，轻者出现乏力、流涕、咳嗽等症状，称为“伤风”；重者会发烧。中医把感冒归为外感（外邪）疾病，其中包括现代医学的上呼吸道感染和流行性感冒。艾灸疗法可逐寒祛湿，疏通经络，激发自身免疫功能，从而有效预防和治疗感冒。

● 一般施灸

灸风池穴

【定位取穴】该穴位于项部，在枕骨之下，与风府穴相平，胸锁乳突肌与斜方肌上端之间的凹陷处。

【功效】通经活络、止痛。

【施灸方法】宜采用温和灸。施灸时，被施灸者取坐位，施灸者手执艾条以点燃的一端，悬于施灸穴位上，距离皮肤1.5 ~ 3厘米进行熏烤。

【施灸时间】每日灸1次，每次灸10 ~ 20分钟。

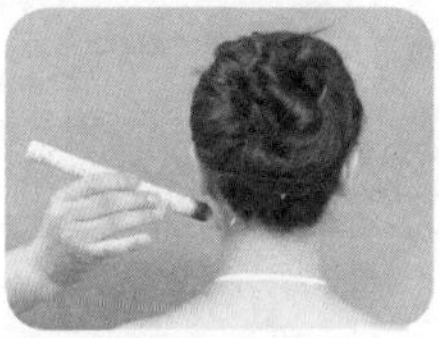

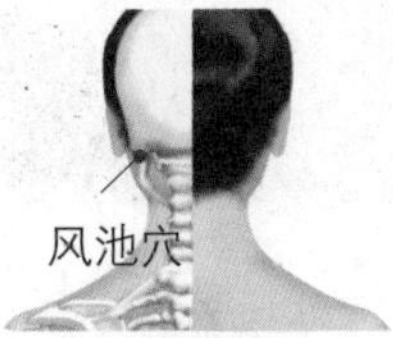

灸风府穴

【定位取穴】该穴位于项部，当后发际正中直上1寸，枕外隆凸直下，两侧斜方肌之间凹陷处。取此穴时通常采用俯伏、俯卧或正坐的取穴姿势，风府穴位于后颈部，两风池穴连线中点，颈顶窝处。

【功效】散热吸湿。

【施灸方法】宜采用温和灸。施灸时，被施灸者取坐位，施灸者手执艾条以点燃的一端，悬于施灸穴位上，距离皮肤1.5 ~ 3厘米进行熏烤，以感到施灸处温热、舒适为度。

【施灸时间】每日灸1次，每次灸10 ~ 20分钟。

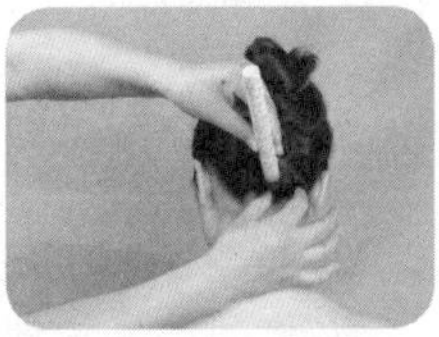

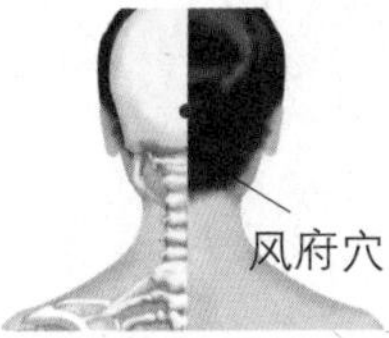

灸肺俞穴

【定位取穴】该穴位于背部，当第

3胸椎棘突下，旁开1.5寸。

【功效】散发肺热、清肺止咳。

【施灸方法】采用回旋灸。施灸时，被施灸者俯卧，施灸者站或坐于一旁，手执艾条以点燃的一端对准施灸部位，距离皮肤1.5～3厘米，左右方向平行往复或反复旋转施灸。

【施灸时间】每日灸1次，每次灸15分钟。

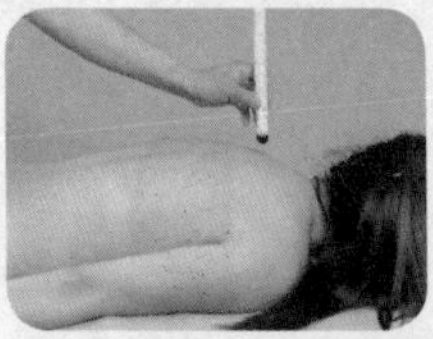

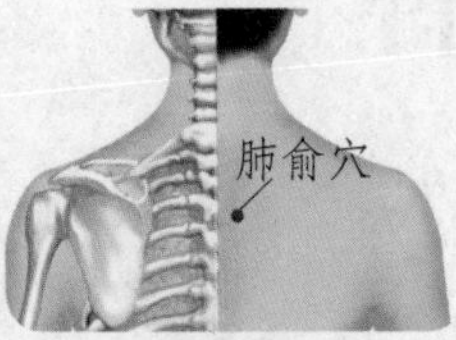

灸 列缺穴

【定位取穴】该穴位于前臂桡侧缘，桡骨茎突上方，腕横纹上1.5寸处。拇短伸肌腱与拇长展肌腱之间，拇长展肌腱沟的凹陷。

【功效】止咳平喘，通经活络，利水通淋。

【施灸方法】采用温和灸。取坐位，施灸时，手执艾条以点燃的一端对准施灸部位，距离皮肤1.5～3厘米，以感到施灸处温热、舒适为度。

【施灸时间】每日灸1次，每次灸10～20分钟。

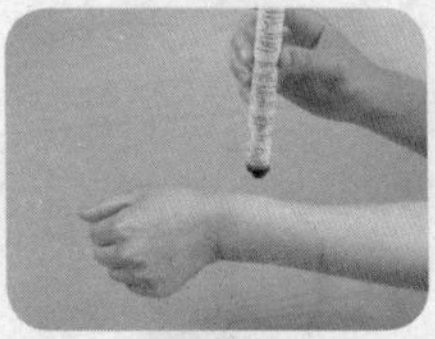

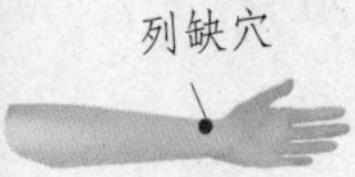

灸 合谷穴

【定位取穴】该穴位于第1、第2掌骨间，当第2掌骨桡侧的中点处。取穴时，以一手的拇指掌面指关节横纹，放在另一手的拇、食指的指蹼缘上，屈指当拇指尖尽处为取穴部位。

【功效】祛风散寒、清热镇痛。

【施灸方法】宜采用温和灸。施灸时，手执艾条以点燃的一端对准施灸部位，距离皮肤1.5～3厘米，以感到施灸处温热、舒适为度。

【施灸时间】每日灸1次，每次灸10～20分钟，灸至皮肤产生红晕为止。

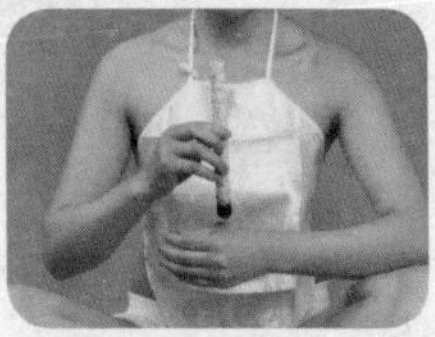

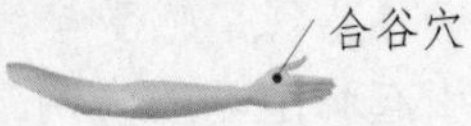

● 辨症施灸

症状1：气虚

加灸 足三里穴

【定位取穴】该穴位于外膝眼下3寸，距胫骨前嵴1横指，当胫骨前肌上。取穴时，由外膝眼向下量4横指，在腓骨与胫骨之间，由胫骨旁量1横指，该处即是。

【功效】补中益气、通经活络。

【施灸方法】采用温和灸法。取坐位，点燃艾条对准施灸部位，距离皮肤1.5～3厘米，以感到施灸处温热、舒适为度。

【施灸时间】隔日灸1次，每次灸10～20分钟。最好在每晚临睡前灸。

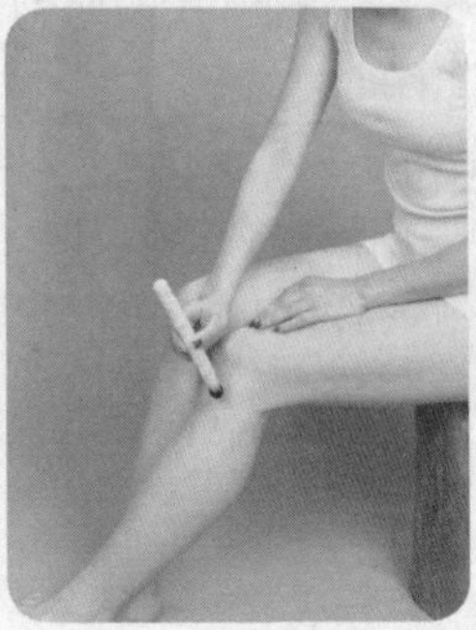

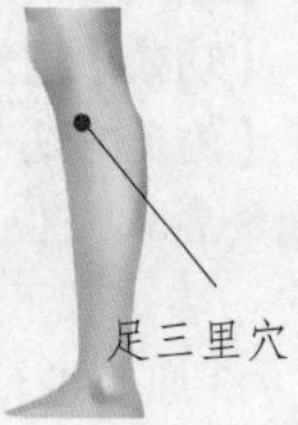

症状 2：全身酸痛

加灸 大杼穴

【定位取穴】该穴位于背部，当第 1 胸椎棘突下，旁开 1.5 寸。取穴时低头，可见颈背部交界处椎骨有一高突，并能随颈部左右摆动而转动者即是第 7 颈椎，其下为大椎穴。由大椎穴再向下推 1 个椎骨，其下缘旁开 2 横指（食、中指）处为取穴部位。

【功效】散寒止痛。

【施灸方法】被施灸者俯卧，施灸者手执点燃的艾条对准施灸部位，距离皮肤 1.5 ~ 3 厘米，以感到施灸处温热、舒适为度。

【施灸时间】隔日灸 1 次，每次灸 10 ~ 20 分钟。

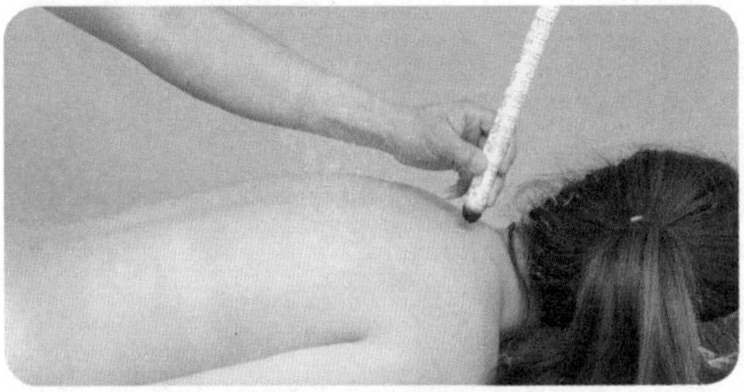

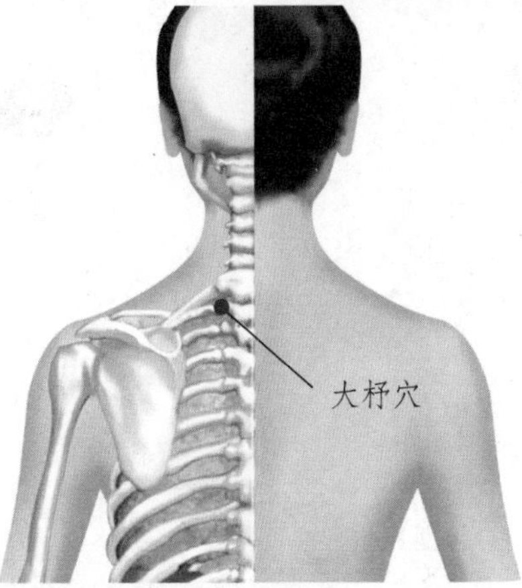

温馨小贴士

艾灸治疗感冒越早越好，若出现高热、咽痛、流黄涕，应该及时到医院就诊。同时应注意：

多喝水：平时就应该养成多喝水的习惯，每天至少喝 8 ~ 10 大杯的水（2500 ~ 3000ml）的水量，若是遇到感冒的时候更要多喝水，不但可以促进新陈代谢，将感冒病毒快速带走，缩短发病的日数，并且对于喉咙痛、喉咙发炎、咳嗽等症状可有效地缓解。多休息：对于已经有感冒症状的人来说，比较容易疲劳，酸痛，不适合太操劳的工作或是这时再去做运动，都可能因为过度消耗，使抵抗力更衰弱而让感冒的症状迟迟不见好转。

吃维生素 C：维生素 C 有抗氧化、增强抵抗力的作用，平时可作为预防感冒的保健维生素，一旦感冒时服用也可以增强体内的抗体，加速赶走感冒病毒。

喝些鸡汤：研究发现，鸡汤中的黏液可以有效地将感冒病毒吸附并将它一并带走，所以过去民间对于鸡汤一直认为是可以增强体力的补品，对于已感冒症状的人也有很好的缓解效果。

咳嗽

咳嗽是机体对侵入气道的病邪的一种保护性反应。古人以有声无痰为之咳，有痰无声为之嗽。临床上两者常并见，通称为咳嗽。根据发作时特点及伴随症状的不同，一般可以分为风寒咳嗽、风热咳嗽及风燥咳嗽3型。中医认为咳嗽病症的病位在肺，由于肺失宣降，肺气上逆，肺气宣降功能失常所致。在相关穴位艾灸可以通其经脉，营其逆顺，调其气血，祛病健身。

● 一般施灸

灸大椎穴

【定位取穴】该穴位于颈部下端，背部正中线上，第7颈椎棘突下凹陷中。取穴时正坐低头，可见颈背部交界处椎骨有一高突，并能随颈部左右摆动而转动者即是第7颈椎，其下为大椎穴。

【功效】提高机体免疫功能，改善肺功能，对血小板和白细胞有双向调节作用。

【施灸方法】宜采用回旋灸。施灸时，被施灸者俯卧，施灸者站或坐于一旁，手执艾条以点燃的一端对准施灸部位，距离皮肤1.5 ~ 3厘米，以感到施灸处温热、舒适为度。

【施灸时间】每日灸1 ~ 2次，每次灸20分钟左右，灸至皮肤产生红晕为止。

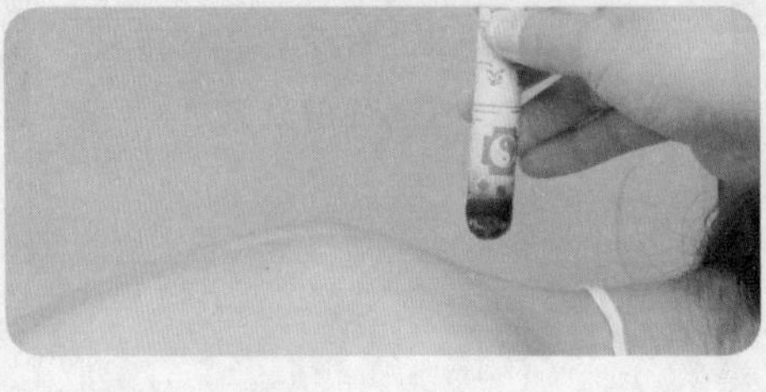

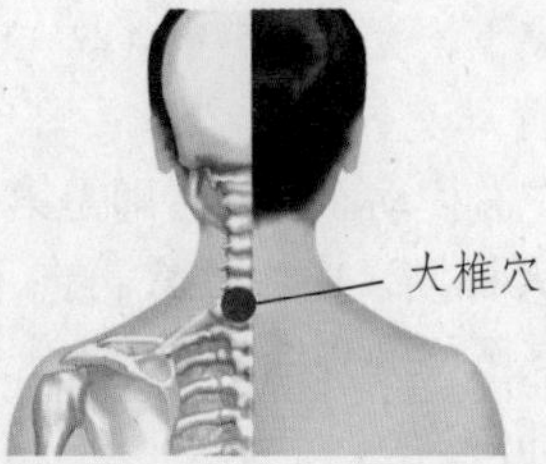

灸膻中穴

【定位取穴】该穴位于胸部，前正中线上，两乳头连线的中点。

【功效】宽胸理气、活血通络、清肺止喘、舒畅心胸。

【施灸方法】宜采用回旋灸。施灸时，被施灸者俯卧，施灸者站或坐于一旁，手执艾条以点燃的一端对准施灸部位，距离皮肤1.5 ~ 3厘米，左右方向平行往复或反复旋转施灸，以感到施灸处温热、舒适为度。

【施灸时间】每日灸1次，每次灸3 ~ 7分钟左右。

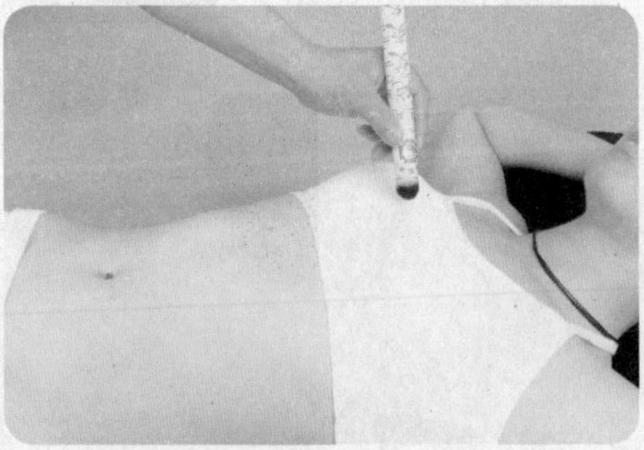

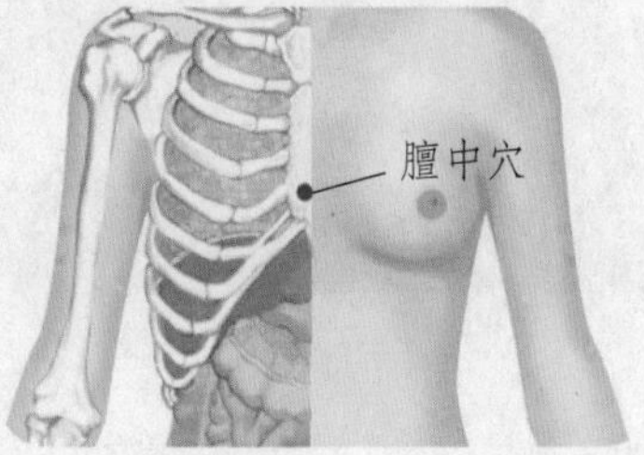

灸足三里穴

【定位取穴】该穴位于外膝眼下3寸，距胫骨前嵴1横指，当胫骨前肌上。取穴时，由外膝眼向下量4横指，在腓骨与胫骨之间，由胫骨旁量1横指，该处即是。

【功效】调节机体免疫力、增强抗病能力、调理脾胃、补中益气、通经活络、疏风化湿、扶正祛邪。

【施灸方法】采用温和灸法，取坐位，点燃艾条对准施灸部位，距离皮肤1.5～3厘米，以感到施灸处温热、舒适为度，灸至皮肤产生红晕为止。

【施灸时间】每日灸1次，每次灸3～15分钟。最好在每晚临睡前灸。

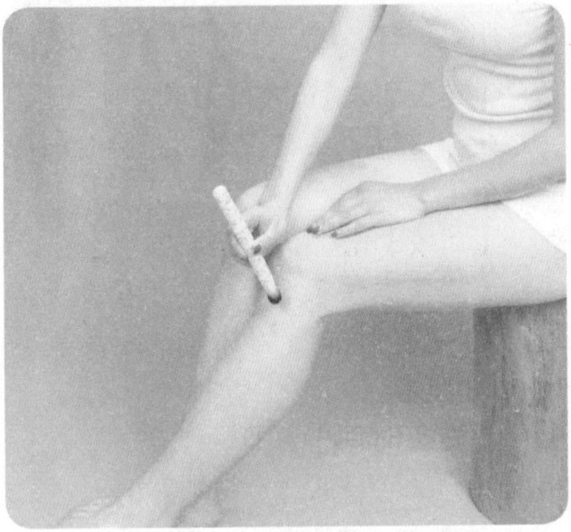

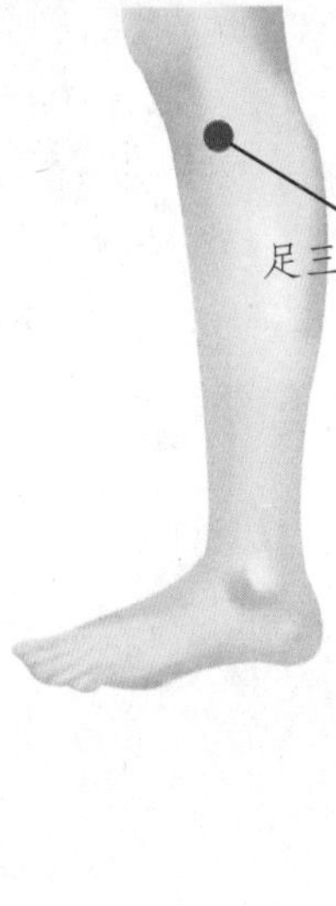

灸膏肓穴

【定位取穴】该穴位于背部，当第4胸椎棘突下，旁开3寸。

【功效】温通经络，补火祛寒，散风逐湿，扶正达邪，标本两顾。

【施灸方法】宜采用回旋灸。施灸时，被施灸者俯卧，施灸者站或坐于一旁，手执艾条以点燃的一端对准施灸部位，距离皮肤1.5～3厘米，左右方向平行往复或反复旋转施灸。

【施灸时间】每日灸1～2次，每次灸7～15分钟左右。

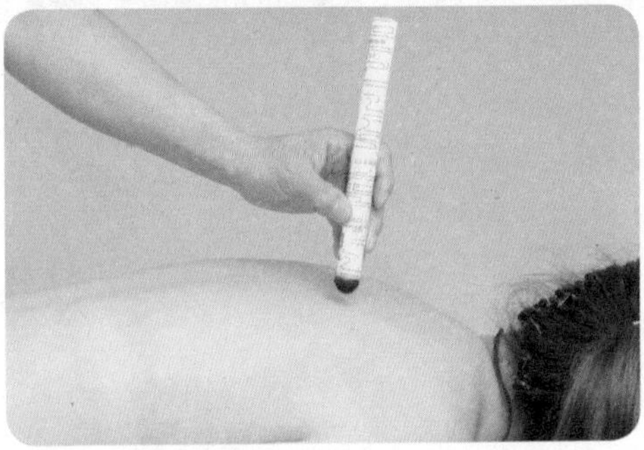

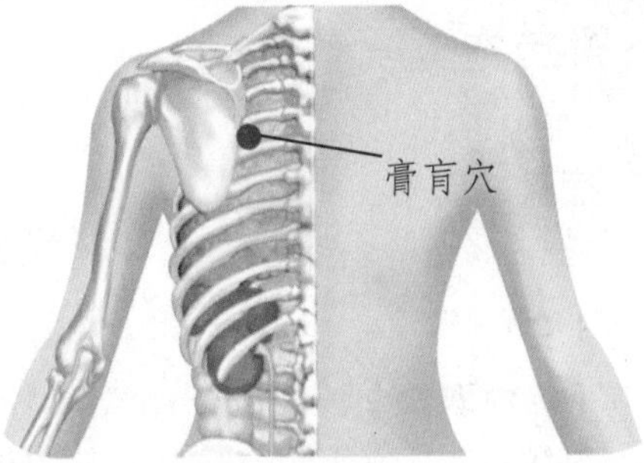

灸列缺穴

【定位取穴】该穴位于前臂桡侧缘，桡骨茎突上方，腕横纹上1.5寸处。

【功效】止咳平喘，通经活络，利水通淋。

【施灸方法】采用温和灸，取坐位，施灸时，手执艾条以点燃的一端对准施灸部位，距离皮肤1.5～3厘米，以感到施灸处温热、舒适为度。

【施灸时间】每日灸1次，每次灸3～7分钟，灸至皮肤产生红晕为止。

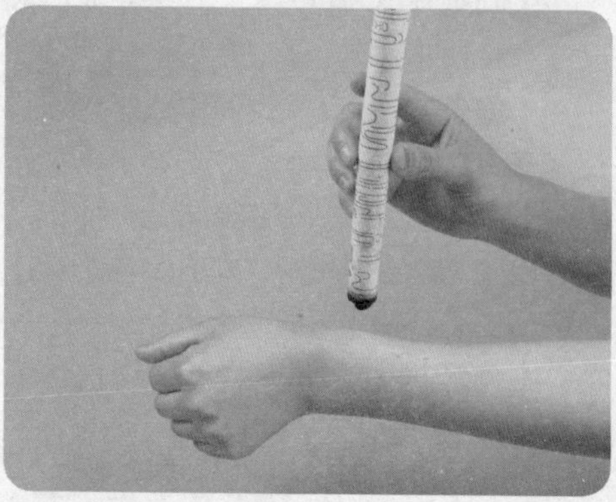

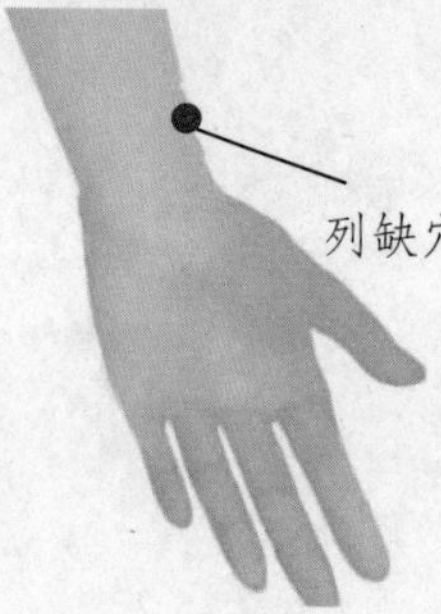

● 辨症施灸

症状：痰多。

加灸 脾俞穴

【定位取穴】该穴位于背部，当第11胸椎棘突下，旁开1.5寸。与肚脐中相对应处即为第2腰椎，由第2腰椎往上摸3个椎体，即为第11胸椎，其棘突下缘旁开约2横指(食、中指)处为取穴部位。

【功效】健脾补心。

【施灸方法】施灸时，被施灸者俯卧，施灸者手执艾条以点燃的一端对准施灸部位，距离皮肤1.5～3厘米，以感到施灸处温热、舒适为度。

【施灸时间】每日灸1次，每次灸3～15分钟，灸至皮肤产生红晕为止。

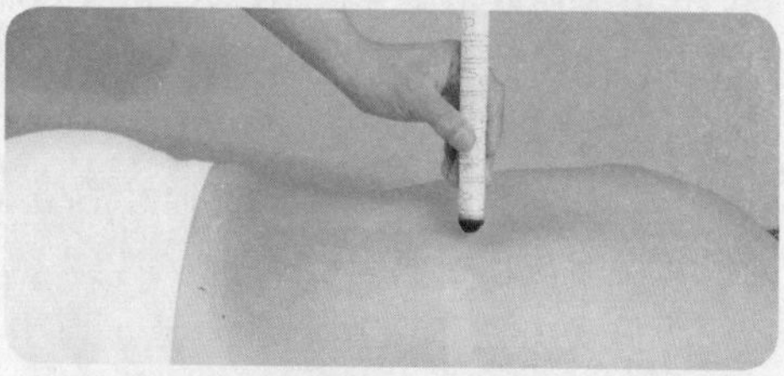

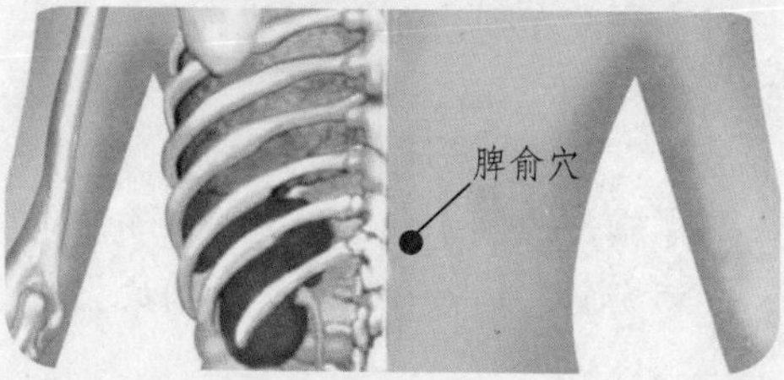

加灸 丰隆穴

【定位取穴】该穴位于小腿前外侧，外踝尖上8寸，条口穴外，距胫骨前缘二横指（中指）。

【功效】化痰湿，清神志。

【施灸方法】取坐位，手执艾条以点燃的一端对准施灸部位，距离皮肤1.5～3厘米。

【施灸时间】每日灸1次，每次灸15分钟，灸至皮肤产生红晕为止。

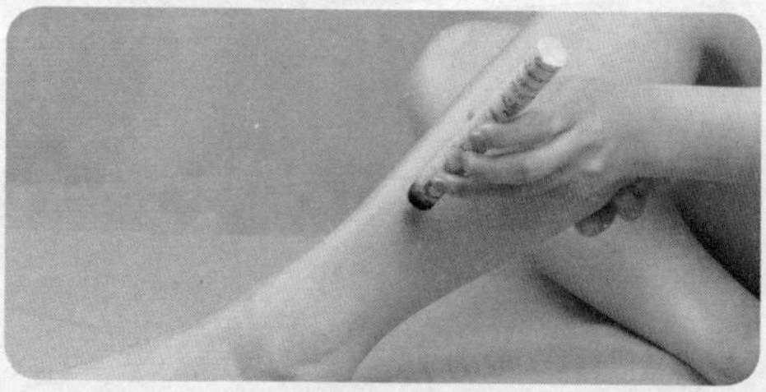

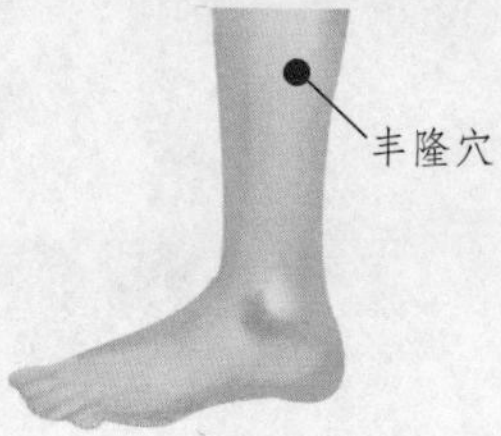

恶心、呕吐

恶心、呕吐是一种很复杂的反射活动，人体通过恶心呕吐可排除胃部不适及食物，而起到对自己身体一定的保护作用。恶心、呕吐是消化系统常见的症状。能够引起恶心呕吐的疾病通常有咽炎、扁桃体炎、胃炎、肝炎、胃溃疡、胆囊炎等消化道炎性疾病。另外，恶心呕吐的原因还有中毒及药物不良反应、中枢神经系统疾病，以及非疾病性的，比如妊娠反应、晕车、空气流通不好造成的闷热、刷牙、吸入冷空气、食入不良气味的食物以及过饱、过饿等，这些都会令人产生恶心呕吐的症状。艾灸相关穴位能够调理胃肠和体质，从而消除恶心、呕吐的症状。

● 一般施灸

灸合谷穴

【定位取穴】该穴位于第1、第2掌骨间，当第2掌骨桡侧的中点处。取穴时，以一手的拇指掌面指关节横纹，放在另一手的拇、食指的指蹼缘上，屈指当拇指尖尽处为取穴部位。

【功效】镇静止痛，通经活络，清热解表。

【施灸方法】宜采用温和灸。施灸时，手执艾条以点燃的一端对准施灸部位，距离皮肤1.5 ~ 3厘米，以感到施灸处温热、舒适为度。

【施灸时间】每日灸2 ~ 3次，每次灸10 ~ 20分钟。

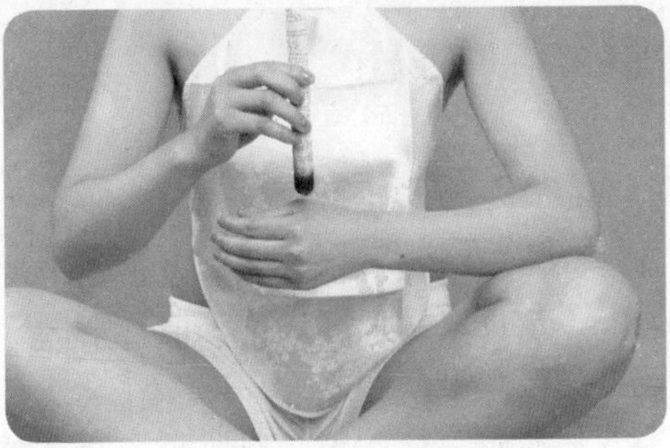

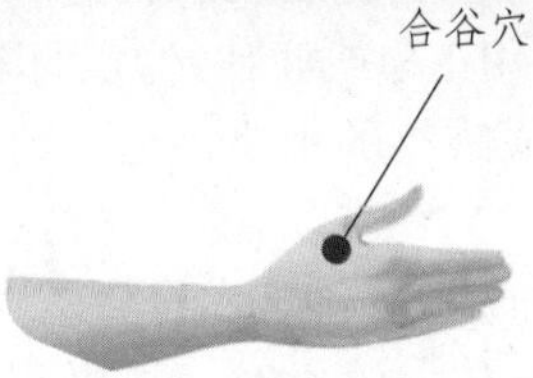

灸巨阙穴

【定位取穴】位于上腹部，前正中线上，当脐中上6寸。取穴时通常让患者采用仰卧的姿势，左右肋骨相交之处，再向下2指宽即为此穴。

【功效】安神宁心，宽胸止痛。

【施灸方法】施灸时，被施灸者平躺，施灸者站或坐于一旁，手执艾条以点燃的一端对准施灸部位，距离皮肤1.5 ~ 3厘米处施灸。

【施灸时间】每日灸2 ~ 3次，每次灸10 ~ 20分钟，灸至皮肤产生红晕为止。

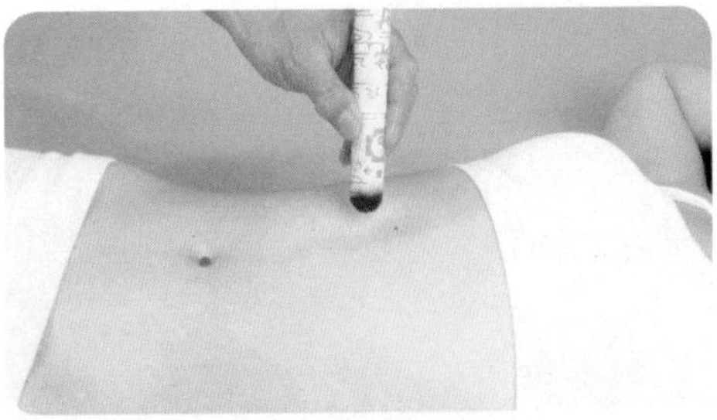

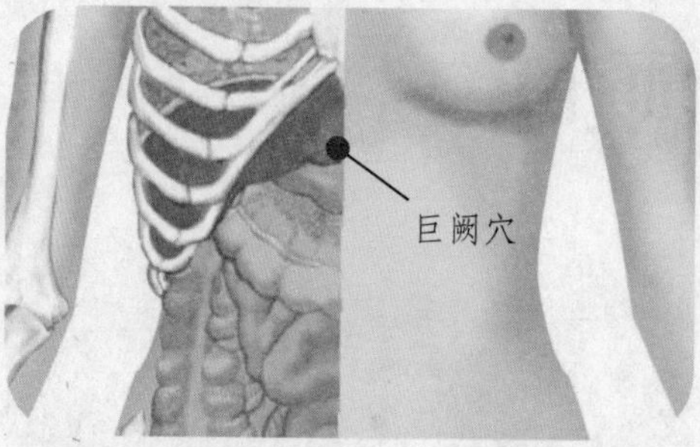

灸内关穴

【定位取穴】该穴位于前臂掌侧，当曲泽与大陵的连线上，腕横纹上2寸，掌长肌肌腱与桡侧腕屈肌肌腱之间。取穴时，患者采用正坐或仰卧，仰掌的姿势，从近手腕之横皱纹的中央，往上约两指宽的中央。

【功效】宁心安神，和胃降逆。

【施灸方法】施灸时，手执艾条以点燃的一端对准施灸部位，距离皮肤1.5～3厘米，以感到施灸处温热、舒适为度。

【施灸时间】每日灸2～3次，每次灸10～20分钟。

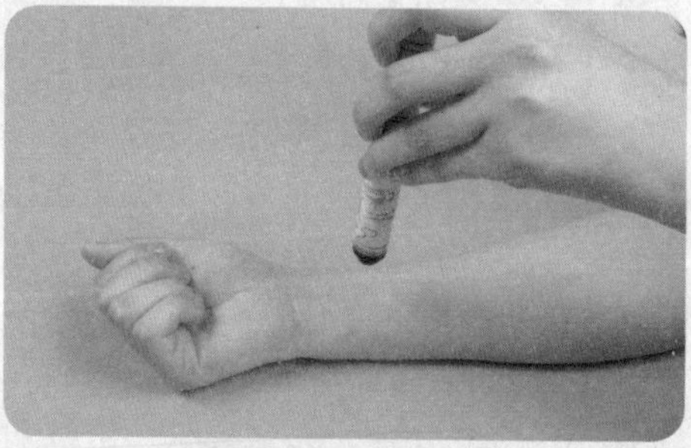

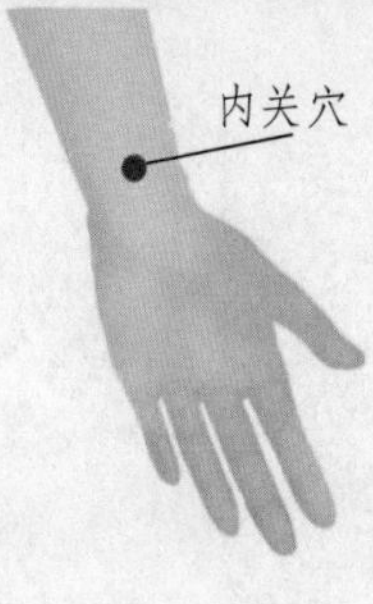

灸脾俞穴

【定位取穴】该穴位于背部，当第11胸椎棘突下，旁开1.5寸。与肚脐中相对应处即为第2腰椎，由第2腰椎往上摸3个椎体，即为第11胸椎，其棘突下缘旁开约2横指(食、中指)处为取穴部位。

【功效】健脾补心。

【施灸方法】施灸时，被施灸者俯卧，施灸者手执艾条以点燃的一端对准施灸部位，距离皮肤1.5～3厘米处施灸。

【施灸时间】每日灸2～3次，每次灸10～20分钟。

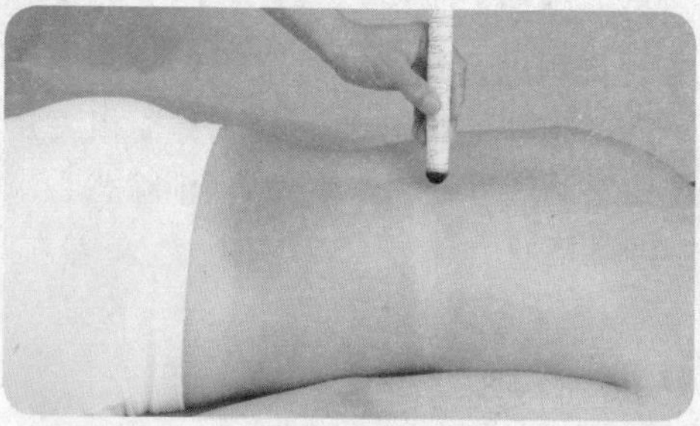

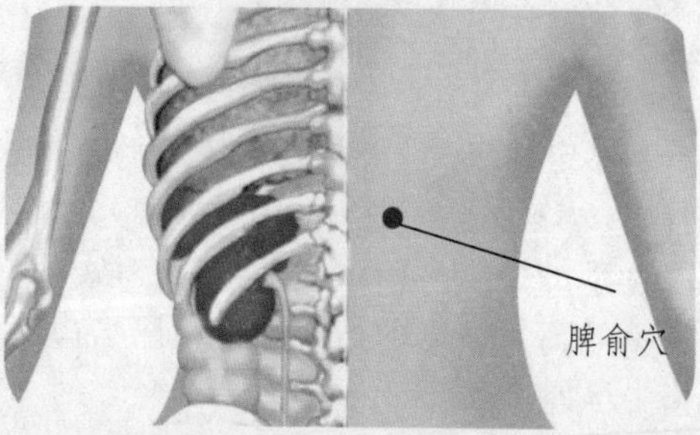

灸中脘穴

【定位取穴】该穴位于上腹部，前正中线上，当脐中上4寸。取穴时，可采用仰卧位，脐中与胸剑联合部(心窝上边)的中点为取穴部位。

【功效】和胃健脾。

【施灸方法】宜采用回旋灸。施灸时，被施灸者仰卧，施灸者站或坐于一旁，手执艾条以点燃的一端对准施灸部位，距离皮肤 1.5 ~ 3 厘米处施灸。

【施灸时间】每日灸 2 ~ 3 次，每次灸 10 ~ 20 分钟。

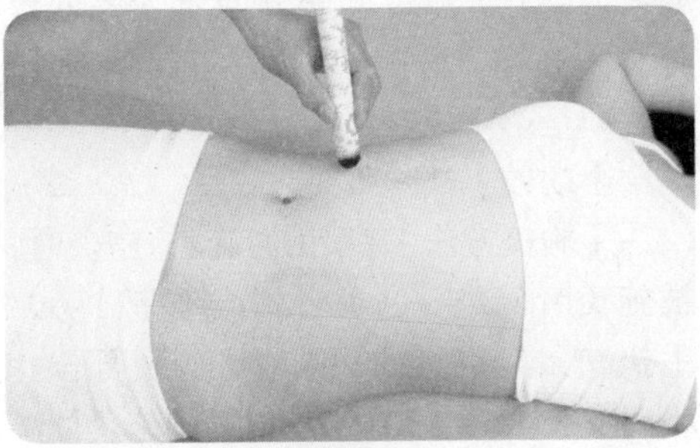

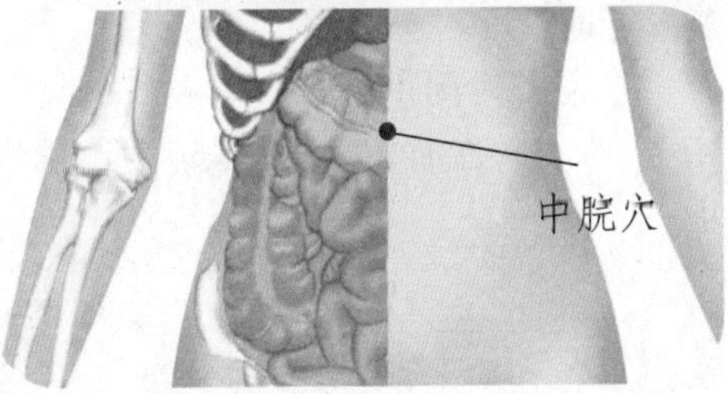

灸胃俞穴

【定位取穴】该穴位于背部，当第 12 胸椎棘突下，旁开 1.5 寸。取穴时，可采用俯卧的取穴姿势，该穴位于背部，当第 12 胸椎棘突下，左右旁开 2 指宽处即是。

【功效】外散胃腑之热。

【施灸方法】施灸时，被施灸者俯卧，施灸者手执艾条以点燃的一端对准施灸部位，距离皮肤 1.5 ~ 3 厘米处施灸。

【施灸时间】每日灸 2 ~ 3 次，每次灸 10 ~ 20 分钟。

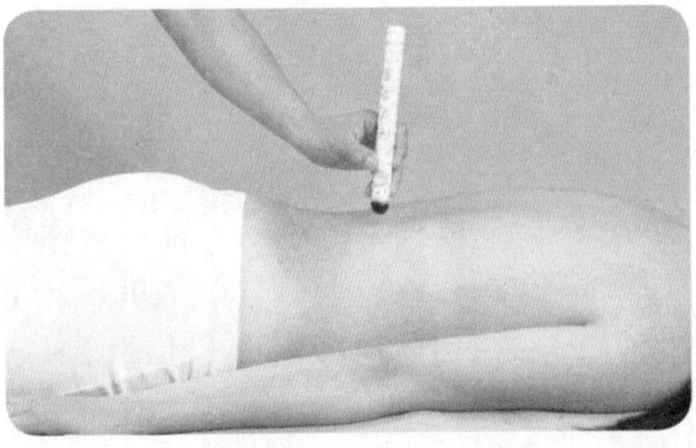

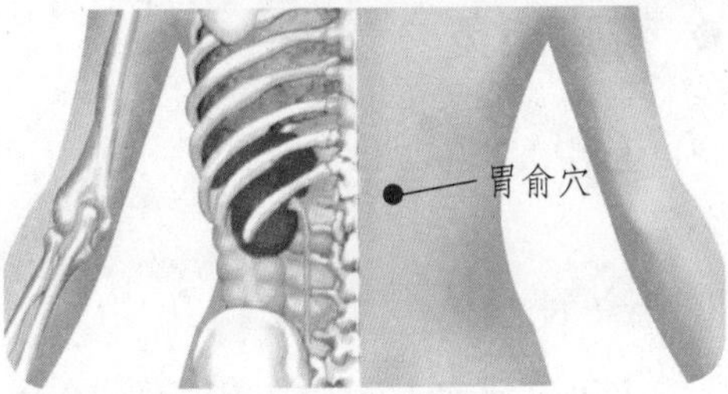

灸足三里穴

【定位取穴】该穴位于外膝眼下 3 寸，距胫骨前嵴 1 横指，当胫骨前肌上。取穴时，由外膝眼向下量 4 横指，在腓骨与胫骨之间，由胫骨旁量 1 横指，该处即是。

【功效】调理脾胃、补中益气、通经活络、疏风化湿、扶正祛邪。

【施灸方法】采用温和灸法，取坐位，点燃艾条对准施灸部位，距离皮肤 1.5 ~ 3 厘米处施灸。

【施灸时间】每日灸 2 ~ 3 次，每次灸 10 ~ 20 分钟。

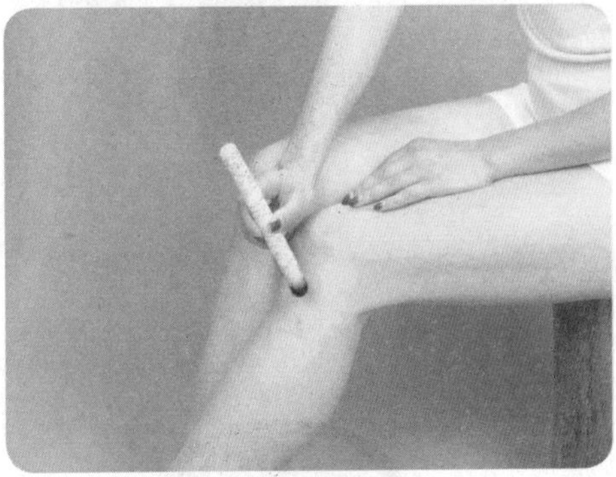

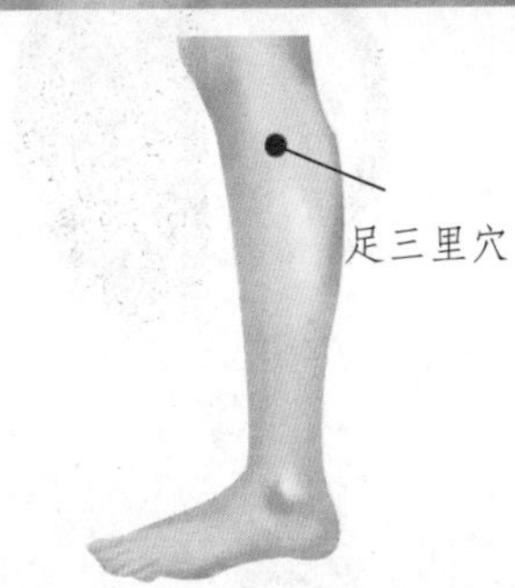

● 辨症施灸

症状 1：恶寒发热。

加灸 风池穴

【定位取穴】该穴位于项部，在枕骨之下，与风府穴相平，胸锁乳突肌与斜方肌上端之间的凹陷处。或当后头骨下，两条大筋外缘陷窝中，相当于耳垂齐平。

【功效】通经活络、止痛。

【施灸方法】宜采用温和灸。施灸时，被施灸者取坐位，施灸者手执艾条以点燃的一端，悬于施灸穴位上，距离皮肤 1.5 ~ 3 厘米进行熏烤，以感到施灸处温热、舒适为度。

【施灸时间】每日灸 1 次，每次灸 3 ~ 15 分钟。

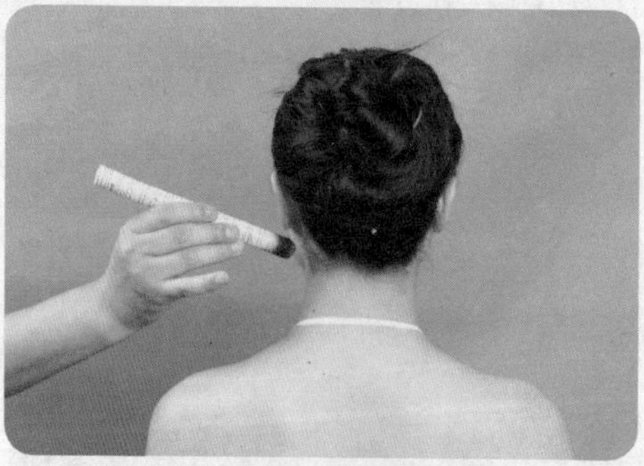

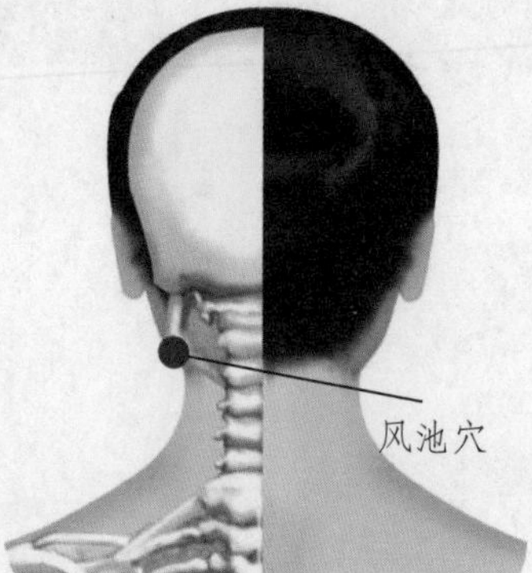

加灸 大椎穴

【定位取穴】该穴位于颈部下端，背部正中线上，第 7 颈椎棘突下凹陷中。取穴时正坐低头，可见颈背部交界处椎骨有一高突，并能随颈部左右摆动而转动者即是第 7 颈椎，其下为大椎穴。

【功效】祛除寒气。

【施灸方法】宜采用回旋灸。施灸时，被施灸者俯卧，施灸者站或坐于一旁，手执艾条以点燃的一端对准施灸部位，距离皮肤 1.5 ~ 3 厘米，以感到施灸处温热、舒适为度。

【施灸时间】每日灸 1 次，每次灸 10 ~ 15 分钟左右，灸至皮肤产生红晕为止。

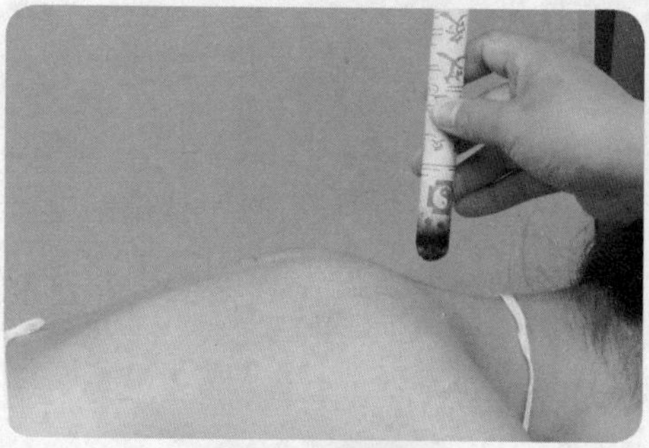

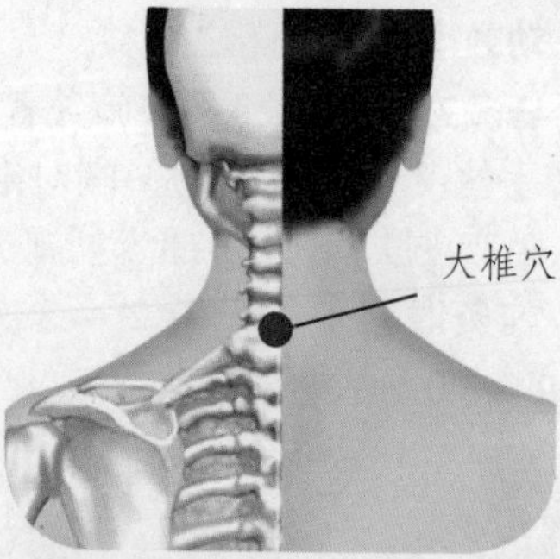

加灸 风门穴

【定位取穴】该穴位于背部，当第 2 胸椎棘突下，旁开 1.5 寸。大椎穴往下推 2 个椎骨，其下缘旁开约 2 横指（食、中指）处为取穴部位。

【功效】祛除寒气，清脑醒志。

【施灸方法】宜采用回旋灸。施灸时，被施灸者俯卧，施灸者站或坐于一旁，手执艾条以点燃的一端对准施灸部位，距离皮肤 1.5 ~ 3 厘米，以感到施灸处温热、舒适为度。

【施灸时间】每日灸 1 次，每次灸 10 ~ 15 分钟左右。

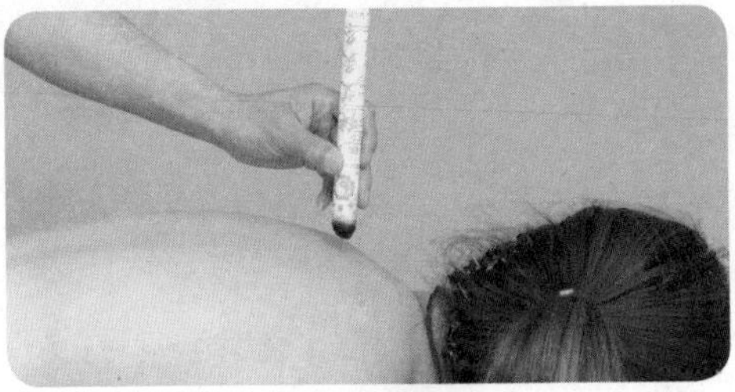

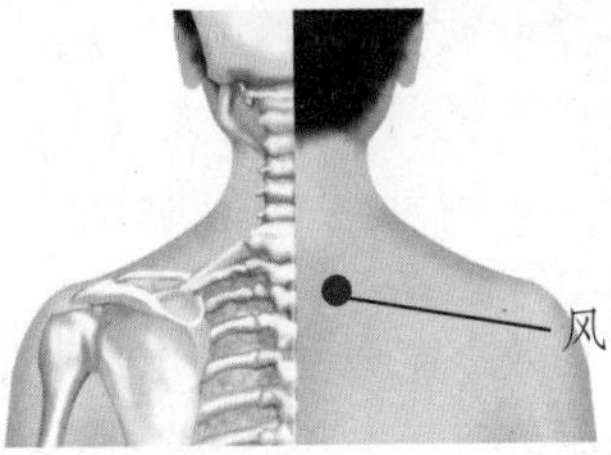

症状 2：呕吐痰涎。

加灸 章门穴

【定位取穴】该穴位于侧腹部，当第 11 肋游离端的下方。仰卧位或侧卧位，在腋中线上，合腋屈肘时，当肘尖止处是该穴。

【功效】理气，疏肝健脾，理气散结，清利湿热。

【施灸方法】宜采用回旋灸。施灸时，被施灸者平卧，施灸者站或坐于一旁，手执艾条以点燃的一端对准施灸部位，距离皮肤 1.5 ~ 3 厘米，以感到施灸处温热、舒适为度。

【施灸时间】每日灸 2 ~ 3 次，每次灸 10 ~ 20 分钟左右，灸至皮肤产生红晕为止。

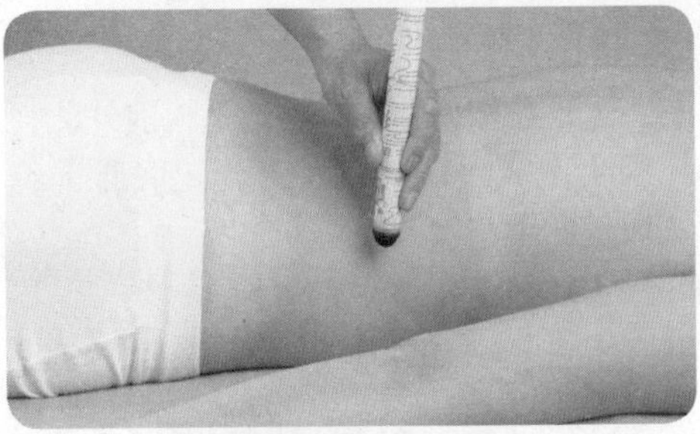

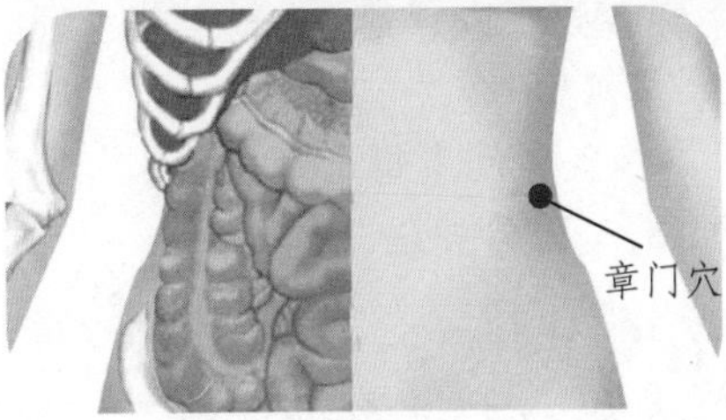

加灸 公孙穴

【定位取穴】该穴位于足内侧缘，第 1 跖骨基底部的前下方，赤白肉际处。

【功效】健脾胃，疏肝理气。

【施灸方法】取坐位，手执艾条以点燃的一端对准施灸部位，距离皮肤 1.5 ~ 3 厘米，以感到施灸处温热、舒适为度。

【施灸时间】每日灸 2 ~ 3 次，每次灸 10 ~ 20 分钟左右。

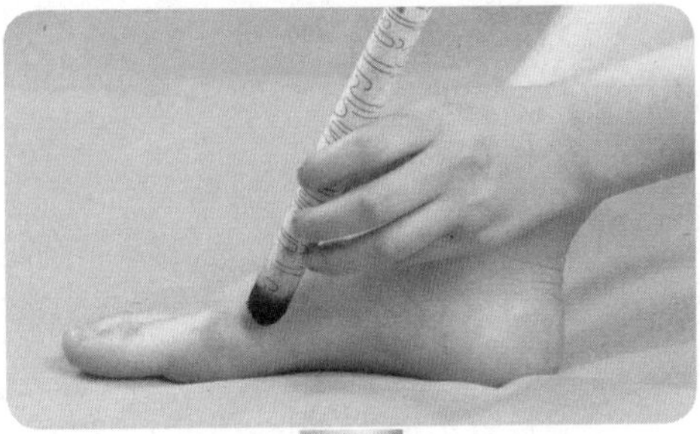

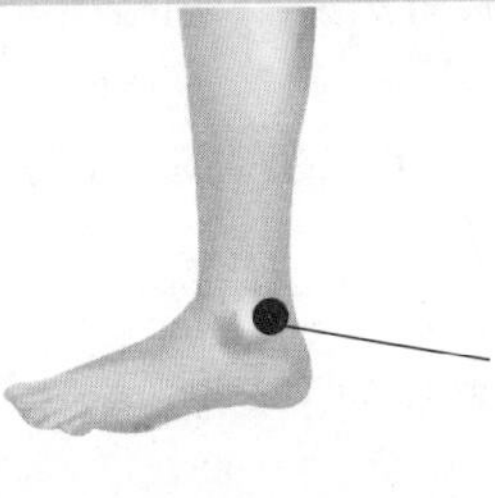

加灸 丰隆穴

【定位取穴】该穴位于小腿前外侧，外踝尖上 8 寸，条口穴外，距胫骨前缘二横指（中指）。

【功效】化痰湿，清神志。

【施灸方法】取坐位，手执艾条以点燃的一端对准施灸部位，距离皮肤 1.5 ~ 3 厘米，以感到施灸处温热、舒适为度。

【施灸时间】每日灸 2 ~ 3 次，每次灸 10 ~ 20 分钟左右。

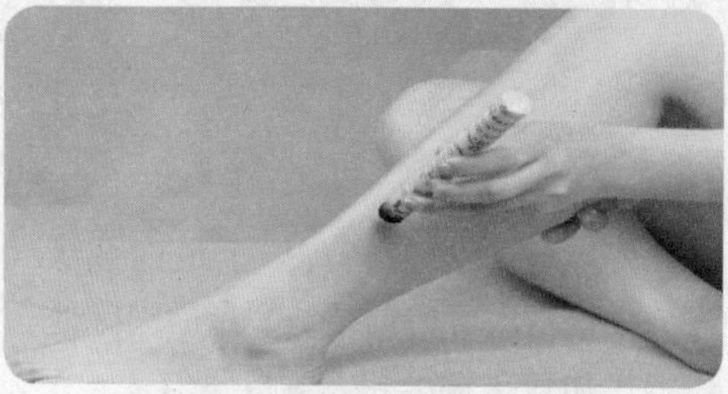

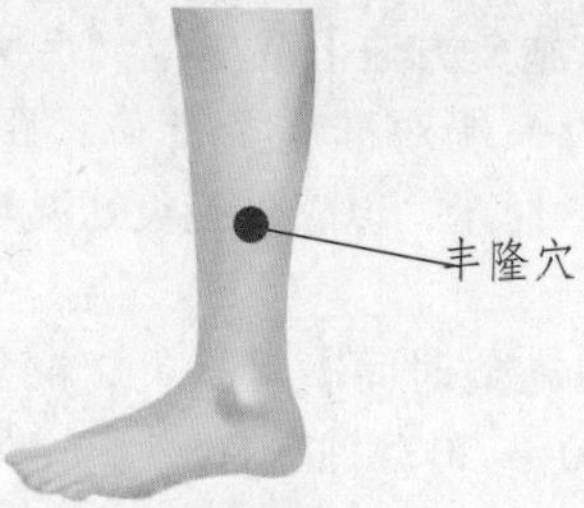

症状 3：宿食不化。

加灸 下脘穴

【定位取穴】该穴位于上腹部，前正中线上，当脐中上 2 寸。

【功效】健脾和胃，降逆止呕。

【施灸方法】宜采用温和灸。施灸时，被施灸者仰卧，施灸者站或坐于一旁，手执艾条以点燃的一端对准施灸部位，距离皮肤 1.5 ~ 3 厘米，以感到施灸处温热、舒适为度。

【施灸时间】每日灸 2 ~ 3 次，每次灸 10 ~ 20 分钟左右。

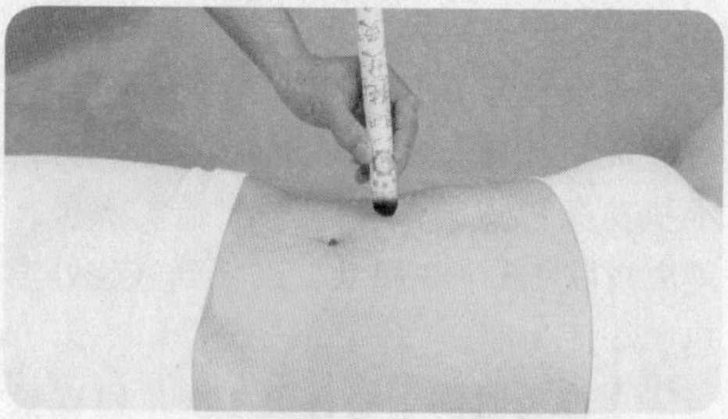

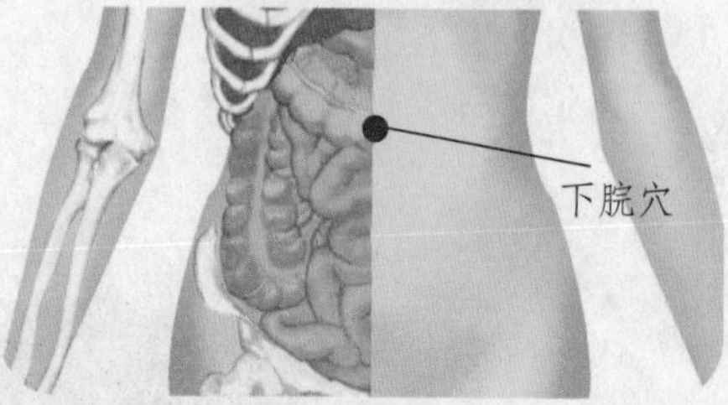

加灸 璇玑穴

【定位取穴】该穴位于胸部，当前正中线上，胸骨上窝中央下 1 寸。在胸骨中线上，仰卧或正坐仰靠，约当胸骨柄中点取穴。

【功效】宽胸利肺、止咳平喘。

【施灸方法】宜采用温和灸。施灸时，被施灸者仰卧，施灸者站或坐于一旁，手执艾条以点燃的一端对准施灸部位，距离皮肤 1.5 ~ 3 厘米，以感到施灸处温热、舒适为度。

【施灸时间】每日灸 2 ~ 3 次，每次灸 10 ~ 20 分钟左右，灸至皮肤产生红晕为止。

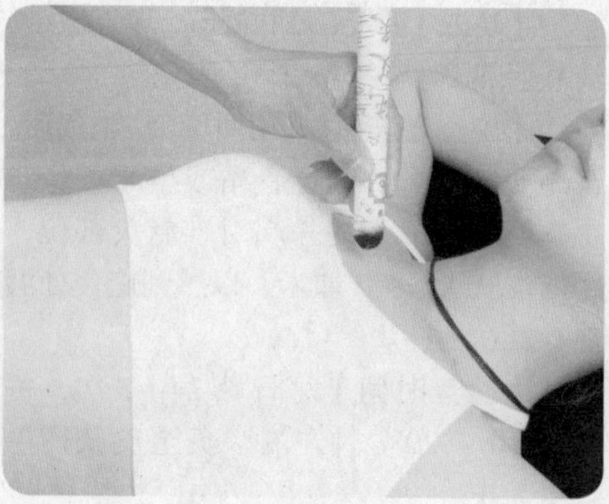

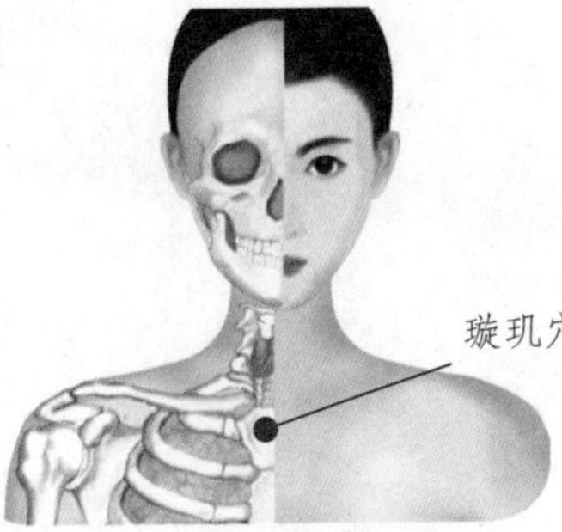

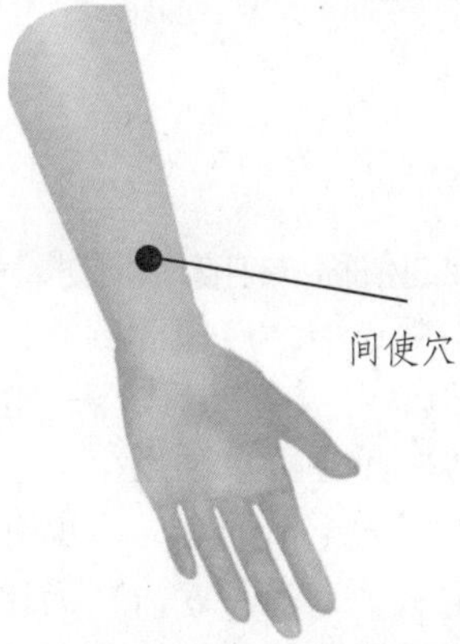

症状 4：干呕。

加灸 间使穴

【**定位取穴**】该穴位于前臂掌侧，当曲泽与大陵的连线上，腕横纹上 3 寸，掌长肌腱与桡侧腕屈肌腱之间。

【**功效**】宁心、安神、宽胸、治疟。

【**施灸方法**】宜采用温和灸。施灸时取坐位，手执艾条以点燃的一端对准施灸部位，距离皮肤 1.5 ~ 3 厘米，以感到施灸处温热、舒适为度。

【**施灸时间**】每日灸 2 ~ 3 次，每次灸 10 ~ 20 分钟左右。

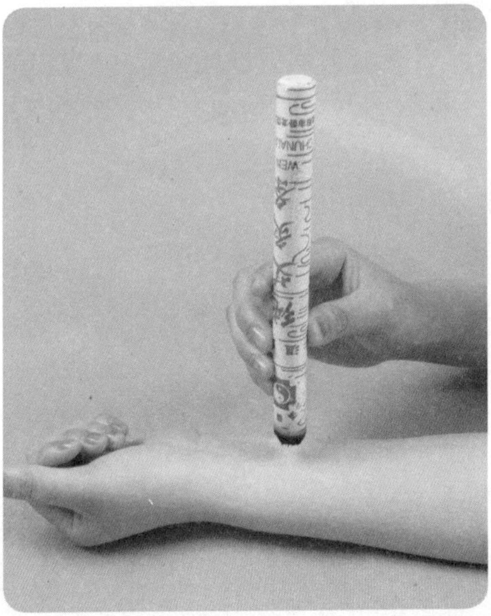

温馨小贴士

恶心、呕吐是临床上一种常见的症状，造成恶心呕吐的原因是有很多种的。一般是因为肠胃不适引起的，饮食上面要注意一些禁忌，少吃油腻油炸肥甘食品，甜食要少吃，食盐要限量，戒烟戒酒，不吃辛辣刺激食物，冰凉冷饮更不要喝。这些食品会对胃肠壁黏膜造成很大的损害，增加胃的负担，诱发疾病的发生。平时饮食一定要注意，还有就是如果恶心呕吐频繁出现，最好还是去医院先检查一下，找准病因再进行科学有效的治疗。

呃逆

呃逆俗称“打嗝”，是指气逆上冲，喉间呃呃连声，声短而频繁，不能自制的一种病症，甚则妨碍谈话、咀嚼、呼吸、睡眠等。呃逆可单独发生，持续数分钟至数小时后不治而愈，但也有个别病例反复发生，虽经多方治疗仍迁延数月不愈。多在寒凉刺激，饮食过急、过饱，情绪激动，疲劳，呼吸过于深频等诱因下引发。中医认为呃逆主要由于饮食不节，正气亏虚，导致胃气上逆所致。在相关穴位艾灸可以和胃降逆，调气理膈，可轻松解除呃逆。

● 一般施灸

灸 中脘穴

【定位取穴】该穴位于上腹部，前正中线上，当脐中上4寸。取穴时，可采用仰卧位，脐中与胸剑联合部(心窝上边)的中点为取穴部位。

【功效】和胃健脾。

【施灸方法】宜采用回旋灸。施灸时，被施灸者仰卧，施灸者站或坐于一旁，手执艾条以点燃的一端对准施灸部位，距离皮肤1.5 ~ 3厘米，左右方向平行往复或反复旋转施灸。

【施灸时间】每日灸1 ~ 2次，每次灸10 ~ 15分钟左右。

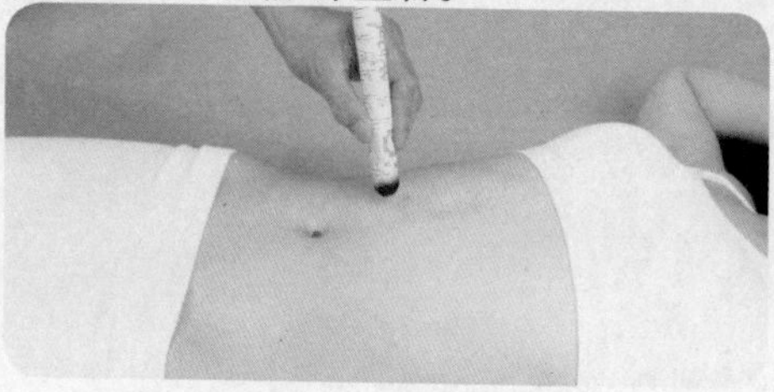

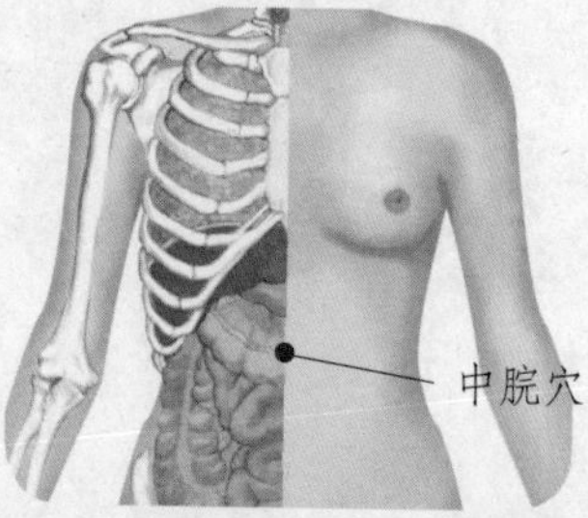

灸 内关穴

【定位取穴】该穴位于前臂掌侧，当曲泽与大陵的连线上，腕横纹上2寸，掌长肌肌腱与桡侧腕屈肌肌腱之间。取穴时，患者采用正坐或仰卧，仰掌的姿势，从近手腕之横纹的中央，往上约两指宽的中央。

【功效】宁心安神，和胃降逆。

【施灸方法】施灸时，手执艾条以点燃的一端对准施灸部位，距离皮肤1.5 ~ 3厘米，以感到施灸处温热、舒适为度。

【施灸时间】每日灸2 ~ 3次，每次灸10 ~ 15分钟左右。

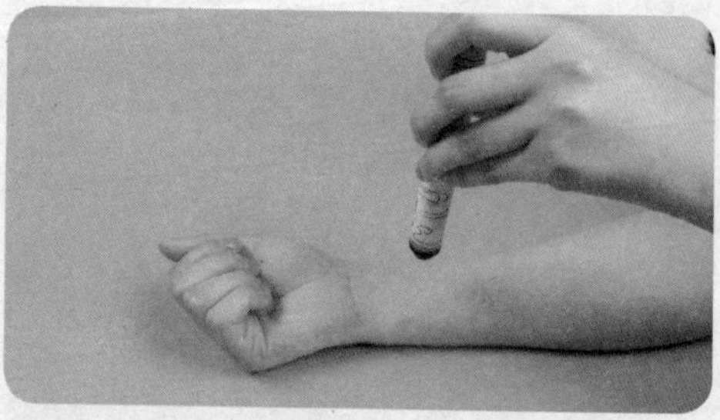

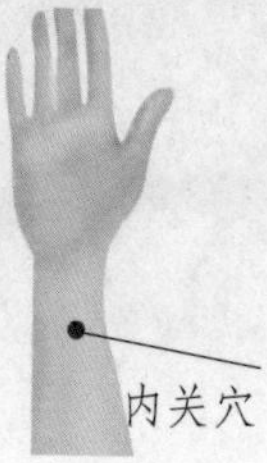

灸膈俞穴

【定位取穴】该穴位于背部，当第7胸椎棘突下，旁开1.5寸。由平双肩胛骨下角之椎骨(第7胸椎)，其棘突下缘旁开约2横指(食、中指)处为取穴部位。

【功效】和血止痒。

【施灸方法】宜采用回旋灸。施灸时，被施灸者仰卧，施灸者站或坐于一旁，手执艾条以点燃的一端对准施灸部位，距离皮肤1.5～3厘米，左右方向平行往复或反复旋转施灸，以感到施灸处温热、舒适为度。

【施灸时间】每日灸1～2次，每次灸15～20分钟左右，灸至皮肤产生红晕为止。

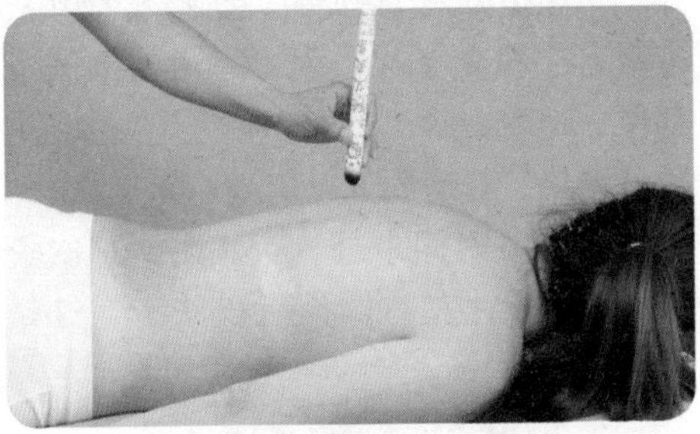

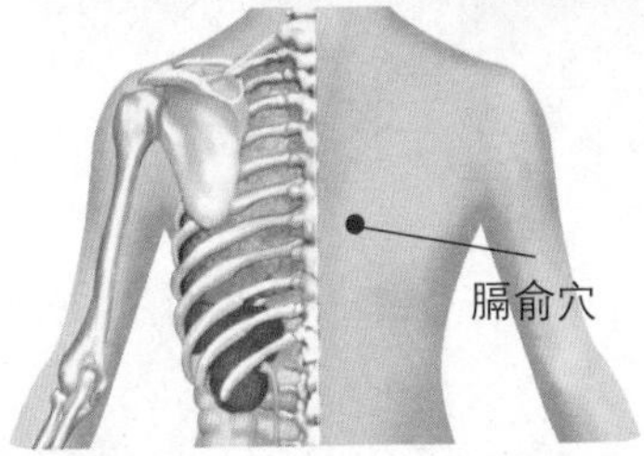

灸足三里穴

【定位取穴】该穴位于外膝眼下3寸，距胫骨前嵴1横指，当胫骨前肌上。取穴时，由外膝眼向下量4横指，在腓骨与胫骨之间，由胫骨旁量1横指，该处即是。

【功效】调理脾胃、补中益气。

【施灸方法】采用温和灸。取坐位，点燃艾条对准施灸部位，距离皮肤1.5～3厘米，以感到施灸处温热、舒适为度。

【施灸时间】隔日灸1次，每次灸10～20分钟。

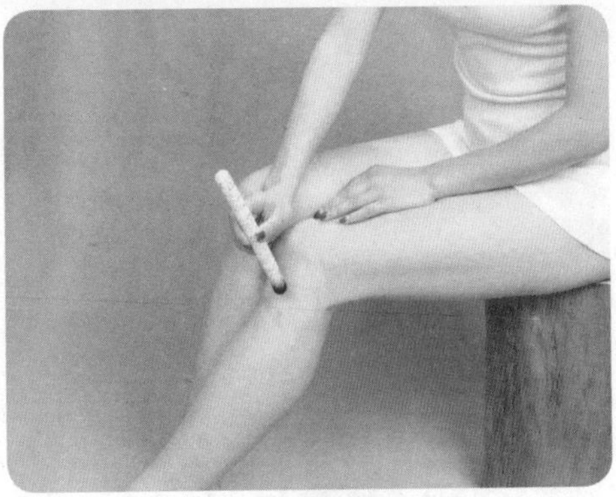

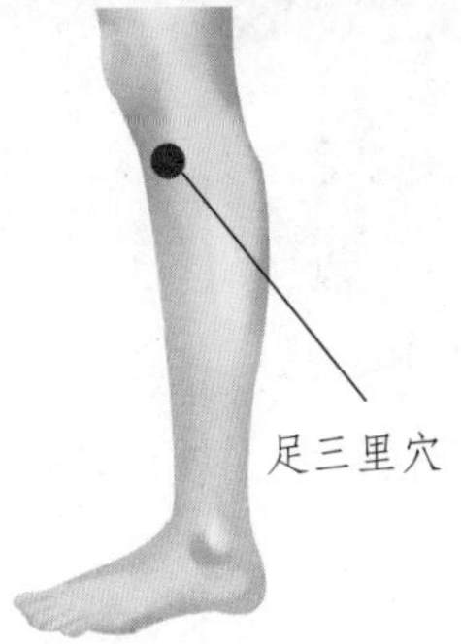

● 辨症施灸

症状1：因胃寒引起的呃逆。

加灸 梁门穴

【定位取穴】该穴位于上腹，脐中上4寸，距前正中线2寸。平肚脐与胸剑联合连线之中点，前正中线旁开2寸为取穴部位。

【功效】消积化滞，温经祛寒。

【施灸方法】施灸时，被施灸者平躺，施灸者手执艾条以点燃的一端对准施灸部位，距离皮肤1.5～3厘米，以感到施灸处温热、舒适为度。

【施灸时间】每日灸1次，每次灸10～20分钟左右，灸至皮肤产生红晕为止。

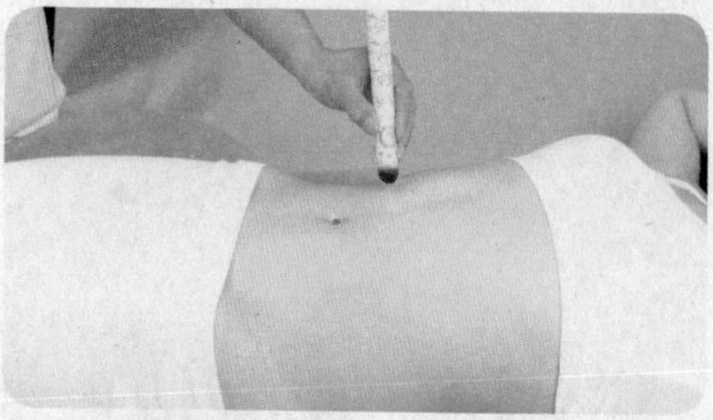

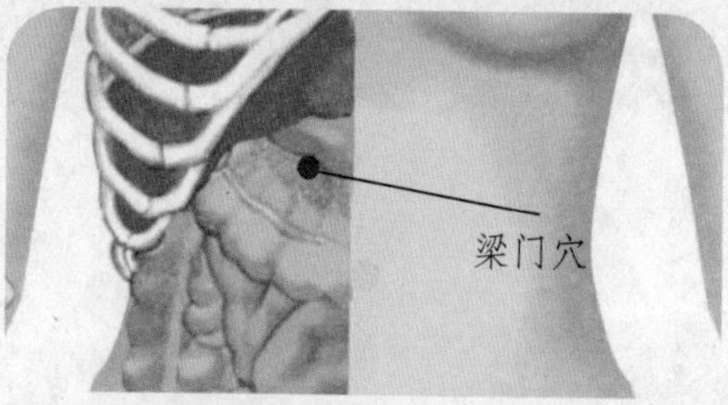

加灸 神阙穴

【定位取穴】该穴位于腹中部，脐中央。

【功效】有温补元阳，健运脾胃，复苏固脱之效。

【施灸方法】施灸时，被施灸者平躺，施灸者手执艾条以点燃的一端对准施灸部位，距离皮肤1.5～3厘米，以感到施灸处温热、舒适为度。

【施灸时间】每日灸1次，每次灸10～20分钟左右，灸至皮肤产生红晕为止。

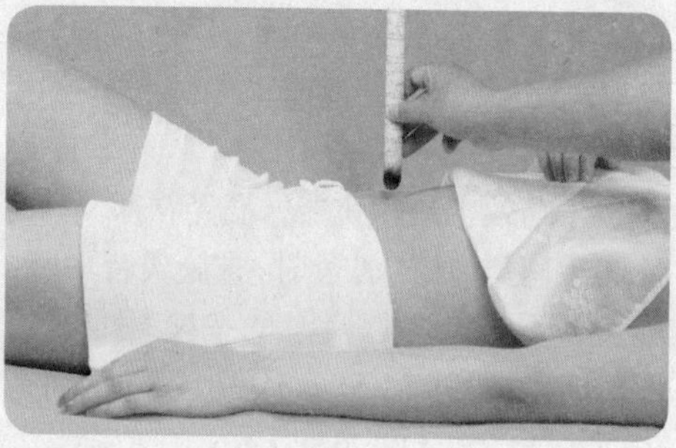

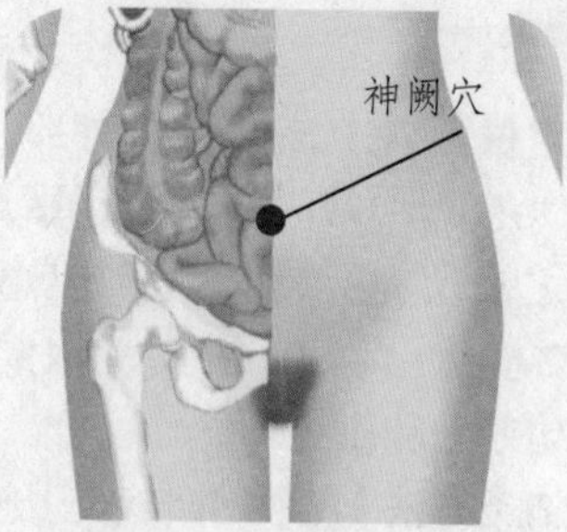

加灸 胃俞穴

【定位取穴】该穴位于背部，当第12胸椎棘突下，旁开1.5寸。取穴时，可采用俯卧的取穴姿势，该穴位于背部，当第12胸椎棘突下，左右旁开2指宽处即是。

【功效】调理气血，调理肝脾。

【施灸方法】施灸时，被施灸者俯卧，施灸者手执艾条以点燃的一端对准施灸部位，距离皮肤1.5～3厘米，以感到施灸处温热、舒适为度。

【施灸时间】每日灸1次，每次灸10～20分钟左右，灸至皮肤产生红晕为止。

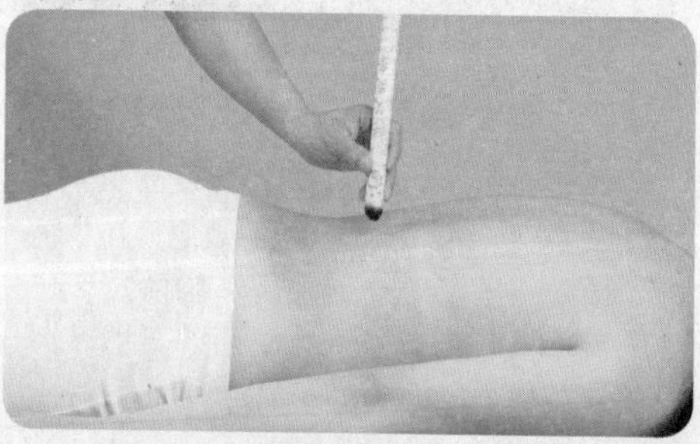

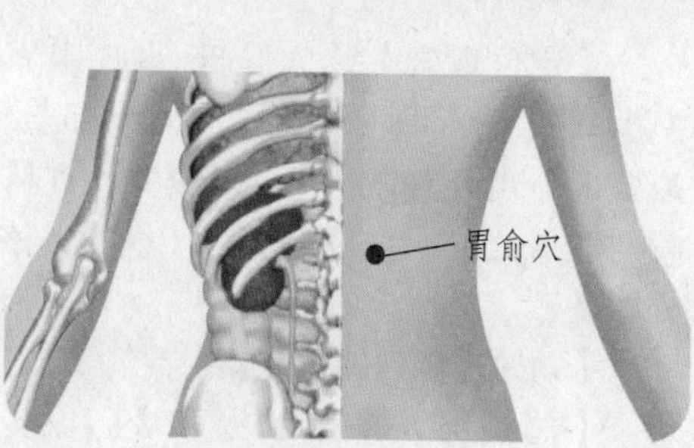

加灸 脾俞穴

【定位取穴】该穴位于背部，当第11胸椎棘突下，旁开1.5寸。与肚脐中相对应处即为第2腰椎，由第2腰椎往上摸3个椎体，即为第11胸椎，其棘突下缘旁开约2横指(食、中指)处为取穴部位。

【功效】温经祛寒。

【施灸方法】施灸时，被施灸者俯卧，施灸者手执艾条以点燃的一端对准施灸部位，距离皮肤1.5～3厘米，以感到施灸处温热、舒适为度。

【施灸时间】每日灸1次，每次灸3～15分钟，早晨施灸效果最好。

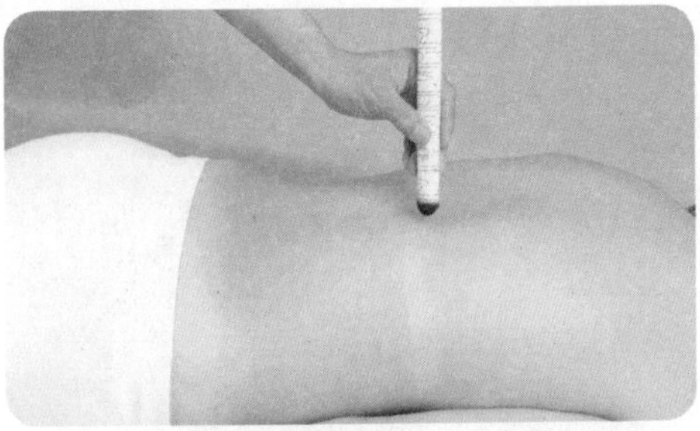

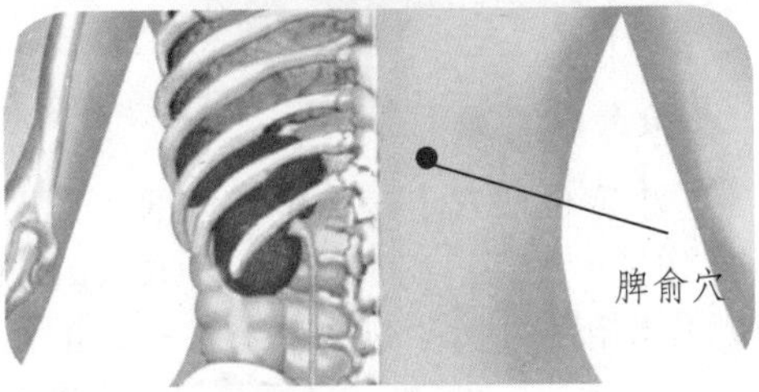

加灸 气海穴

【定位取穴】该穴位于下腹部，前正中线上，当脐中下1.5寸。取穴时，可采用仰卧的姿势，直线连结肚脐与耻骨上方，将其分为十等分，从肚脐3/10的位置，即为此穴。

【功效】降浊除湿、通筋活络、舒肝利胆。

【施灸方法】宜采用回旋灸。施灸时，被施灸者平卧，施灸者站或坐于一旁，手执艾条以点燃的一端对准施灸部位，距离皮肤1.5～3厘米，以感到施灸处温热、舒适为度。

【施灸时间】每日灸1～2次，每次灸10分钟左右，灸至皮肤产生红晕为止。

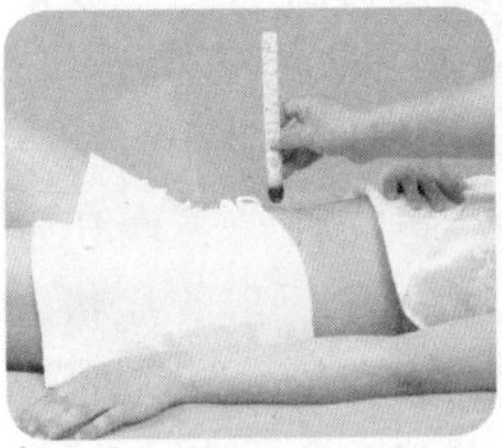

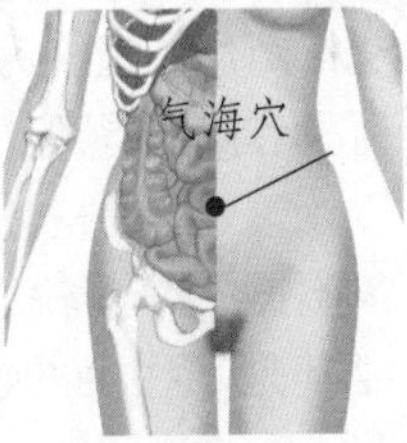

加灸 关元穴

【定位取穴】该穴位于脐中下3寸，腹中线上，仰卧取穴。

【功效】调理气机、理气和胃。

【施灸方法】施灸时，被施灸者平卧，施灸者站或坐于一旁，手执艾条以点燃的一端对准施灸部位，距离皮肤1.5～3厘米，左右方向平行往复或反复旋转施灸，以感到施灸处温热、舒适为度。

【施灸时间】每日灸1～2次，每次灸20分钟，灸至皮肤产生红晕为止。

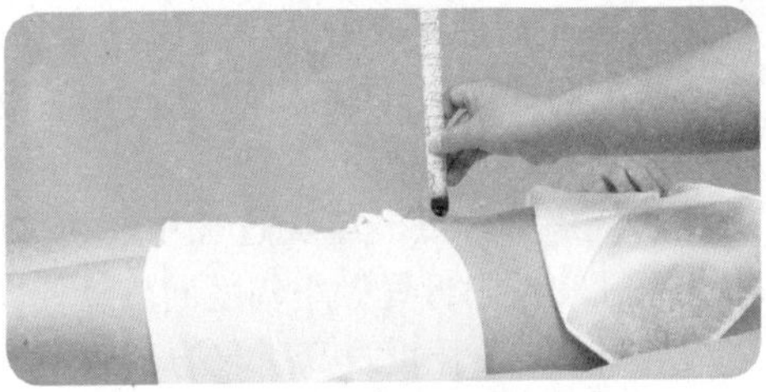

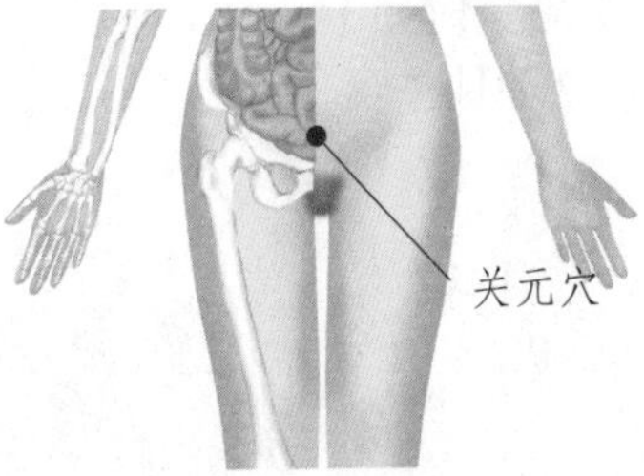

胃痛

胃痛在中医学中又称胃脘痛，是指上腹胃脘部近心窝处发生疼痛的病症。胃痛发生的原因有两类：一是由于忧思恼怒，肝气失调，横逆犯胃所引起，故治法以疏肝、理气为主。二是由脾不健运，胃失和降而导致，宜用温通、补中等法，以恢复脾胃的功能。胃痛往往表现在食欲不振、胃部胀痛、恶心、泛酸等症状，尤其是吃些生冷食物或者天气转凉时胃痛就会愈发明显。在相关穴位艾灸可有效缓解胃痛。

● 一般施灸

灸 中脘穴

【定位取穴】该穴位于上腹部，前正中线上，当脐中上 4 寸。取穴时，可采用仰卧位，脐中与胸剑联合部（心窝上边）的中点为取穴部位。

【功效】调理脾胃，化湿降逆。

【施灸方法】将艾条一端点燃，左手食指中指置于施灸穴位两侧，右手拿起艾条后靠近腹部的中脘穴（腹部正中线，脐上四寸处），距离皮肤约 3cm，用悬起法灸，以局部皮肤温热红晕，而不感到灼烧疼痛为度。施灸过程中还可以将艾条在穴位附近处做小幅度回旋动作，以缓解局部皮肤温度过高引起的不适。

【施灸时间】每日灸 1 次，每次灸 10 ~ 20 分钟左右。

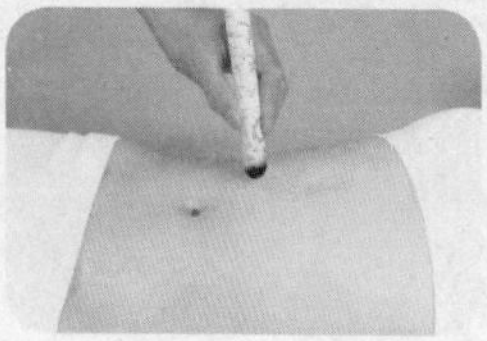

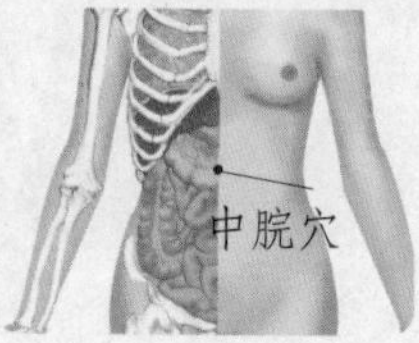

灸 足三里穴

【定位取穴】该穴位于外膝眼下 3 寸，距胫骨前嵴 1 横指，当胫骨前肌上。取穴时，由外膝眼向下量 4 横指，在腓骨与胫骨之间，由胫骨旁量 1 横指，该处即是。

【功效】祛除寒气，调理脾胃。

【施灸方法】采用温和灸法。取坐位，点燃艾条对准施灸部位，距离皮肤 1.5 ~ 3 厘米，以感到施灸处温热、舒适为度，灸至皮肤产生红晕为止。

【施灸时间】隔日灸 1 次，每次灸 3 ~ 15 分钟。最好在每晚临睡前灸。

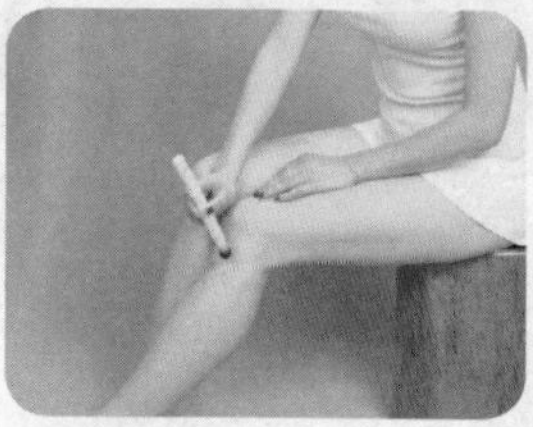

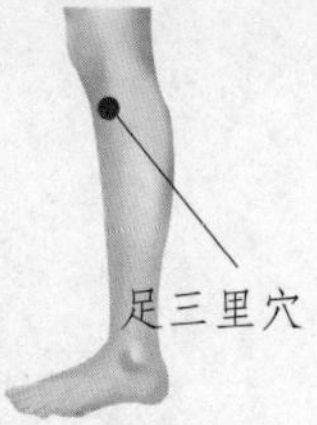

灸 胃俞穴

【定位取穴】该穴位于背部，当第 12 胸椎棘突下，旁开 1.5 寸。取穴时，可采用俯卧的取穴姿势，该穴位于背部，当第 12 胸椎棘突下，左右旁开 2 指宽处即是。

【功效】外散胃腑之热。

【施灸方法】施灸时，被施灸者俯卧，施灸者手执艾条以点燃的一端对准施灸部位，距离皮肤 1.5 ~ 3 厘米，以感到施灸处温热、舒适为度。

【施灸时间】每日灸 1 次，每次灸 5 ~ 10 分钟。

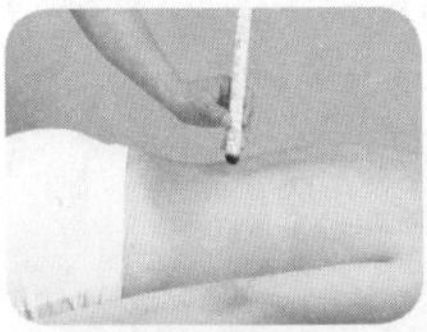

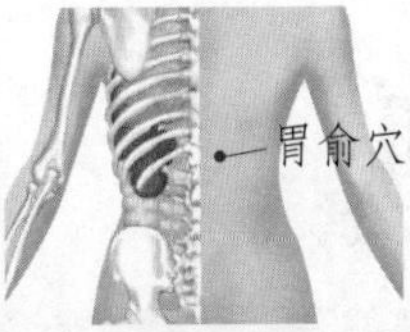

灸公孙穴

【定位取穴】该穴位于足内侧缘，第1跖骨基底部的前下方，赤白肉际处。

【功效】健脾胃，疏肝理气。

【施灸方法】取坐位，手执艾条以点燃的一端对准施灸部位，距离皮肤1.5～3厘米，以感到施灸处温热、舒适为度。

【施灸时间】每日灸2～3次，每次灸10～20分钟左右。

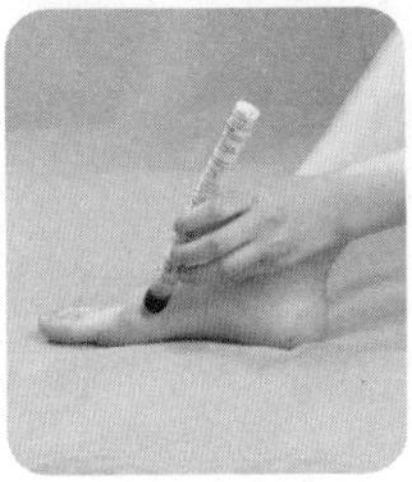

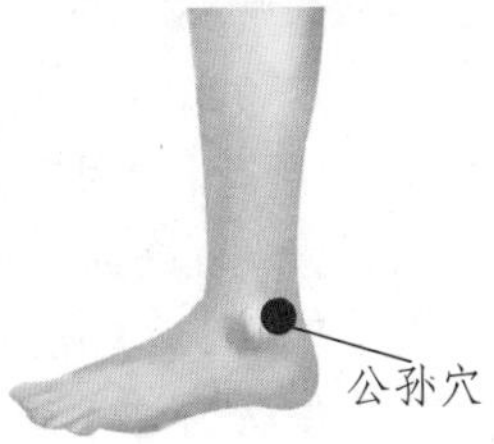

灸脾俞穴

【定位取穴】该穴位于背部，当第11胸椎棘突下，旁开1.5寸。与肚脐中相对应处即为第2腰椎，由第2腰椎往上摸3个椎体，即为第11胸椎，其棘突下缘旁开约2横指(食、中指)处为取穴部位。

【功效】温经祛寒，调理肝脾。

【施灸方法】施灸时，被施灸者俯卧，施灸者手执艾条以点燃的一端对准施灸部位，距离皮肤1.5～3厘米，以感到施灸处温热、舒适为度。

【施灸时间】每日灸1次，每次灸3～15分钟，灸至皮肤产生红晕为止。

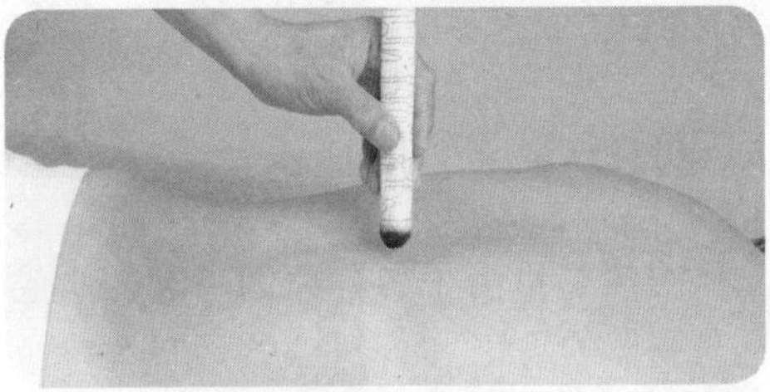

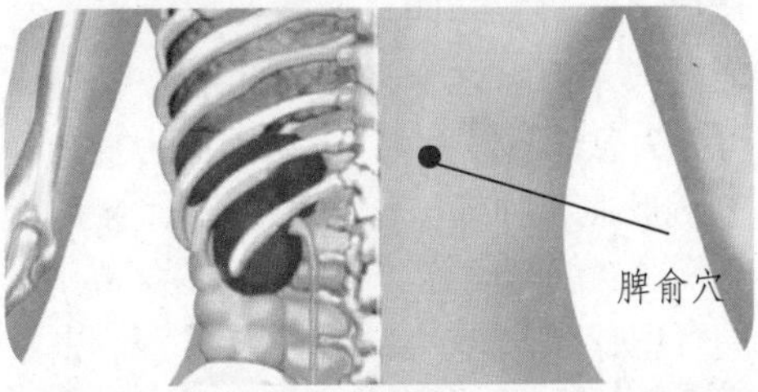

食疗良方

胡椒葱汤

胡椒粉1克，葱白3克，姜6克。先烧开水，下姜、葱白，煮沸而成姜葱汤。用热姜葱汤，送服胡椒粉，或将胡椒粉放入姜葱汤中即成。胃痛时将汤热饮即可缓解。暖胃行气止痛，适用于胃寒痛症。胃热痛者忌服。

桂皮山楂汤

桂皮6克，山楂肉10克，红糖30克。先用水煎山楂肉15分钟，后入桂皮，待山楂肉将熟熄火，滤汁入红糖，调匀即可。趁热饮服。温胃消食止痛，适用于胃脘痛症。

腹痛

腹痛是指由于各种原因引起的腹腔内外脏器的病变，而表现为腹部的疼痛。《症因脉治》卷四：“痛在胃之下，脐之四旁，毛际之上，名曰腹痛。”腹痛可分为急性与慢性两类。病因极为复杂，包括炎症、肿瘤、出血、梗阻、穿孔、创伤及功能障碍等。《万病回春》卷五：“腹痛有寒、热、食、血、湿、痰、虫、虚、实九般也。”腹痛绵绵，时痛时止，喜温喜按，神疲、怯冷、大便溏薄，多为寒邪内积，脾阳不振之症。病痛急躁，腹部据按，嗳腐吞酸，痛而欲泄，泄而痛减，多为食积之症。根据其疼痛部位的不同，在相关穴位艾灸可有效缓解腹痛。

● 辨症施灸

症状 1：上腹部疼痛。

灸 中脘穴

【定位取穴】该穴位于上腹部，前正中线上，当脐中上 4 寸。取穴时，可采用仰卧位，脐中与胸剑联合部（心窝上边）的中点为取穴部位。

【功效】和胃健脾。

【施灸方法】宜采用回旋灸。施灸时，被施灸者仰卧，施灸者站或坐于一旁，手执艾条以点燃的一端对准施灸部位，距离皮肤 1.5 ~ 3 厘米，左右方向平行往复或反复旋转施灸。

【施灸时间】每日灸 1 ~ 2 次，每次灸 10 ~ 15 分钟。

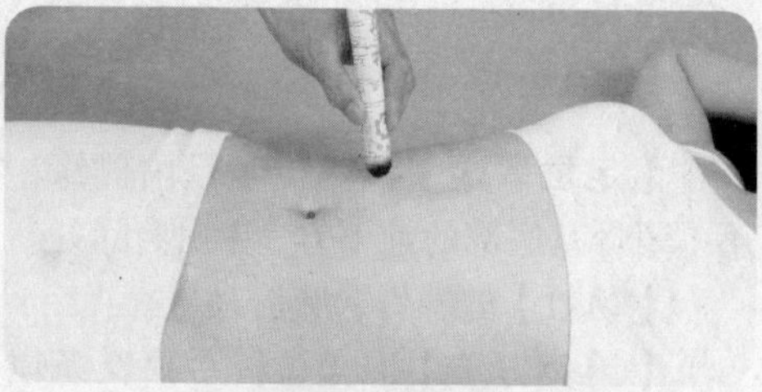

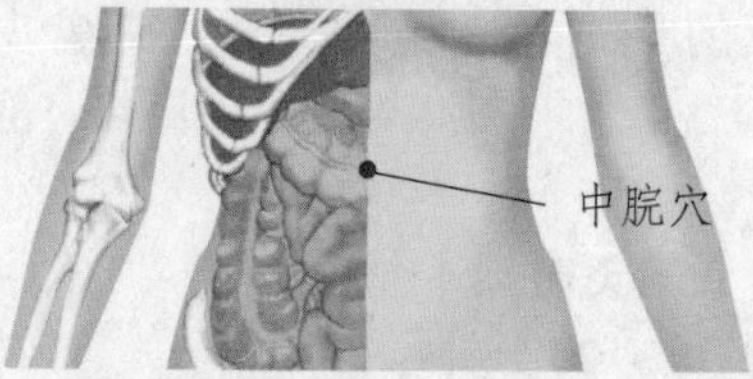

灸 天枢穴

【定位取穴】该穴位于腹中部，平脐中，距脐中 2 寸。取穴时，可采用仰卧的姿势，肚脐向左右 3 指宽处。

【功效】疏调肠腑、理气行滞、消食。

【施灸方法】施灸时，被施灸者仰卧，施灸者站或坐于一旁，手执艾条以点燃的一端对准施灸部位，距离皮肤 1.5 ~ 3 厘米，左右方向平行往复或反复旋转施灸，以感到施灸处温热、舒适为度。

【施灸时间】每日灸 1 次，每次灸 10 ~ 20 分钟，一般 10 天为 1 个疗程。

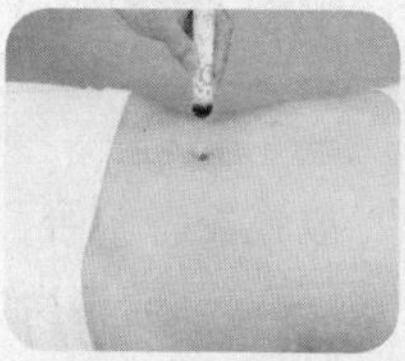

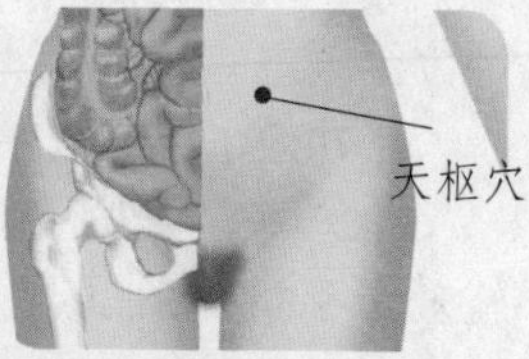

症状 2：下腹部疼痛。

灸 足三里穴

【定位取穴】该穴位于外膝眼下

3 寸，距胫骨前嵴 1 横指，当胫骨前肌上。取穴时，由外膝眼向下量 4 横指，在腓骨与胫骨之间，由胫骨旁量 1 横指，该处即是。

【功效】祛除寒气，调理脾胃。

【施灸方法】采用温和灸。取坐位，点燃艾条对准施灸部位，距离皮肤 1.5 ~ 3 厘米，以感到施灸处温热、舒适为度，灸至皮肤产生红晕为止。

【施灸时间】隔日灸 1 次，每次灸 3 ~ 15 分钟。最好在每晚临睡前灸。

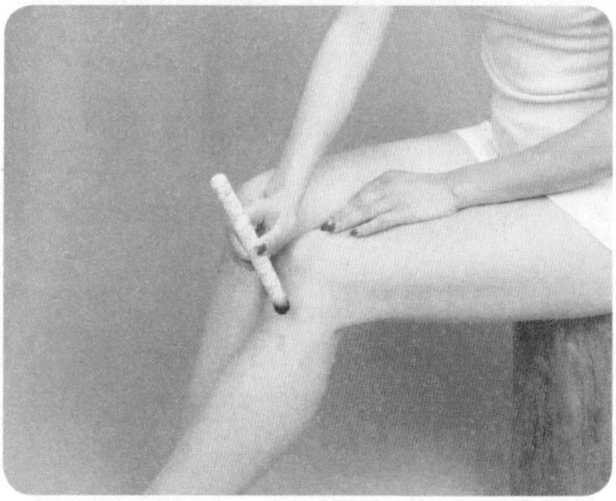

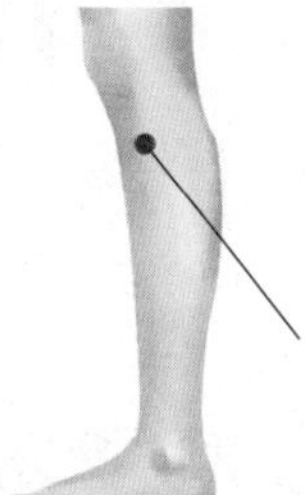

灸天枢穴

【定位取穴】该穴位于腹中部，平脐中，距脐中 2 寸。取穴时，可采用仰卧的姿势，肚脐向左右 3 指宽处。

【功效】疏调肠腑、理气行滞、消食。

【施灸方法】施灸时，被施灸者仰卧，施灸者站或坐于一旁，手执艾条以点燃的一端对准施灸部位，距离皮肤 1.5 ~ 3 厘米，左右方向平行往复或反复旋转施灸，以感到施灸处温热、舒适为度。

【施灸时间】每日灸 1 次，每次灸 10 ~ 20 分钟，一般 10 天为 1 个疗程。

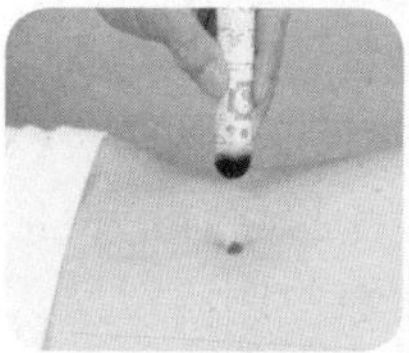

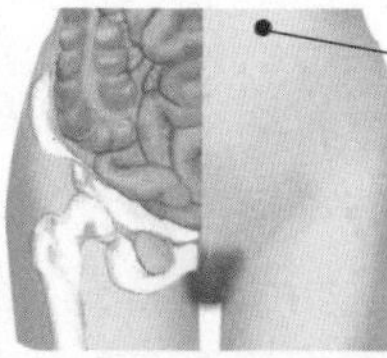

食疗良方

生姜粥

生姜 15 克（打碎），放碗内，加入沸热粥，加盖焖片刻，加盐调味服食。适用于寒邪内阻型腹痛。

大黄蜜糖水

大黄 15 克，加沸水 200 毫升泡 15 分钟，加蜂蜜适量，代茶饮用。适用于湿热壅滞腹痛。

黄芪良姜糯米粥

黄芪 20 克，高良姜 6 克（研末），糯米 100 克，红糖适量。将黄芪与糯米煮成熟，再加入高良姜末及红糖煮片刻，趁热服食。适用于中虚腹痛。

干姜粥

干姜 3 克，高良姜 3 克，粳米 60 克。先煎干姜、高良姜取汁，去渣，再入粳米，同煮为粥。早晚各 1 次。适用于脾胃虚寒型腹痛。

慢性腹泻

慢性腹泻属于功能性腹泻，指的是肠功能紊乱引起的腹泻，包括结肠过敏、情绪性、消化不良引起的腹泻。症状表现有腹痛胀气，排气排便后疼痛或消失，稀便与硬便交替出现。中医将伴有腹部觉冷、四肢不热、不耐寒冷刺激以及天亮时即腹痛而泻的称作脾肾虚寒腹泻；将伴有胃口不好、消化不良、腹胀并有下垂感、四肢沉重无力的称作脾胃气虚腹泻；将精神郁怒即痛泻，泻后疼痛减轻的称作肝旺克脾腹泻。慢性腹泻病程迁延，反复发作，可达数月、数年不愈。中医认为胃为水谷之海、主降，脾主运化、主升，脾胃健旺、脾健胃和，则水谷腐熟吸收功能正常气血以行营卫；一旦由于饮食失节，寒温不调等致脾胃受伤水反为湿、谷反为滞，精华之气不能运化乃至合污下降而泄泻作矣。在相关穴位艾灸可以治疗此病。

● 一般施灸

灸 中脘穴

【定位取穴】该穴位于上腹部，前正中线上，当脐中上4寸。取穴时，可采用仰卧位，脐中与胸剑联合部（心窝上边）的中点为取穴部位。

【功效】调理脾胃，化湿降逆。

【施灸方法】将艾条一端点燃，左手食指中指置于施灸穴位两侧，右手拿起艾条后靠近腹部的中脘穴（腹部正中线，脐上4寸处），距离皮肤约3cm，用悬起法灸，以局部皮肤温热红晕，而不感到灼烧疼痛为度。施灸过程中还可以将艾条在穴位附近处做小幅度回旋动作，以缓解局部皮肤温度过高引起的不适。

【施灸时间】每日灸1 ~ 2次，每次灸10 ~ 15分钟。

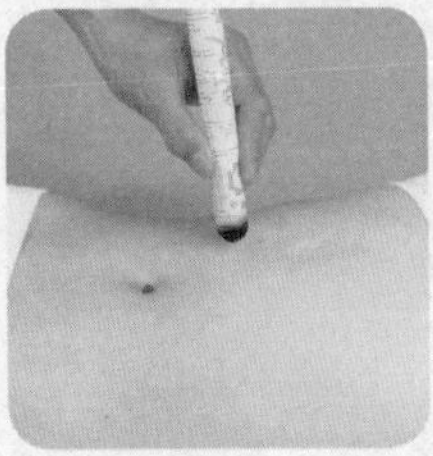

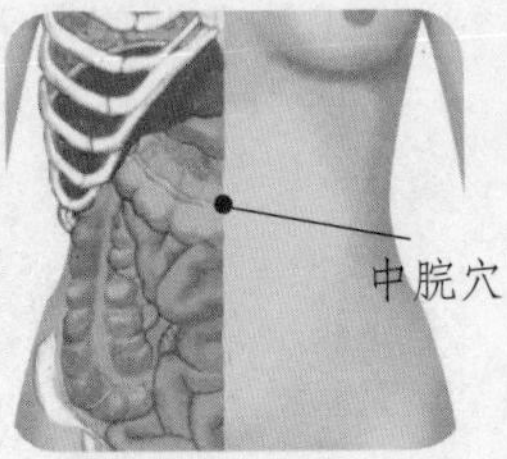

灸 神阙穴

【定位取穴】该穴位于腹中部，脐中央。

【功效】调理脾胃、补益气血、温脾。

【施灸方法】施灸时，被施灸者平躺，施灸者手执艾条以点燃的一端对准施灸部位，距离皮肤1.5 ~ 3厘米，以感到施灸处温热、舒适为度。

【施灸时间】每日灸1 ~ 2次，每次灸10 ~ 20分钟，灸至皮肤产生红晕为止。

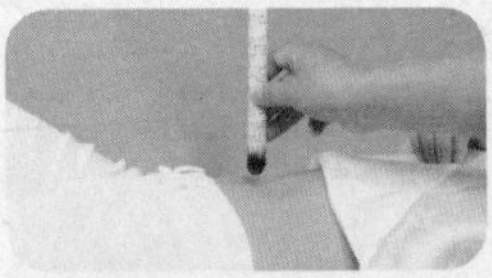

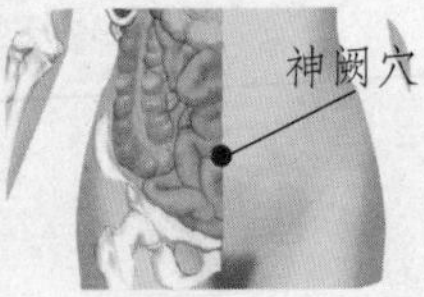

灸 天枢穴

【定位取穴】该穴位于腹中部，平脐中，距脐中2寸。取穴时，可采用仰卧的姿势，肚脐向左右3指宽处。

【功效】疏调肠腑、理气行滞、消食。

【施灸方法】施灸时，被施灸者仰

卧，施灸者站或坐于一旁，手执艾条以点燃的一端对准施灸部位，距离皮肤 1.5 ~ 3 厘米，左右方向平行往复或反复旋转施灸，以感到施灸处温热、舒适为度。

【施灸时间】每日灸 1 次，每次灸 10 ~ 20 分钟，一般 10 天为 1 个疗程。

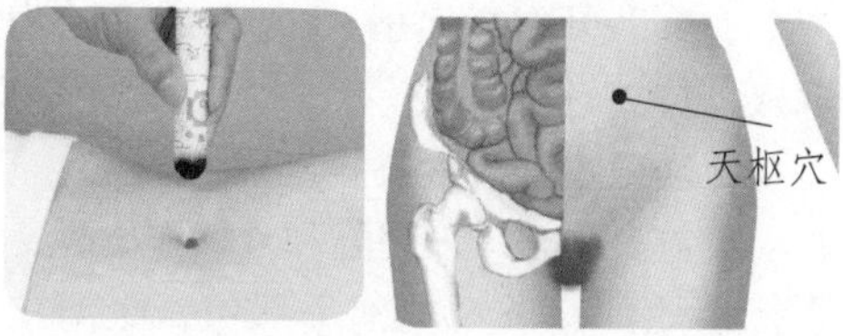

灸 足三里穴

【定位取穴】该穴位于外膝眼下 3 寸，距胫骨前嵴 1 横指，当胫骨前肌上。取穴时，由外膝眼向下量 4 横指，在腓骨与胫骨之间，由胫骨旁量 1 横指，该处即是。

【功效】祛除寒气，调理脾胃。

【施灸方法】采用温和灸。取坐位，点燃艾条对准施灸部位，距离皮肤 1.5 ~ 3 厘米，以感到施灸处温热、舒适为度，灸至皮肤产生红晕为止。

【施灸时间】隔日灸 1 次，每次灸 3 ~ 15 分钟。最好在每晚临睡前灸。

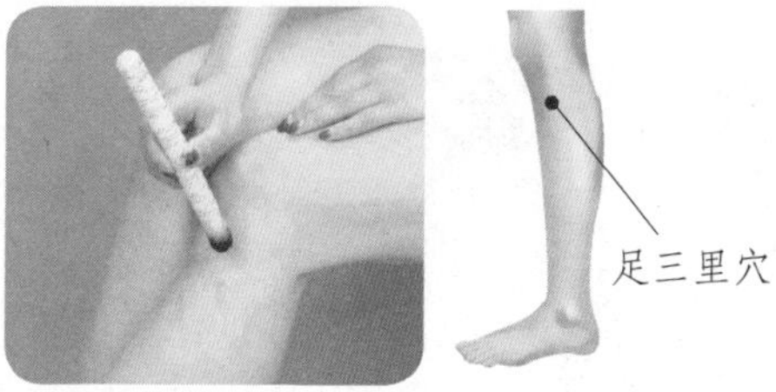

灸 合谷穴

【定位取穴】该穴位于第 1、第 2 掌骨间，当第 2 掌骨桡侧的中点处。取穴时，以一手的拇指掌面指关节横纹，放在另一手的拇、食指的指蹼缘上，屈指当拇指尖尽处为取穴部位。

【功效】祛风散寒、清热镇痛。

【施灸方法】宜采用温和灸。施灸时，手执艾条以点燃的一端对准施灸部位，距离皮肤 1.5 ~ 3 厘米，以感到施灸处温热、舒适为度。

【施灸时间】每日灸 1 次，每次灸 10 ~ 20 分钟，灸至皮肤产生红晕为止。

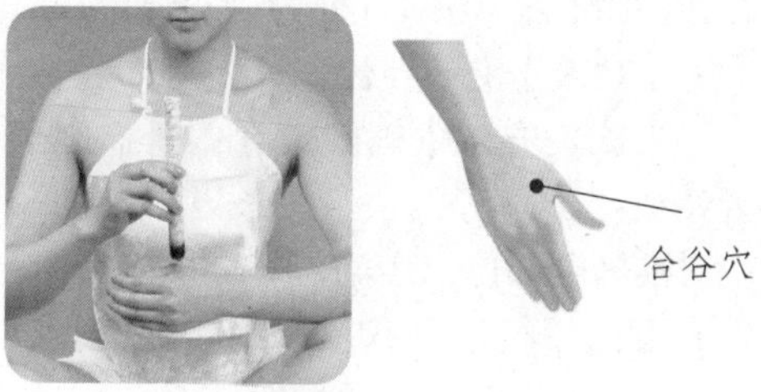

辨症施灸

症状 1：黎明前脐腹部疼痛、肠鸣，排便后疼痛减轻。

加灸 脾俞穴

【定位取穴】该穴位于背部，当第 11 胸椎棘突下，旁开 1.5 寸。与肚脐中相对应处即为第 2 腰椎，由第 2 腰椎往上摸 3 个椎体，即为第 11 胸椎，其棘突下缘旁开约 2 横指（食、中指）处为取穴部位。

【功效】健脾补心。

【施灸方法】施灸时，被施灸者俯卧，施灸者手执艾条以点燃的一端对准施灸部位，距离皮肤 1.5 ~ 3 厘米，以感到施灸处温热、舒适为度。

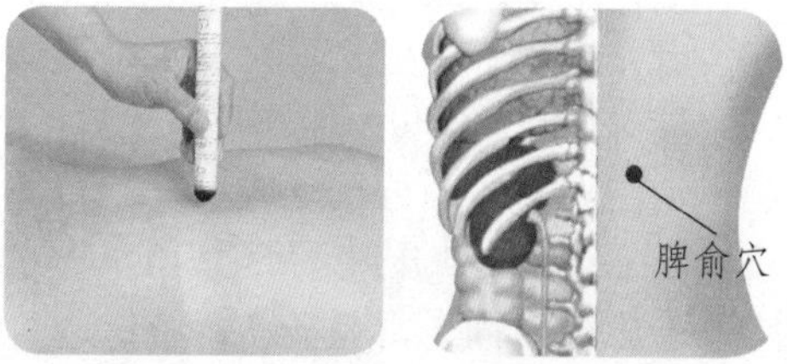

【施灸时间】每日灸 1 次，每次灸 3 ~ 15 分钟，灸至皮肤产生红晕为止。

加灸 肾俞穴

【定位取穴】该穴位于腰部，当第 2 腰椎棘突下，旁开 1.5 寸。与肚脐中相对应处即为第 2 腰椎，其棘突下缘旁开约 2 横指 (食、中指) 处为取穴部位。

【功效】滋阴补肾。

【施灸方法】被施灸者俯卧，施灸者站或坐于一旁，手执艾条以点燃的一端对准施灸部位，距离皮肤 1.5 ~ 3 厘米，左右方向平行往复或反复旋转施灸，以感到施灸处温热、舒适为度。

【施灸时间】每日灸 1 次，每次灸 3 ~ 15 分钟，灸至皮肤产生红晕为止。

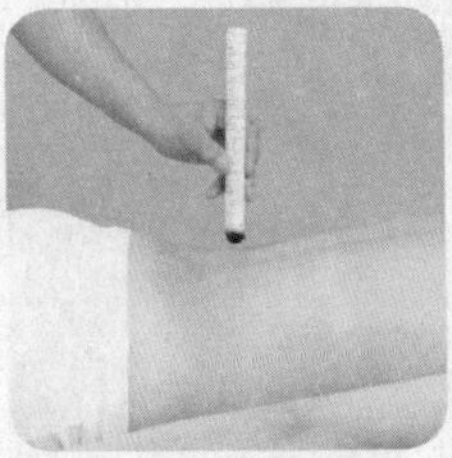

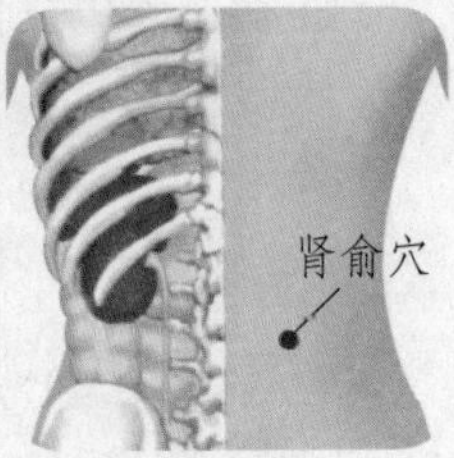

加灸 关元穴

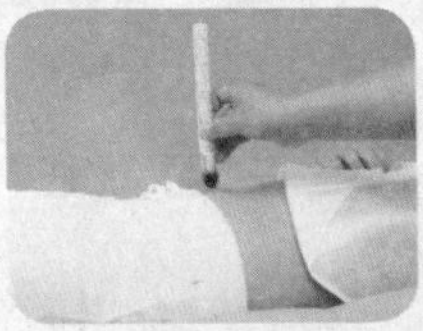

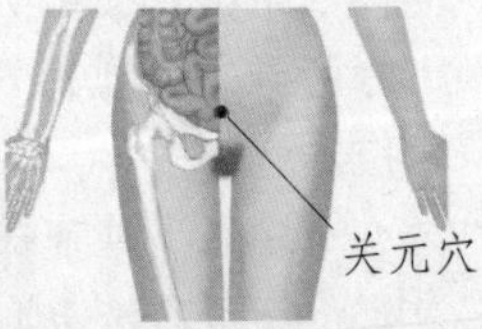

【定位取穴】该穴位于脐中下 3 寸，腹中线上，仰卧取穴。

【功效】调理气机、理气和胃。

【施灸方法】施灸时，被施灸者平卧，施灸者站或坐于一旁，手执艾条以点燃的一端对准施灸部位，距离皮肤 1.5 ~ 3 厘米，左右方向平行往复或反复旋转施灸，以感到施灸处温热、舒适为度。

【施灸时间】每日灸 1 ~ 2 次，每次灸 20 分钟，灸至皮肤产生红晕为止。

加灸 大肠俞穴

【定位取穴】该穴位于腰部，当第 4 腰椎棘突下，旁开 1.5 寸。两侧髂前上棘之连线与脊柱之交点即为第 4 腰椎棘突下，其旁开约 2 横指 (食、中指) 处为取穴部位。

【功效】外散大肠腑之热。

【施灸方法】采用温和灸。施灸时，手执点燃的艾条对准施灸部位，距离皮肤 1.5 ~ 3 厘米，以感到施灸处温热、舒适为度，灸至皮肤产生红晕为止。

【施灸时间】每日灸 1 次，每次灸 10 ~ 15 分钟。

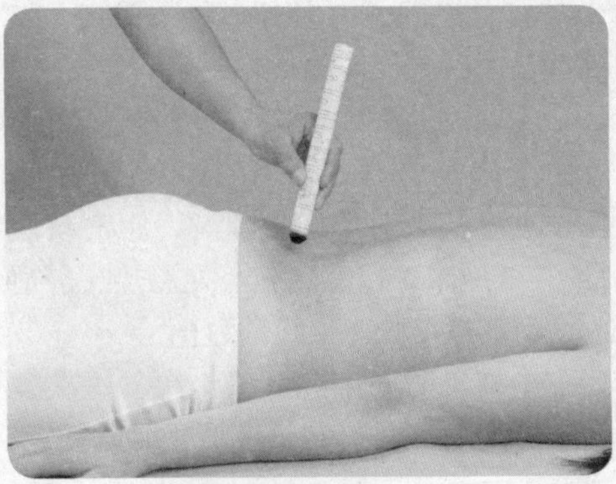

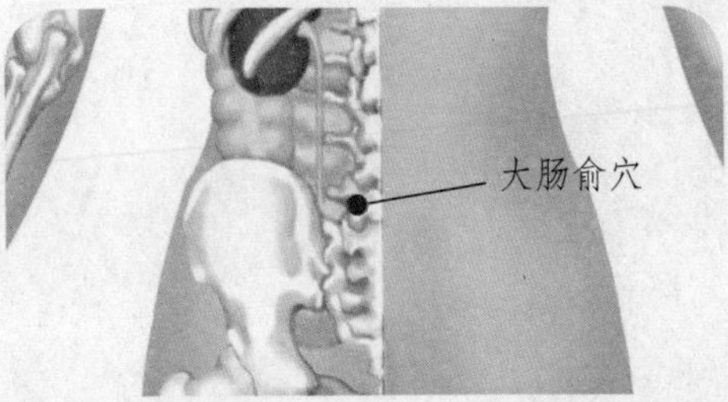

心悸

心悸是一种患者自觉的心脏跳动不适感或类似心慌的感觉。一般是当心率加快时感到心脏跳动不适，心率减慢时感到心脏搏动有力。心悸时心率可快可慢或心律不齐，但也有人心悸时心率是正常的。心悸发作时常伴有胸闷、憋气、头晕、全身发抖、手足出汗等症状。一般健康人在剧烈运动、饮酒、喝浓茶、喝咖啡、受惊后也可引起心悸，但此种心悸会迅速复原，不会接连发作，所以无须治疗。

我们常把需要治疗的心悸分作轻重两大类。轻者称为惊悸，患者常觉自己胆小，稍遇点小事心中就悸动不安，甚者心跳得好像要从嗓子里蹦出来似的，每次发作需要几分钟或几十分钟才能慢慢平静下来。重者称为怔忡，患者终日心中忐忑不安、跳动不已。心悸最常见于心脏的一些器质性或功能性疾病，但也可由一些心外因素如甲亢、贫血、自主神经功能紊乱等引起。大多缘于长期的心理高压、突然受到剧烈惊吓或局部外伤等因素损伤了心气，所以对心悸的康复灸法就是在引导患者对自己的心理状态作出正确调整的同时利用艾灸恢复其心气，从而达到根治或明显改善病症的作用。而对于外伤引起的心悸则最好先治好外伤再施用本法。

● 一般施灸

灸神门穴

【定位取穴】该穴位于腕部，腕掌侧横纹尺侧端，尺侧腕屈肌腱的桡侧凹陷处。取穴时仰掌，在尺侧腕屈肌桡侧缘，腕横纹上取穴。

【功效】益心安神，通经活络。

【施灸方法】宜采用温和灸。施灸时，取坐位，手执艾条以点燃的一端对准施灸部位，距离皮肤 1.5 ~ 3 厘米，以感到施灸处温热、舒适为度。

【施灸时间】每日灸 1 次，每次灸 3 ~ 15 分钟。

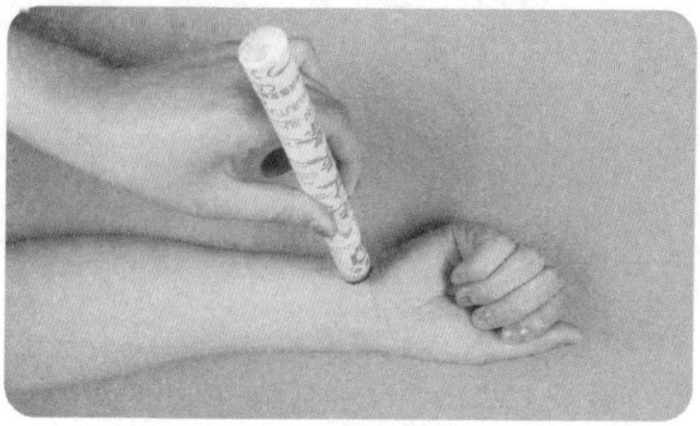

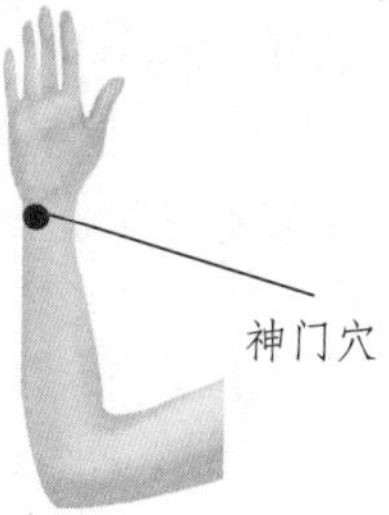

灸心俞穴

【定位取穴】该穴位于背部，当第 5 胸椎棘突下，旁开 1.5 寸。由平双肩胛骨下角之椎骨（第 7 胸椎），往上推 2 个椎骨，即第 5 胸椎棘突下缘，旁开约 2 横指（食、中指）处为取穴部位。

【功效】理气宁心。

【施灸方法】施灸时，被施灸者卧姿，

施灸者站或坐于一旁，手执艾条以点燃的一端对准施灸部位，距离皮肤1.5 ~ 3厘米，以感到施灸处温热、舒适为度。

【施灸时间】每日灸1次，每次灸3 ~ 15分钟，灸至皮肤产生红晕为止。

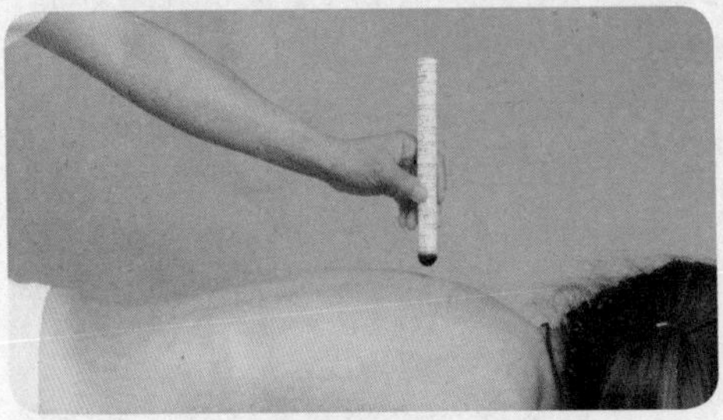

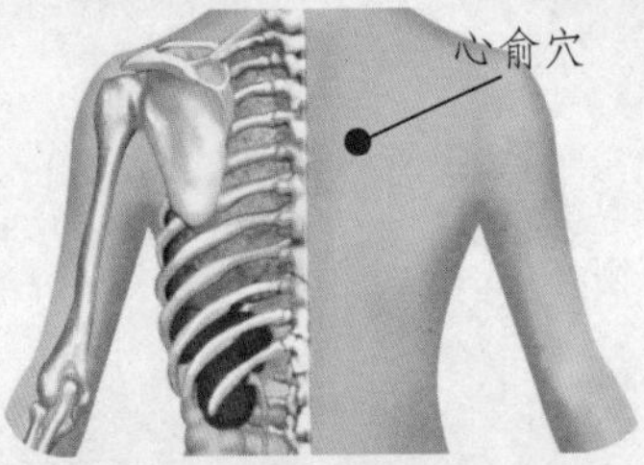

灸 内关穴

【定位取穴】该穴位于前臂掌侧，当曲泽与大陵的连线上，腕横纹上2寸，掌长肌肌腱与桡侧腕屈肌肌腱之间。取穴时，患者采用正坐或仰卧，仰掌的姿势，从近手腕之横皱纹的中央，往上约两指宽的中央。

【功效】宁心安神。

【施灸方法】施灸时，手执艾条以点燃的一端对准施灸部位，距离皮肤1.5 ~ 3厘米，以感到施灸处温热、舒适为度。

【施灸时间】每日灸1次，每次灸3 ~ 15分钟。

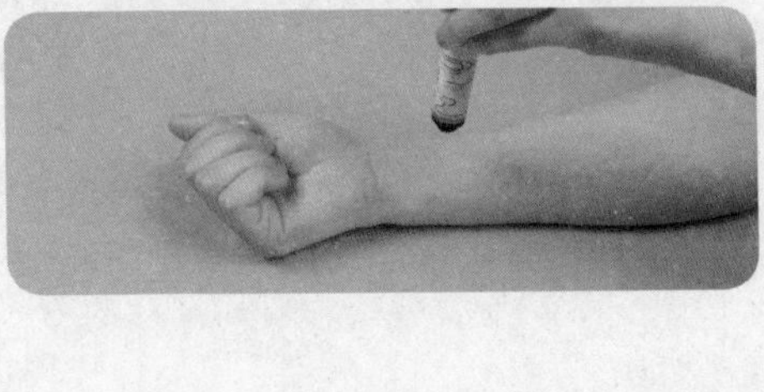

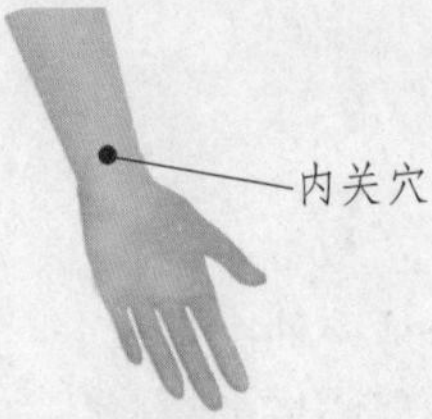

灸 巨阙穴

【定位取穴】位于上腹部，前正中线上，当脐中上6寸。取穴时通常让患者采用仰卧的姿势，左右肋骨相交之处，再向下2指宽即为此穴。

【功效】理气宁心，宽胸止痛。

【施灸方法】施灸时，被施灸者平躺，施灸者站或坐于一旁，手执艾条以点燃的一端对准施灸部位，距离皮肤1.5 ~ 3厘米，以感到施灸处温热、舒适为度。

【施灸时间】每日灸1次，每次灸10 ~ 20分钟，灸至皮肤产生红晕为止。

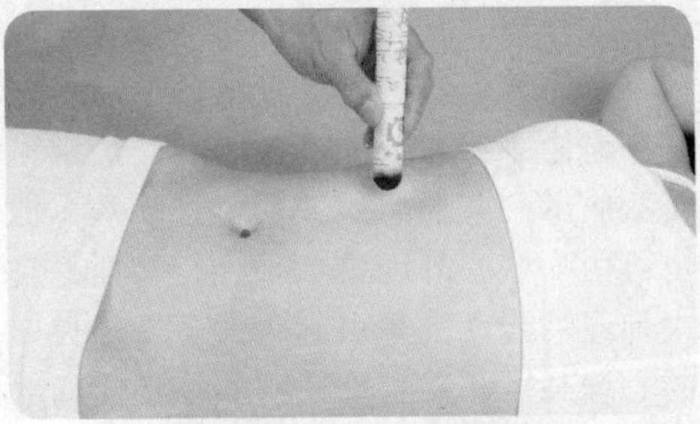

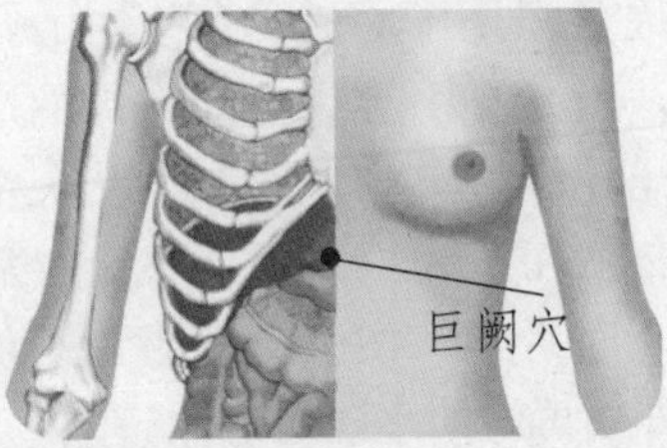

● 辨症施灸

症状1：心悸时伴有出汗、气短。

加灸 足三里穴

【定位取穴】该穴位于外膝眼下3寸，距胫骨前嵴1横指，当胫骨前肌上。取穴时，由外膝眼向下量4横指，在腓骨与胫骨之间，由胫骨旁量1横指，该处即是。

【功效】滋养气血。

【施灸方法】采用温和灸法。取坐位，点燃艾条对准施灸部位，距离皮肤1.5 ~ 3厘米，以感到施灸处温热、舒适为度，灸至皮肤产生红晕为止。

【施灸时间】隔日灸1次，每次灸3 ~ 15分钟。最好在每晚临睡前灸。

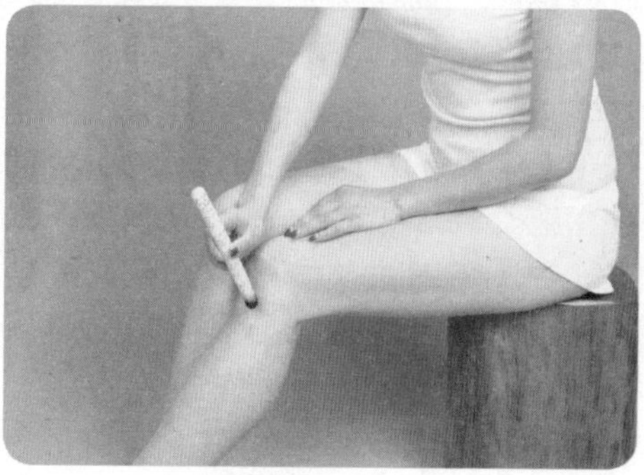

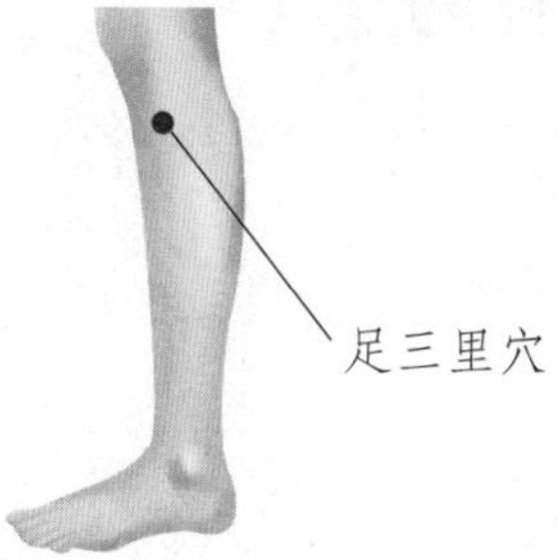

加灸 复溜穴

【定位取穴】该穴位于小腿内侧，太溪直上2寸，跟腱的前方。取穴时，正坐垂足或仰卧位，在太溪上2寸，当跟腱之前缘处取穴。

【功效】补肾滋阴。

【施灸方法】宜采用温和灸。施灸时，手执艾条以点燃的一端对准施灸部位，距离皮肤1.5 ~ 3厘米，以感到施灸处温热、舒适为度。

【施灸时间】每日灸1次，每次灸10 ~ 20分钟。

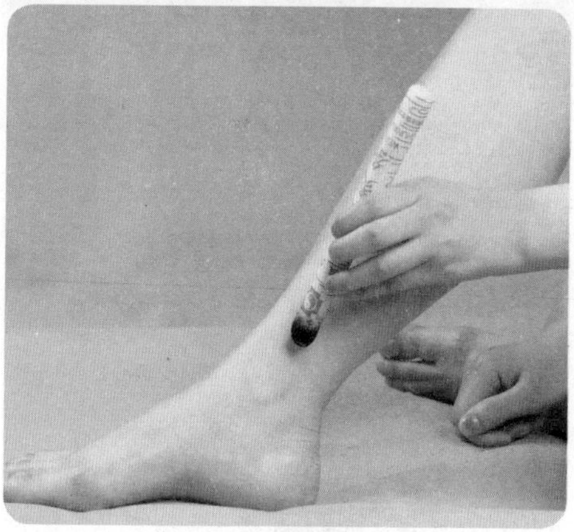

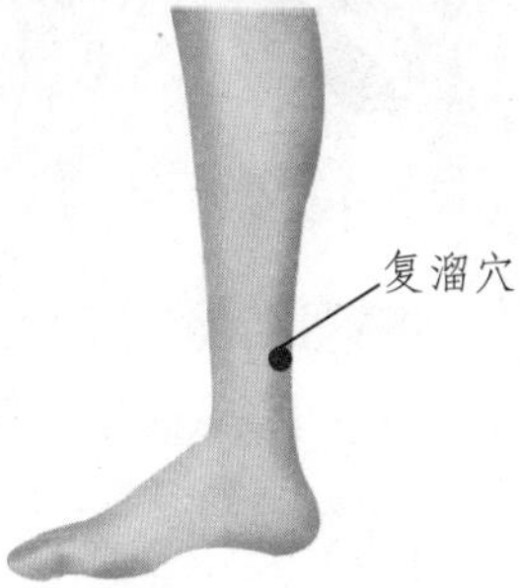

症状2：腹胀、大便稀薄。

加灸 脾俞穴

【定位取穴】该穴位于背部，当第11胸椎棘突下，旁开1.5寸。与肚脐中相对应处即为第2腰椎，由第2腰椎往上摸3个椎体，即为第11胸椎，其棘突下缘旁开约2横指(食、中指)处为取穴部位。

【功效】健脾补心。

【施灸方法】施灸时，被施灸者俯卧，施灸者手执艾条以点燃的一端对准施灸部位，距离皮肤1.5 ~ 3厘米，以感到施灸处温热、舒适为度。

【施灸时间】每日灸 1 次，每次灸 3 ~ 15 分钟。

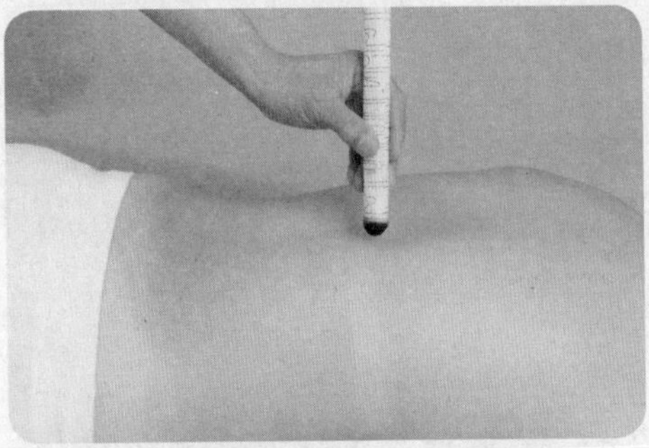

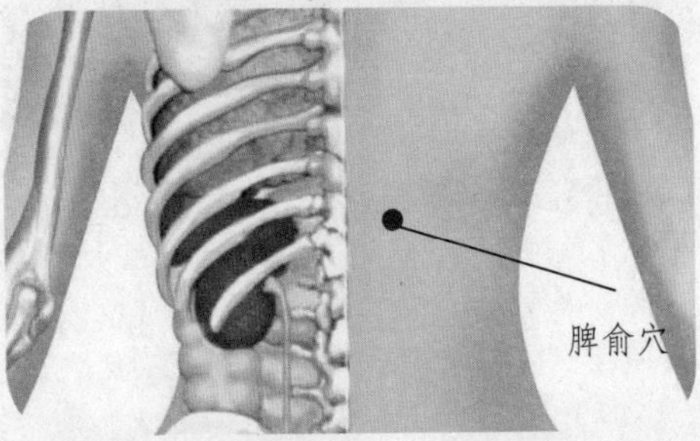

加灸 上巨虚穴

【定位取穴】该穴位于小腿前外侧，当犊鼻下 6 寸，距胫骨前缘一横指（中指）。当犊鼻穴向下，直量两次 4 横指处，当胫、腓骨之间为取穴部位。

【功效】排除寒气。

【施灸方法】取坐位，施灸者手执艾条以点燃的一端对准施灸部位，距离皮肤 1.5 ~ 3 厘米，以感到施灸处温热、舒适为度。

【施灸时间】每日灸 1 次，每次灸 3 ~ 15 分钟，灸至皮肤产生红晕为止。

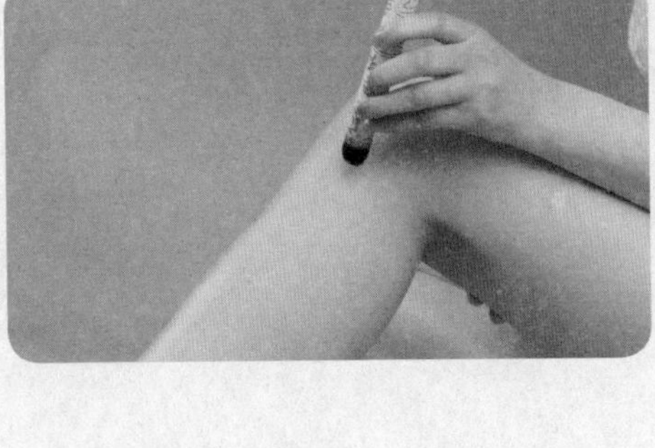

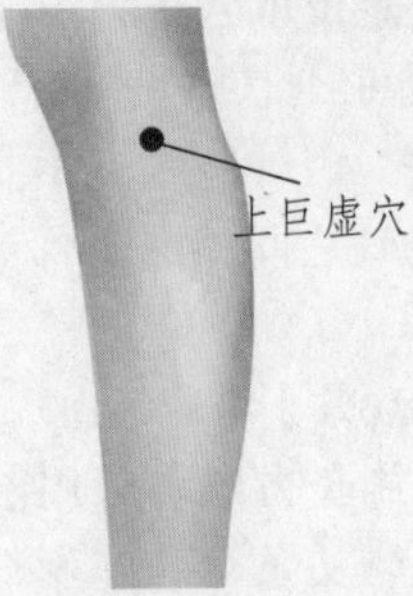

加灸 天枢穴

【定位取穴】该穴位于腹中部，平脐中，距脐中 2 寸。取穴时，可采用仰卧的姿势，肚脐向左右 3 指宽处。

【功效】疏调肠腑、理气行滞、消食通便。

【施灸方法】施灸时，被施灸者仰卧，施灸者站或坐于一旁，手执艾条以点燃的一端对准施灸部位，距离皮肤 1.5 ~ 3 厘米，左右方向平行往复或反复旋转施灸，以感到施灸处温热、舒适为度。

【施灸时间】每日灸 1 次，每次灸 10 ~ 15 分钟。

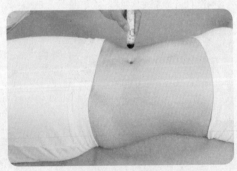

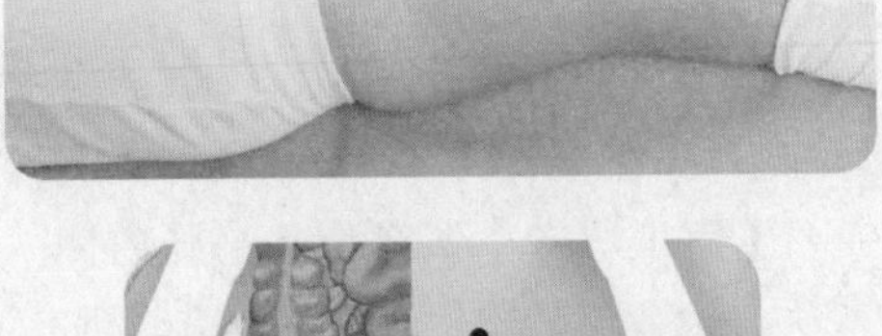

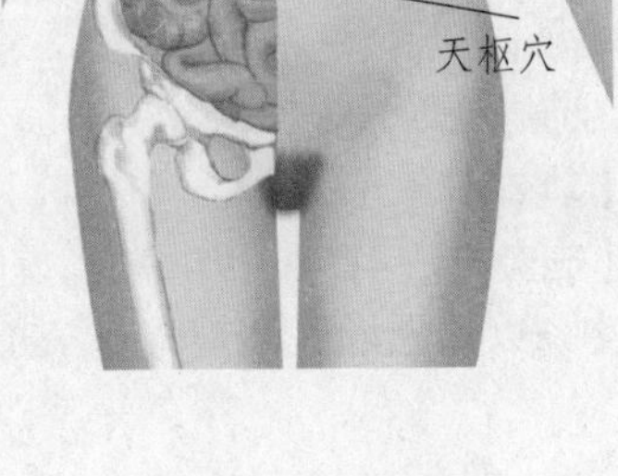

症状 3：多梦。

加灸 肾俞穴

【定位取穴】该穴位于腰部，当第 2 腰椎棘突下，旁开 1.5 寸。与肚脐中相对应处即为第 2 腰椎，其棘突下缘旁开约 2 横指（食、中指）处为取穴部位。

【功效】滋阴补肾。

【施灸方法】被施灸者俯卧，施灸者站或坐于一旁，手执艾条以点燃的一端对准施灸部位，距离皮肤 1.5 ~ 3 厘米，左右方向平行往复或反复旋转施灸，以感到施灸处温热、舒适为度。

【施灸时间】每日灸 1 次，每次灸 3 ~ 15 分钟，灸至皮肤产生红晕为止。

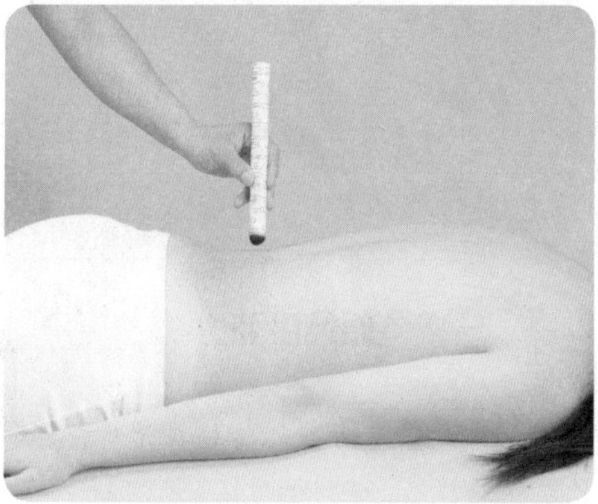

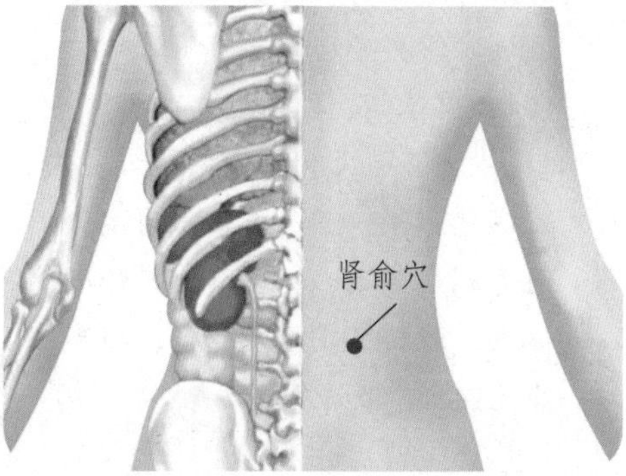

加灸 太溪穴

【定位取穴】该穴位于足内侧，内踝后方与脚跟骨筋腱之间的凹陷处。也就是说在脚的内踝与跟腱之间的凹陷处。双侧对称，也就是两个。

【功效】滋阴补肾。

【施灸方法】取坐位，施灸时，手执艾条以点燃的一端对准施灸部位，距离皮肤 1.5 ~ 3 厘米，以感到施灸处温热、舒适为度。

【施灸时间】每日灸 1 次，每次灸 3 ~ 15 分钟，灸至皮肤产生红晕为止。

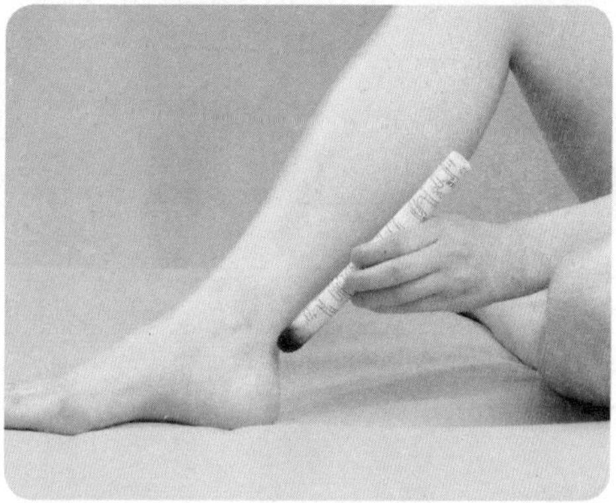

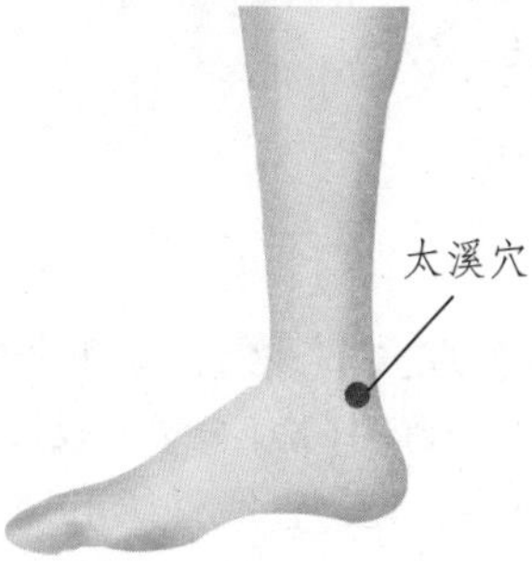

症状 4：手足冰冷。

加灸 关元穴

【定位取穴】该穴位于脐中下 3 寸，腹中线上，仰卧取穴。

【功效】培根固元、培肾壮阳。

【施灸方法】施灸时，被施灸者平卧，施灸者站或坐于一旁，手执艾条以点燃的一端对准施灸部位，距离皮肤1.5 ~ 3厘米，左右方向平行往复或反复旋转施灸，以感到施灸处温热、舒适为度。

【施灸时间】每日灸1 ~ 2次，每次灸10 ~ 15分钟。

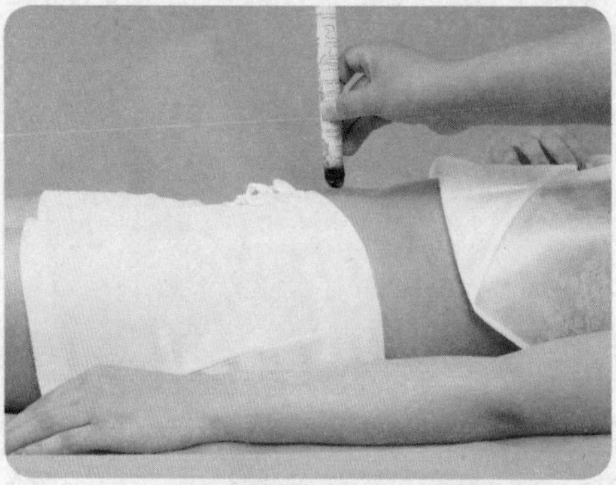

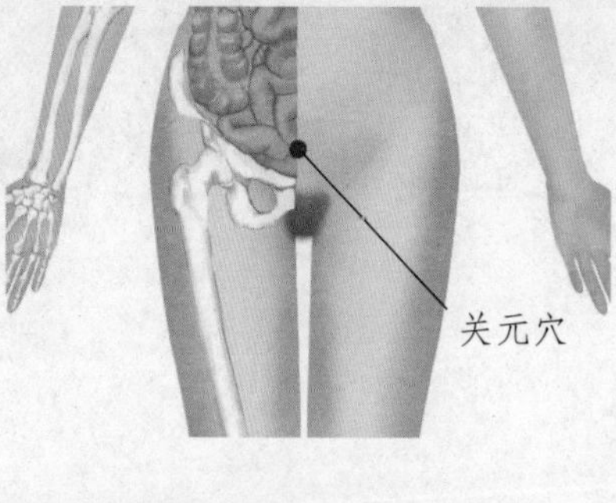

加灸 气海穴

【定位取穴】该穴位于下腹部，前正中线上，当脐中下1.5寸。取穴时，可采用仰卧的姿势，直线连结肚脐与耻骨上方，将其分为十等分，从肚脐3/10的位置，即为此穴。

【功效】降浊除湿、通筋活络、舒肝利胆。

【施灸方法】宜采用回旋灸。施灸时，被施灸者平卧，施灸者站或坐于一旁，手执艾条以点燃的一端对准施灸部位，距离皮肤1.5 ~ 3厘米，以感到施灸处温热、舒适为度。

【施灸时间】每日灸1 ~ 2次，每次灸10分钟左右，灸至皮肤产生红晕为止。

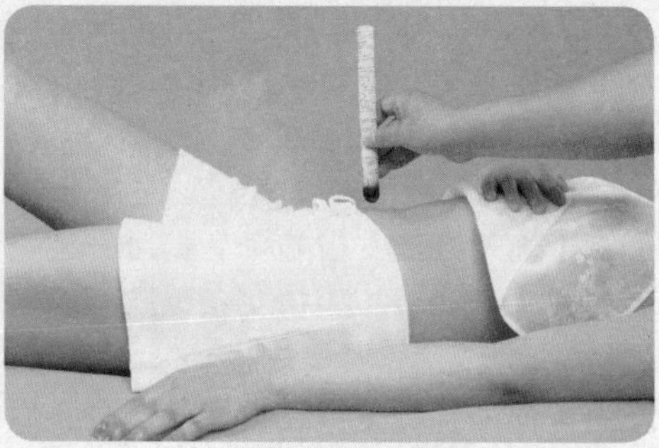

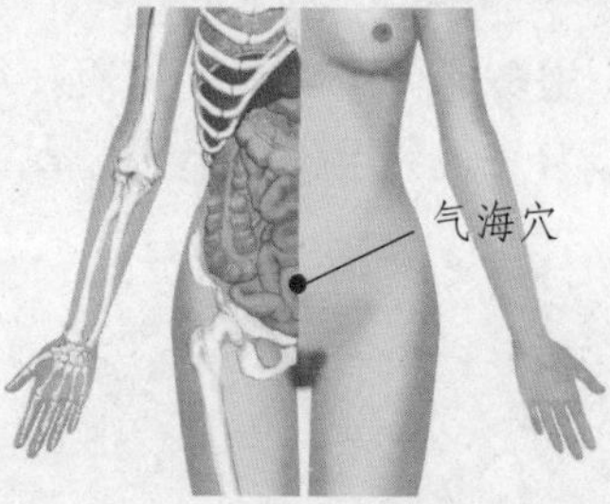

温馨小贴士

心悸患者应保持精神乐观，情绪稳定，坚持治疗，坚定信心。应避免惊恐刺激及忧思恼怒等。生活作息要有规律。饮食有节，宜进食营养丰富而易消化吸收的食物，宜低脂、低盐饮食，忌烟酒、浓茶。轻证可从事适当体力活动，以不觉劳累、不加重症状为度，避免剧烈活动。重症心悸应卧床休息，还应及早发现变证、坏病先兆症状，做好急救准备。

头痛

头痛是人们生活中最常见的症状之一，是很多疾病的一种表现，也是人体受到伤害刺激后发出的一种保护性反应。据统计，在人的一生中，80% 的人会有头痛的经历。头痛一般是指头颅上半部（即眉弓、耳郭上部、枕外隆突连线以上部位）的疼痛，有些面痛、颈痛因与头痛关系密切，有时难与头痛详细区分。引起头痛的原因繁多，头痛的程度轻重不一，头痛的病程有长有短，多数为不严重的所谓功能性的长期慢性头痛，这些头痛病人脑内并无严重的器质性病变，它虽不引起严重后果，但影响人们的生活质量，另有一些头痛是致命性疾患引起的，必须高度警惕。在相关穴位艾灸，能良性地调节大脑皮层的功能活动，改善脑血管舒缩功能，促进脑血液循环，使脑功能恢复正常，从而达到治疗头痛的目的。

● 辨症施灸

症状 1：前额疼痛。

灸 合谷穴

【定位取穴】该穴位于第 1、第 2 掌骨间，当第 2 掌骨桡侧的中点处。取穴时，以一手的拇指掌面指关节横纹，放在另一手的拇、食指的指蹼缘上，屈指当拇指尖尽处为取穴部位。

【功效】清热镇痛。

【施灸方法】宜采用温和灸。施灸时，手执艾条以点燃的一端对准施灸部位，距离皮肤 1.5 ~ 3 厘米，以感到施灸处温热、舒适为度。

【施灸时间】每日灸 1 次，每次灸 10 ~ 20 分钟，灸至皮肤产生红晕为止。

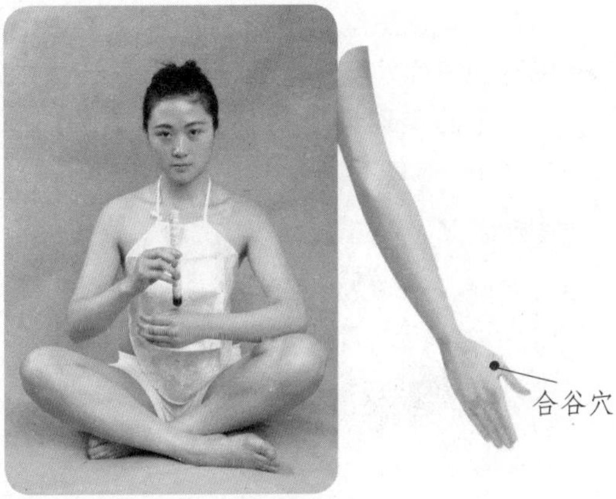

灸 阴陵泉穴

【定位取穴】该穴位于小腿内侧，当胫骨内侧髁后下方凹陷处。取穴时，坐位，用拇指沿小腿内侧骨内缘(胫骨内侧)由下往上推，至拇指抵膝关节下时，胫骨向内上弯曲之凹陷为取穴部位。

【功效】疏通经络。

【施灸方法】宜采用温和灸。施灸时，手执艾条以点燃的一端对准施灸部位，距离皮肤 1.5 ~ 3 厘米，以感到施灸处温热、舒适为度。

【施灸时间】每日灸 1 次，每次灸 3 ~ 15 分钟。

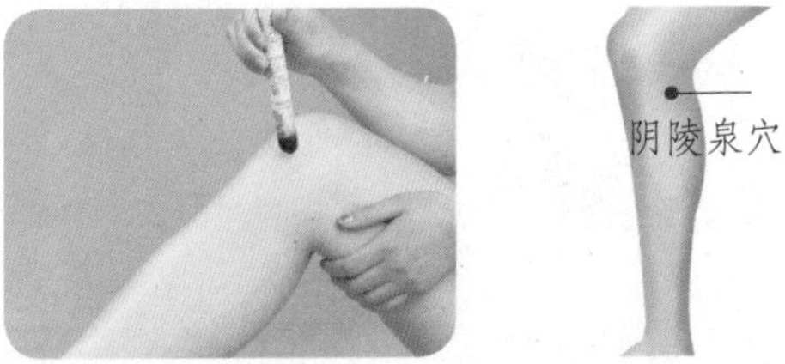

症状 2：偏头痛。

灸外关穴

【定位取穴】该穴位于前臂背侧，当阳池与肘尖的连线上，腕背横纹上 2 寸，尺骨与桡骨之间。

【功效】通络活血，补阳益气。

【施灸方法】手执艾条以点燃的一端对准施灸部位，距离皮肤 1.5 ~ 3 厘米，以感到施灸处温热、舒适为度。

【施灸时间】每日灸 1 ~ 2 次，每次灸 10 ~ 15 分钟。

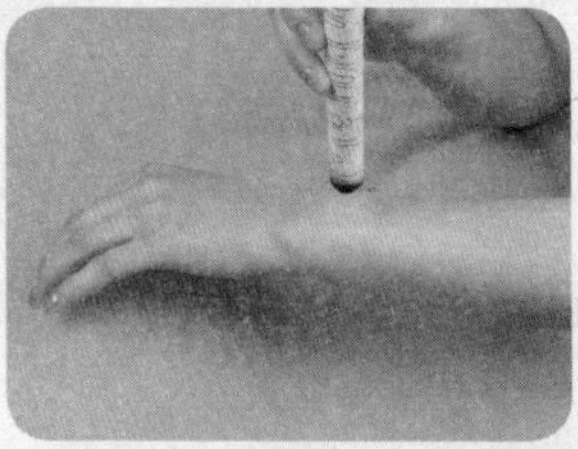
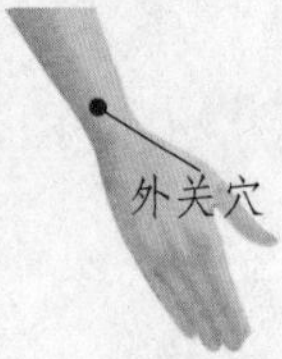

灸足临泣穴

【定位取穴】该穴位于足背外侧，当足 4 趾本节（第 4 趾关节）的后方，小趾伸肌腱的外侧凹陷处。取穴时，可采用仰卧的姿势，足临泣穴位于足背外侧，第 4 趾、小趾跖骨夹缝中。

【功效】祛风，泻火。

【施灸方法】手执艾条以点燃的一端对准施灸部位，距离皮肤 1.5 ~ 3 厘米，以感到施灸处温热、舒适为度。

【施灸时间】每日灸 1 ~ 2 次，每次灸 10 ~ 15 分钟。

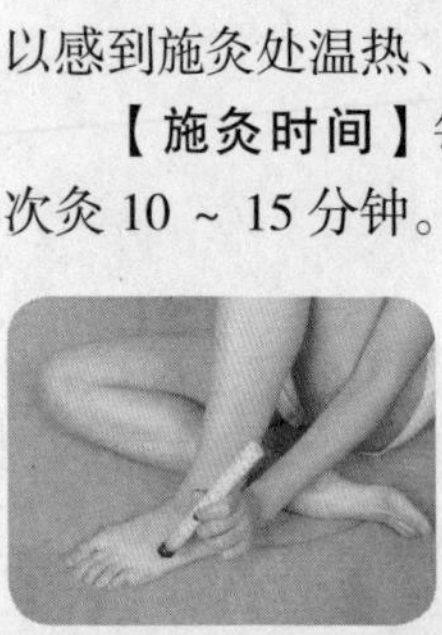
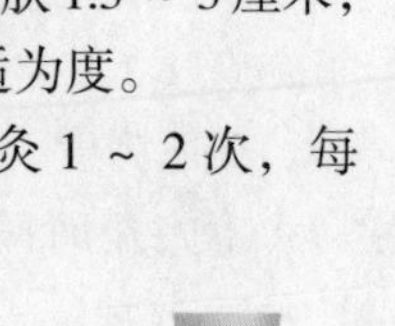

灸后溪穴

【定位取穴】该穴位于第 5 指掌关节后尺侧的远侧掌横纹头赤白肉际。具体在小指尺侧，第 5 掌骨小头后方，当小指展肌起点外缘。

【功效】疏经通窍，宁神。

【施灸方法】宜采用温和灸。施灸时，手执艾条以点燃的一端对准施灸部位，距离皮肤 1.5 ~ 3 厘米，以感到施灸处温热、舒适为度。

【施灸时间】每日灸 1 次，每次灸 5 ~ 10 分钟，灸至皮肤产生红晕为止。

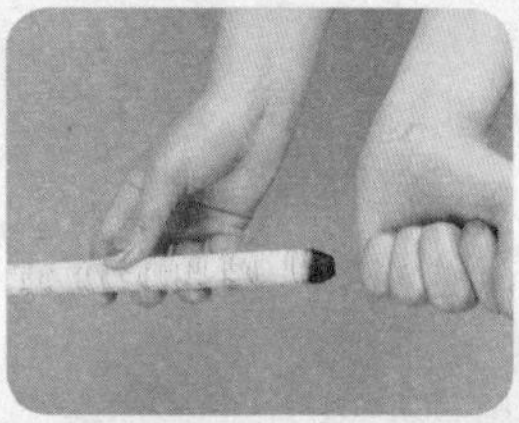
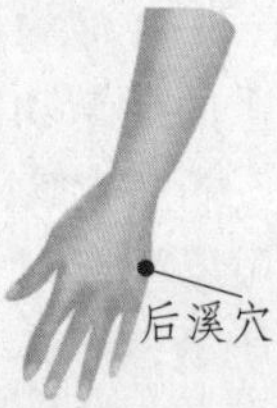

灸束骨穴

【定位取穴】该穴位于足外侧，足小趾本节（第 5 跖趾关节）的后方，赤白肉际处。正坐垂足着地或俯卧位，在足跗外侧，第 5 跖骨粗隆下，赤白肉际处取穴。

【功效】清热止痉，明目舒筋。

【施灸方法】宜采用温和灸。施灸时，手执艾条以点燃的一端对准施灸部位，距离皮肤 1.5 ~ 3 厘米，以感到施灸处温热、舒适为度。

【施灸时间】每日灸 1 次，每次灸 5 ~ 10 分钟，灸至皮肤产生红晕为止。

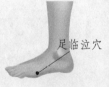

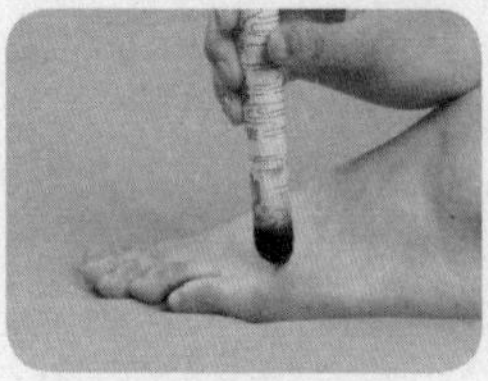
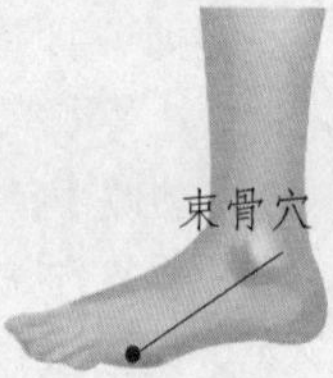

症状 3：头顶痛。

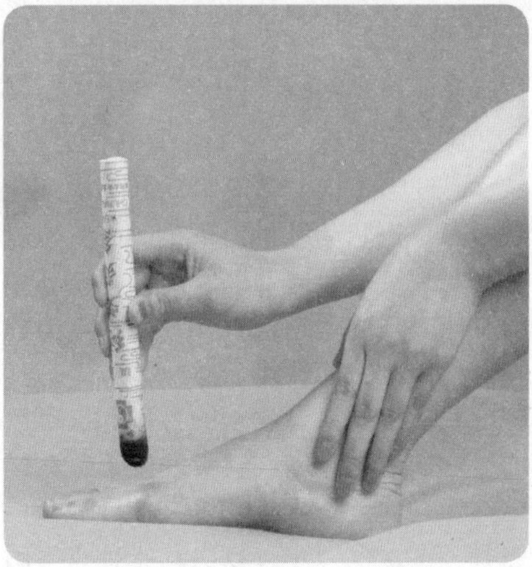

灸 内关穴

【定位取穴】该穴位于前臂正中，腕横纹上 2 寸，在桡侧屈腕肌腱同掌长肌腱之间取穴。取穴时应要患者采用正坐或仰卧，仰掌的姿势，从近手腕之横皱纹的中央，往上约两指宽的中央。

【功效】宁心安神。

【施灸方法】施灸时，手执艾条以点燃的一端对准施灸部位，距离皮肤 1.5 ~ 3 厘米，以感到施灸处温热、舒适为度。

【施灸时间】每日灸 1 次，每次灸 3 ~ 15 分钟。

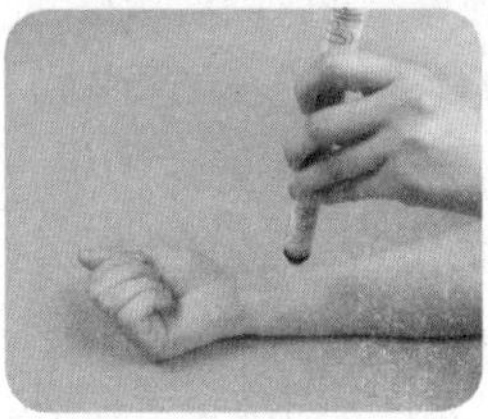

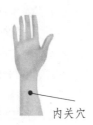

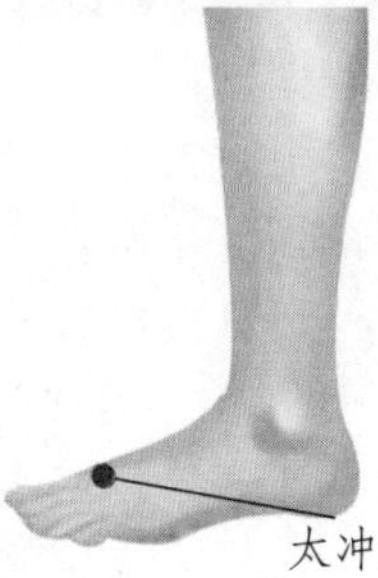

灸 太冲穴

【定位取穴】该穴位于足背侧，第 1、2 趾跖骨连接部位中。取穴时，可采用正坐或仰卧的姿势，以手指沿拇趾、次趾夹缝向上移压，压至能感觉到动脉映手，即是太冲穴。

【功效】行气解郁。

【施灸方法】施灸时，手执艾条以点燃的一端对准施灸部位，距离皮肤 1.5 ~ 3 厘米，以感到施灸处温热、舒适为度。

【施灸时间】每日灸 1 次，每次灸 20 分钟。

温馨小贴士

头痛患者应减少巧克力、乳酪、酒、咖啡、茶叶等易诱发疼痛食物。同时口味饮食应清淡，忌讳辛辣刺激、生冷的食物，头痛发作期应禁食火腿、干奶酪、保存过久的野味等食物。

心绞痛

心绞痛是指由于冠状动脉粥样硬化狭窄导致冠状动脉供血不足，心肌暂时缺血与缺氧所引起的以心前区疼痛为主要临床表现的一组综合征。其特点为阵发性的前胸压榨性疼痛感觉，可伴有其他症状，疼痛主要位于胸骨后部，可放射至心前区与左上肢，常发生于劳动或情绪激动时，每次发作 3 ~ 5 分钟，可数日一次，也可一日数次，休息或用硝酸酯制剂后消失。本病多见于男性，多数病人在 40 岁以上，劳累、情绪激动、饱食、受寒、阴雨天气、急性循环衰竭等为常见的诱因。中医认为“人年四十，阴气自半”，肾气已虚，鼓动血脉运行之力不足，机体内已有血行迟缓，聚湿生痰，瘀而不通之势，这是本病发生的前提和基础。在相关穴位艾灸可以健脾化痰，活血化瘀，疏肝理气，改善相关功能状态。

● 一般施灸

灸心俞穴

【定位取穴】该穴位于背部，当第 5 胸椎棘突下，旁开 1.5 寸。由平双肩胛骨下角之椎骨 (第 7 胸椎)，往上推 2 个椎骨，即第 5 胸椎棘突下缘，旁开约 2 横指 (食、中指) 处为取穴部位。

【功效】温肾活血。

【施灸方法】施灸时，被施灸者俯卧，施灸者站或坐于一旁，手执艾条以点燃的一端对准施灸部位，距离皮肤 1.5 ~ 3 厘米，以感到施灸处温热、舒适为度。

【施灸时间】每日灸 1 次，每次灸 10 ~ 20 分钟。

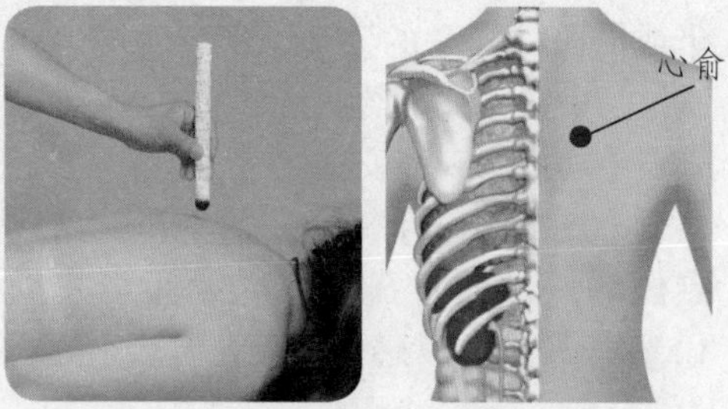

灸至阳穴

【定位取穴】该穴位于背部，当后正中线上，第 7 胸椎棘突下凹陷中。取穴时低头，颈后隆起的骨突即为第 7 颈椎，由此往下数到第 7 个骨突即第 7 胸椎，其下方凹陷处就是至阳穴。

【功效】理气宽胸，疏肝和胃。

【施灸方法】施灸时，被施灸者俯卧，施灸者站或坐于一旁，手执艾条以点燃的一端对准施灸部位，距离皮肤 1.5 ~ 3 厘米，以感到施灸处温热、舒适为度。

【施灸时间】每日灸 1 次，每次灸 10 ~ 20 分钟。

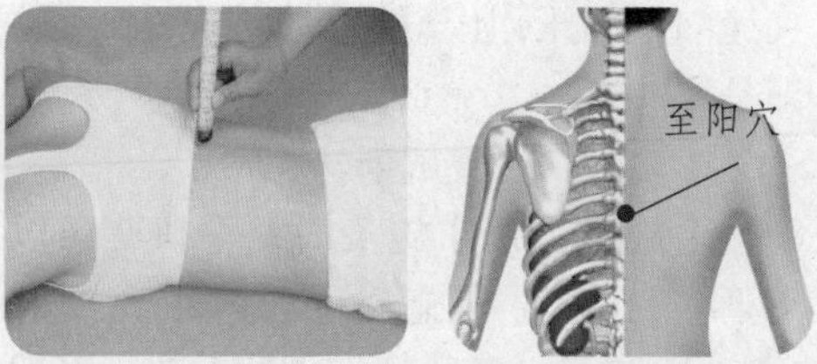

灸内关穴

【定位取穴】该穴位于前臂掌侧，当曲泽与大陵的连线上，腕横纹上 2 寸，掌长肌肌腱与桡侧腕屈肌肌腱之间。取穴时，患者采用正坐或仰卧，仰掌的姿势，从近手腕之横皱纹的中央，往上约两指宽的中央。

【功效】宁心安神，理气止痛。

【施灸方法】施灸时，手执艾条以点燃的一端对准施灸部位，距离皮肤1.5 ~ 3厘米，以感到施灸处温热、舒适为度。

【施灸时间】每日灸1次，每次灸3 ~ 15分钟。

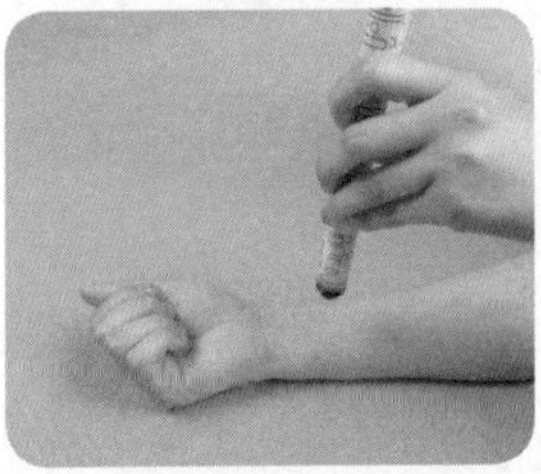

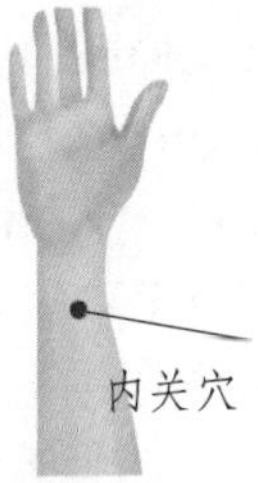

灸厥阴俞穴

【定位取穴】该穴位于背部，当第4胸椎棘突下，旁开1.5寸。取定穴位时，俯卧位，在第4胸椎棘突下，旁开1.5寸处取穴。

【功效】调气止痛。

【施灸方法】施灸时，被施灸者俯卧，施灸者站或坐于一旁，手执艾条以点燃的一端对准施灸部位，距离皮肤1.5 ~ 3厘米，以感到施灸处温热、舒适为度。

【施灸时间】每日灸1次，每次灸10 ~ 20分钟。

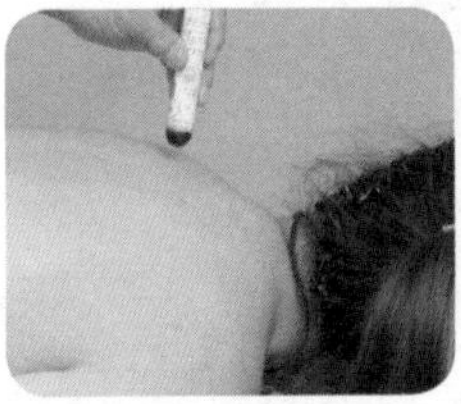

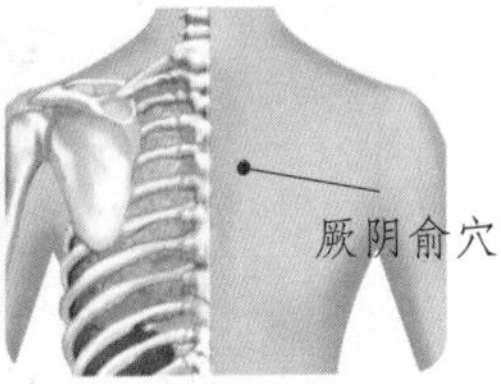

灸膻中穴

【定位取穴】该穴位于胸部，前正中线上，两乳头连线的中点。

【功效】宽胸理气、活血通络、清肺止喘、舒畅心胸。

【施灸方法】宜采用回旋灸。施灸时，被施灸者俯卧，施灸者站或坐于一旁，手执艾条以点燃的一端对准施灸部位，距离皮肤1.5 ~ 3厘米，左右方向平行往复或反复旋转施灸，以感到施灸处温热、舒适为度。

【施灸时间】每日灸1次，每次灸10 ~ 20分钟。

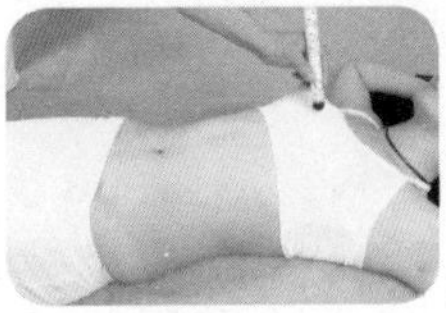

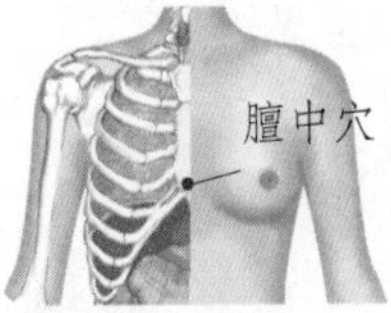

灸少海穴

【定位取穴】该穴位于肘横纹内侧端与肱骨内上髁连线的中点处。取穴时，曲肘，在肘横纹尺侧纹头凹陷处取穴。

【功效】理气通络，益心安神，降浊升清。

【施灸方法】施灸时，被施灸者俯卧，施灸者站或坐于一旁，手执艾条以点燃的一端对准施灸部位，距离皮肤1.5 ~ 3厘米，以感到施灸处温热、舒适为度。

【施灸时间】每日灸1次，每次灸10 ~ 20分钟，灸至皮肤产生红晕为止。

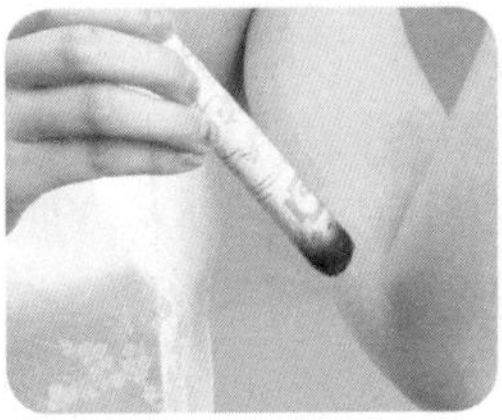

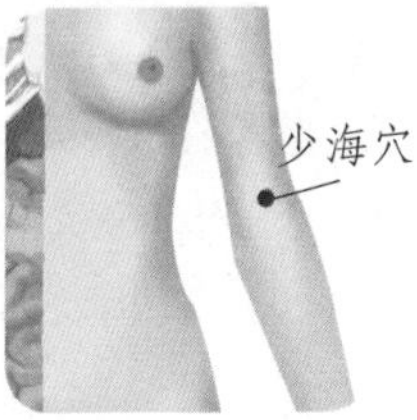

● 辨症施灸

症状1：心胸疼痛突然发作，时快时慢，伴有胸闷、恶心。

加灸 丰隆穴

【定位取穴】该穴位于小腿前外侧，外踝尖上8寸，条口穴外，距胫骨前缘二横指（中指）。

【功效】化痰湿，清神志。

【施灸方法】取坐位，手执艾条以点燃的一端对准施灸部位，距离皮肤1.5～3厘米，以感到施灸处温热、舒适为度。

【施灸时间】每日灸1次，每次灸10～20分钟。

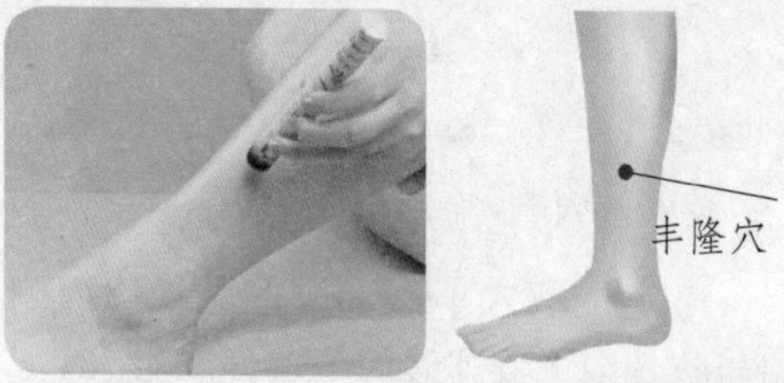

症状2：疼痛如同刀绞，疼痛到达背部，四肢寒冷。

加灸 膈俞穴

【定位取穴】该穴位于背部，当第7胸椎棘突下，旁开1.5寸。由平双肩胛骨下角之椎骨(第7胸椎)，其棘突下缘旁开约2横指(食、中指)处为取穴部位。

【功效】散热化瘀。

【施灸方法】施灸时，被施灸者俯卧，施灸者站或坐于一旁，手执艾条以点燃的一端对准施灸部位，距离皮肤1.5～3厘米，以感到施灸处温热、舒适为度。

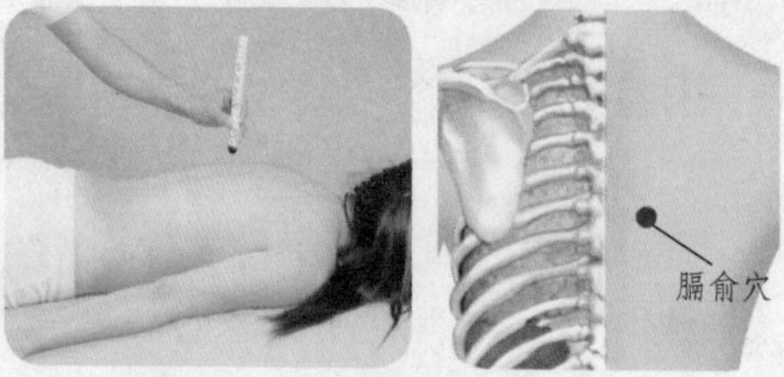

【施灸时间】每日灸1次，每次灸10～20分钟。

症状3：心胸闷痛，面色发冷，四肢寒冷。

加灸 气海穴

【定位取穴】该穴位于下腹部，前正中线上，当脐中下1.5寸。取穴时，可采用仰卧的姿势，直线连结肚脐与耻骨上方，将其分为十等分，从肚脐3/10的位置，即为此穴。

【功效】温阳益气，扶正固本，培元补虚。

【施灸方法】宜采用回旋灸。施灸时，被施灸者平卧，施灸者站或坐于一旁，手执艾条以点燃的一端对准施灸部位，距离皮肤1.5～3厘米，左右方向平行往复或反复旋转施灸，以感到施灸处温热、舒适为度。

【施灸时间】每日灸1次，每次灸10～20分钟，灸至皮肤产生红晕为止。

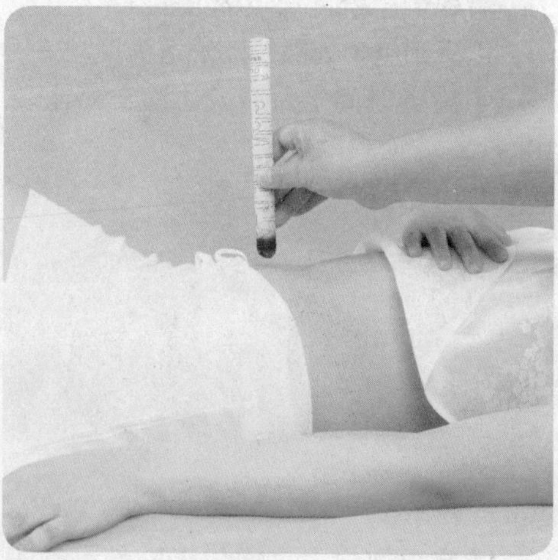

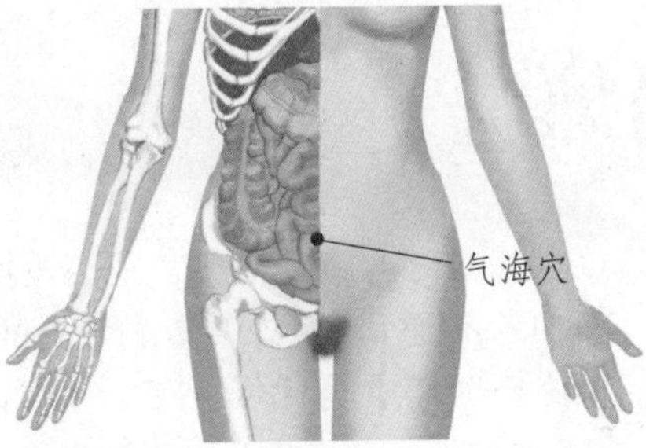

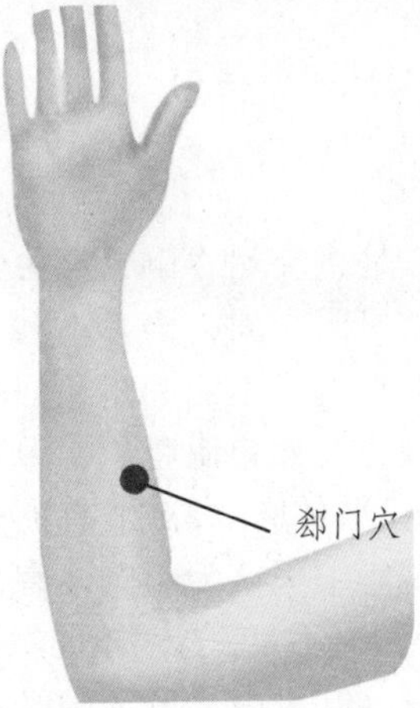

症状 4：疼痛不止。

加灸 郄门穴

【定位取穴】该穴位于前臂掌侧，当曲泽穴与大陵穴的连线上，腕横纹上 5 寸。

【功效】宁心安神，清营止血。

【施灸方法】施灸时，取坐位，手执艾条以点燃的一端对准施灸部位，距离皮肤 1.5 ~ 3 厘米，以感到施灸处温热、舒适为度。

【施灸时间】每日灸 1 次，每次灸 10 ~ 20 分钟。

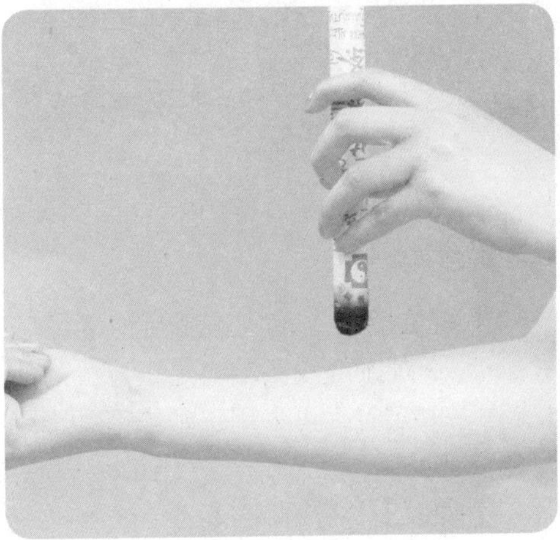

温馨小贴士

艾灸对缓解和减少心绞痛的发作治疗较好。危重病人，应及时采取中西药结合抢救。患者要劳逸结合，每天必须从事适当的体力劳动或体育锻炼。少食动物脂肪和高胆固醇类食物。忌大怒大喜和其他不良情绪刺激。注意随天气变化增减衣服，生活规律，保证睡眠充足。

中风偏瘫

中风是指突然昏倒，失去知觉，不省人事，口眼歪斜，语言不利，肢体麻木为主的疾病。本病起病急，变换多，症状表现为突然口眼歪斜，舌强语塞，半身不遂，肢体麻木，或兼有头疼，头晕，腰膝酸重。中医认为年老体衰，或劳累过度，至经血不足，肾水不能滋养肝火，刚阳上亢，肝风内动发为中风；或饮食不节，嗜酒过度，损伤脾胃，脾失健运，聚湿生痰，痰浊内扰，蒙蔽心窍，流窜经络，发为中风；或情志所伤，如暴喜，盛怒，致心火偏亢，肝风暴张，风火相煽，气血逆乱于上，发为中风。在相关穴位艾灸能够通经活络、调和气血，从而减轻症状。

● 一般施灸

灸足三里穴

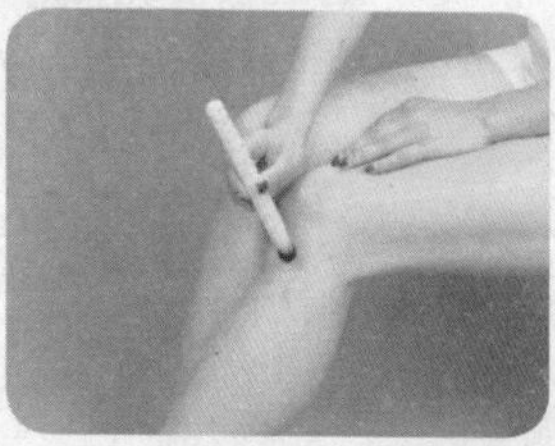

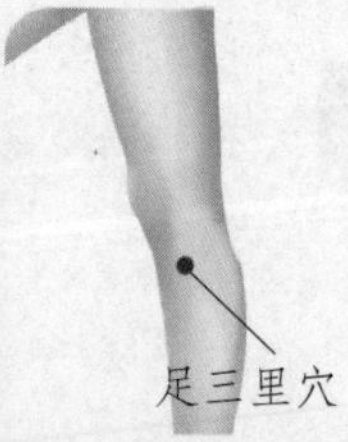

【定位取穴】该穴位于外膝眼下 3 寸，距胫骨前嵴 1 横指，当胫骨前肌上。取穴时，由外膝眼向下量 4 横指，在腓骨与胫骨之间，由胫骨旁量 1 横指，该处即是。

【功效】通经活络、疏风化湿、扶正祛邪。

【施灸方法】采用温和灸法，取坐位，点燃艾条对准施灸部位，距离皮肤 1.5 ~ 3 厘米，以感到施灸处温热、舒适为度。

【施灸时间】隔日灸 1 次，每次灸 10 ~ 15 分钟，灸至皮肤产生红晕为止。

灸悬钟穴

【定位取穴】该穴位于小腿外侧，当外踝尖上 3 寸，腓骨前缘。或定于腓骨后缘与腓骨长、短肌之间凹陷处。

【功效】调和气血。

【施灸方法】宜采用温和灸。施灸时，手执艾条以点燃的一端对准施灸部位，距离皮肤 1.5 ~ 3 厘米处施灸，以感到施灸处温热、舒适为度。

【施灸时间】每日灸 1 次，每次灸 5 ~ 10 分钟。

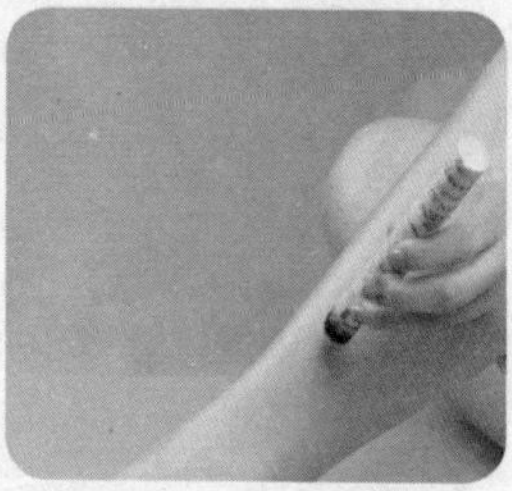

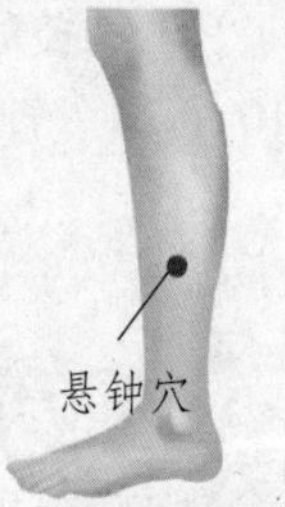

灸涌泉穴

【定位取穴】该穴位于足前部凹陷处第 2、3 趾趾缝纹头端与足跟连线的前 1/3 处。取穴时，可采用正坐或仰卧、跷足的姿势。

【功效】补肾醒脑。

【施灸方法】采用温和灸法。手执艾条以点燃的一端对准施灸部位，距离皮肤 1.5 ~ 3 厘米，以感到施灸处温热、舒适为度。

【施灸时间】每日灸 1 次，每次

5 ~ 15 分钟，灸至皮肤产生红晕为止。最好在每晚临睡前灸。

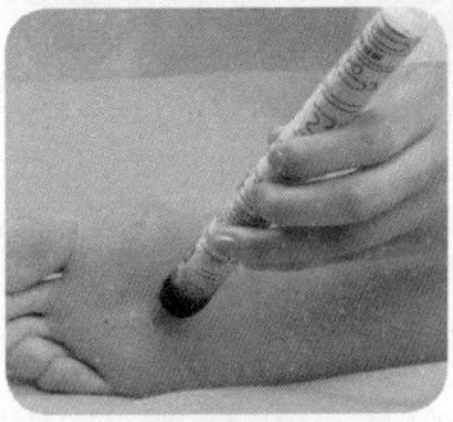

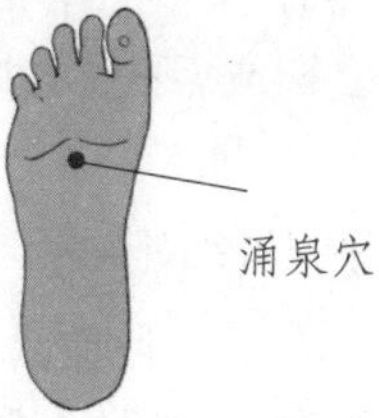

● 辨症施灸

症状 1：上肢瘫痪。

加灸 肩井穴

【定位取穴】该穴位于大椎穴与肩峰连线中点，肩部最高处。取穴时一般采用正坐、俯伏或者俯卧的姿势，此穴位于肩上，前直乳中，当大椎与肩峰端连线的中点，即乳头正上方与肩线交接处。

【功效】疏导水液。

【施灸方法】采用温和灸法。被施灸者俯卧，施灸者手执艾条以点燃的一端对准施灸部位，距离皮肤 1.5 ~ 3 厘米，以感到施灸处温热、舒适为度。

【施灸时间】每日灸 1 次，每次 10 ~ 20 分钟，15 次为 1 个疗程。初病时每日 1 灸，恢复期或后遗症期隔日灸 1 次。

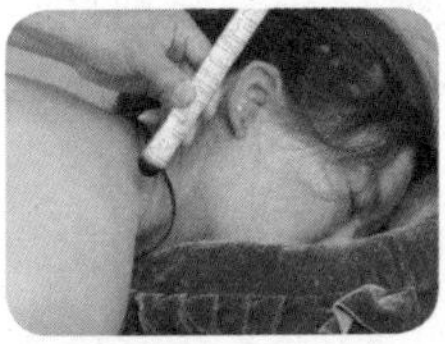

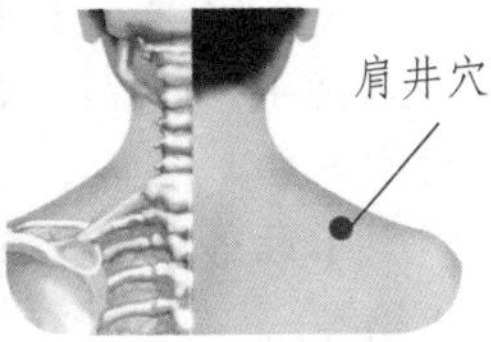

加灸 肩髎穴

【定位取穴】该穴位于肩部，肩髃后方，当肩关节外展时于肩峰后下方呈现凹陷处。上臂外展平举，肩关节部即可出现两个凹陷窝，后面一个凹陷窝即是本穴。

【功效】升清降浊。

【施灸方法】采用温和灸法。被施灸者俯卧，施灸者手执艾条以点燃的一端对准施灸部位，距离皮肤 1.5 ~ 3 厘米，以感到施灸处温热、舒适为度。

【施灸时间】每日灸 1 次，每次 10 ~ 20 分钟，15 次为 1 个疗程。初病时每日 1 灸，恢复期或后遗症期隔日灸 1 次。

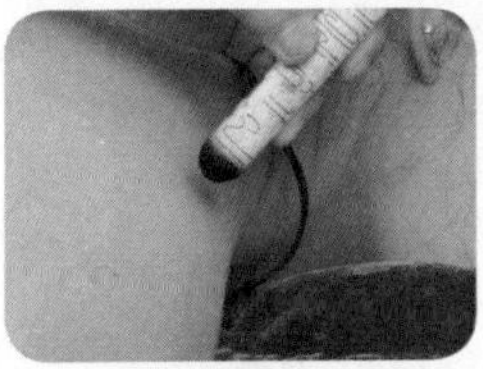

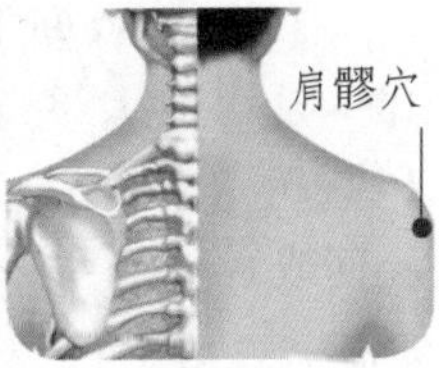

加灸 曲池穴

【定位取穴】该穴位于肘横纹外侧端，屈肘时当尺泽与肱骨外上髁连线中点。取穴时，仰掌屈肘成 45°，肘关节桡侧，肘横纹头为取穴部位。

【功效】清热去火。

【施灸方法】宜采用温和灸。施灸时，手执艾条以点燃的一端对准施灸部位，距离皮肤 1.5 ~ 3 厘米处施灸。

【施灸时间】每日灸 1 次，每次 10 ~ 20 分钟，灸至皮肤产生红晕为止，15 次为 1 个疗程。初病时每日 1 灸，恢复期或后遗症期隔日灸 1 次。

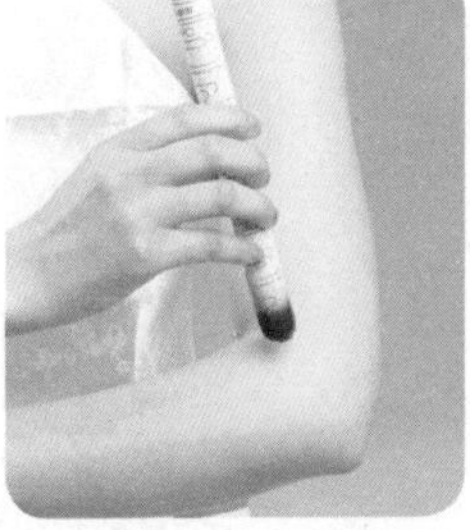

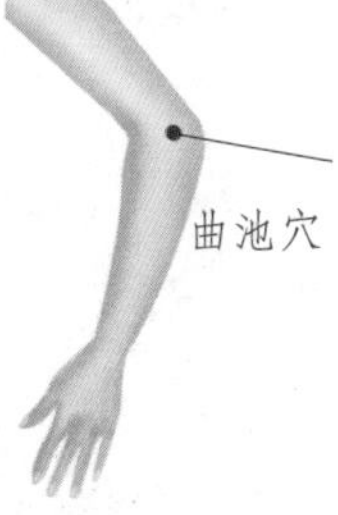

加灸 合谷穴

【定位取穴】 该穴位于第1、第2掌骨间，当第2掌骨桡侧的中点处。取穴时，以一手的拇指掌面指关节横纹，放在另一手的拇、食指的指蹼缘上，屈指当拇指尖尽处为取穴部位。

【功效】 祛风散寒。

【施灸方法】 宜采用温和灸。施灸时，手执艾条以点燃的一端对准施灸部位，距离皮肤1.5 ~ 3厘米，以感到施灸处温热、舒适为度。

【施灸时间】 每日灸1次，每次10 ~ 20分钟，灸至皮肤产生红晕为止，15次为1个疗程。初病时每日1灸，恢复期或后遗症期隔日灸1次。

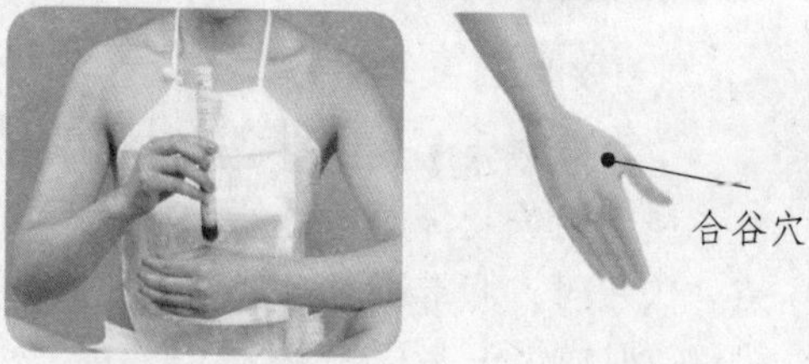

加灸 手三里穴

【定位取穴】 该穴位于前臂背面桡侧，当阳溪与曲池连线上，肘横纹下2寸。

【功效】 通经活络，清热明目，调理肠胃。

【施灸方法】 宜采用温和灸。施灸时，手执艾条以点燃的一端对准施灸部位，距离皮肤1.5 ~ 3厘米，以感到施灸处温热、舒适为度。

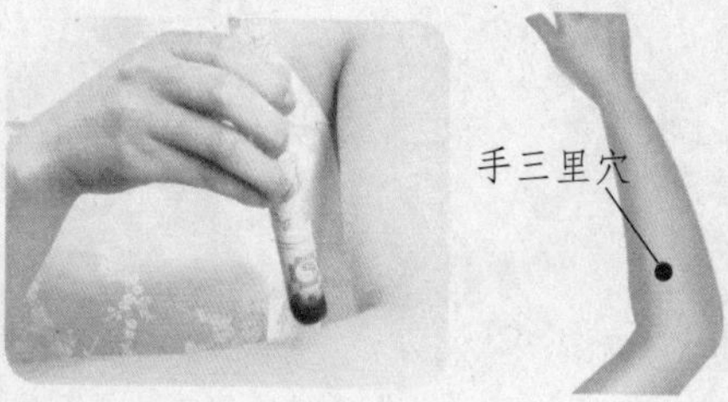

【施灸时间】 每日灸1次，每次10 ~ 20分钟，灸至皮肤产生红晕为止，15次为1个疗程。初病时每日1灸，恢复期或后遗症期隔日灸1次。

加灸 外关穴

【定位取穴】 该穴位于前臂背侧，当阳池与肘尖的连线上，腕背横纹上2寸，尺骨与桡骨之间。

【功效】 通络活血，补阳益气。

【施灸方法】 宜采用温和灸。施灸时，手执艾条以点燃的一端对准施灸部位，距离皮肤1.5 ~ 3厘米处施灸，以感到施灸处温热、舒适为度。

【施灸时间】 每日灸1次，每次10 ~ 20分钟，灸至皮肤产生红晕为止，15次为1个疗程。初病时每日1灸，恢复期或后遗症期隔日灸1次。

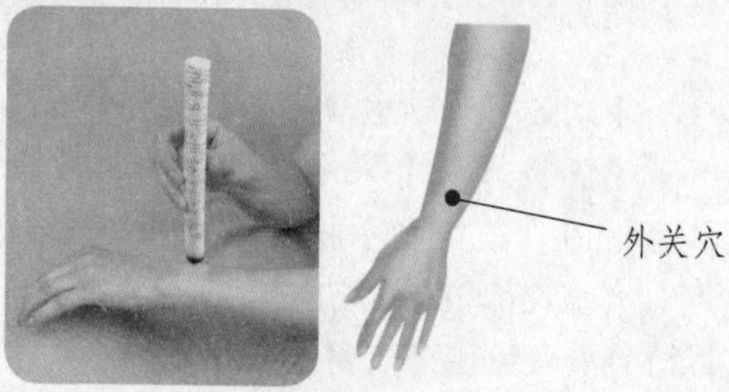

症状2：下肢瘫痪。

加灸 伏兔穴

【定位取穴】 该穴位于大腿前面，当髂前上棘与髌底外侧端的连线上，髌底上6寸。

【功效】 排渗脾土中水湿，固化脾土微粒。

【施灸方法】 宜采用温和灸。施灸时，手执艾条以点燃的一端对准施灸部位，距离皮肤1.5 ~ 3厘米处施灸，以感到施灸处温热、舒适为度。

【施灸时间】每日灸1次，每次10 ~ 20分钟，15次为1个疗程。初病时每日1灸，恢复期或后遗症期隔日灸1次。

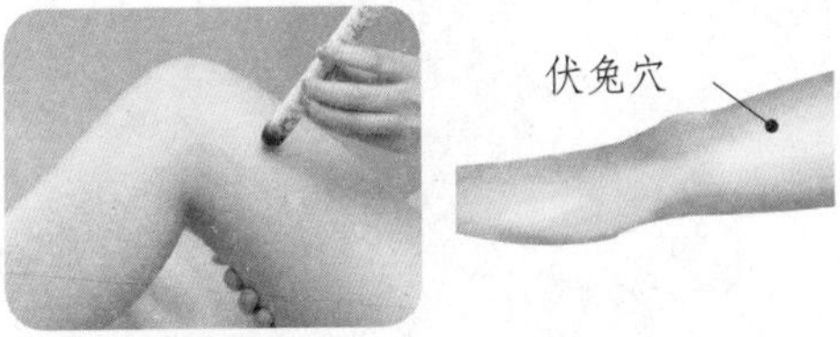

加灸 阳陵泉穴

【定位取穴】该穴位于小腿外侧，当腓骨头前下方凹陷处。取穴时，坐位，屈膝成90°，膝关节外下方，腓骨小头前缘与下缘交叉处的凹陷，为取穴部位。

【功效】降浊除湿。

【施灸方法】宜采用温和灸。施灸时，手执艾条以点燃的一端对准施灸部位，距离皮肤1.5 ~ 3厘米处施灸，以感到施灸处温热、舒适为度。

【施灸时间】每日灸1次，每次10 ~ 20分钟，15次为1个疗程。初病时每日1灸，恢复期或后遗症期隔日灸1次。

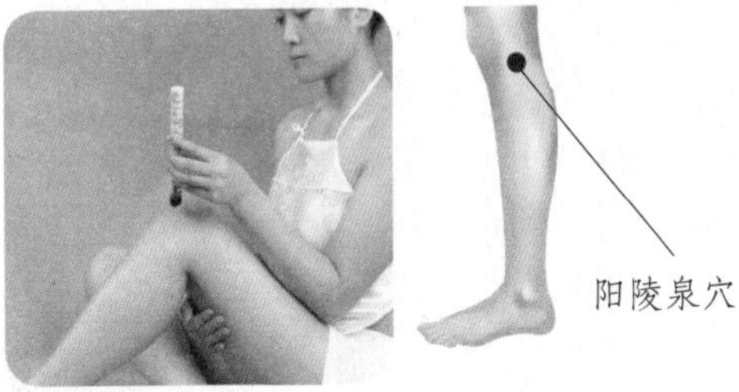

加灸 三阴交穴

【定位取穴】该穴位于小腿内侧，当足内踝尖上3寸，胫骨内侧缘后方。取穴时正坐屈膝成直角，以手4指并拢，小指下边缘紧靠内踝尖上，食指上缘所在水平线在胫骨后缘的交点，为取穴部位。

【功效】健脾胃，调肝肾。

【施灸方法】施灸时，取坐位，手执艾条以点燃的一端对准施灸部位，距离皮肤1.5 ~ 3厘米，以感到施灸处温热、舒适为度。

【施灸时间】每日灸1次，每次10 ~ 20分钟，15次为1个疗程。初病时每日1灸，恢复期或后遗症期隔日灸1次。

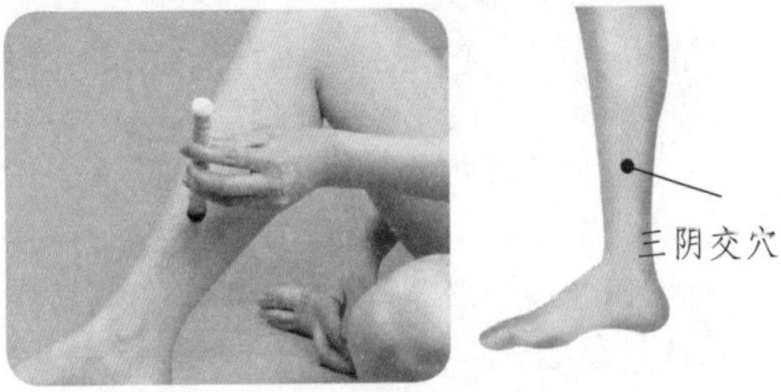

症状3：口眼歪斜。

加灸 下关穴

【定位取穴】该穴位于面部耳前方，当颧弓与下颌切迹所形成的凹陷中。取穴时，闭口，由耳屏向前摸有一高骨，其下方有一凹陷，若张口则该凹陷闭合和突起，此凹陷为取穴部位。

【功效】祛邪通络。

【施灸方法】宜采用温和灸。施灸时，被施灸者取坐位，施灸者手执艾条以点燃的一端对准施灸穴位上，距离皮肤1.5 ~ 3厘米，以感到施灸处温热、舒适为度。

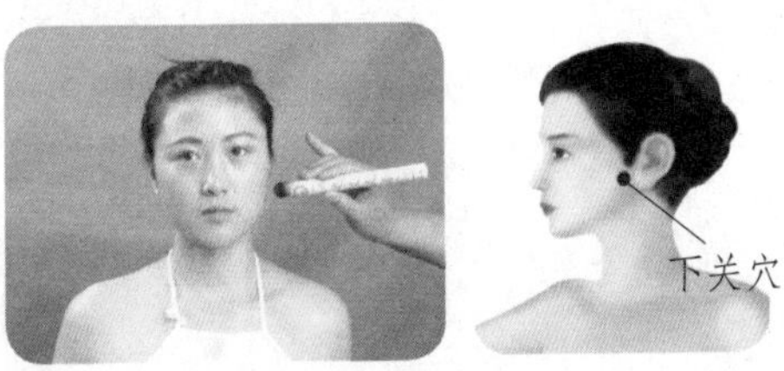

【施灸时间】每日灸1次，每次10～20分钟，15次为1个疗程。初病时每日1灸，恢复期或后遗症期隔日灸1次。

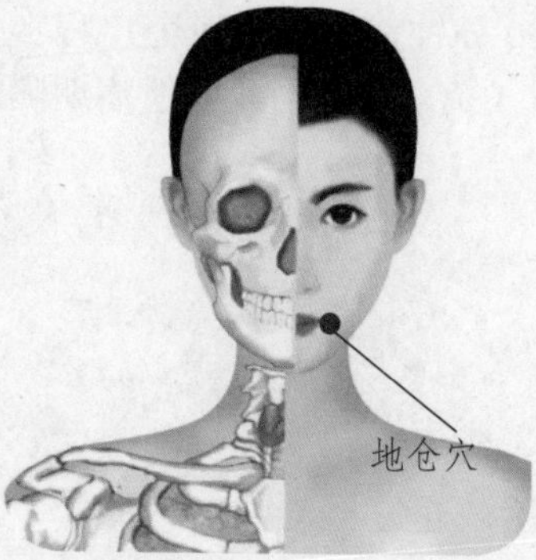

加灸 地仓穴

【定位取穴】该穴位于面部，口角外侧，上直对瞳孔。

【功效】祛邪通络。

【施灸方法】宜采用温和灸。施灸时，被施灸者取坐位，施灸者手执艾条以点燃的一端对准施灸穴位上，距离皮肤1.5～3厘米，以感到施灸处温热、舒适为度。

【施灸时间】每日灸1次，每次10～20分钟，15次为1个疗程。初病时每日1灸，恢复期或后遗症期隔日灸1次。

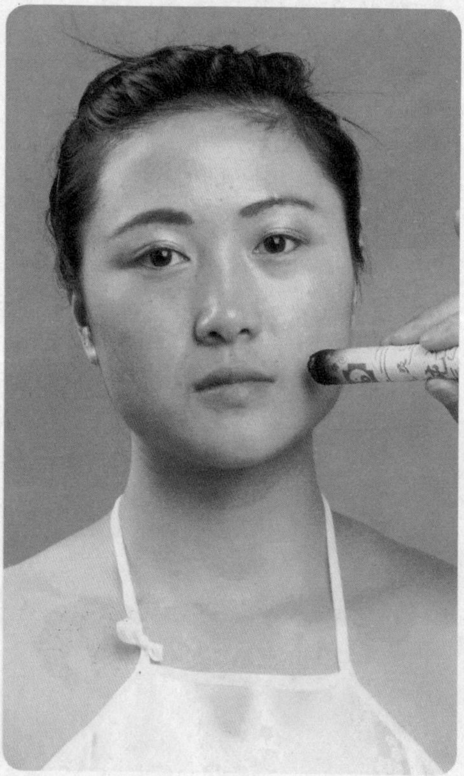

温馨小贴士

艾灸对偏瘫有很好的效果。中风（脑卒中）时需送医院及时抢救。防重于治，平时要保持心情愉快，不要过喜过惊，尽量做到恬淡虚无，泰然处之。饮食起居要有规律，避免或少食肥甘厚味及刺激性食物，宜戒烟酒，在气候急剧变化要注意调节，顺应自然，避免劳倦过度，严防跌仆，要定期体格检查。做到及时治疗，以减少本病的发生。若不幸中风，瘫痪肢体不能自主运动，必须做到勤翻身，经常保持衣服被罩干燥平整，受压皮肤发红时，要及时按摩，扑擦滑石粉及红花油，有言语障碍者，应耐心对病人进行发音训练。

慢性支气管炎

慢性支气管炎是由于感染或非感染因素引起气管、支气管黏膜及其周围组织的慢性非特异性炎症。其病理特点是支气管腺体增生、黏液分泌增多。临床出现有连续2年以上，每次持续3个月以上的咳嗽、咳痰或气喘等症状。早期症状轻微，多在冬季发作，春暖后缓解；晚期炎症加重，症状长年存在，不分季节。疾病进展又可并发阻塞性肺气肿、肺源性心脏病，严重影响人体健康。中医认为，本病为素体虚弱，外感六淫邪气，肺失宣降，痰饮内伏，气机不利所致。在相关穴位艾灸能宣肺止咳，化痰平喘。

● 一般施灸

灸 肺俞穴

【定位取穴】该穴位于背部，当第3胸椎棘突下，旁开1.5寸。

【功效】理气宁心、散发肺热、清肺止咳。

【施灸方法】采用回旋灸。施灸时，被施灸者俯卧，施灸者站或坐于一旁，手执艾条以点燃的一端对准施灸部位，距离皮肤1.5～3厘米，左右方向平行往复或反复旋转施灸。

【施灸时间】每日灸1次，每次灸10～15分钟，灸至皮肤产生红晕为止。

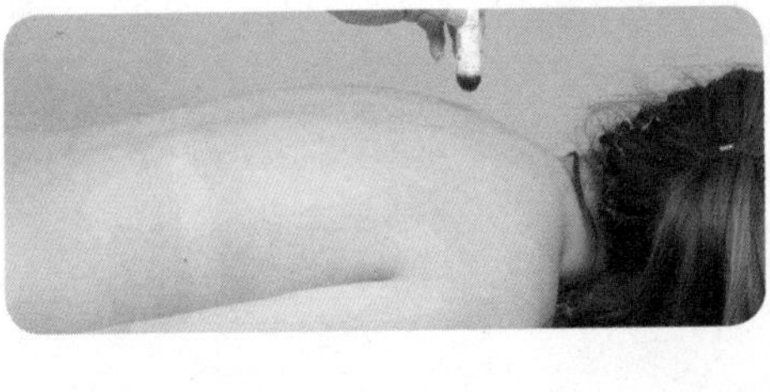

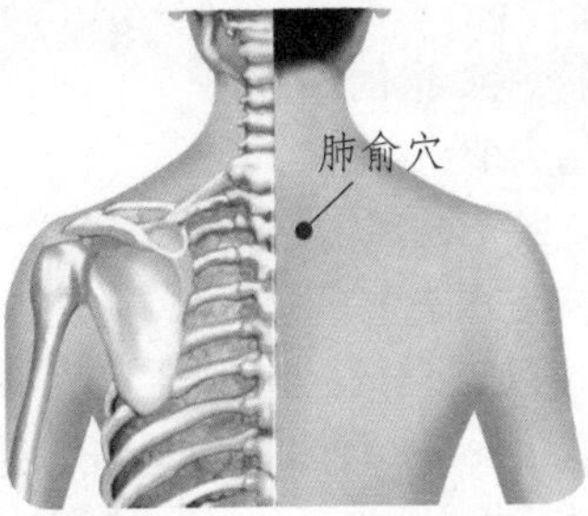

灸 定喘穴

【定位取穴】该穴位于背部，第7颈椎棘突下，旁开0.5寸。患者俯卧位或正坐低头，穴位于后正中线上，第7颈椎棘突下定大椎穴，旁开0.5寸处。

【功效】止咳平喘、通宣理肺。

【施灸方法】采用回旋灸。施灸时，被施灸者俯卧，施灸者站或坐于一旁，手执艾条以点燃的一端对准施灸部位，距离皮肤1.5～3厘米，左右方向平行往复或反复旋转施灸。

【施灸时间】每日灸1次，每次灸10～15分钟，灸至皮肤产生红晕为止。

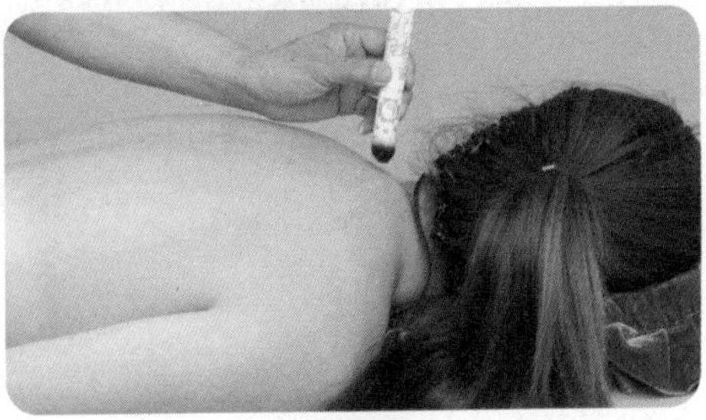

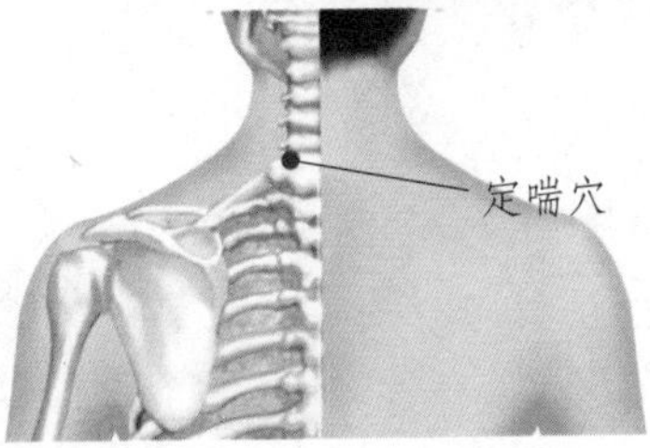

灸合谷穴

【定位取穴】该穴位于第1、第2掌骨间，当第2掌骨桡侧的中点处。取穴时，以一手的拇指掌面指关节横纹，放在另一手的拇、食指的指蹼缘上，屈指当拇指尖尽处为取穴部位。

【功效】祛风散寒、清热镇痛。

【施灸方法】宜采用温和灸。施灸时，手执艾条以点燃的一端对准施灸部位，距离皮肤1.5 ~ 3厘米，以感到施灸处温热、舒适为度。

【施灸时间】每日灸1次，每次灸10 ~ 20分钟，一般每周灸3 ~ 4次。

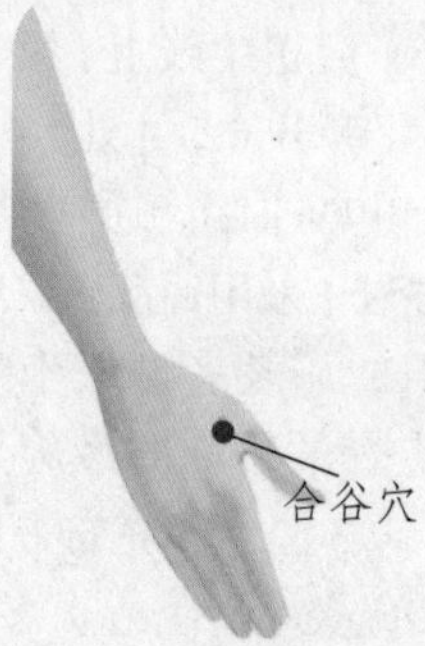

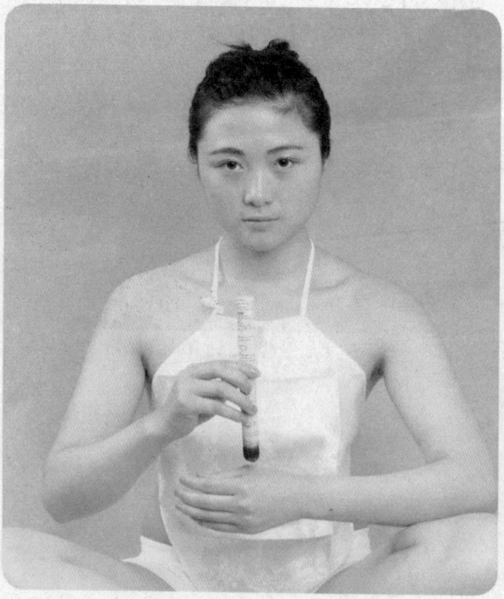

灸足三里穴

【定位取穴】该穴位于外膝眼下3寸，距胫骨前嵴1横指，当胫骨前肌上。取穴时，由外膝眼向下量4横指，在腓骨与胫骨之间，由胫骨旁量1横指，该处即是。

【功效】调理肠胃，宽肠通便。

【施灸方法】宜采用温和灸。取坐位，点燃艾条对准施灸部位，距离皮肤1.5 ~ 3厘米，以感到施灸处温热、舒适为度，灸至皮肤产生红晕为止。

【施灸时间】隔日灸1次，每次灸3 ~ 15分钟。最好在每晚临睡前灸。

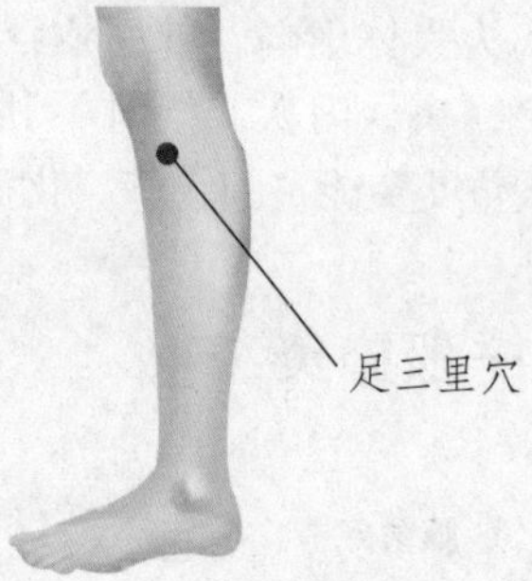

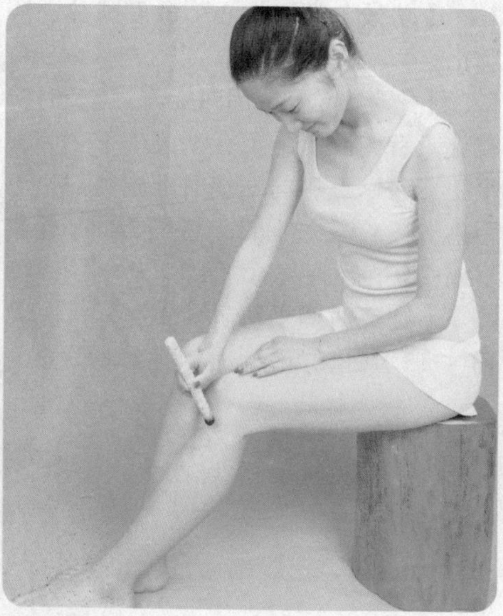

急性结膜炎

急性结膜炎是以结膜充血，有分泌物，且有较强传染性的一种急性眼病。我国传统中医称为“赤眼”，俗称“红眼病”。好发于春夏季节，其时气温较高，病菌容易繁殖。患了红眼病，患眼会出现红赤涩痒，有异物感和烧灼感，怕热畏光，眼睑肿胀，黏液性或脓性分泌物黏着睑缘及睫毛，使睑裂封闭。本病可见一只眼睛先发病也可以是两只眼睛同时发病，可伴有发热、咽痛、流鼻涕等全身症状。中医认为外感风热邪毒，客于肺经，上攻于目即可发为此病。艾灸相关穴位能疏风、清热、泻火，从而治疗此病。

● 一般施灸

灸合谷穴

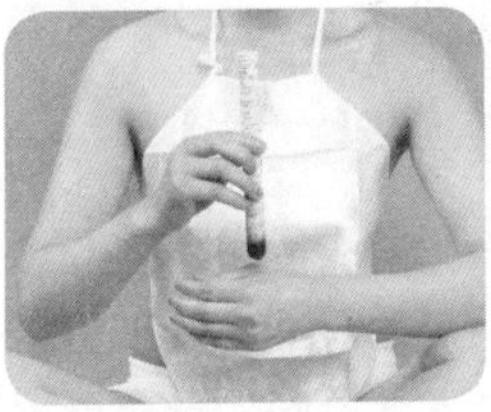

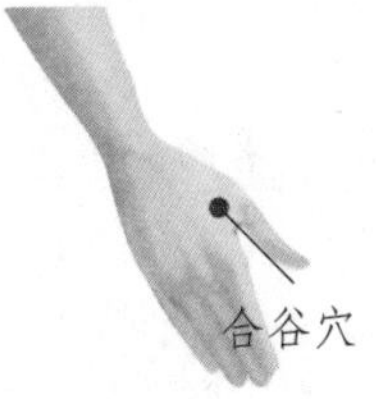

【定位取穴】该穴位于第1、第2掌骨间，当第2掌骨桡侧的中点处。取穴时，以一手的拇指掌面指关节横纹，放在另一手的拇、食指的指蹼缘上，屈指当拇指尖尽处为取穴部位。

【功效】通经活血、清热镇痛。

【施灸方法】宜采用温和灸。施灸时，手执艾条以点燃的一端对准施灸部位，距离皮肤1.5～3厘米，以感到施灸处温热、舒适为度。

【施灸时间】每日灸1次，每次灸5～15分钟。

灸风池穴

【定位取穴】该穴位于项部，在枕骨之下，与风府穴相平，胸锁乳突肌与斜方肌上端之间的凹陷处。（或当后头骨下，两条大筋外缘陷窝中，相当于耳垂齐平。）

【功效】通经活络、止痛。

【施灸方法】宜采用温和灸。施灸时，被施灸者取坐位，施灸者手执艾条以点燃的一端对准施灸穴位上，距离皮肤1.5～3厘米，以感到施灸处温热、舒适为度。

【施灸时间】每日灸1次，每次灸5～15分钟。

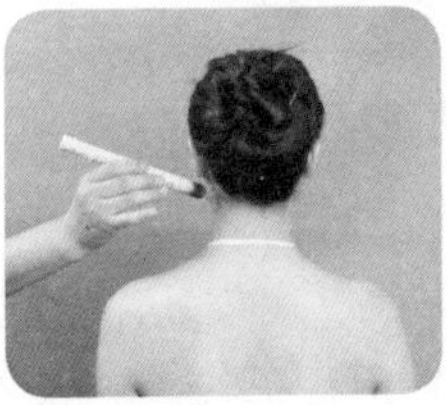

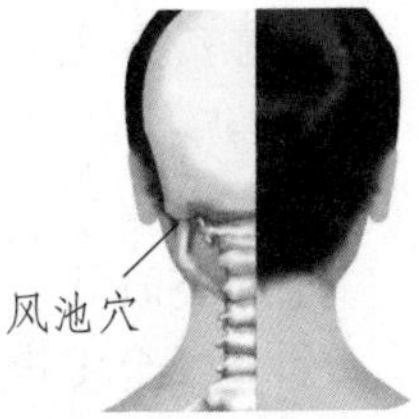

灸太阳穴

【定位取穴】该穴位于耳郭前面，前额两侧，外眼角延长线的上方，由眉梢到耳朵之间大约1/3的地方，用手触摸最凹陷处就是太阳穴。

【功效】止痛醒脑、振奋精神。

【施灸方法】宜采用温和灸。施灸时，被施灸者取坐位，施灸者手执艾条以点燃的一端对准施灸穴位上，距离皮肤1.5～3厘米，以感到施灸处温热、舒适为度。

【施灸时间】每日灸 1 次，每次灸 5 ~ 15 分钟。

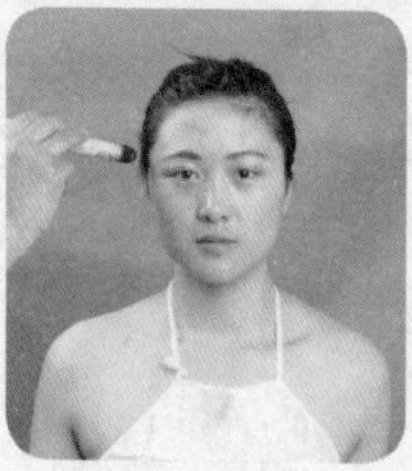

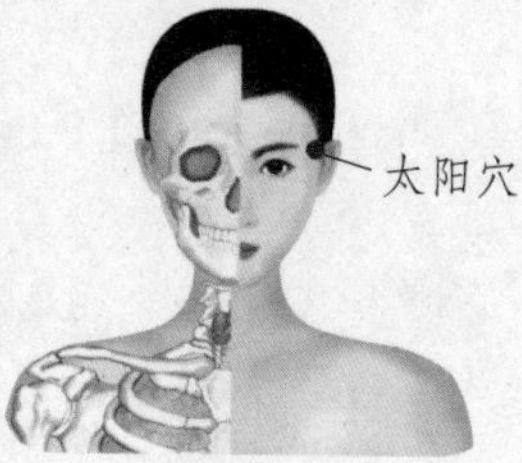

● 辨症施灸

症状 1：头和眼睛痛。

加灸 太冲穴

【定位取穴】该穴位于足背侧，第 1、2 趾跖骨连接部位中。取穴时，可采用正坐或仰卧的姿势，以手指沿拇趾、次趾夹缝向上移压，压至能感觉到动脉映手，即是太冲穴。

【功效】行气解郁。

【施灸方法】手执艾条，以点燃的一端对准施灸部位，距离皮肤 1.5 ~ 3 厘米施灸。

【施灸时间】每日灸 1 次，每次灸 20 分钟，灸至皮肤产生红晕为止。

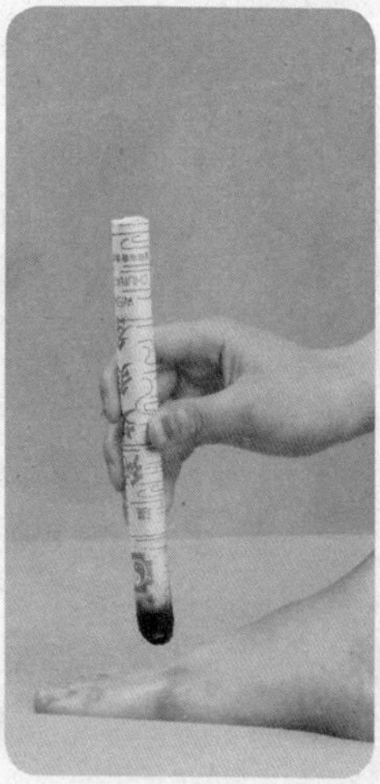

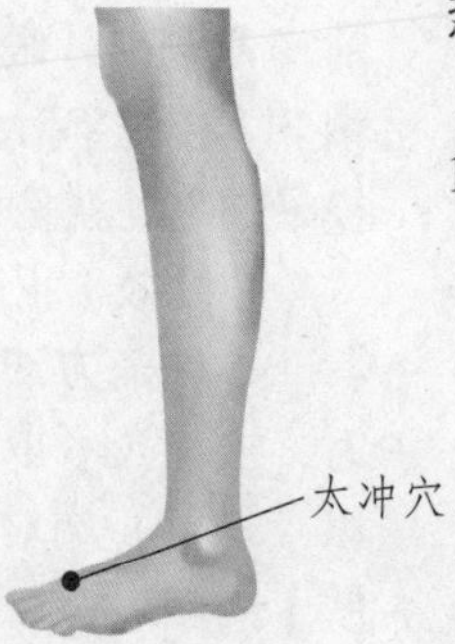

症状 2：眼睛发红、头痛。

加灸 液门穴

【定位取穴】该穴位于手背部，第 4、5 指间赤白肉际处。微握拳，掌心向下，于第 4、5 指间缝纹端，即赤白肉际处取穴。

【功效】清头目，利三焦，通络止痛。

【施灸方法】手执艾条，以点燃的一端对准施灸部位，距离皮肤 1.5 ~ 3 厘米施灸，以感到施灸处温热、舒适为度。

【施灸时间】每日灸 1 次，每次灸 20 分钟，灸至皮肤产生红晕为止。

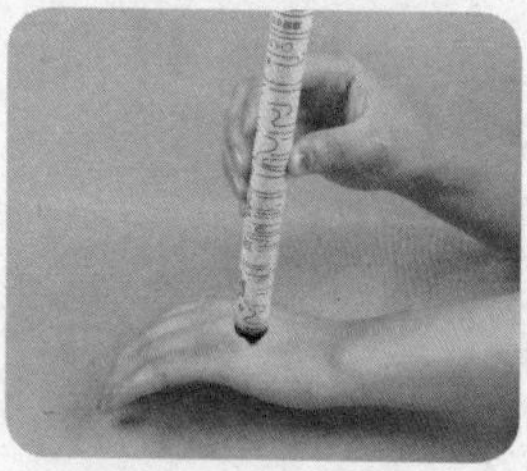

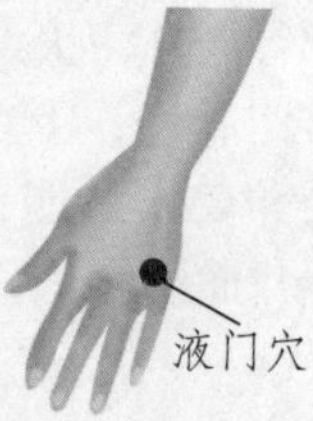

加灸 支沟穴

【定位取穴】该穴位于前臂背侧，当阳池与肘尖的连线上，腕背横纹上 3 寸，尺骨与桡骨之间。

【功效】清热通便。

【施灸方法】采用温和灸法。施灸时，取坐位，手执点燃的艾条对准施灸部位，距离皮肤 1.5 ~ 3 厘米，以感到施灸处温热、舒适为度。

【施灸时间】每日灸 1 次，每次灸 10 ~ 20 分钟。

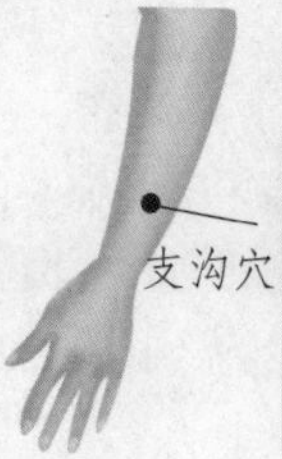

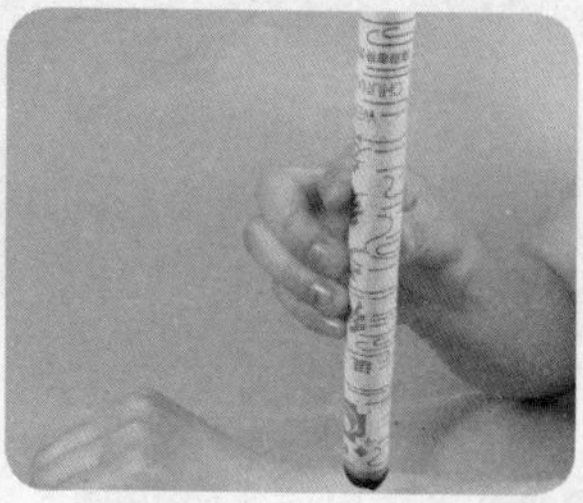

角膜炎

角膜炎是指因角膜外伤，细菌及病毒侵入角膜引起的炎症，分溃疡性角膜炎(又名角膜溃疡)、非溃疡性角膜炎(即深层角膜炎)两类。溃疡性角膜炎绝大部分为外来因素所致，即感染性致病因子由外侵入角膜上皮细胞层而发生的炎症。非溃疡性角膜炎是指角膜实质内的弥漫性炎症。它多半是一种抗原抗体反应的表现，如先天性梅毒性角膜实质炎，但也可见于结核、病毒和某些霉菌的感染。

● 一般施灸

灸丝竹空穴

【定位取穴】该穴位于面部，眉梢凹陷处。正坐或侧伏位，于额骨颧突外缘，眉梢外侧凹陷处取穴。

【功效】降浊除湿、疏风清热、养目安神。

【施灸方法】采用温和灸法。施灸时，取坐位，施灸者手执点燃的艾条对准施灸部位，距离皮肤 1.5 ~ 3 厘米，以感到施灸处温热、舒适为度。

【施灸时间】每日灸 1 次，每次灸 5 ~ 15 分钟，一般 10 天为一疗程。

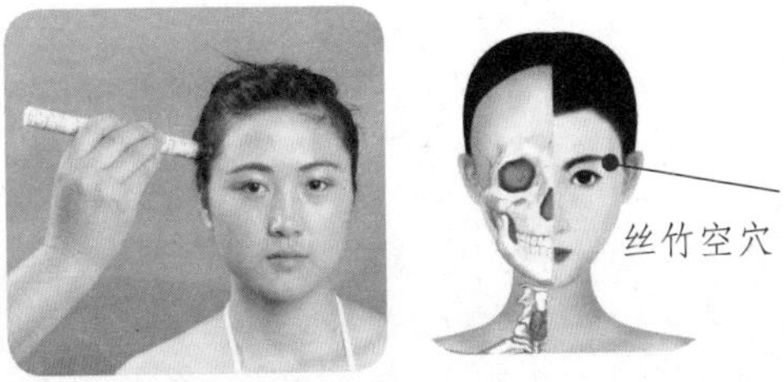

灸印堂穴

【定位取穴】该穴位于前额部，当两眉头连线的中点处。取穴位时，患者可以采用正坐或仰靠、仰卧姿势，两眉头连线中点即是。

【功效】清头明目，通鼻开窍。

【施灸方法】采用温和灸法。施灸时，取坐位，施灸者手执点燃的艾条对准施灸部位，距离皮肤 1.5 ~ 3 厘米，以感到施灸处温热、舒适为度。

【施灸时间】每日灸 1 次，每次灸 5 ~ 15 分钟，一般 10 天为一疗程。

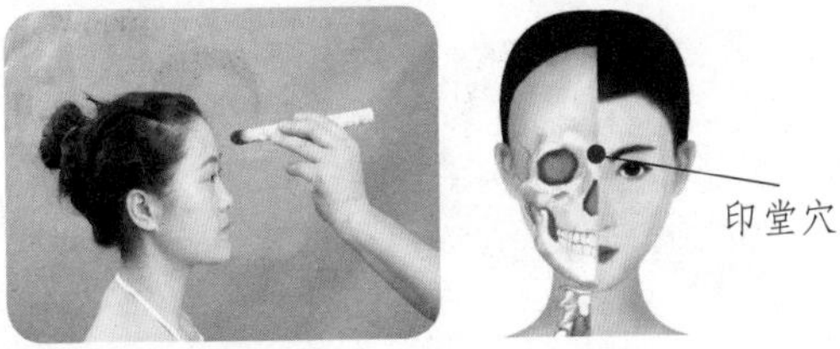

灸风池穴

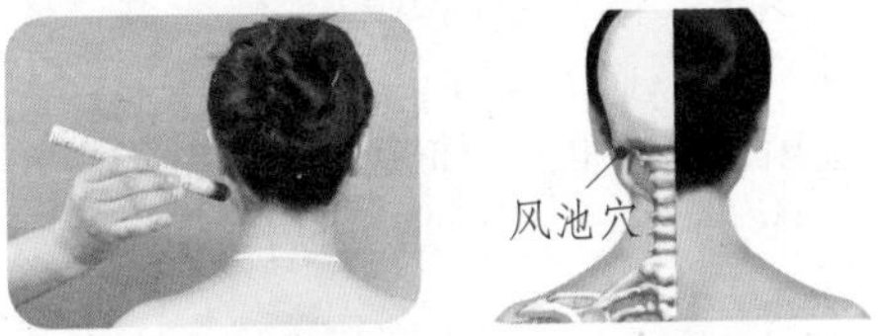

【定位取穴】该穴位于项部，在枕骨之下，与风府穴相平，胸锁乳突肌与斜方肌上端之间的凹陷处。（或当后头骨下，两条大筋外缘陷窝中，相当于耳垂齐平。）

【功效】通经活络、止痛。

【施灸方法】宜采用温和灸。施灸时，被施灸者取坐位，施灸者手执艾条以点燃的一端对准施灸穴位上，距离皮肤 1.5 ~ 3 厘米，以感到施灸处温热、舒适为度。

【**施灸时间**】每日灸 1 次，每次灸 5 ~ 15 分钟。

灸太阳穴

【**定位取穴**】该穴位于耳郭前面，前额两侧，外眼角延长线的上方，由眉梢到耳朵之间大约 1/3 的地方，用手触摸最凹陷处就是太阳穴。

【**功效**】止痛醒脑、振奋精神。

【**施灸方法**】宜采用温和灸。施灸时，被施灸者取坐位，施灸者手执艾条以点燃的一端对准施灸穴位上，距离皮肤 1.5 ~ 3 厘米，以感到施灸处温热、舒适为度。

【**施灸时间**】每日灸 1 次，每次灸 20 分钟，每周 3 ~ 4 次。

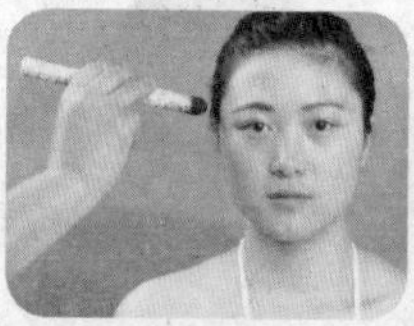

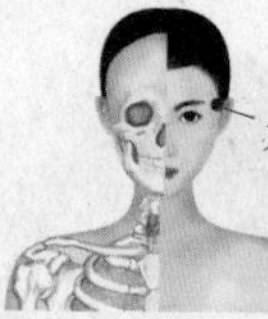

灸阳白穴

【**定位取穴**】该穴位于前额部，当瞳孔直上，眉上 1 寸处。取穴时患者一般采用正坐或仰靠、仰卧的姿势，阳白穴位于面部，瞳孔直上方，离眉毛上缘约 2 厘米处。

【**功效**】生气壮阳。

【**施灸方法**】宜采用温和灸。施灸时，被施灸者取坐位，施灸者手执艾条以点燃的一端对准施灸穴位上，距离皮肤 1.5 ~ 3 厘米，以感到施灸处温热、舒适为度。

【**施灸时间**】每日灸 1 次，每次灸 20 分钟，每周 3 ~ 4 次。

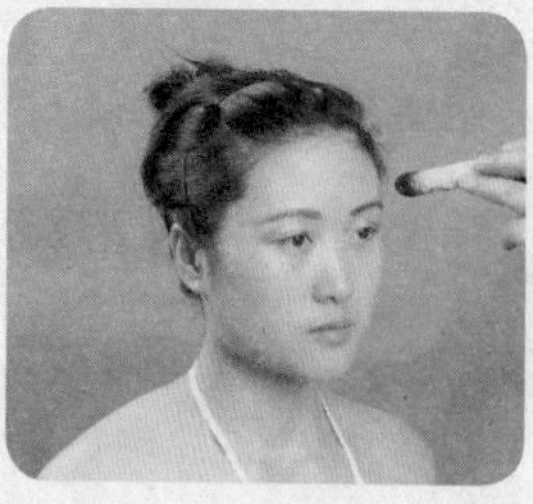

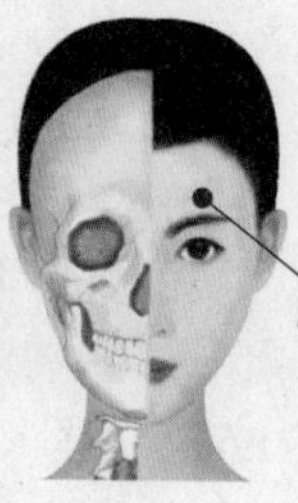

灸合谷穴

【**定位取穴**】该穴位于第 1、第 2 掌骨间，当第 2 掌骨桡侧的中点处。取穴时，以一手的拇指掌面指关节横纹，放在另一手的拇、食指的指蹼缘上，屈指当拇指尖尽处为取穴部位。

【**功效**】镇静止痛，通经活络，清热解表。

【**施灸方法**】宜采用温和灸。施灸时，手执艾条以点燃的一端对准施灸部位，距离皮肤 1.5 ~ 3 厘米，以感到施灸处温热、舒适为度。

【**施灸时间**】每日灸 1 次，每次灸 10 ~ 20 分钟，每周 3 ~ 4 次。

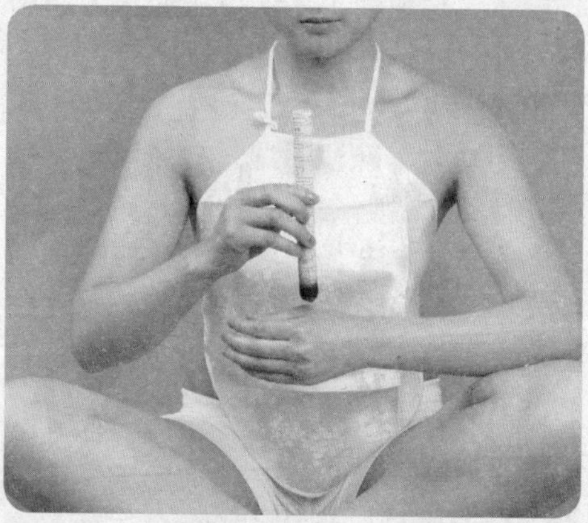

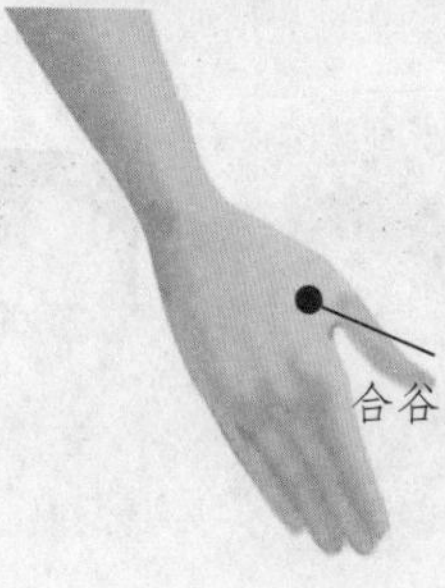

辨症施灸

症状：气虚。

加灸 太冲穴

【定位取穴】该穴位于足背侧，第1、2趾跖骨连接部位中。取穴时，可采用正坐或仰卧的姿势，以手指沿拇趾、次趾夹缝向上移压，压至能感觉到动脉映手，即是太冲穴。

【功效】行气解郁。

【施灸方法】手执艾条，以点燃的一端对准施灸部位，距离皮肤1.5～3厘米施灸。

【施灸时间】每日灸1次，每次灸20分钟，灸至皮肤产生红晕为止。

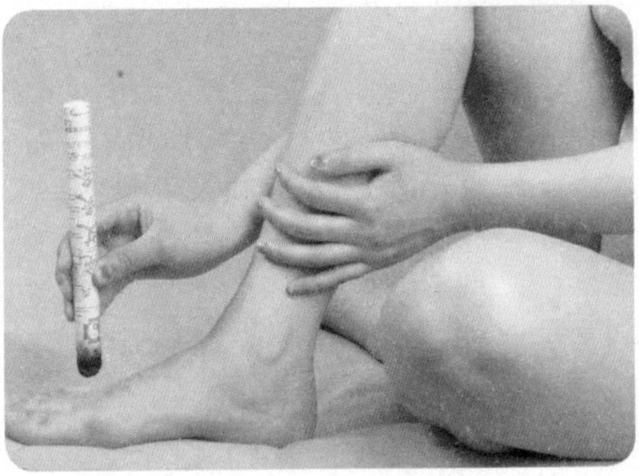

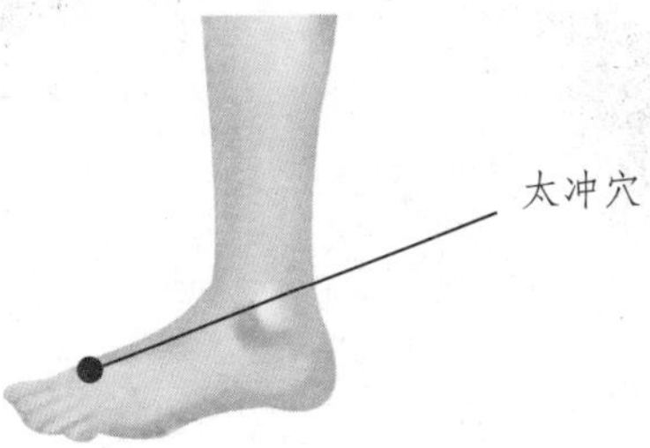

温馨小贴士

角膜很重要，是双眼的"保护伞"，并决定着视觉的清晰度。一旦它的健康出现问题，视力就会随之减弱。由此可见，我们真的需要时刻关注眼角膜的"感受"，并随时为"它"补充营养，让眼角膜保持最佳状态，帮你收获更多的美景，让你眼亮心明。预防角膜炎的措施具体如下：

1. 注意眼部卫生，不用脏手或脏手绢擦眼，预防沙眼及红眼病。

2. 眼睛进了沙子，不能用手揉眼，特别是角膜异物，应到医院请眼科医生取出，以防止角膜擦伤及细菌感染。角膜异物取出后，常有角膜上皮损伤，应当用抗生素眼药水3日以上。如损伤范围大，涂眼药水后应加盖眼垫，每日到医院检查，以防止感染。

3. 患有结膜炎、沙眼、睑内翻倒睫，应及时治疗。

4. 凡在感冒、发热时，眼部出现刺激症状，如怕光、流泪、疼痛、睁不开眼等，应到医院检查，注意有无早期角膜炎改变。

5. 平时注意锻炼身体，增强体质，避免感冒及其他发热性疾病。

过敏性鼻炎

鼻炎指的是鼻腔黏膜和黏膜下组织的炎症。表现为充血或水肿，患者经常会出现鼻塞、流清水涕、鼻痒、喉部不适、咳嗽等症状。鼻腔分泌的稀薄液体样物质称为鼻涕或者鼻腔分泌物，其作用是帮助清除灰尘、细菌以保持肺部的健康。通常情况下，混合细菌和灰尘后的鼻涕吸至咽喉并最终进入胃内，因其分泌量很少，一般不会引起人们的注意。当鼻内出现炎症时，鼻腔内可以分泌大量的鼻涕，并可以因感染而变成黄色，流经咽喉时可以引起咳嗽，鼻涕量十分多时还可以经前鼻孔流出。中医认为，引起过敏性鼻炎的原因有内外之分。内因主要是病人的脏腑功能失调，肺、脾、肾等脏器出现虚损。在此基础上，如果再加上感受风寒、邪气侵袭等外在因素就会发病。可采用艾灸疗法，通过悬灸鼻部、面部，以及耳部等有关穴位，改善鼻、面部、鼻甲部的血液循环，恢复鼻腔组织的生理功能。

● 一般施灸

灸迎香穴

【定位取穴】该穴位于面部，鼻翼外缘中点旁，当鼻唇沟中。取穴时一般采用正坐或仰卧姿势，眼睛正视，在鼻孔两旁五分的笑纹（微笑时鼻旁八字形的纹线）中取穴。

【功效】祛风通窍，理气止痛。

【施灸方法】采用温和灸法。施灸时，被施灸者取坐位，施灸者手执点燃的艾条对准施灸部位，距离皮肤 1.5 ～ 3 厘米，以感到施灸处温热、舒适为度。

【施灸时间】每日灸 1 次，每次灸 10 ～ 20 分钟，灸至皮肤产生红晕为止。

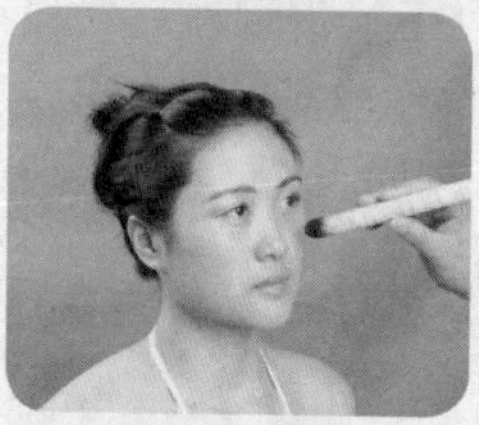

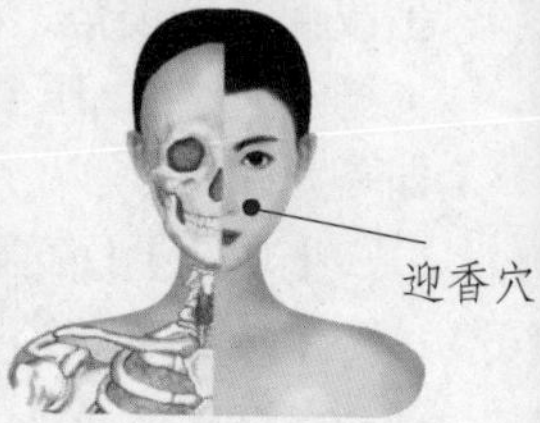

灸印堂穴

【定位取穴】该穴位于前额部，当两眉头连线的中点处。取穴位时，患者可以采用正坐或仰靠、仰卧姿势，两眉头连线中点即是。

【功效】清头明目，通鼻开窍。

【施灸方法】采用温和灸法。施灸时，取坐位，施灸者手执点燃的艾条对准施灸部位，距离皮肤 1.5 ～ 3 厘米，以感到施灸处温热、舒适为度。

【施灸时间】每日灸 1 次，每次灸 5 ～ 15 分钟，灸至皮肤产生红晕为止。

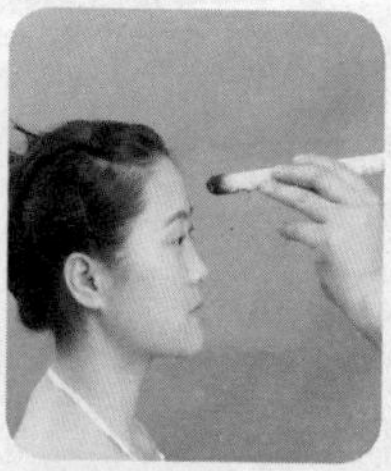

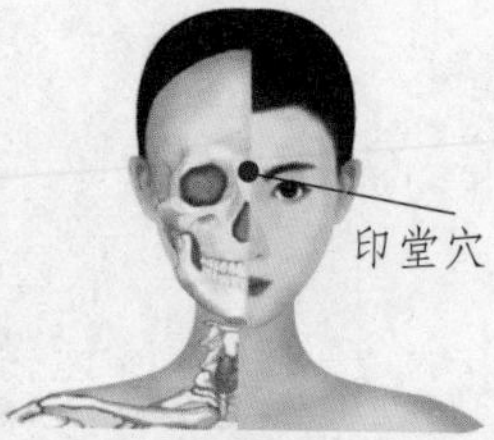

灸风池穴

【定位取穴】该穴位于项部，在枕骨之下，与风府穴相平，胸锁乳突肌与斜方肌上端之间的凹陷处。或当后头骨下，两条大筋外缘陷窝中，相当于耳垂齐平。

【功效】通经止痛。

【施灸方法】宜采用温和灸。施灸时，被施灸者取坐位，施灸者手执艾条以点燃的一端对准施灸穴位上，距离皮肤 1.5 ~ 3 厘米，以感到施灸处温热、舒适为度。

【施灸时间】每日灸 1 次，每次灸 5 ~ 15 分钟，灸至皮肤产生红晕为止。

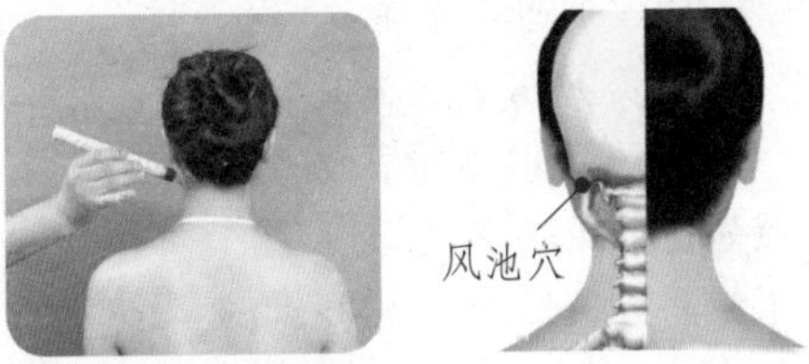

灸足三里穴

【定位取穴】该穴位于外膝眼下 3 寸，距胫骨前嵴 1 横指，当胫骨前肌上。取穴时，由外膝眼向下量 4 横指，在腓骨与胫骨之间，由胫骨旁量 1 横指，该处即是。

【功效】调节机体免疫力、增强抗病能力、扶正祛邪。

【施灸方法】采用温和灸法。取坐位，点燃艾条对准施灸部位，距离皮肤 1.5 ~ 3 厘米，以感到施灸处温热、舒适为度，灸至皮肤产生红晕为止。

【施灸时间】日灸 1 次，每次灸 20 分钟。最好在每晚临睡前灸。

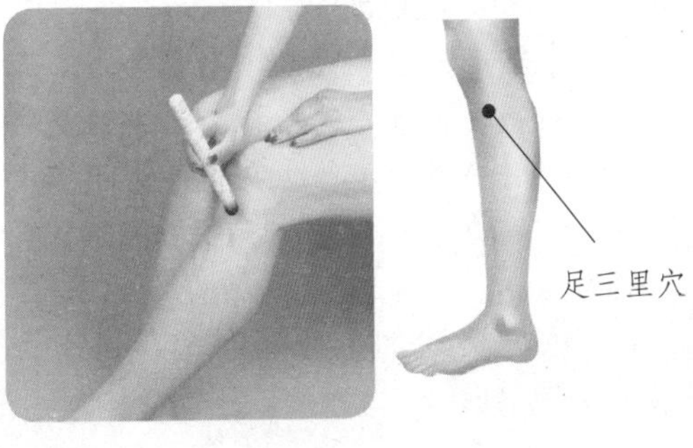

灸口禾髎穴

【定位取穴】该穴位于上唇部，鼻孔外缘直下，平水沟穴。

【功效】祛风清热，开窍。

【施灸方法】采用温和灸法，施灸时，被施灸者取坐位，施灸者手执点燃的艾条对准施灸部位，距离皮肤 1.5 ~ 3 厘米，以感到施灸处温热、舒适为度。

【施灸时间】每日灸 1 次，每次灸 10 ~ 20 分钟，灸至皮肤产生红晕为止。

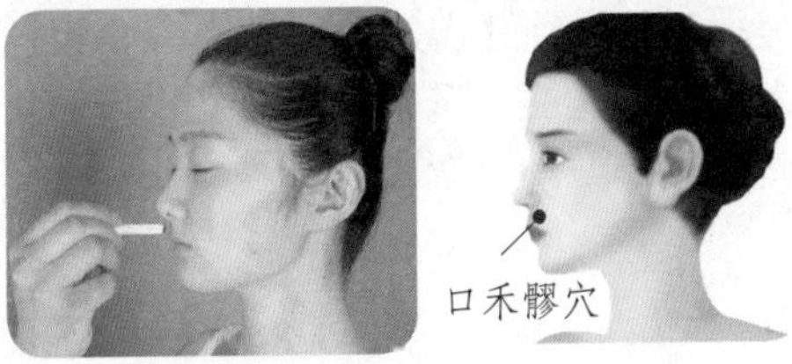

灸合谷穴

【定位取穴】该穴位于第 1、第 2 掌骨间，当第 2 掌骨桡侧的中点处。取穴时，以一手的拇指掌面指关节横纹，放在另一手的拇、食指的指蹼缘上，屈指当拇指尖尽处为取穴部位。

【功效】镇静止痛，通经活络，清热解表。

【施灸方法】宜采用温和灸。施灸时，手执艾条以点燃的一端对准施灸部位，距离皮肤 1.5 ~ 3 厘米，以感到施灸处温热、舒适为度。

【施灸时间】每日灸 1 ~ 2 次，每次灸 10 ~ 20 分钟，6 次为 1 个疗程。

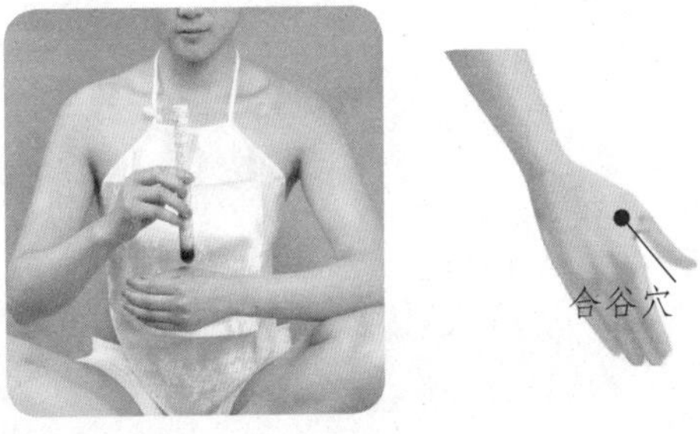

牙痛

俗话说“牙痛不是病，痛起来要人命”。牙痛，是口腔科牙齿疾病最常见的症状之一，其表现为牙龈红肿、遇冷热刺激痛、面颊部肿胀等。牙痛大多由牙龈炎、牙周炎、蛀牙或折裂牙而导致牙髓（牙神经）感染所引起的。中医认为牙痛是由于外感风邪、胃火炽盛、肾虚火旺、虫蚀牙齿等原因所致。在相应穴位艾灸能够祛风泻火，通络止痛，从而改善症状。

● 一般施灸

灸合谷穴

【定位取穴】该穴位于第1、第2掌骨间，当第2掌骨桡侧的中点处。取穴时，以一手的拇指掌面指关节横纹，放在另一手的拇、食指的指蹼缘上，屈指当拇指尖尽处为取穴部位。

【功效】镇静止痛，通经活络，清热解表。

【施灸方法】宜采用温和灸。施灸时，手执艾条以点燃的一端对准施灸部位，距离皮肤1.5～3厘米，以感到施灸处温热、舒适为度。

【施灸时间】牙痛时灸，每次灸10～20分钟。

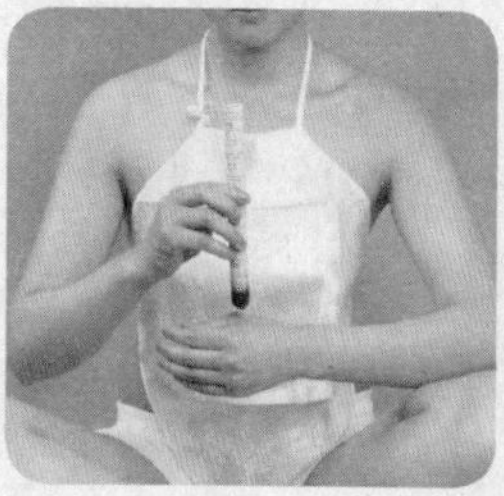

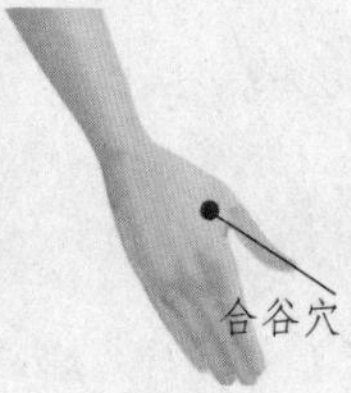

灸风池穴

【定位取穴】该穴位于项部，在枕骨之下，与风府穴相平，胸锁乳突肌与斜方肌上端之间的凹陷处。或当后头骨下，两条大筋外缘陷窝中，相当于耳垂齐平。

【功效】通经止痛。

【施灸方法】宜采用温和灸。施灸时，被施灸者取坐位，施灸者手执艾条以点燃的一端对准施灸穴位上，距离皮肤1.5～3厘米，以感到施灸处温热、舒适为度。

【施灸时间】牙痛时灸，每次灸5～15分钟，灸至皮肤产生红晕为止。

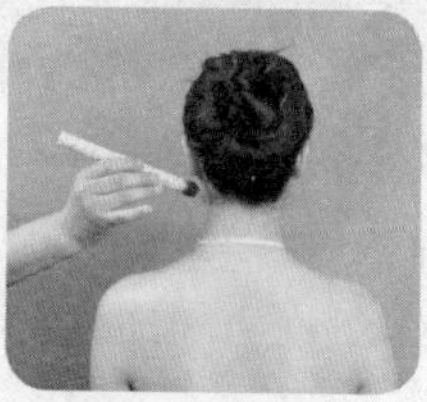

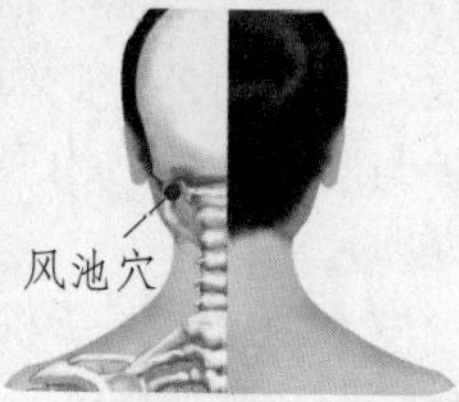

灸颊车穴

【定位取穴】该穴位于头部侧面下颌骨边角上，向鼻子斜方向约1厘米处的凹陷中。取该穴道时一般让患者采用正坐或仰卧、仰靠姿势，以方便实施者准确的找寻穴道。

【功效】通经止痛。

【施灸方法】宜采用温和灸。施灸时，被施灸者取坐位，施灸者手执艾条以点燃的一端对准施灸穴位上，距离皮肤1.5～3厘米，以感到施灸处温热、舒适为度。

【施灸时间】牙痛时灸，每次灸10～20分钟。

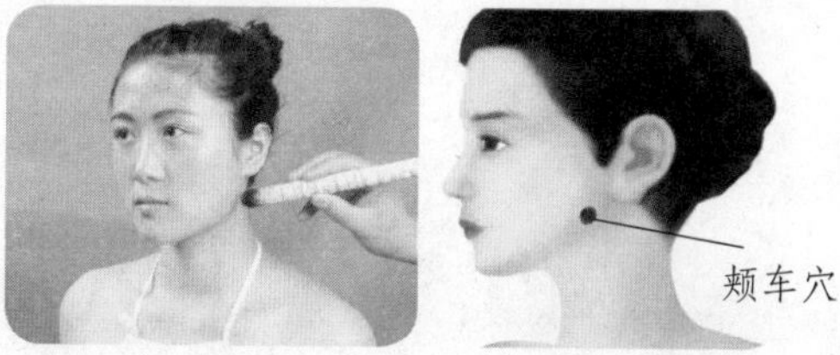

灸下关穴

【定位取穴】该穴位于面部耳前方，当颧弓与下颌切迹所形成的凹陷中。取穴时，闭口，由耳屏向前摸有一高骨，其下方有一凹陷，若张口则该凹陷闭合和突起，此凹陷为取穴部位。

【功效】活络止痛。

【施灸方法】宜采用温和灸。施灸时，被施灸者取坐位，施灸者手执艾条以点燃的一端对准施灸穴位上，距离皮肤 1.5 ~ 3 厘米，以感到施灸处温热、舒适为度。

【施灸时间】牙痛时灸，每次灸 10 ~ 20 分钟。

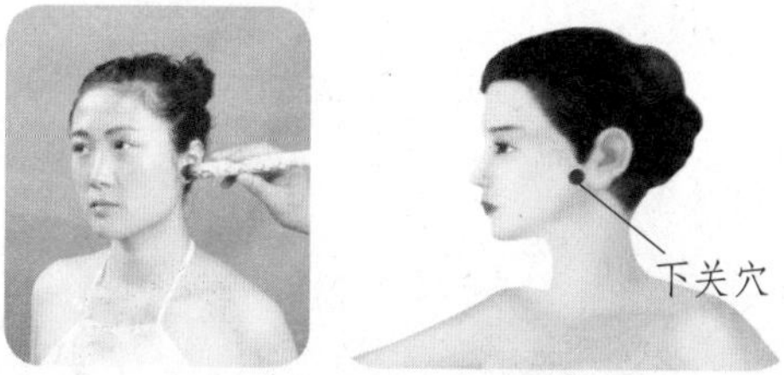

灸内庭穴

【定位取穴】该穴位于足背，当第 2、第 3 趾间，趾蹼缘后方赤白肉际处。取穴时，可采用正坐或仰卧，跷足的姿势，在第 2 趾根部，脚趾弯曲时趾尖碰到处，第 2 趾根下约 3 厘米处。

【功效】镇静安神。

【施灸方法】手执艾条以点燃的一端对准施灸穴位上，距离皮肤 1.5 ~ 3 厘米，以感到施灸处温热、舒适为度。

【施灸时间】牙痛时灸，每次灸 10 ~ 20 分钟。

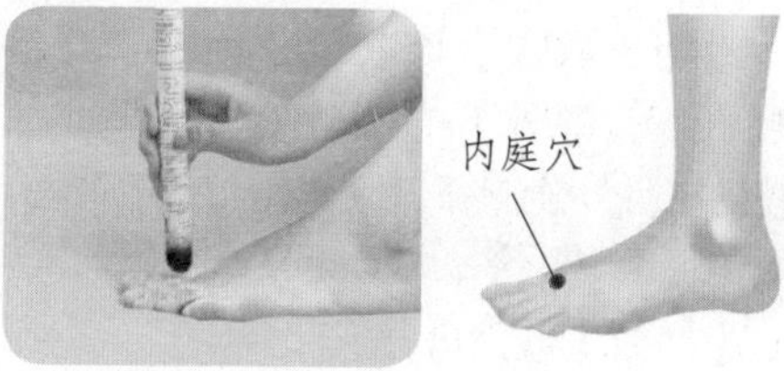

辨症施灸

症状 1：上前牙痛。

加灸四白穴

【定位取穴】该穴位于面部，双眼平视时，瞳孔正中央下约 2 厘米处（或瞳孔直下，当眶下孔凹陷处），取穴时通常采用正坐或仰靠、仰卧姿势。

【功效】吸热生气。

【施灸方法】宜采用温和灸。施灸时，被施灸者取坐位，施灸者手执艾条以点燃的一端对准施灸穴位上，距离皮肤 1.5 ~ 3 厘米，以感到施灸处温热、舒适为度。

【施灸时间】牙痛时灸，每次灸 10 ~ 20 分钟。

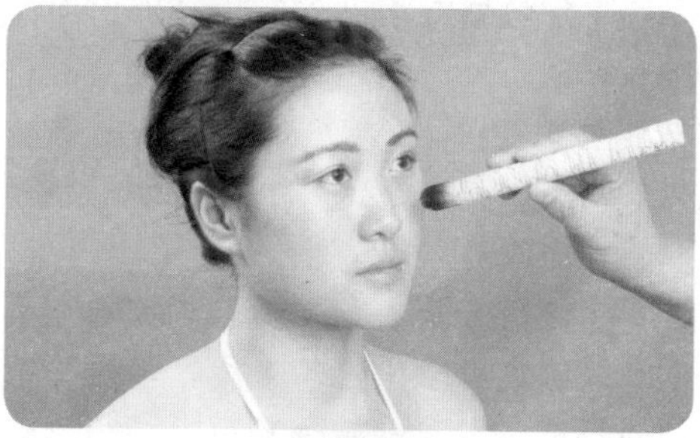

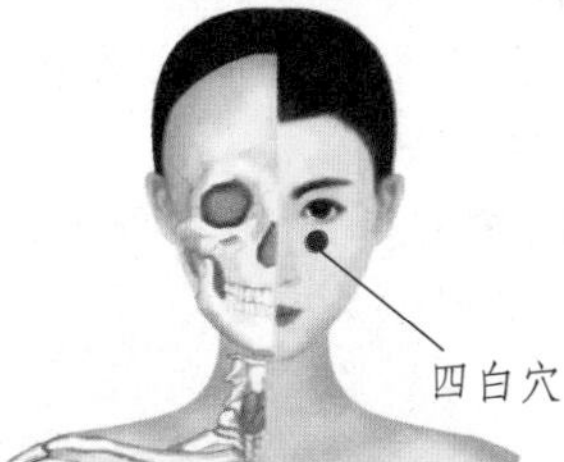

加灸 颧髎穴

【定位取穴】该穴位于面部，当目外眦直下，颧骨下缘凹陷处。正坐或仰卧位，在目外眦直下，颧骨下缘凹陷处取穴。

【功效】散发脾热。

【施灸方法】宜采用温和灸。施灸时，被施灸者取坐位，施灸者手执艾条以点燃的一端对准施灸穴位上，距离皮肤 1.5 ~ 3 厘米，以感到施灸处温热、舒适为度。

【施灸时间】牙痛时灸，每次灸 10 ~ 20 分钟。

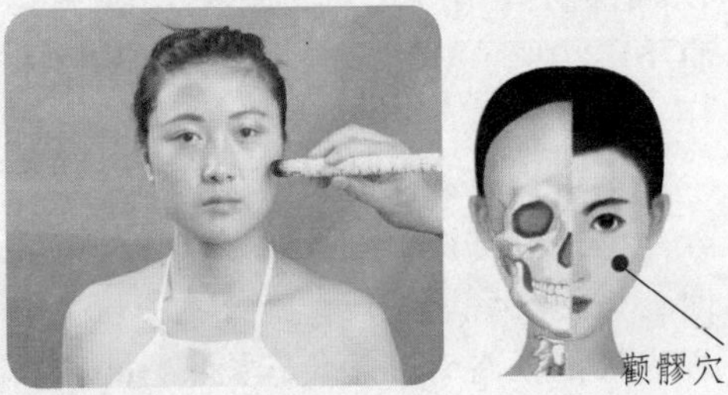

症状 2：头痛。

加灸 太阳穴

【定位取穴】该穴位于耳郭前面，前额两侧，外眼角延长线的上方，由眉梢到耳朵之间大约 1/3 的地方，用手触摸最凹陷处就是太阳穴。

【功效】止痛醒脑、振奋精神。

【施灸方法】宜采用温和灸。施灸时，被施灸者取坐位，施灸者手执艾条以点燃的一端对准施灸穴位上，距离皮肤 1.5 ~ 3 厘米，以感到施灸处温热、舒适为度。

【施灸时间】牙痛时灸，每次灸 10 ~ 20 分钟，灸至皮肤产生红晕为止。

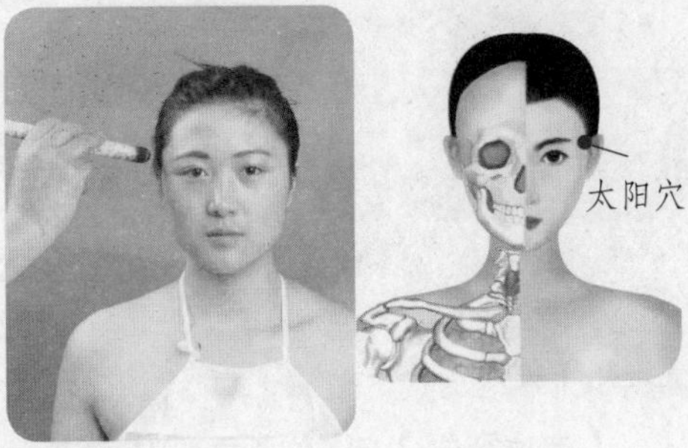

加灸 头维穴

【定位取穴】取头维穴时一般采用正坐或仰靠、仰卧姿势，此穴在头侧部发际里，位于发际点向上一指宽，嘴动时肌肉也会动之处（当额角发际上 0.5 寸，头正中线旁开 4．5 寸）。

【功效】止痛醒脑、振奋精神、清头明目、活血通络。

【施灸方法】宜采用温和灸。施灸时，被施灸者取坐位，施灸者手执艾条以点燃的一端对准施灸穴位上，距离皮肤 1.5 ~ 3 厘米，以感到施灸处温热、舒适为度。

【施灸时间】牙痛时灸，每次灸 10 ~ 20 分钟。

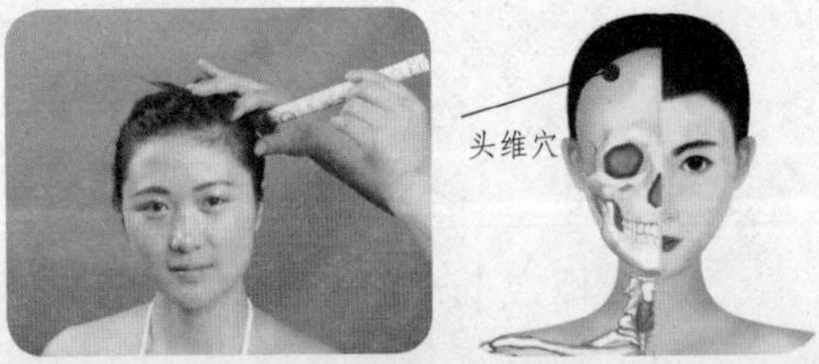

温馨小贴士

避免牙痛，首先要注意口腔卫生，坚持早晚刷牙。同时，戒烟酒及少食油炸、辛辣之物，保持大便通畅。另外，尽量避免冷、热、酸、甜等刺激，以防激惹复发。

口腔溃疡

口腔溃疡，民间一般称之为“口腔上火”或“口疮”，是一种以周期性反复发作为特点的口腔黏膜局限性溃疡损伤，可自愈，可发生在口腔黏膜的任何部位。以口腔的唇、颊、软腭或齿龈等处的黏膜多见，发生单个或者多个大小不等的圆形或椭圆形溃疡，表面覆盖灰白或黄色假膜，中央凹陷，边界清楚，周围黏膜红而微肿，溃疡局部灼痛明显，具有周期性、复发性、自限性的特征，严重者还会影响食欲，对日常饮食造成极大不便。中医认为，口腔溃疡多由心脾积热、阴虚火旺引起。现代医学认为，复发性口腔溃疡首先与免疫有着密切关系。此外，贫血、偏食、消化不良、腹泻、发热、睡眠不足、过度疲劳、精神紧张、工作压力大、月经周期改变等现象频繁出现，也会造成机体免疫力下降，导致复发性口腔溃疡的频繁发作。在相关穴位艾灸可清热解毒、消肿止痛，从而治疗该病。

● 一般施灸

灸 合谷穴

【定位取穴】该穴位于第1、第2掌骨间，当第2掌骨桡侧的中点处。取穴时，以一手的拇指掌面指关节横纹，放在另一手的拇、食指的指蹼缘上，屈指当拇指尖尽处为取穴部位。

【功效】镇静止痛，通经活络，清热解表。

【施灸方法】宜采用温和灸。施灸时，手执艾条以点燃的一端对准施灸部位，距离皮肤1.5 ~ 3厘米，以感到施灸处温热、舒适为度。

【施灸时间】每日灸1次，每次灸5 ~ 10分钟。一般6次为1疗程。

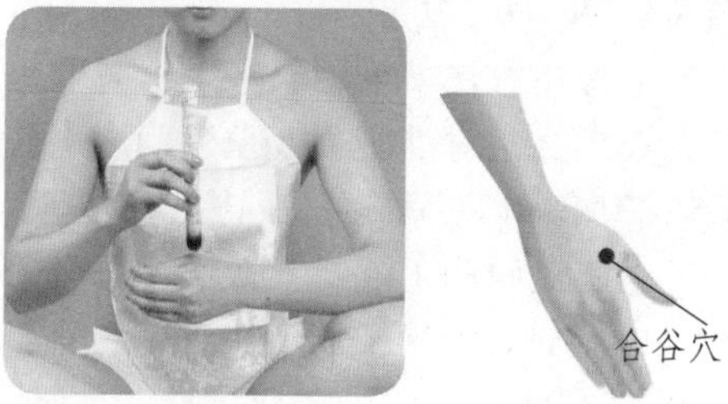

灸 三阴交穴

【定位取穴】该穴位于小腿内侧，当足内踝尖上3寸，胫骨内侧缘后方。取穴时正坐屈膝成直角，以手4指并拢，小指下边缘紧靠内踝尖上，食指上缘所在水平线在胫骨后缘的交点，为取穴部位。

【功效】滋阴降火。

【施灸方法】施灸时，取坐位，手执艾条以点燃的一端对准施灸部位，距离皮肤1.5 ~ 3厘米，以感到施灸处温热、舒适为度。

【施灸时间】每日灸1次，每次灸5 ~ 10分钟，灸至皮肤产生红晕为止。

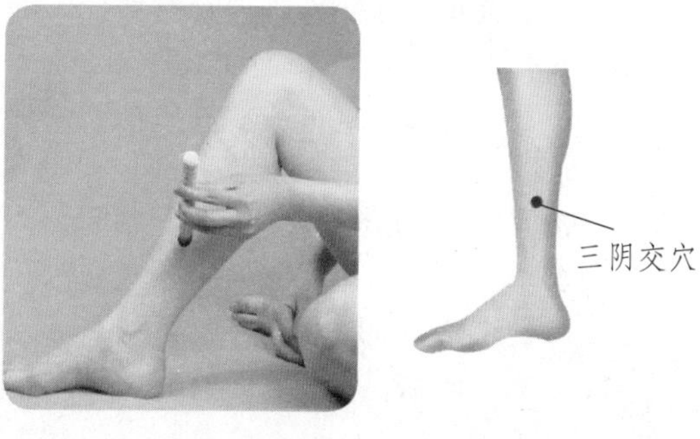

灸 足三里穴

【定位取穴】该穴位于外膝眼下3寸，距胫骨前嵴1横指，当胫骨前肌上。取穴时，由外膝眼向下量4横指，在腓骨与胫骨之间，由胫骨旁量1横指，该处即是。

【功效】调节机体免疫力、增强抗病能力、调理脾胃、补中益气、通经活络、疏风化湿、扶正祛邪。

【施灸方法】采用温和灸法。取坐位，点燃艾条对准施灸部位，距离皮肤1.5 ~ 3厘米，以感到施灸处温热、舒适为度。

【施灸时间】隔日灸1次，每次灸3 ~ 15分钟，灸至皮肤产生红晕为止。最好在每晚临睡前灸。

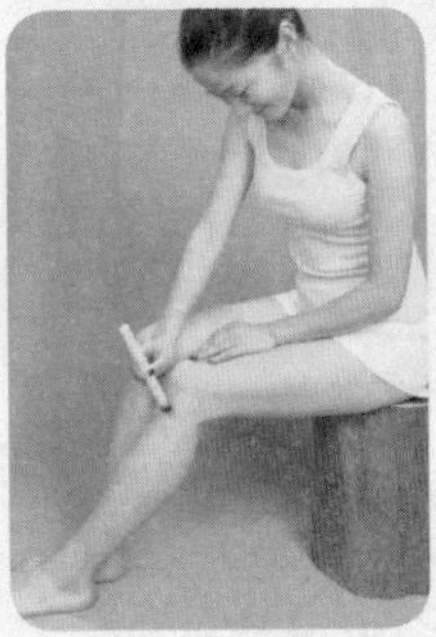

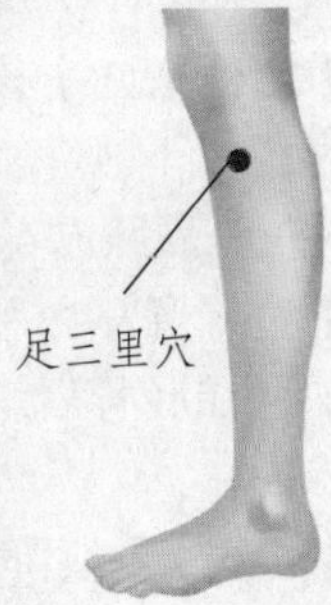

灸 涌泉穴

【定位取穴】该穴位于足前部凹陷处第2、3趾趾缝纹头端与足跟连线的前1/3处。取穴时，可采用正坐或仰卧、跷足的姿势。

【功效】养心安神、补肾壮阳、调理脾胃。

【施灸方法】采用温和灸法。手执艾条以点燃的一端对准施灸部位，距离皮肤1.5 ~ 3厘米，灸至皮肤产生红晕为止。

【施灸时间】每日灸1次，每次10分钟。最好在每晚临睡前灸。

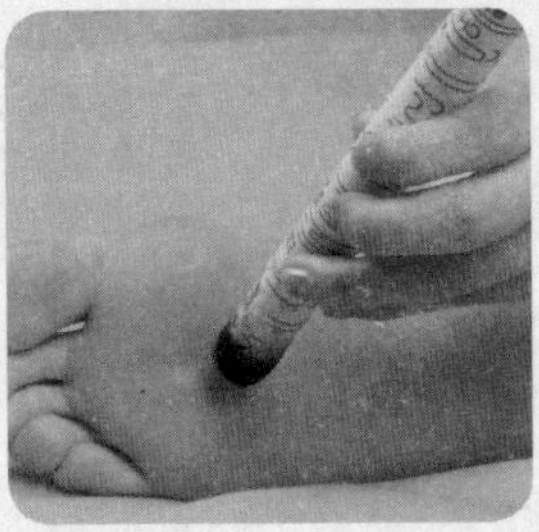

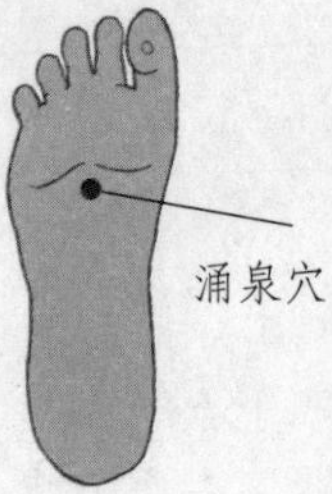

● 辨症施灸

症状1：便秘。

加灸 天枢穴

【定位取穴】该穴位于腹中部，平脐中，距脐中2寸。取穴时，可采用仰卧的姿势，肚脐向左右3指宽处。

【功效】疏调肠腑、理气行滞、消食。

【施灸方法】宜采用回旋灸。施灸时，被施灸者仰卧，施灸者站或坐于一旁，手执艾条以点燃的一端对准施灸部位，距离皮肤1.5 ~ 3厘米，左右方向平行往复或反复旋转施灸，以感到施灸处温热、舒适为度。

【施灸时间】每日灸1次，每次灸5 ~ 10分钟，一般6次为1个疗程。

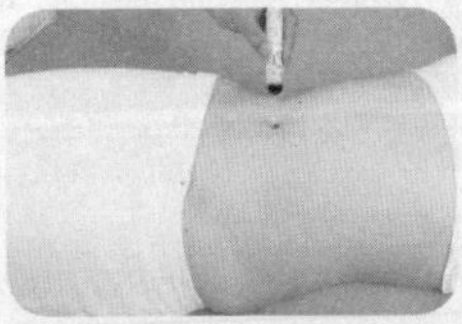

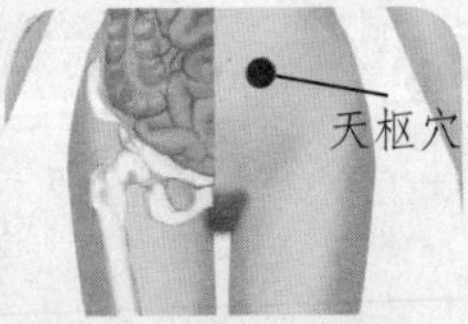

加灸 大肠俞穴

【定位取穴】该穴位于腰部，当第4腰椎棘突下，旁开1.5寸。两侧髂前上棘之连线与脊柱之交点即为第4腰椎棘突下，其旁开约2横指(食、中指)处为取穴部位。

【功效】外散大肠腑之热。

【施灸方法】采用温和灸法。施灸时，手执点燃的艾条对准施灸部位，距离皮肤 1.5 ~ 3 厘米，以感到施灸处温热、舒适为度。

【施灸时间】每日灸 1 次，每次灸 5 ~ 10 分钟，一般 6 次为 1 个疗程。

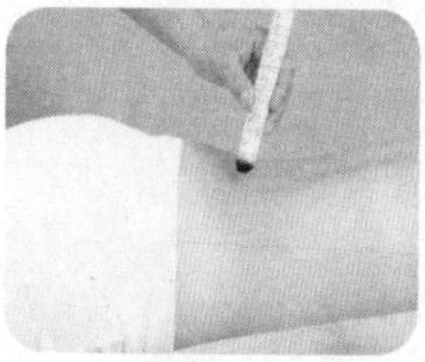

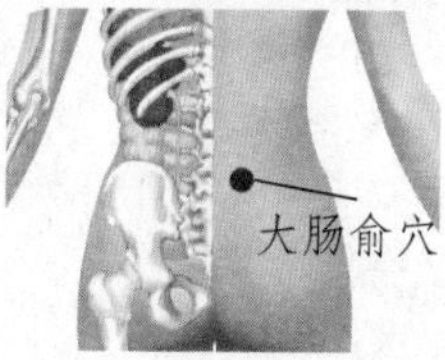

症状 2：气血不足。

加灸 胃俞穴

【定位取穴】该穴位于背部，当第 12 胸椎棘突下，旁开 1.5 寸。取穴时，可采用俯卧的取穴姿势，该穴位于背部，当第 12 胸椎棘突下，左右旁开 2 指宽处即是。

【功效】外散胃腑之热。

【施灸方法】施灸时，被施灸者俯卧，施灸者手执艾条以点燃的一端对准施灸部位，距离皮肤 1.5 ~ 3 厘米，以感到施灸处温热、舒适为度，灸至皮肤产生红晕为止。

【施灸时间】每日灸 1 次，每次灸 5 ~ 10 分钟，一般 6 次为 1 个疗程。

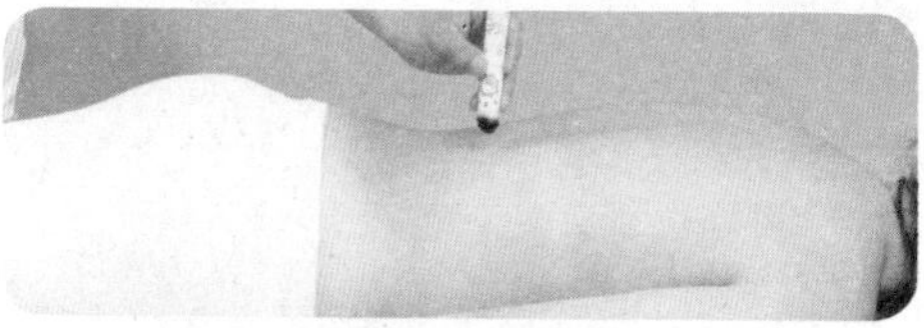

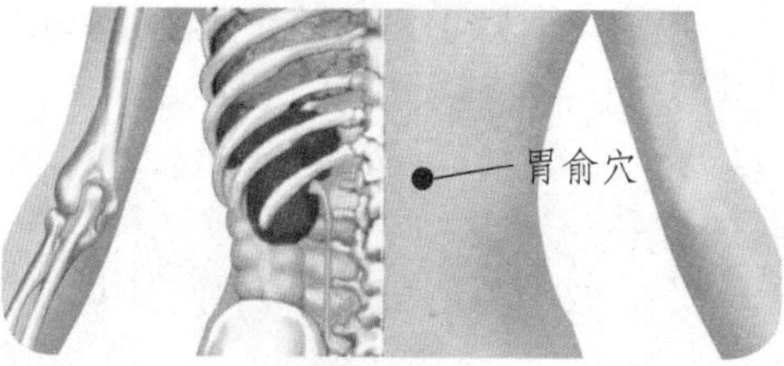

加灸 中脘穴

【定位取穴】该穴位于上腹部，前正中线上，当脐中上 4 寸。取穴时，可采用仰卧位，脐中与胸剑联合部(心窝上边)的中点为取穴部位。

【功效】和胃健脾。

【施灸方法】宜采用回旋灸。施灸时，被施灸者仰卧，施灸者站或坐于一旁，手执艾条以点燃的一端对准施灸部位，距离皮肤 1.5 ~ 3 厘米，左右方向平行往复或反复旋转施灸，以感到施灸处温热、舒适为度。

【施灸时间】每日灸 1 次，每次灸 5 ~ 10 分钟，一般 6 次为 1 个疗程。

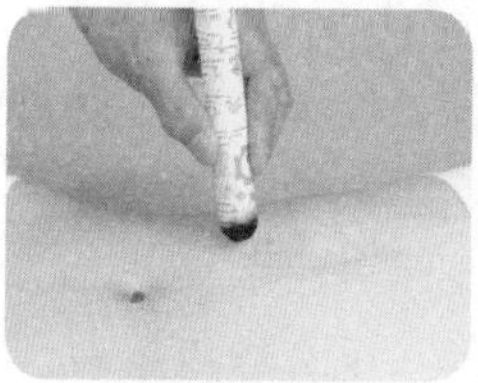

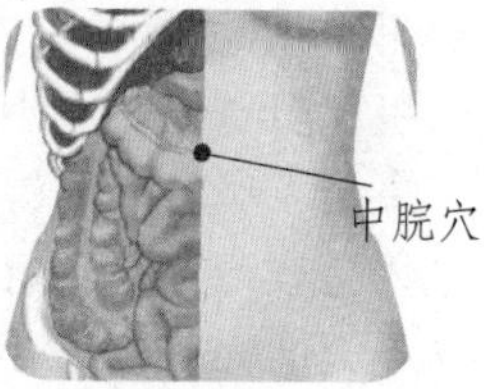

加灸 脾俞穴

【定位取穴】该穴位于背部，当第 11 胸椎棘突下，旁开 1.5 寸。与肚脐中相对应处即为第 2 腰椎，由第 2 腰椎往上摸 3 个椎体，即为第 11 胸椎，其棘突下缘旁开约 2 横指(食、中指)处为取穴部位。

【功效】健脾补心。

【施灸方法】施灸时，被施灸者俯卧，施灸者手执艾条以点燃的一端对准施灸部位，距离皮肤 1.5 ~ 3 厘米，以感到施灸处温热、舒适为度，灸至皮肤产生红晕为止。

【施灸时间】每日灸 1 次，每次灸 5 ~ 10 分钟，一般 6 次为 1 个疗程。

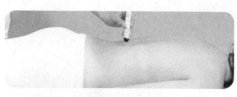

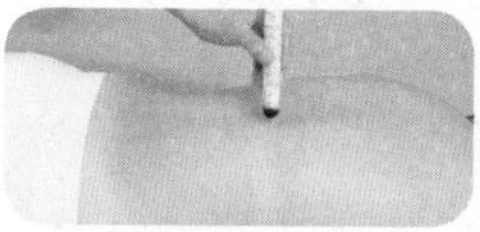

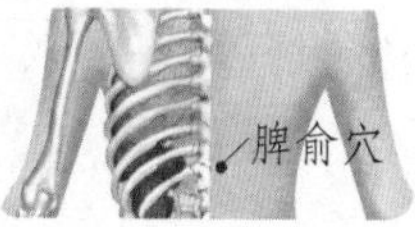

扁桃体炎

扁桃体炎是扁桃体的炎症。症状轻重不一。由病毒引起者，局部及全身症状皆较轻，扁桃体充血，表面无渗出物。由细菌所致者症状较重，起病较急，可有恶寒及高热，体温可达39～40℃。幼儿可因高热而抽搐。咽痛明显，吞咽时尤重，甚至可放射到耳部。病程为7天左右。中医称扁桃体为“乳蛾”，认为急乳蛾发病原因有风寒、湿邪、风瘟、风火、热毒、肺胃郁热等，总的来说，一是湿邪外感，直犯肺胃；二是内有伏火，上犯咽喉。而慢乳蛾主要是因为先天不足、痰气阻塞、热火上扰、饮食所伤、肝火痰结、痰瘀内结等，儿童的主要发病原因是禀赋不足、气血双亏，致痰浊凝滞难解而僵肿。在相关穴位艾灸可以益气健脾、和胃利咽，从而治疗此病。

● 一般施灸

灸合谷穴

【定位取穴】该穴位于第1、第2掌骨间，当第2掌骨桡侧的中点处。取穴时，以一手的拇指掌面指关节横纹，放在另一手的拇、食指的指蹼缘上，屈指当拇指尖尽处为取穴部位。

【功效】镇静止痛，通经活络，清热解表。

【施灸方法】宜采用温和灸。施灸时，手执艾条以点燃的一端对准施灸部位，距离皮肤1.5～3厘米，以感到施灸处温热、舒适为度。

【施灸时间】每日灸1次，每次灸5～10分钟。一般6次为1个疗程。

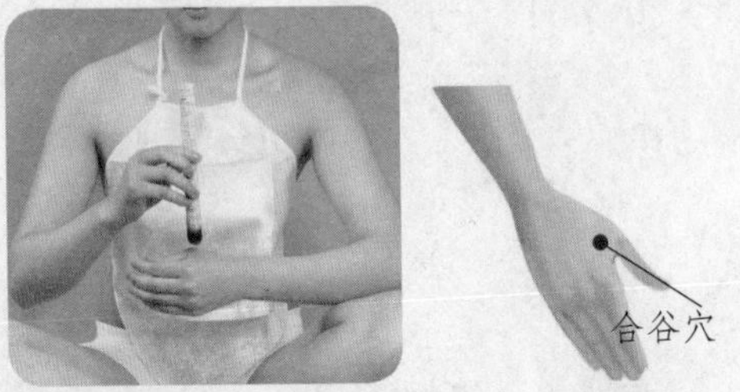

灸曲池穴

【定位取穴】该穴位于肘横纹外侧端，屈肘时当尺泽与肱骨外上髁连线中点。取穴时，仰掌屈肘成45°，肘关节桡侧，肘横纹头为取穴部位。

【功效】清热去火。

【施灸方法】宜采用温和灸。施灸时，手执艾条以点燃的一端对准施灸部位，距离皮肤1.5～3厘米处施灸。

【施灸时间】每日灸1～2次，每次灸30分钟，灸至皮肤产生红晕为止。

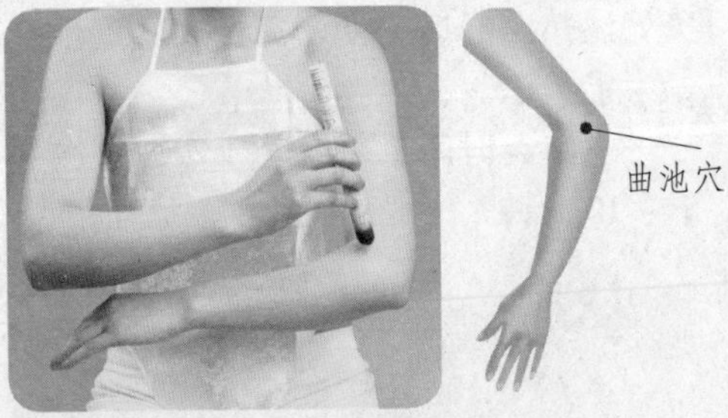

灸涌泉穴

【定位取穴】该穴位于足前部凹陷处第2、3趾趾缝纹头端与足跟连线的前1/3处。取穴时，可采用正坐或仰卧、跷足的姿势。

【功效】养心安神、补肾壮阳、调

理脾胃。

【施灸方法】采用温和灸。手执艾条以点燃的一端对准施灸部位，距离皮肤1.5 ~ 3厘米，灸至皮肤产生红晕为止。

【施灸时间】每日灸1次，每次10分钟。最好在每晚临睡前灸。

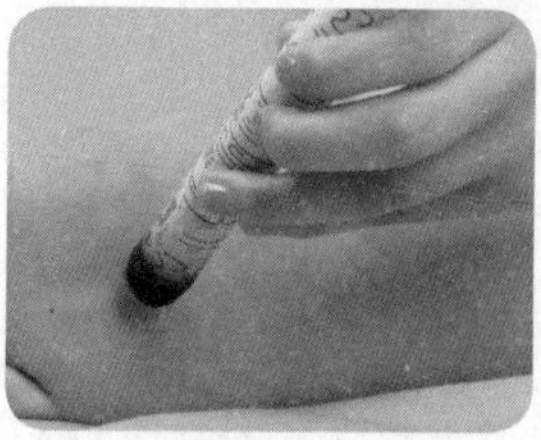

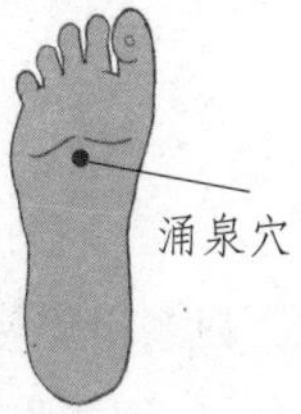

灸 足三里穴

【定位取穴】该穴位于外膝眼下3寸，距胫骨前嵴1横指，当胫骨前肌上。取穴时，由外膝眼向下量4横指，在腓骨与胫骨之间，由胫骨旁量1横指，该处即是。

【功效】祛除寒气，调理脾胃。

【施灸方法】采用温和灸。取坐位，点燃艾条对准施灸部位，距离皮肤1.5 ~ 3厘米，以感到施灸处温热、舒适为度，灸至皮肤产生红晕为止。

【施灸时间】每日灸1次，每次灸5 ~ 10分钟。最好在每晚临睡前灸。

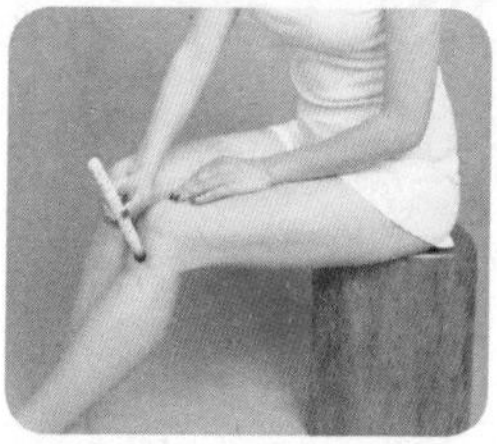

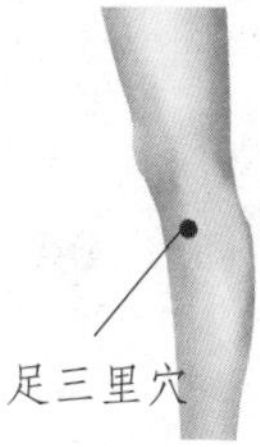

灸 大椎穴

【定位取穴】该穴位于颈部下端，背部正中线上，第7颈椎棘突下凹陷中。取穴时正坐低头，可见颈背部交界处椎骨有一高突，并能随颈部左右摆动而转动者即是第7颈椎，其下为大椎穴。

【功效】祛除寒气，预防颈椎病。

【施灸方法】宜采用回旋灸。施灸时，被施灸者俯卧，施灸者站或坐于一旁，手执艾条以点燃的一端对准施灸部位，距离皮肤1.5 ~ 3厘米，以感到施灸处温热、舒适为度。

【施灸时间】每日灸1 ~ 2次，每次灸30分钟，灸至皮肤产生红晕为止。

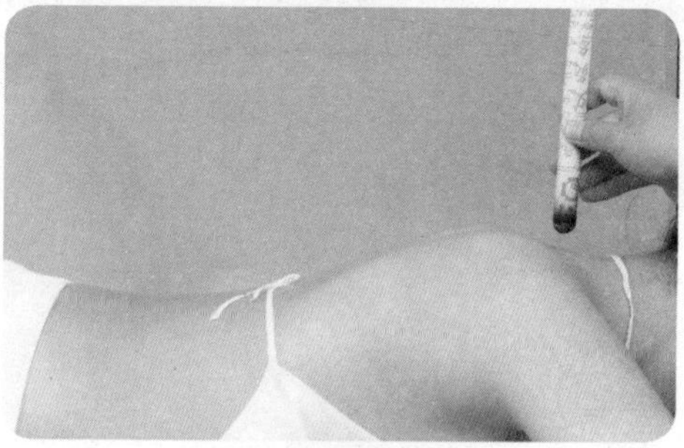

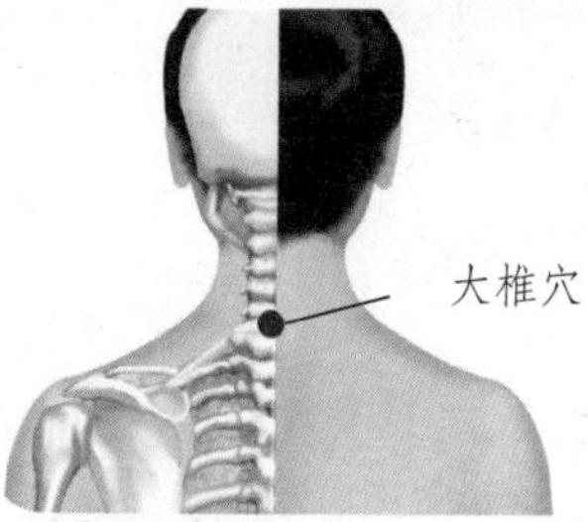

● 辨症施灸

症状1：急性扁桃体炎。

加灸 少泽穴

【定位取穴】该穴位于手小指末节尺侧，距指甲角0.1寸。沿手小指指甲底部与尺侧缘引线的交点为取穴部位。

【功效】宁气宁神，调气止痛。

【施灸方法】采用温和灸法，取坐位，点燃艾条对准施灸部位，距离皮肤1.5 ~ 3厘米，以感到施灸处温热、舒适为度。

【施灸时间】每日灸1 ~ 2次，每次灸10 ~ 20分钟，灸至皮肤产生红晕为止。

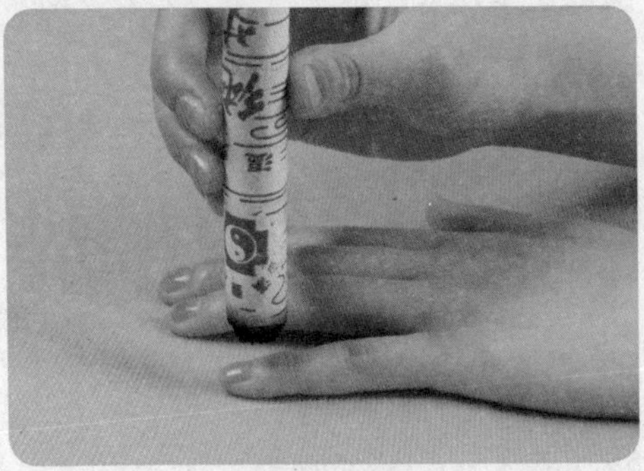

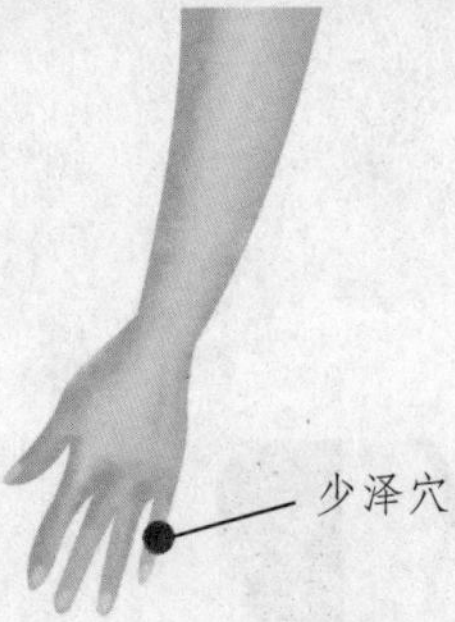

灸鱼际穴

【定位取穴】该穴位于手外侧，第1掌骨中点，赤白肉际处。

【功效】清热利咽。

【施灸方法】采用温和灸。取坐位，点燃艾条对准施灸部位，距离皮肤1.5 ~ 3厘米，以感到施灸处温热、舒适为度。

【施灸时间】每日灸1 ~ 2次，每次灸10 ~ 20分钟，灸至皮肤产生红晕为止。

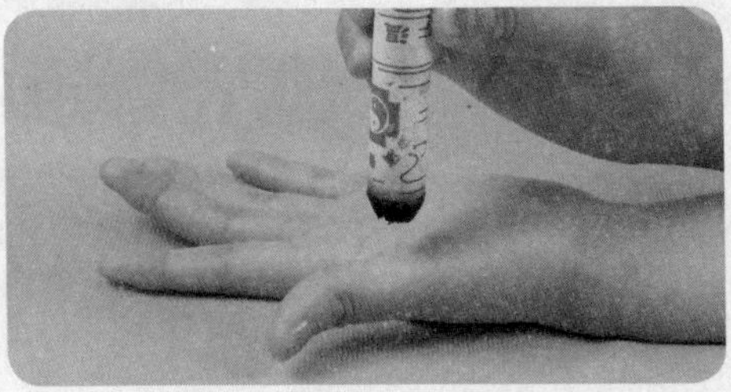

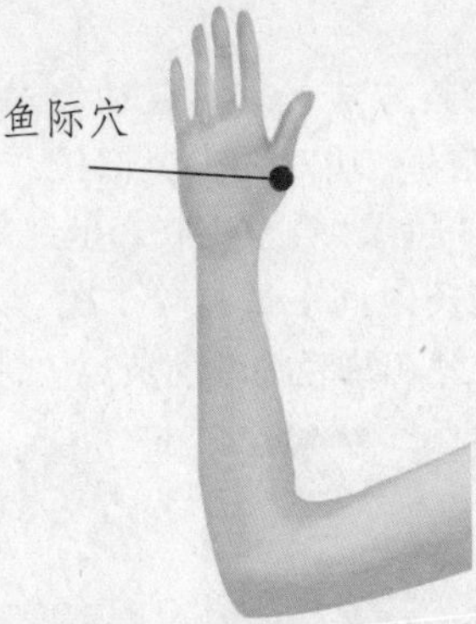

加灸 内庭穴

【定位取穴】该穴位于足背，当第2、第3趾间，趾蹼缘后方赤白肉际处。取穴时，可采用正坐或仰卧、跷足的姿势，在第2趾根部，脚趾弯曲时趾尖碰到处，第2趾根下约3厘米处。

【功效】镇静安神。

【施灸方法】手执艾条以点燃的一端对准施灸穴位上，距离皮肤1.5 ~ 3厘米，以感到施灸处温热、舒适为度。

【施灸时间】每日灸1 ~ 2次，每次灸10 ~ 20分钟，灸至皮肤产生红晕为止。

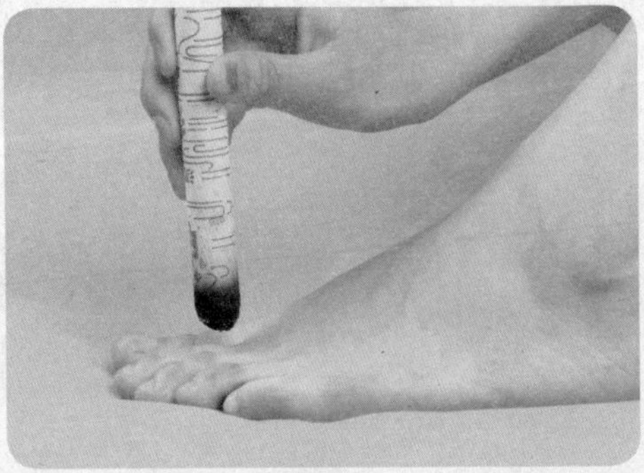

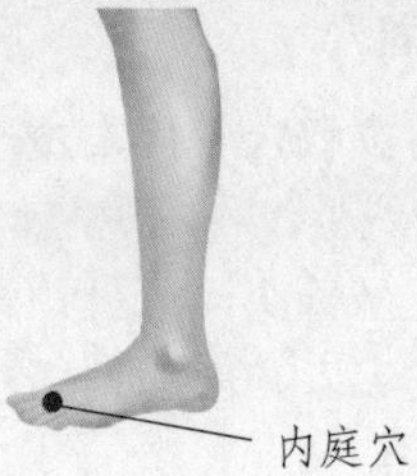

加灸 天突穴

【定位取穴】该穴位于颈部，当前正中线上。取穴时，可采用仰靠坐位的姿势，在两锁骨中间，胸骨上窝中央。

【功效】宣通肺气，利咽止咳。

【施灸方法】被施灸者取坐位，施灸者手执艾条以点燃的一端对准施灸穴位上，距离皮肤 1.5 ~ 3 厘米，以感到施灸处温热、舒适为度。

【施灸时间】每日灸 1 ~ 2 次，每次灸 10 ~ 20 分钟。

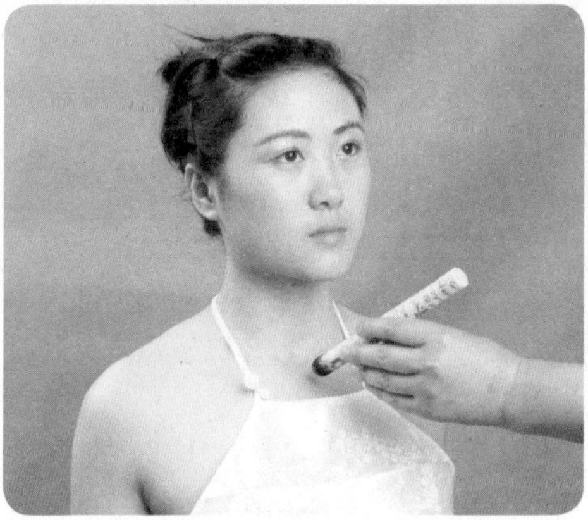

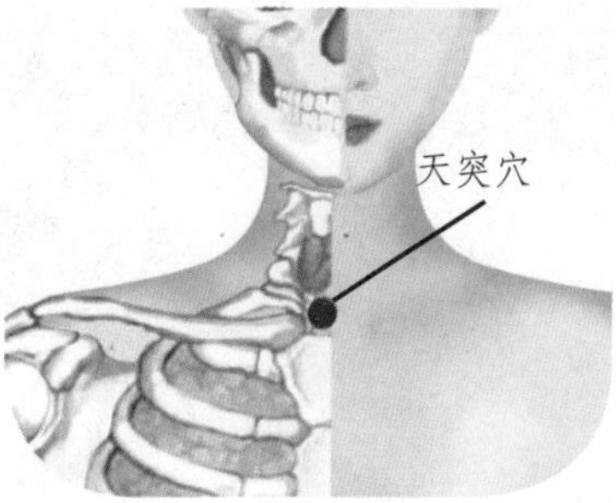

症状 2：慢性扁桃体炎。

加灸 足三里穴

【定位取穴】该穴位于外膝眼下 3 寸，距胫骨前嵴 1 横指，当胫骨前肌上。取穴时，由外膝眼向下量 4 横指，在腓骨与胫骨之间，由胫骨旁量 1 横指，该处即是。

【功效】调节机体免疫力。

【施灸方法】采用温和灸法。取坐位，点燃艾条对准施灸部位，距离皮肤 1.5 ~ 3 厘米，以感到施灸处温热、舒适为度。

【施灸时间】每日灸 1 ~ 2 次，每次灸 5 ~ 10 分钟。

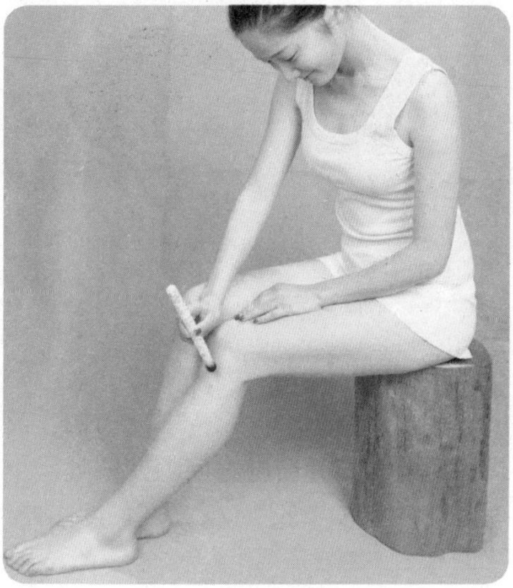

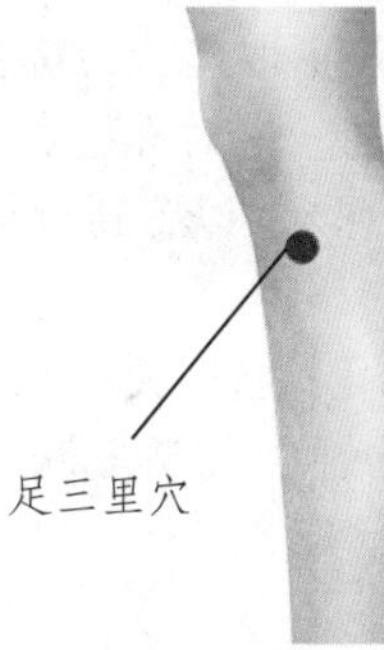

加灸 颊车穴

【定位取穴】该穴位于头部侧面下颌骨边角上，向鼻子斜方向约 1 厘米处的凹陷中。取该穴道时一般让患者采用正坐或仰卧、仰靠姿势，以方便实施者准确的找寻穴道。

【功效】通经止痛。

【施灸方法】宜采用温和灸。施灸时，被施灸者取坐位，施灸者手执艾条以点燃的一端对准施灸穴位上，距离皮肤 1.5 ~ 3 厘米，以感到施灸处温热、舒适为度。

【施灸时间】每日灸 1 ~ 2 次，每次灸 5 ~ 10 分钟。

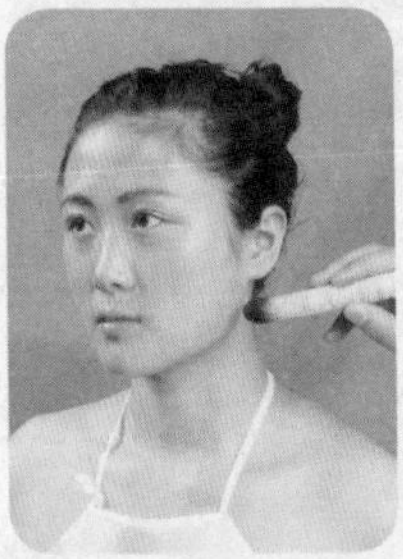

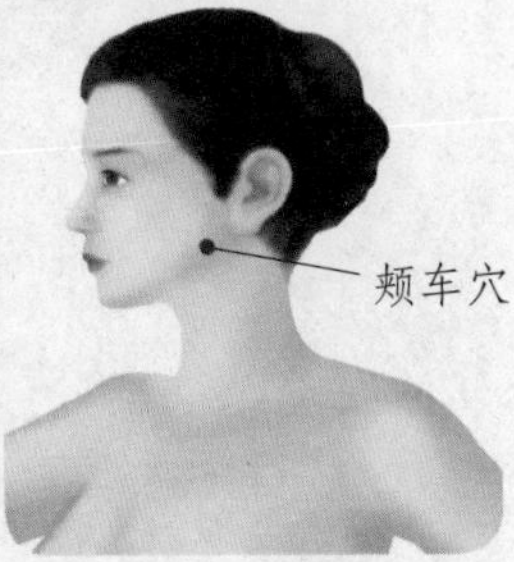

加灸 太溪穴

【定位取穴】该穴位于足内侧，内踝后方与脚跟骨筋腱之间的凹陷处。也就是说在脚的内踝与跟腱之间的凹陷处。双侧对称，也就是两个。

【功效】滋阴补肾。

【施灸方法】取坐位，施灸时，手执艾条以点燃的一端对准施灸部位，距离皮肤 1.5 ~ 3 厘米，以感到施灸处温热、舒适为度。

【施灸时间】每日灸 1 ~ 2 次，每次灸 5 ~ 15 分钟，灸至皮肤产生红晕为止。

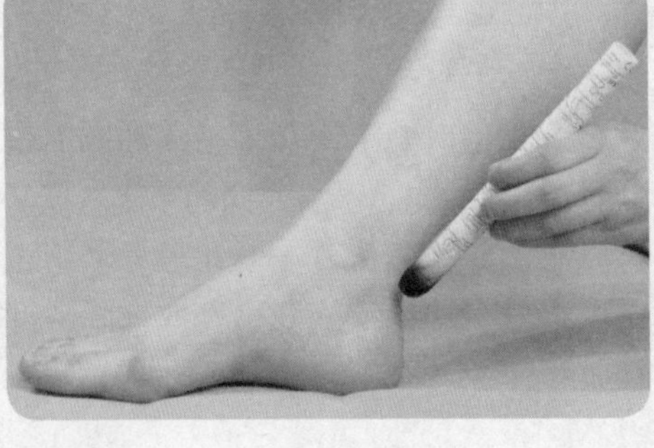

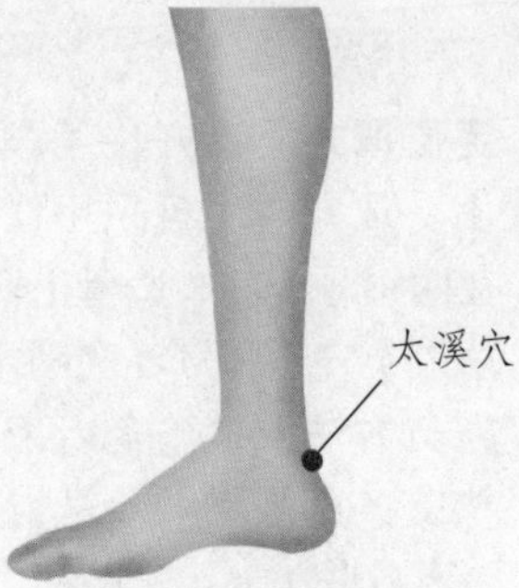

症状 3：便秘。

加灸 支沟穴

【定位取穴】该穴位于前臂背侧，当阳池与肘尖的连线上，腕背横纹上 3 寸，尺骨与桡骨之间。

【功效】清热通便。

【施灸方法】采用温和灸。施灸时，取坐位，手执点燃的艾条对准施灸部位，距离皮肤 1.5 ~ 3 厘米，以感到施灸处温热为度。

【施灸时间】每日灸 1 次，每次灸 10 ~ 15 分钟。

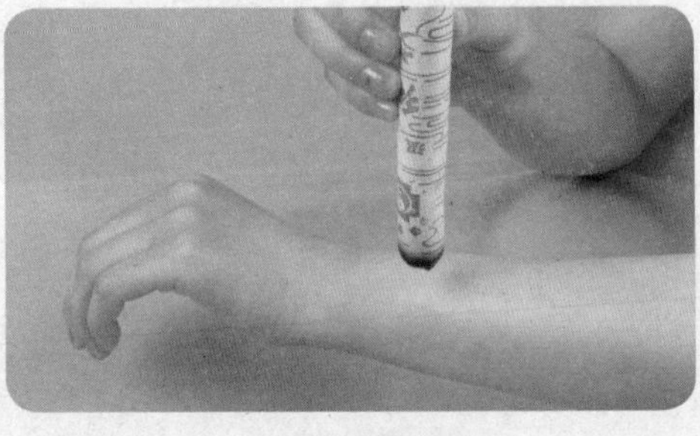

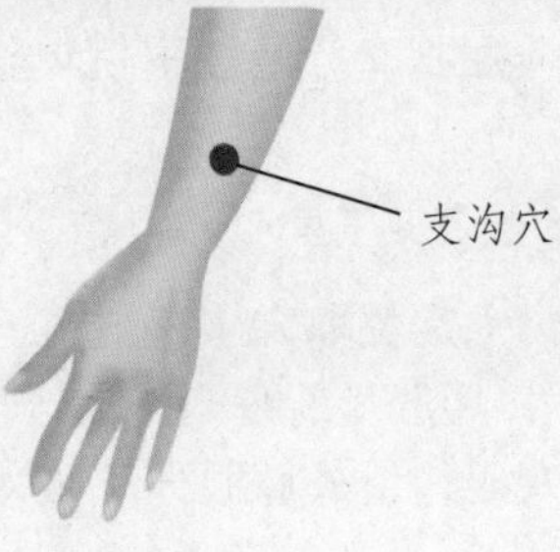

毛囊炎

毛囊炎是指葡萄球菌侵入毛囊部位所发生的化脓性炎症。中医学根据其发病部位及形状有不同的命名，如大珠疮、发际疮、羊胡子疮、蝼蛄疖、蝼蛄患、蟮拱头等。本病好发于头部、项部、臀部、肛周或身体其他部位，且有复发倾向，常多处发生，性质顽固，迁延难愈。中医认为，毛囊炎多由湿热内蕴，外受热邪，熏蒸肺系，蕴结肌肤，郁久化热，热盛肉腐成脓，脓毒流窜，相互贯通，发为本病。或素体虚弱，卫外不固，外感热毒；或因皮肤不洁，复遭风毒侵袭，风外搏结所致。在相关穴位艾灸能够补益气血，托毒消肿，滋肾养阴，调控肌体的免疫力，从而达到治疗的目的。

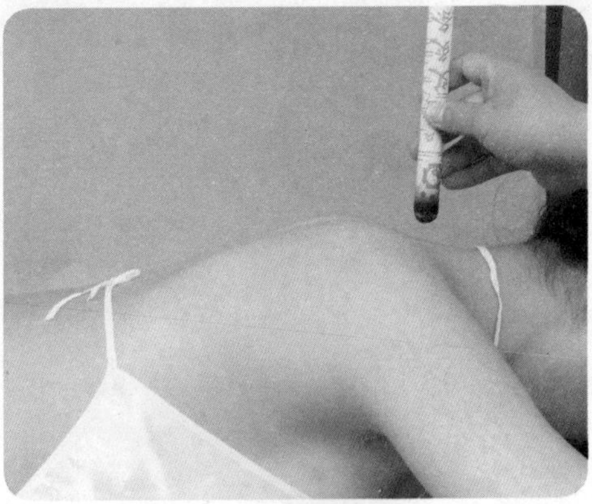

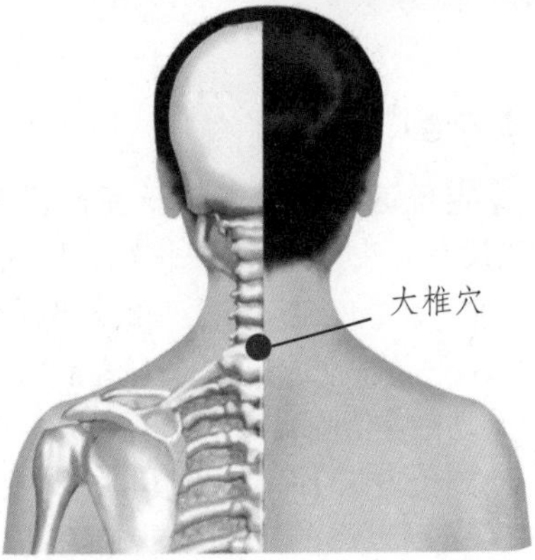

● 一般施灸

灸 大椎穴

【定位取穴】该穴位于颈部下端，背部正中线上，第7颈椎棘突下凹陷中。取穴时正坐低头，可见颈背部交界处椎骨有一高突，并能随颈部左右摆动而转动者即是第7颈椎，其下为大椎穴。

【功效】清热泻火。

【施灸方法】宜采用回旋灸。施灸时，被施灸者俯卧，施灸者站或坐于一旁，手执艾条以点燃的一端对准施灸部位，距离皮肤1.5～3厘米，以感到施灸处温热、舒适为度。

【施灸时间】隔日灸1次，每次灸10～15分钟左右，灸至皮肤产生红晕为止。

灸 手三里穴

【定位取穴】该穴位于前臂背面桡侧，当阳溪与曲池连线上，肘横纹下2寸。

【功效】通经活络，消肿止痛。

【施灸方法】宜采用温和灸。施灸时，手执艾条以点燃的一端对准施灸部位，距离皮肤1.5～3厘米，以感到施灸处温热、舒适为度。

【施灸时间】隔日灸1次，每次10～15分钟，灸至皮肤产生红晕为止。

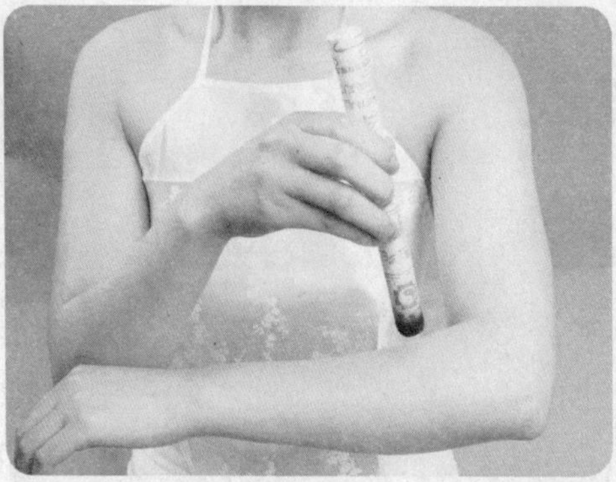

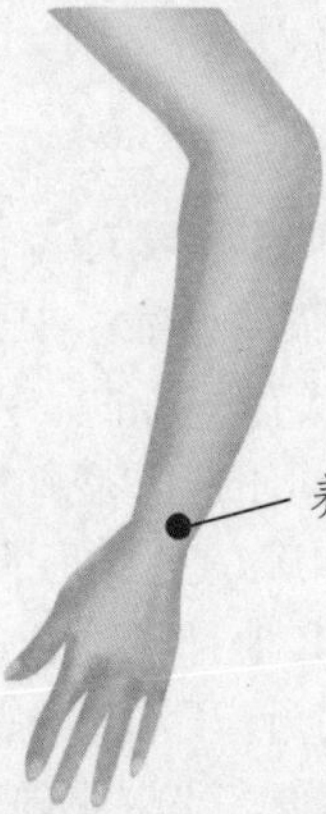

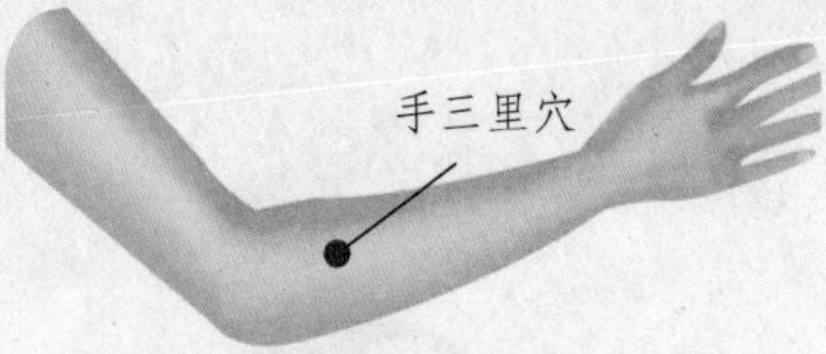

灸养老穴

【定位取穴】该穴位于前臂背面尺侧，当尺骨小头近端桡侧凹陷中。取穴时，屈肘，掌心向胸，在尺骨小头的桡侧缘上，与尺骨小头最高点平齐的骨缝中。

【功效】清除胃肠湿热，荡涤毒火。

【施灸方法】宜采用温和灸。施灸时，手执艾条以点燃的一端对准施灸部位，距离皮肤 1.5 ~ 3 厘米，以感到施灸处温热、舒适为度。

【施灸时间】隔日灸 1 次，每次 10 ~ 15 分钟，灸至皮肤产生红晕为止。

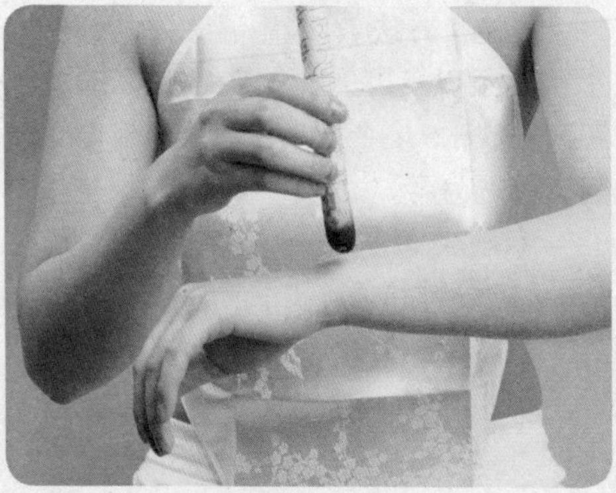

温馨小贴士

毛囊炎系化脓性球菌侵犯毛囊口周围，局限于毛囊上部的炎症，分为化脓性与非化脓性两种，多见于免疫力低下者或糖尿病患者，好发于头部、项部。毛囊炎初起为红色充实性丘疹，以后迅速发展成丘疹性脓疮，继而干燥、结痂，痂脱不留痕迹。皮疹数目多，但不融合，自觉瘙痒或轻度疼痛。毛囊炎好发于成人的多毛部位；小儿则多发于头发部位，愈后可留下小片秃发。患者要避免物理性刺激，饮食上要注意少吃酒类及酸、辣等刺激性食物，反复发作者平时应少吃油腻之物，多食蔬菜、水果，增加维生素，保持大便畅通。同时注意个人清洁卫生，加强体育锻炼，增强抗病能力。

便 秘

便秘是指大便次数减少，排便间隔时间过长，粪质干结，排便艰难；或粪质不硬，虽有便意，但便出不畅，多伴有腹部不适的病症。引起病变的原因有久坐少动、食物过于精细、缺少纤维素等，使大肠运动缓慢，水分被吸收过多，粪便干结坚硬，滞留肠腔，排出困难。还有因年老体弱，津液不足；或贪食辛辣厚味，胃肠积热；或水分缺乏；或多次妊娠、过度肥胖等，皆可导致便秘。中医认为，便秘主要由燥热内结、气机郁滞、津液不足和脾肾虚寒所引起。在相关穴位施灸能够调整脏腑功能，通便理气。

● 一般施灸

灸 天枢穴

【定位取穴】该穴位于腹中部，平脐中，距脐中 2 寸。取穴时，可采用仰卧的姿势，肚脐向左右 3 指宽处。

【功效】疏调肠腑、理气行滞、消食。

【施灸方法】施灸时，被施灸者仰卧，施灸者站或坐于一旁，手执艾条以点燃的一端对准施灸部位，距离皮肤 1.5 ~ 3 厘米，左右方向平行往复或反复旋转施灸，以感到施灸处温热、舒适为度。

【施灸时间】每日灸 1 次，每次灸 10 ~ 15 分钟，灸至皮肤产生红晕为止，一般 10 天为 1 个疗程。

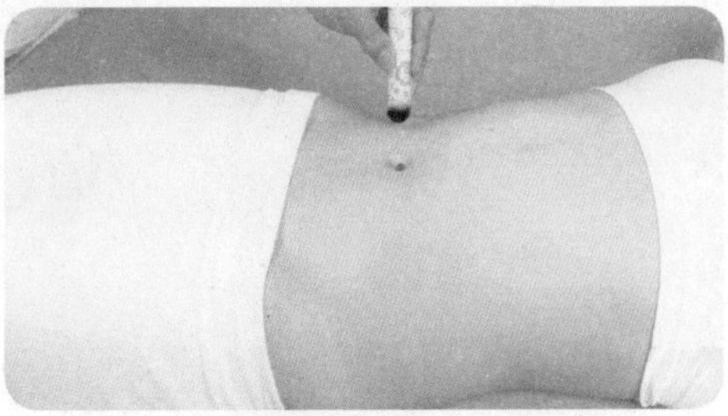

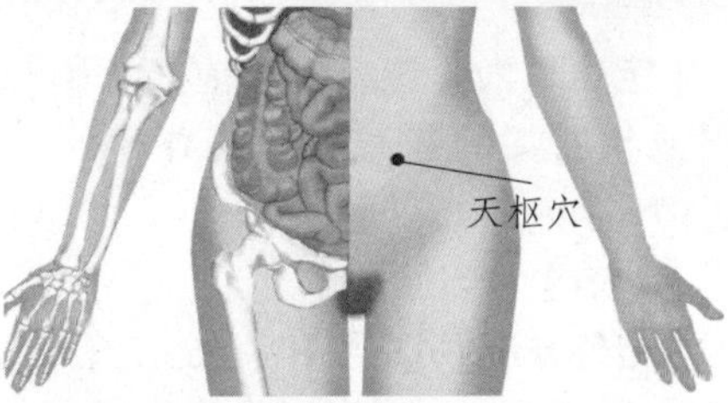

灸 大肠俞穴

【定位取穴】该穴位于腰部，当第 4 腰椎棘突下，旁开 1.5 寸。两侧髂前上棘之连线与脊柱之交点即为第 4 腰椎棘突下，其旁开约 2 横指（食、中指）处为取穴部位。

【功效】外散大肠腑之热。

【施灸方法】采用温和灸法，施灸时，手执点燃的艾条对准施灸部位，距离皮肤 1.5 ~ 3 厘米，以感到施灸处温热、舒适为度，灸至皮肤产生红晕为止。

【施灸时间】每日灸 1 次，每次灸 10 ~ 15 分钟，一般 10 天为 1 个疗程。

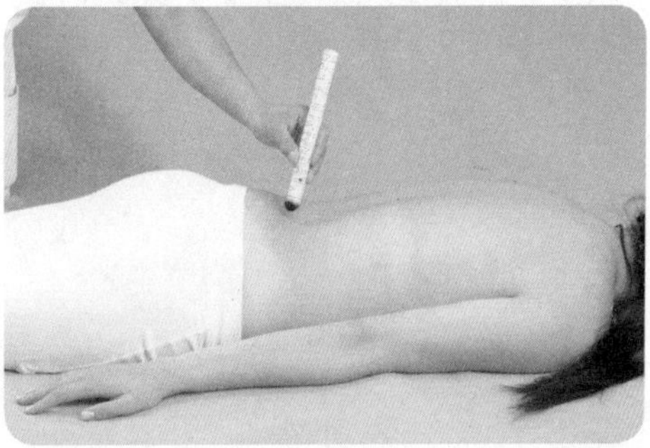

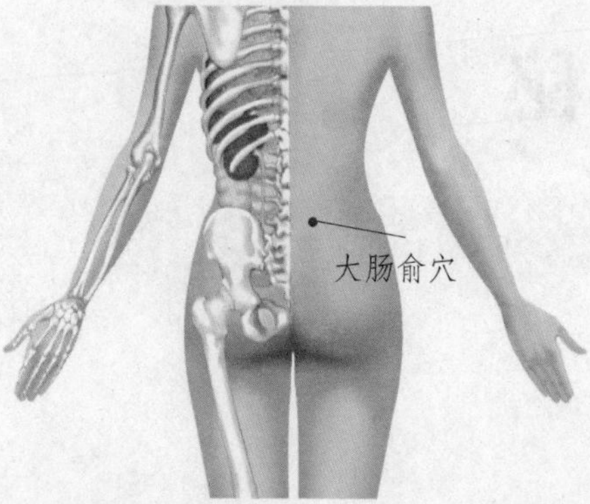

灸支沟穴

【定位取穴】该穴位于前臂背侧，当阳池与肘尖的连线上，腕背横纹上3寸，尺骨与桡骨之间。

【功效】清热通便。

【施灸方法】采用温和灸法。施灸时，取坐位，手执点燃的艾条对准施灸部位，距离皮肤1.5～3厘米，以感到施灸处温热、舒适为度，灸至皮肤产生红晕为止。

【施灸时间】每日灸1次，每次灸10～15分钟，一般10天为1个疗程。

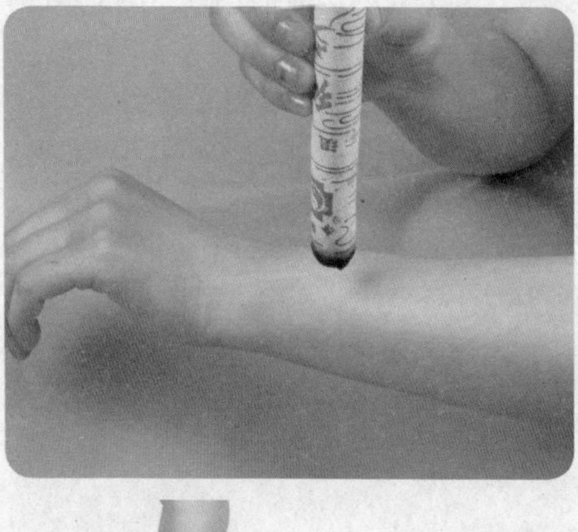

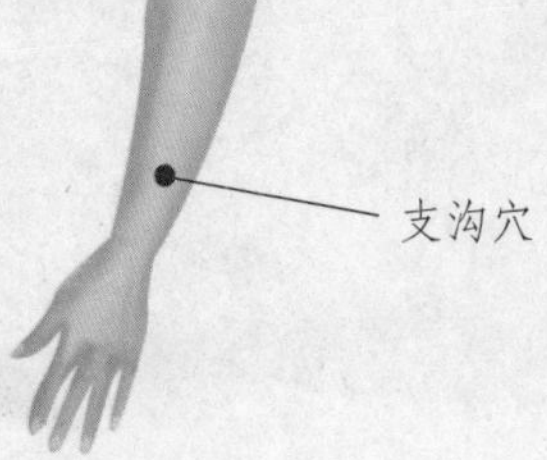

灸足三里穴

【定位取穴】该穴位于外膝眼下3寸，距胫骨前嵴1横指，当胫骨前肌上。取穴时，由外膝眼向下量4横指，在腓骨与胫骨之间，由胫骨旁量1横指，该处即是。

【功效】调理肠胃，宽肠通便。

【施灸方法】采用温和灸法，取坐位，点燃艾条对准施灸部位，距离皮肤1.5～3厘米，以感到施灸处温热、舒适为度，灸至皮肤产生红晕为止。

【施灸时间】隔日灸1次，每次灸3～15分钟。最好在每晚临睡前灸。

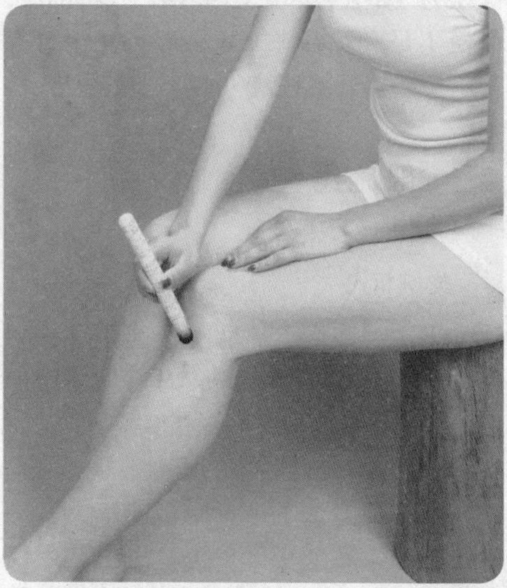

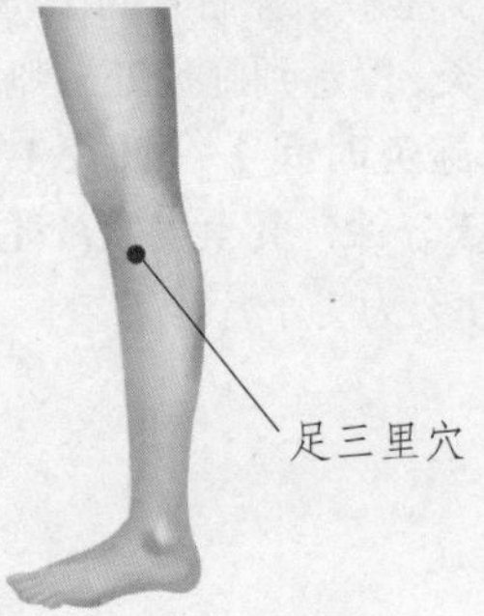

痔疮

痔疮是指直肠下端黏膜和肛管远侧段皮下的静脉曲张团块呈半球状隆起的肉球。如发生在肛门内的叫内痔，在肛门外的叫外痔，内外均有的为混合痔。外痔在肛门边常有增生的皮瓣，发炎时疼痛；内痔便后可见出血，颜色鲜红，附在粪便外部；痔核可出现肿胀、疼痛、瘙痒、流水、出血等，大便时会脱出肛门。中医认为痔疮是由于热迫血下行，瘀结不散所致。在相关穴位艾灸可以疏散风邪、培元补气，对病症的治疗有很好的疗效。

● 一般施灸

灸 长强穴

【定位取穴】该穴位于尾骨尖端下，尾骨尖端与肛门连线的中点处。

【功效】清热利湿，升阳举陷。

【施灸方法】施灸时，被施灸者俯卧，施灸者站或坐于一旁，手执艾条以点燃的一端对准施灸部位，距离皮肤1.5 ~ 3厘米施灸，以感到施灸处温热、舒适为度。

【施灸时间】每日灸1 ~ 3次，每次灸30分钟左右，灸至皮肤产生红晕为止。

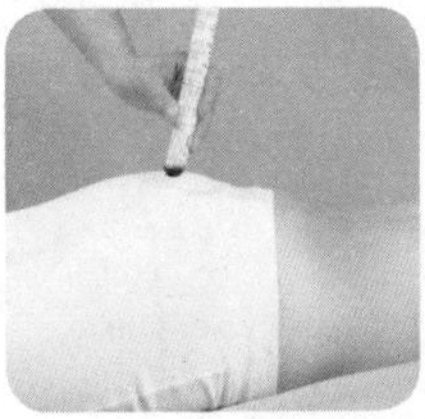

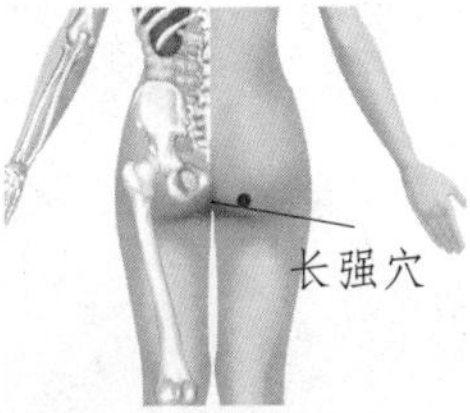

灸 次髎穴

【定位取穴】该穴位于骶部，当髂后上棘内下方，适对第2骶后孔处。取穴时俯卧，骨盆后面，从髂嵴最高点向内下方骶角两侧循摸一高骨突起，即是髂后上棘，与之平齐，髂骨正中突起处是第1骶椎棘突，髂后上棘与第2骶椎棘突之间即第2骶后孔，此为取穴部位。

【功效】疏导水液，健脾除湿。

【施灸方法】施灸时，被施灸者俯卧，施灸者站或坐于一旁，手执艾条以点燃的一端对准施灸部位，距离皮肤1.5 ~ 3厘米施灸，以感到施灸处温热、舒适为度。

【施灸时间】每日灸1 ~ 3次，每次灸30分钟左右，灸至皮肤产生红晕为止。

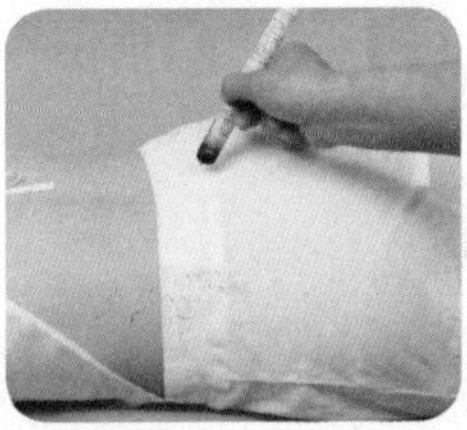

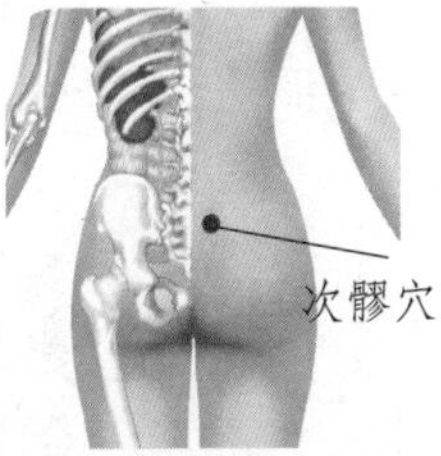

灸 上巨虚穴

【定位取穴】该穴位于小腿前外侧，当犊鼻下6寸，距胫骨前缘1横指(中指)，

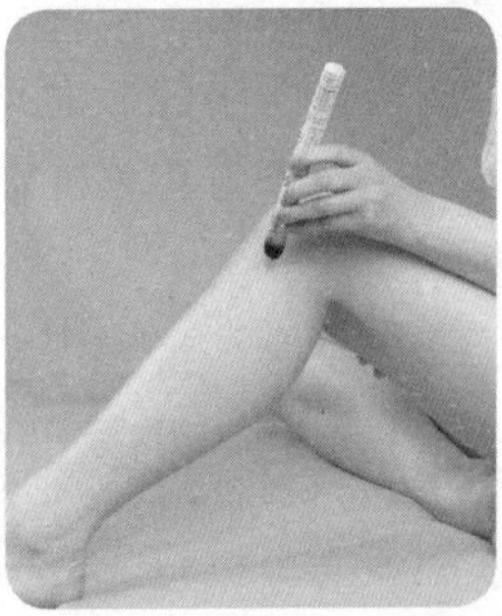

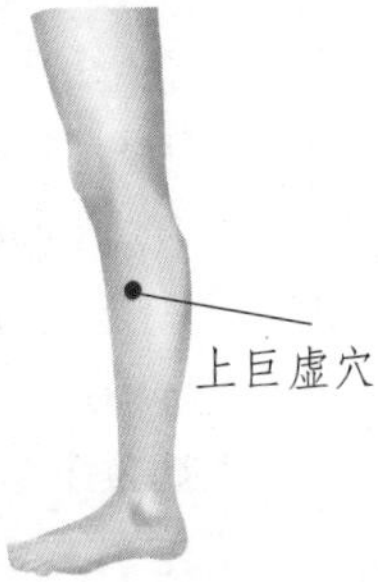

当犊鼻穴向下，直量两次4横指处，当胫、腓骨之间为取穴部位。

【功效】排除寒气。

【施灸方法】取坐位，施灸者手执艾条以点燃的一端对准施灸部位，距离皮肤1.5～3厘米，以感到施灸处温热、舒适为度。

【施灸时间】每日灸1次，每次灸3～15分钟，灸至皮肤产生红晕为止。

灸二白穴

【定位取穴】该穴位于前臂掌侧，腕横纹上4寸，桡侧腕屈肌腱的两侧，一侧2穴。取穴时患者伸臂仰掌，于曲泽与大陵穴连线中1/3与下1/3交界处，桡侧腕屈肌腱左右两侧各1穴。

【功效】清肠利湿，理气止痛。

【施灸方法】取坐位，施灸者手执艾条以点燃的一端对准施灸部位，距离皮肤1.5～3厘米，以感到施灸处温热、舒适为度。

【施灸时间】每日灸1次，每次灸3～15分钟，灸至皮肤产生红晕为止。

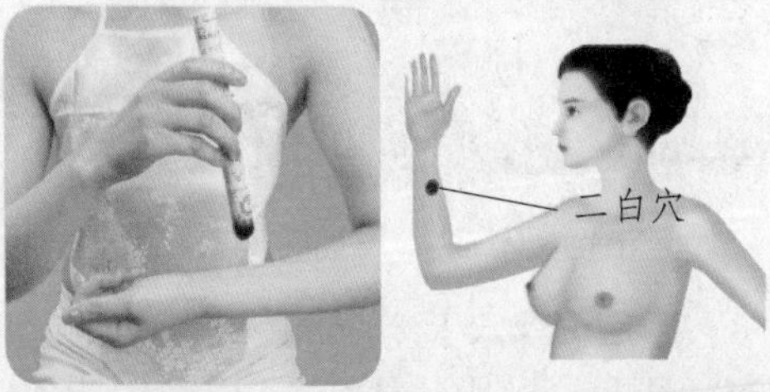

灸承山穴

【定位取穴】该穴位于小腿后面正中，委中与昆仑之间，当伸直小腿或足跟上提时腓肠肌肌腹下出现尖角凹陷处。腘横纹中点至外踝尖平齐处连线的中点为取穴部位。

【功效】缓解疲劳，祛除湿气。

【施灸方法】施灸时，被施灸者侧卧，施灸者站或坐于一旁，手执艾条以点燃的一端对准施灸部位，距离皮肤1.5～3厘米施灸，以感到施灸处温热、舒适为度。

【施灸时间】每日灸1～2次，每次灸30分钟左右，灸至皮肤产生红晕为止。

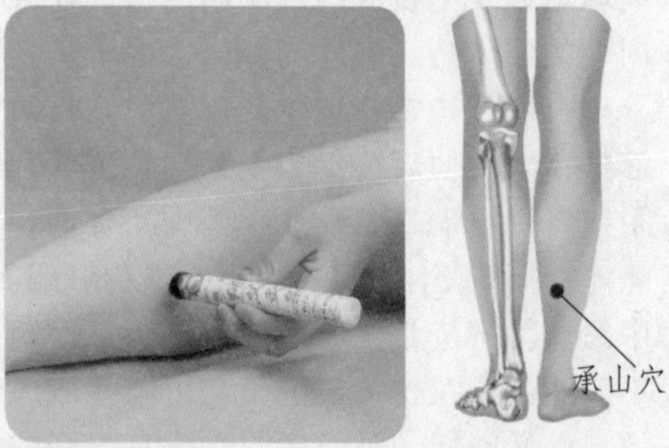

灸血海穴

【定位取穴】该穴位于大腿内侧，髌底内侧端上2寸，当股四头肌内侧头的隆起处。取穴时，坐位，屈膝成90°，医者立于患者对面，用左手掌心对准右髌骨中央，手掌伏于其膝盖上，拇指尖所指处为取穴部位。

【功效】养血润燥，祛风止痒。

【施灸方法】温和灸。取坐位，施灸者站或坐于一旁，手执艾条以点燃的一端对准施灸部位，距离皮肤1.5～3厘米施灸，以感到施灸处温热、舒适为度。

【施灸时间】每日灸1～2次，每次灸20分钟左右，灸至皮肤产生红晕为止。

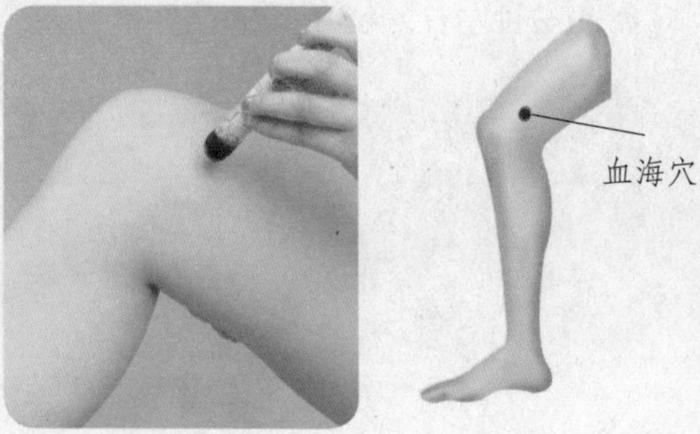

● 辨症施灸

症状 1：便秘。

加灸 天枢穴

【定位取穴】该穴位于腹中部，平脐中，距脐中 2 寸。取穴时，可采用仰卧的姿势，肚脐向左右 3 指宽处。

【功效】疏调肠腑、理气行滞。

【施灸方法】施灸时，被施灸者仰卧，施灸者站或坐于一旁，手执艾条以点燃的一端对准施灸部位，距离皮肤 1.5 ~ 3 厘米，左右方向平行往复或反复旋转施灸，以感到施灸处温热、舒适为度。

【施灸时间】每日灸 1 次，每次灸 10 ~ 20 分钟，灸至皮肤产生红晕为止。

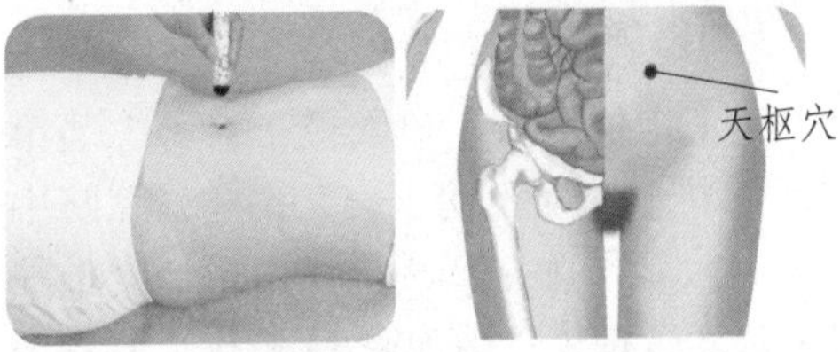

加灸 大肠俞穴

【定位取穴】该穴位于腰部，当第 4 腰椎棘突下，旁开 1.5 寸。两侧髂前上棘之连线与脊柱之交点即为第 4 腰椎棘突下，其旁开约 2 横指(食、中指)处为取穴部位。

【功效】外散大肠腑之热。

【施灸方法】施灸时，被施灸者俯卧，施灸者站或坐于一旁，手执点燃的艾条对准施灸部位，距离皮肤 1.5 ~ 3 厘米，

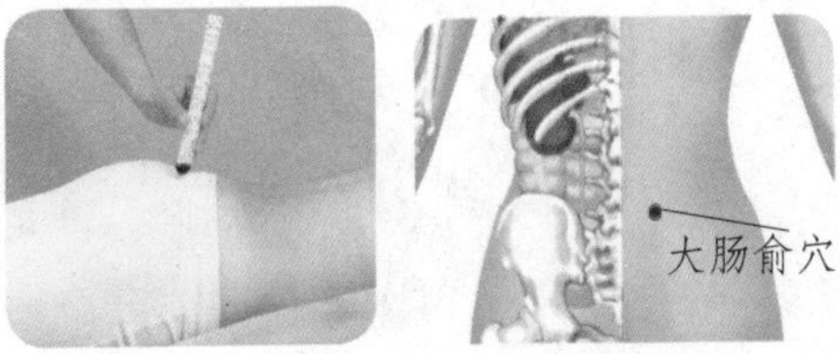

以感到施灸处温热、舒适为度。

【施灸时间】每日灸 1 次，每次灸 10 ~ 20 分钟，灸至皮肤产生红晕为止。

症状 2：肿痛。

加灸 飞扬穴

【定位取穴】该穴位于小腿后面，当腓骨后缘，昆仑直上 7 寸，承山穴外下方 1 寸。

【功效】缓解疲劳，肿胀。

【施灸方法】取坐位，手执艾条以点燃的一端对准施灸部位，距离皮肤 1.5 ~ 3 厘米施灸，以感到施灸处温热、舒适为度。

【施灸时间】每日灸 1 次，每次灸 10 ~ 20 分钟，一般 10 天为 1 个疗程。

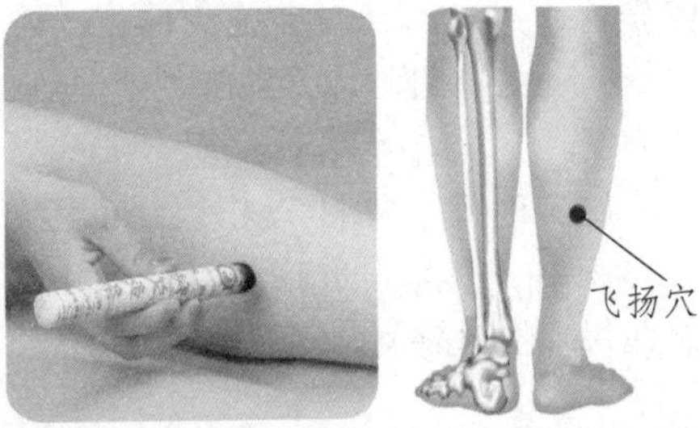

加灸 秩边穴

【定位取穴】该穴位于臀部，平第 4 骶后孔，骶正中嵴旁开 3 寸。取穴时，俯卧位，胞肓直下，在骶管裂孔旁开 3 寸处取穴。

【功效】降温生水。

【施灸方法】施灸时，被施灸者俯卧，施灸者站或坐于一旁，手执点燃的艾条对准施灸部位，距离皮肤 1.5 ~ 3 厘米，以感到施灸处温热、舒适为度。

【施灸时间】每日灸 1 次，每次灸 10 ~ 20 分钟，一般 10 天为 1 个疗程。

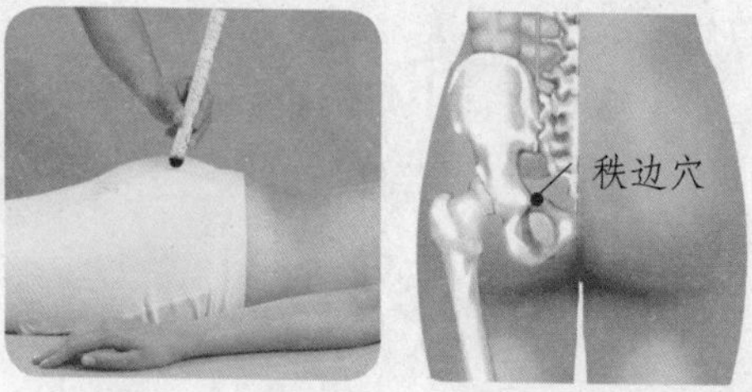

症状 3：便血鲜红、量或多或少，肛门骤然剧痛。

加灸 足三里穴

【定位取穴】该穴位于外膝眼下3寸，距胫骨前嵴1横指，当胫骨前肌上。取穴时，由外膝眼向下量4横指，在腓骨与胫骨之间，由胫骨旁量1横指，该处即是。

【功效】滋养气血。

【施灸方法】采用温和灸法。施灸时取坐位，点燃艾条对准施灸部位，距离皮肤1.5～3厘米，以感到施灸处温热、舒适为度。

【施灸时间】隔日灸1次，每次灸3～15分钟，灸至皮肤产生红晕为止。最好在每晚临睡前灸。

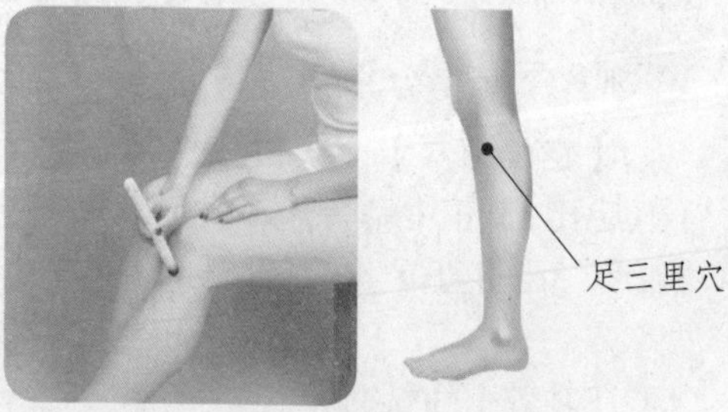

症状 4：痔核脱出，肛门有下坠感，气短乏力，头晕目眩。

加灸 百会穴

【定位取穴】该穴位于头部，头顶正中心。让患者采用正坐的姿势，可以通过两耳角直上连线中点，来简易取此穴。

【功效】通畅脑气，宁静安神。

【施灸方法】被施灸者取坐位，施灸时，施灸者手执艾条以点燃的一端对准施灸部位，距离皮肤1.5～3厘米，以感到施灸处温热、舒适为度。

【施灸时间】每日灸1次，每次灸3～15分钟，灸至皮肤产生红晕为止。

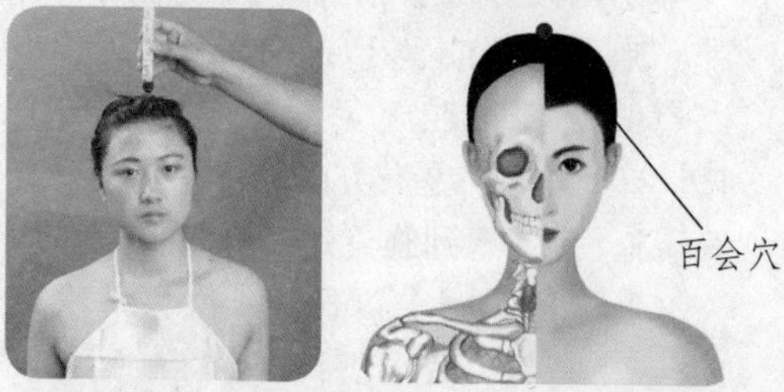

加灸 脾俞穴

【定位取穴】该穴位于背部，当第11胸椎棘突下，旁升1.5寸。与肚脐中相对应处即为第2腰椎，由第2腰椎往上摸3个椎体，即为第11胸椎，其棘突下缘旁开约2横指(食、中指)处为取穴部位。

【功效】调和阴阳，调理气血和肝脾。

【施灸方法】施灸时，被施灸者俯卧，施灸者手执艾条以点燃的一端对准施灸部位，距离皮肤1.5～3厘米，以感到施灸处温热、舒适为度。

【施灸时间】每日灸1次，每次灸3～15分钟，灸至皮肤产生红晕为止。

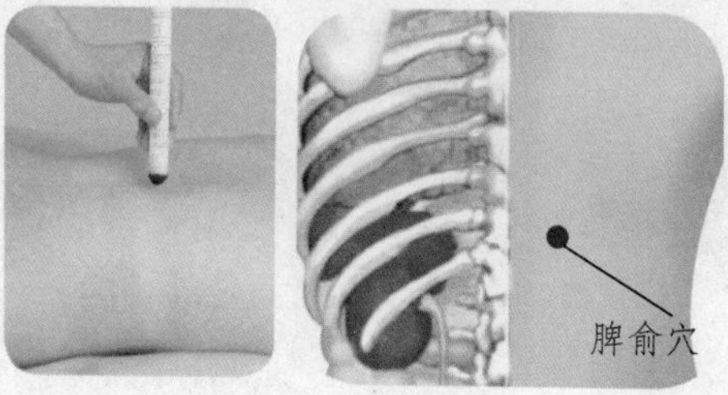

加灸 神阙穴

【定位取穴】该穴位于腹中部，脐中央。

【功效】温补元阳，温经祛寒。

【施灸方法】施灸时，被施灸者平躺，施灸者手执艾条以点燃的一端对准施灸部位，距离皮肤 1.5 ~ 3 厘米，以感到施灸处温热、舒适为度。

【施灸时间】每日灸 1 次，每次灸 3 ~ 15 分钟左右，灸至皮肤产生红晕为止。

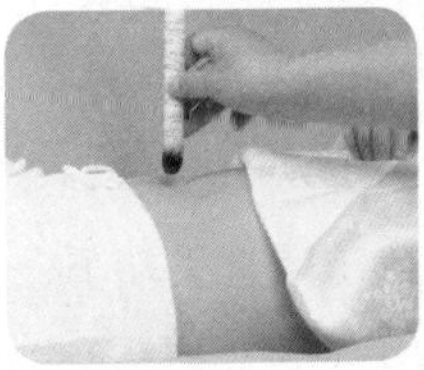

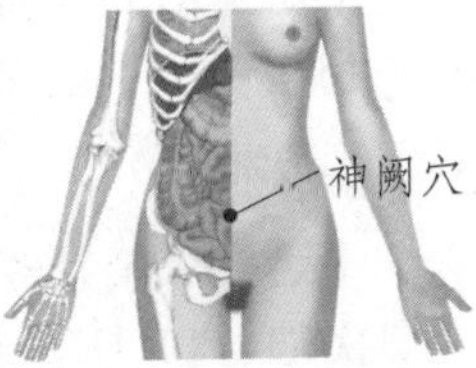

症状 5：血色污浊，大便干结。

加灸 阴陵泉穴

【定位取穴】该穴位于小腿内侧，当胫骨内侧髁后下方凹陷处。取穴时，坐位，用拇指沿小腿内侧骨内缘（胫骨内侧）由下往上推，至拇指抵膝关节下时，胫骨向内上弯曲之凹陷为取穴部位。

【功效】清利湿热，健脾理气，益肾调经，通经活络。

【施灸方法】宜采用温和灸。施灸时，手执艾条以点燃的一端对准施灸部位，距离皮肤 1.5 ~ 3 厘米，以感到施灸处温热、舒适为度。

【施灸时间】每日灸 1 次，每次灸 3 ~ 15 分钟，灸至皮肤产生红晕为止。

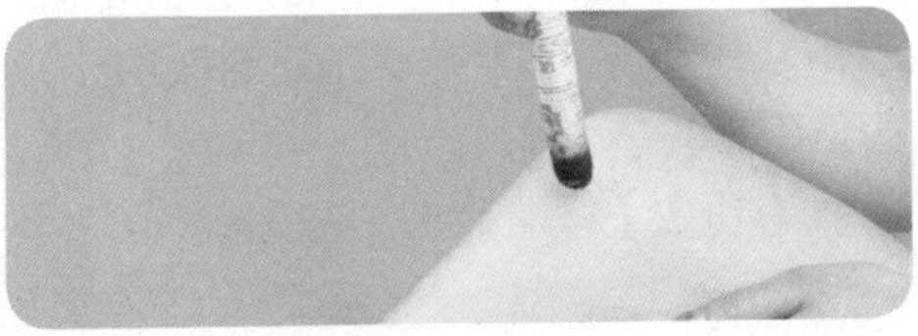

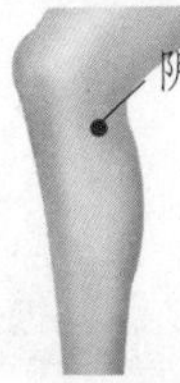

温馨小贴士

痔疮病人一旦发现自己患有痔疮后，除积极治疗外，平时的保养对痔疮的康复也极为重要，主要有以下几个方面：

1. 注意饮食：痔疮病人应忌食或少食刺激性食品及煎、烤、炸之品。因此类食品可刺激盲肠肛门黏膜皮肤，加剧痔疮出血、脱垂症状。应多食富含纤维素的食品，饮食不宜过饱，以免因大便干燥排出困难而加剧病情。

2. 调节情志：病人应平心静气、保持心情舒畅，忌急躁发怒。因怒伤肝，肝气郁结致脾气下陷，使痔疮脱垂、出血加剧。

3. 合理休息：痔疮发作期应合理休息，不要过分活动或劳累，以免痔疮因内裤的摩擦而加剧症状。

4. 戒酒色：饮酒可刺激盲肠肛门黏膜而加剧病情，频繁的性生活加剧会阴肛门部充血，亦可加剧痔疮脱垂和出血。

5. 坐浴熏洗：坐浴熏洗能清洁肛门，清洗分泌物，减少其对黏膜皮肤的刺激，改善局部血循环，减轻炎症、充血和水肿。

脱肛

脱肛或称直肠脱垂，指肛管直肠外翻而脱垂于肛门外。常见于体虚的小儿及老年人，或新产妇，或有长期泻痢、咳嗽等病史，或有内痔环切手术史。脱出为本症的主要症状。轻者排便时直肠黏膜脱出，便后可自行还纳；日久逐步发展为直肠全层脱出，除大便时脱出外，甚至咳嗽、行走、下蹲也脱出，须用手推回或卧床休息后方能回纳。如脱出未即时还纳，直肠黏膜充血水肿，出血或糜烂。可伴有肛周皮肤潮湿瘙痒、腰骶及腹部坠胀酸痛。脱出时间稍长，没有及时复位，可造成嵌顿，黏膜由粉红色变为暗紫色，甚至糜烂坏死，肿胀疼痛，体温升高，排尿不畅，里急后重，肛门坠胀疼痛。中医认为脱肛是由于气虚下陷，不能收摄，以致肛管直肠向外脱出。在相关穴位艾灸能够补益中气，升提下陷，调控机体的免疫力，从而达到恢复正常机能的目的。

● 一般施灸

灸百会穴

【定位取穴】该穴位于头部，头顶正中心。让患者采用正坐的姿势，可以通过两耳角直上连线中点，来简易取此穴。

【功效】升阳举陷。

【施灸方法】宜采用温和灸。被施灸者取坐位，施灸时，施灸者手执艾条以点燃的一端对准施灸部位，距离皮肤1.5 ~ 3厘米，以感到施灸处温热、舒适为度。

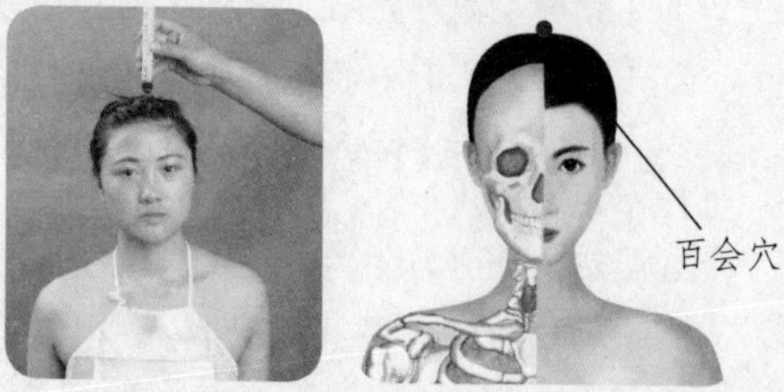

【施灸时间】每日灸1次，每次灸3 ~ 15分钟，早晨施灸效果更佳。

灸长强穴

【定位取穴】该穴位于尾骨尖端下，尾骨尖端与肛门连线的中点处。

【功效】清热利湿，升阳举陷。

【施灸方法】宜采用温和灸。施灸时，被施灸者俯卧，施灸者站或坐于一旁，手执艾条以点燃的一端对准施灸部位，距离皮肤1.5 ~ 3厘米施灸，以感到施灸处温热、舒适为度。

【施灸时间】每日灸1 ~ 2次，每次灸30分钟左右。

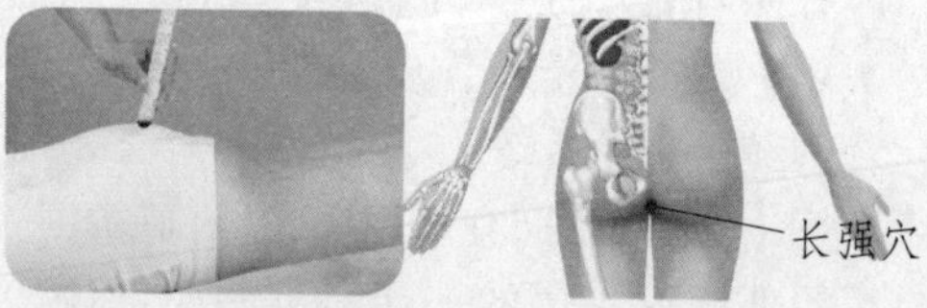

灸承山穴

【定位取穴】该穴位于小腿后面正中，委中与昆仑之间，当伸直小腿或足跟上提时腓肠肌肌腹下出现尖角凹陷处。腘横纹中点至外踝尖平齐处连线的中点为取穴部位。

【功效】缓解疲劳，祛除湿气。

【施灸方法】宜采用温和灸。施灸时，被施灸者侧卧，施灸者站或坐于一旁，手执艾条以点燃的一端对准施灸部位，距离皮肤 1.5 ～ 3 厘米施灸，以感到施灸处温热、舒适为度。

【施灸时间】每日灸 1 ～ 2 次，每次灸 30 分钟左右。

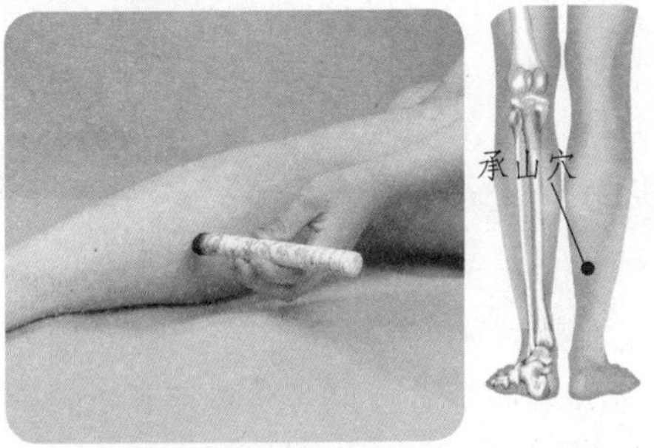

灸大肠俞穴

【定位取穴】该穴位于腰部，当第 4 腰椎棘突下，旁开 1.5 寸。两侧髂前上棘之连线与脊柱之交点即为第 4 腰椎棘突下，其旁开约 2 横指 (食、中指) 处为取穴部位。

【功效】传导津液，补气，梳理腹中气机。

【施灸方法】宜采用温和灸。施灸时，被施灸者俯卧，施灸者站或坐于一旁，手执艾条以点燃的一端对准施灸部位，距离皮肤 1.5 ～ 3 厘米施灸，以感到施灸处温热、舒适为度。

【施灸时间】每日灸 1 次，每次灸 10 ～ 15 分钟，一般 10 天为 1 个疗程。

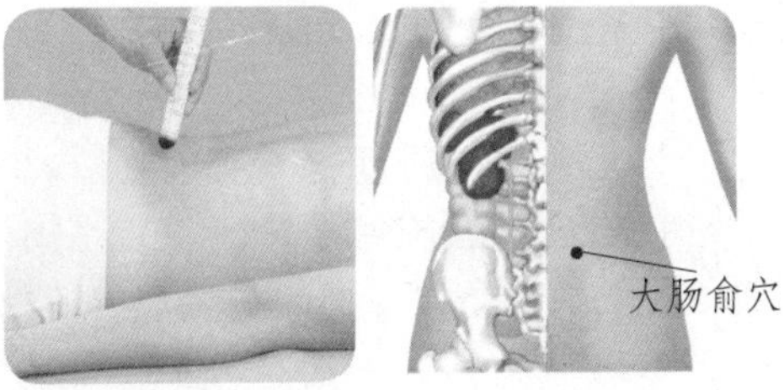

灸气海穴

【定位取穴】该穴位于下腹部，前正中线上，当脐中下 1.5 寸。取穴时，可采用仰卧的姿势，直线连结肚脐与耻骨上方，将其分为 10 等分，从肚脐 3/10 的位置，即为此穴。

【功效】温阳益气、扶正固本。

【施灸方法】宜采用温和灸。施灸时，被施灸者平卧，施灸者站或坐于一旁，手执艾条以点燃的一端对准施灸部位，距离皮肤 1.5 ～ 3 厘米，以感到施灸处温热、舒适为度。

【施灸时间】每日灸 1 ～ 2 次，每次灸 10 分钟左右。

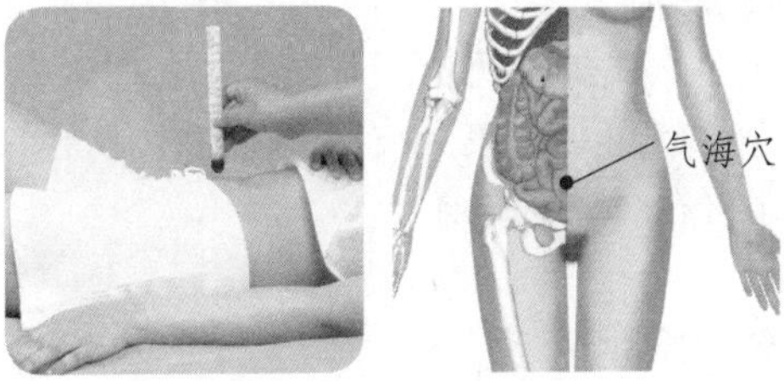

灸足三里穴

【定位取穴】该穴位于外膝眼下 3 寸，距胫骨前嵴 1 横指，当胫骨前肌上。取穴时，由外膝眼向下量 4 横指，在腓骨与胫骨之间，由胫骨旁量 1 横指，该处即是。

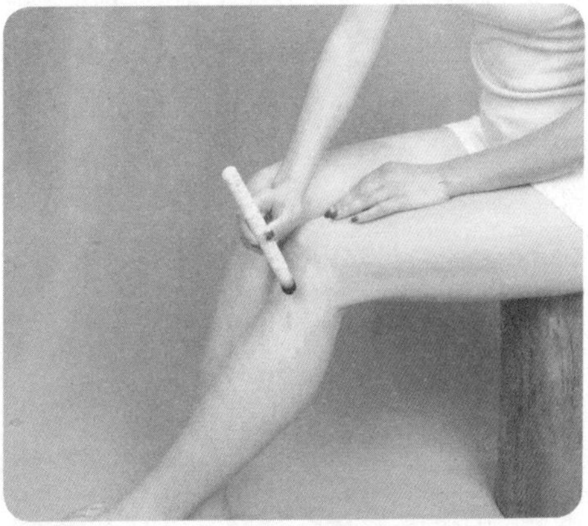

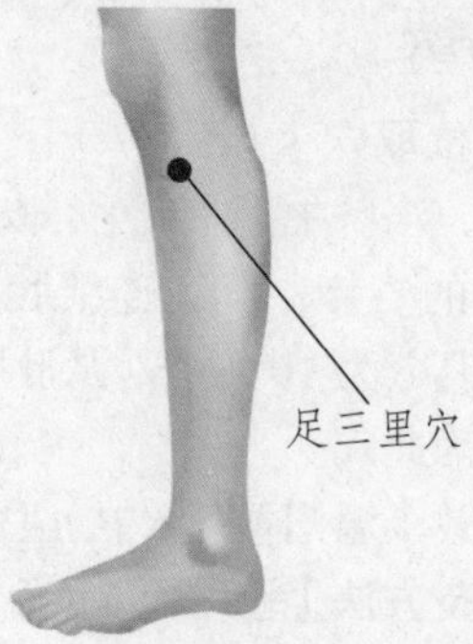

【功效】祛除下肢寒气，调理脾胃。

【施灸方法】采用温和灸法。施灸时取坐位，点燃艾条对准施灸部位，距离皮肤 1.5 ~ 3 厘米，以感到施灸处温热、舒适为度。

【施灸时间】隔日灸 1 次，每次灸 3 ~ 15 分钟，灸至皮肤产生红晕为止。最好在每晚临睡前灸。

● 辨症施灸

症状 1：气短乏力，头晕，大便溏稀，容易出血、血色淡，面色苍白。

加灸 脾俞穴

【定位取穴】该穴位于背部，当第 11 胸椎棘突下，旁开 1.5 寸。与肚脐中相对应处即为第 2 腰椎，由第 2 腰椎往上摸 3 个椎体，即为第 11 胸椎，其棘突下缘旁开约 2 横指 (食、中指) 处为取穴部位。

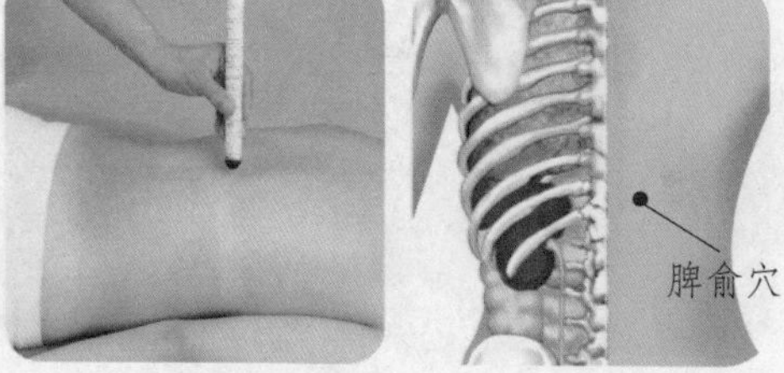

【功效】调理肝脾。

【施灸方法】施灸时，被施灸者俯卧，施灸者手执艾条以点燃的一端对准施灸部位，距离皮肤 1.5 ~ 3 厘米，以感到施灸处温热、舒适为度。

【施灸时间】每日灸 1 次，每次灸 3 ~ 15 分钟，灸至皮肤产生红晕为止。

症状 2：腿脚寒凉难受。

加灸 肾俞穴

【定位取穴】该穴位于腰部，当第 2 腰椎棘突下，旁开 1.5 寸。与肚脐中相对应处即为第 2 腰椎，其棘突下缘旁开约 2 横指 (食、中指) 处为取穴部位。

【功效】温经祛寒，滋阴补肾。

【施灸方法】被施灸者俯卧，施灸者站或坐于一旁，手执艾条以点燃的一端对准施灸部位，距离皮肤 1.5 ~ 3 厘米，左右方向平行往复或反复旋转施灸，以感到施灸处温热、舒适为度。

【施灸时间】每日灸 1 次，每次灸 3 ~ 15 分钟，灸至皮肤产生红晕为止。

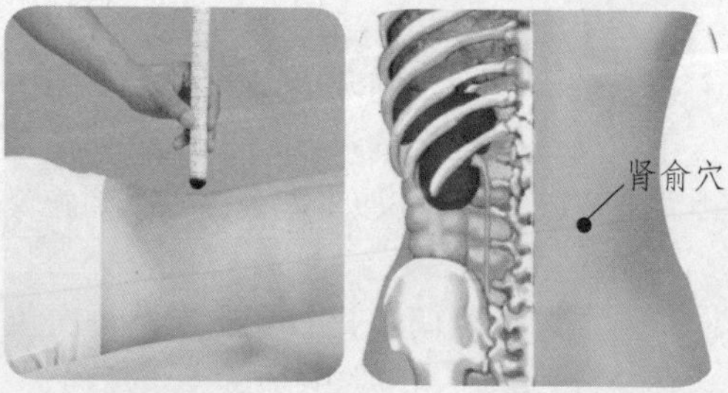

加灸 神阙穴

【定位取穴】该穴位于腹中部，脐中央。

【功效】平和阴阳，调理气血。

【施灸方法】施灸时，被施灸者平躺，施灸者手执艾条以点燃的一端对准施灸部位，距离皮肤 1.5 ～ 3 厘米，以感到施灸处温热、舒适为度。

【施灸时间】每日灸 1 次，每次灸 3 ～ 15 分钟左右，灸至皮肤产生红晕为止。

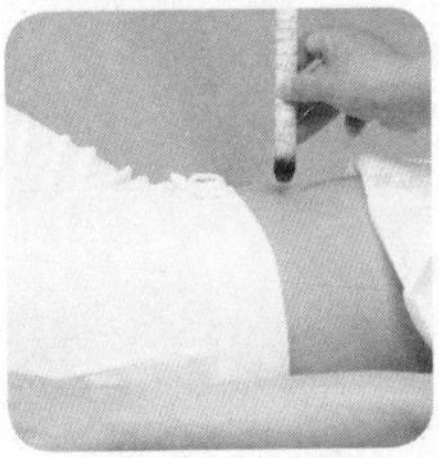

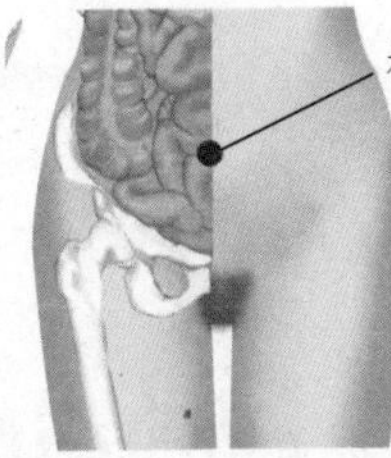

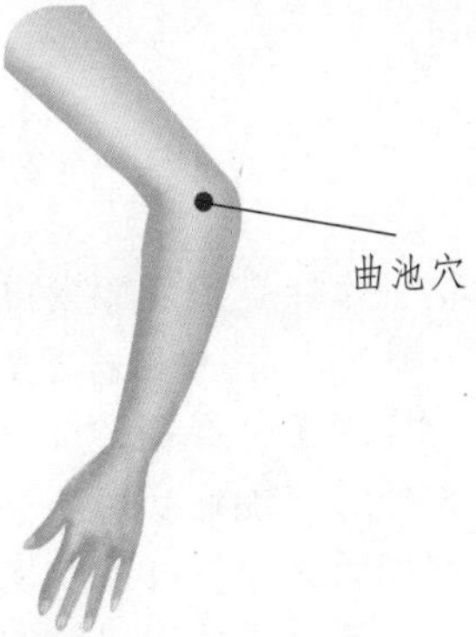

症状 3：肛内肿物溃破，有坠痛感。

加灸 曲池穴

【定位取穴】该穴位于肘横纹外侧端，屈肘时当尺泽与肱骨外上髁连线中点。取穴时，仰掌屈肘成 45°，肘关节桡侧，肘横纹头为取穴部位。

【功效】清热祛火，清利温热。

【施灸方法】宜采用温和灸。被施灸者取坐位，施灸者手执艾条以点燃的一端对准施灸部位，距离皮肤 1.5 ～ 3 厘米，以感到施灸处温热、舒适为度。

【施灸时间】每日灸 1 ～ 2 次，每次灸 30 分钟，灸至皮肤产生红晕为止。

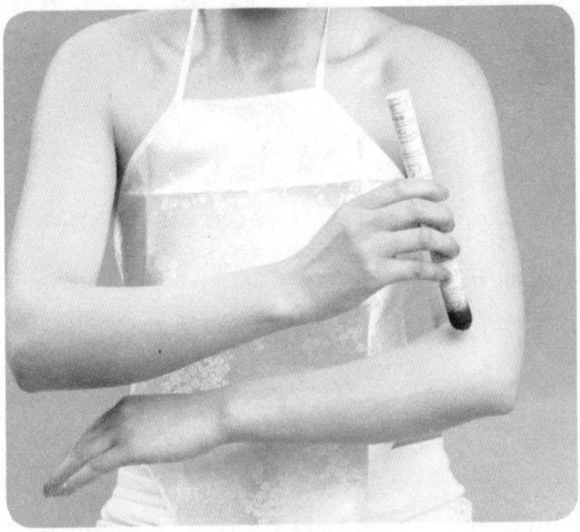

加灸 阴陵泉穴

【定位取穴】该穴位于小腿内侧，当胫骨内侧髁后下方凹陷处。取穴时，坐位，用拇指沿小腿内侧骨内缘（胫骨内侧）由下往上推，至拇指抵膝关节下时，胫骨向内上弯曲之凹陷为取穴部位。

【功效】清利湿热，健脾理气，益肾调经，通经活络。

【施灸方法】宜采用温和灸。施灸时，手执艾条以点燃的一端对准施灸部位，距离皮肤 1.5 ～ 3 厘米，以感到施灸处温热、舒适为度。

【施灸时间】每日灸 1 次，每次灸 3 ～ 15 分钟，灸至皮肤产生红晕为止。

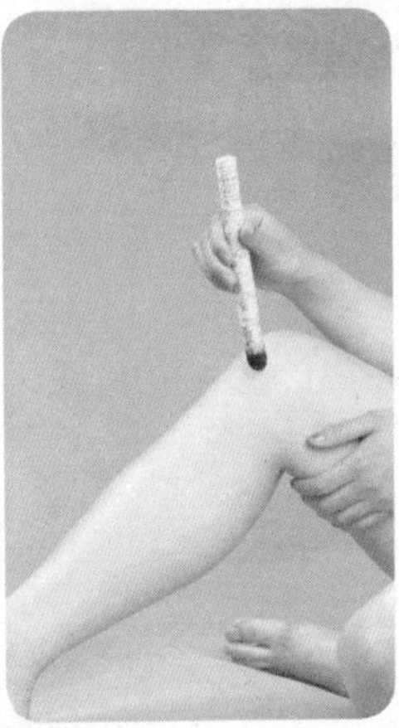

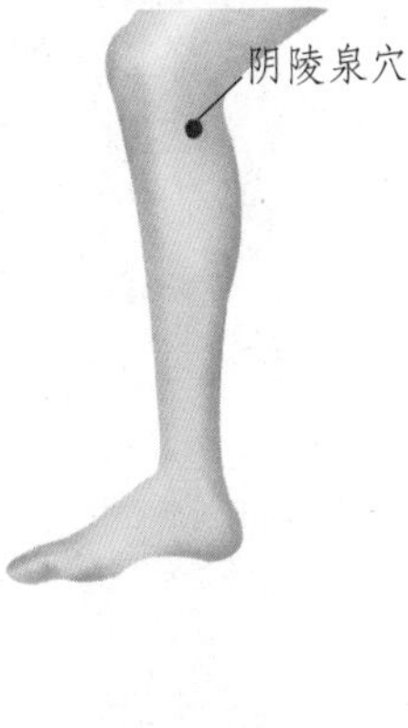

皮肤瘙痒症

皮肤瘙痒症是指无原发皮疹，但有瘙痒的一种皮肤病，中医称之为风瘙痒。皮肤瘙痒症属于神经精神性皮肤病，是一种皮肤神经官能症疾患。临床上将只有皮肤瘙痒而无原发性皮肤损害者称之为瘙痒症。属中医“痒风”的范畴。其瘙痒发生于全身或局部，常为阵发性，尤以夜间为重。中医认为，风邪、湿邪、热邪、血虚、虫淫等为致病的主要原因，在相关穴位艾灸能够疏风祛湿、清热解毒、养血润燥、活血化瘀，从而达到驱邪扶正止痒之功效。

● 一般施灸

灸曲池穴

【定位取穴】该穴位于肘横纹外侧端，屈肘时当尺泽与肱骨外上髁连线中点。取穴时，仰掌屈肘成45°，肘关节桡侧，肘横纹头为取穴部位。

【功效】清热去火。

【施灸方法】宜采用温和灸。施灸时，手执艾条以点燃的一端对准施灸部位，距离皮肤1.5 ~ 3厘米处施灸。也可以用艾灸罐旋灸。

【施灸时间】每日灸1 ~ 2次，每次灸20分钟，灸至皮肤产生红晕为止。

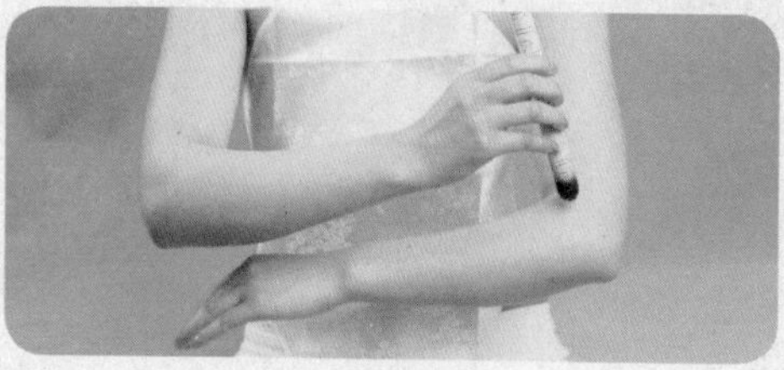

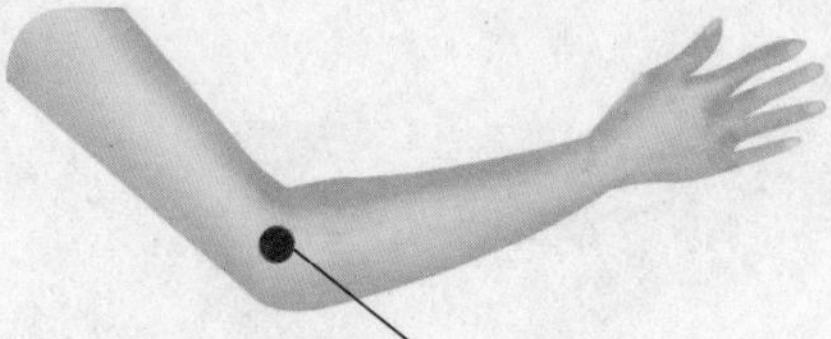

灸血海穴

【定位取穴】该穴位于大腿内侧，髌底内侧端上2寸，当股四头肌内侧头的隆起处。取穴时，坐位，屈膝成90°，医者立于患者对面，用左手掌心对准右髌骨中央，手掌伏于其膝盖上，拇指尖所指处为取穴部位。

【功效】养血润燥，祛风止痒。

【施灸方法】温和灸。取坐位，施灸者站或坐于一旁，手执艾条以点燃的一端对准施灸部位，距离皮肤1.5 ~ 3厘米施灸，以感到施灸处温热、舒适为度。

【施灸时间】每日灸1 ~ 2次，每次灸20分钟左右，灸至皮肤产生红晕为止。

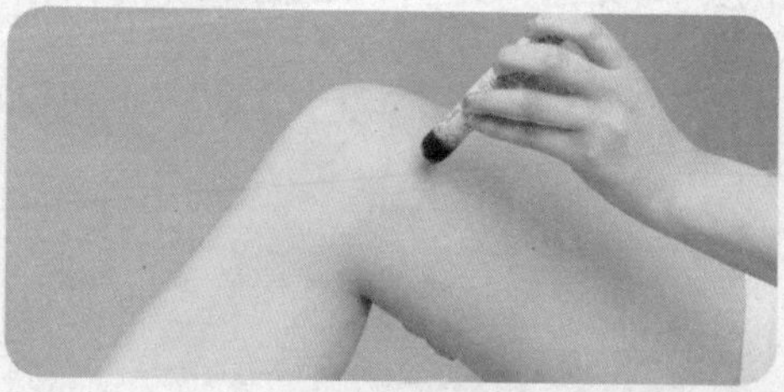

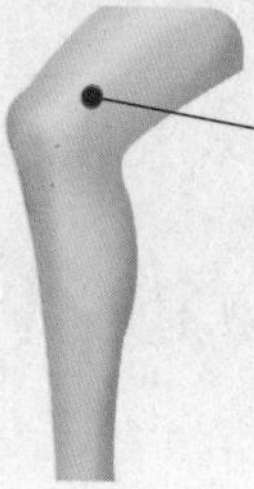

灸膈俞穴

【定位取穴】该穴位于背部，当第7胸椎棘突下，旁开1.5寸。由平双肩胛骨下角之椎骨(第7胸椎)，其棘突下缘旁开约2横指(食、中指)处为取穴部位。

【功效】和血止痒。

【施灸方法】宜采用回旋灸。施灸时，被施灸者俯卧，施灸者站或坐于一旁，手执艾条以点燃的一端对准施灸部位，距离皮肤1.5 ~ 3厘米，左右方向平行往复或反复旋转施灸，以感到施灸处温热、舒适为度。

【施灸时间】每日灸1 ~ 2次，每次灸15 ~ 20分钟左右，灸至皮肤产生红晕为止。

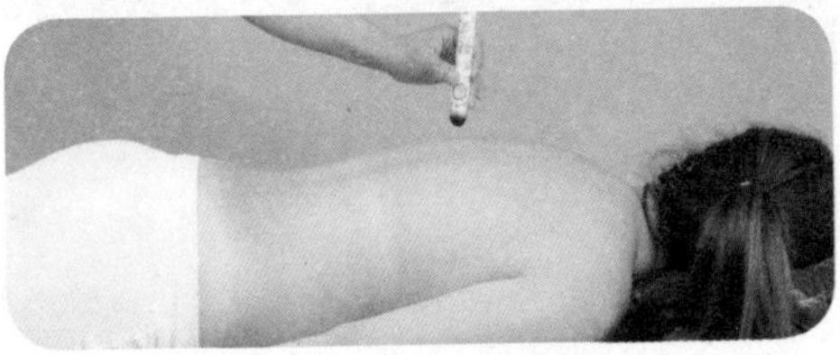

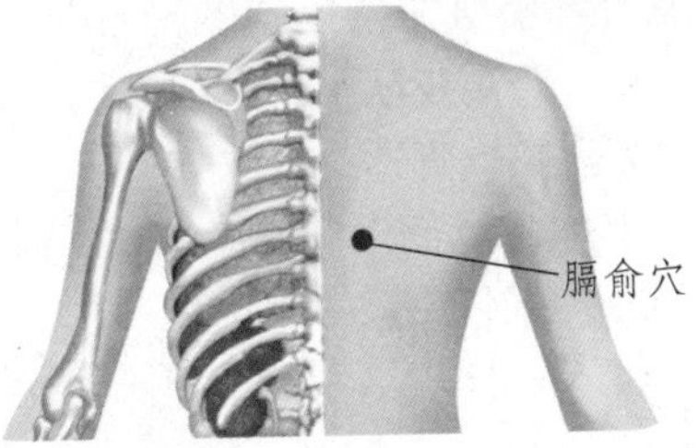

灸足三里穴

【定位取穴】该穴位于外膝眼下3寸，距胫骨前嵴1横指，当胫骨前肌上。取穴时，由外膝眼向下量4横指，在腓骨与胫骨之间，由胫骨旁量1横指，该处即是。

【功效】镇静安神，通络活血，调理皮肤。

【施灸方法】采用温和灸法，取坐位，点燃艾条对准施灸部位，距离皮肤1.5 ~ 3厘米，以感到施灸处温热、舒适为度。

【施灸时间】每日灸1次，每次灸3 ~ 15分钟，灸至皮肤产生红晕为止。

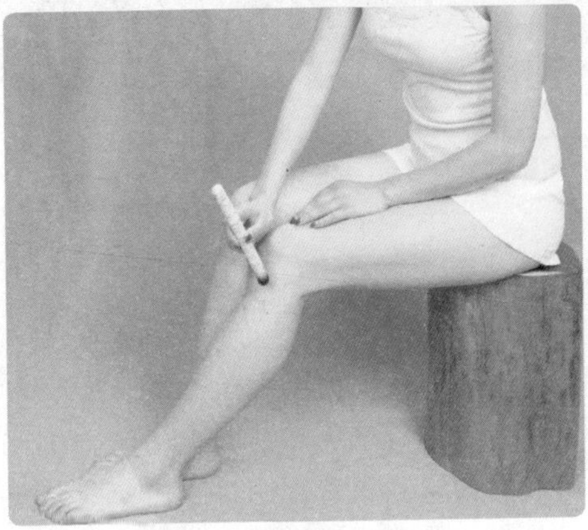

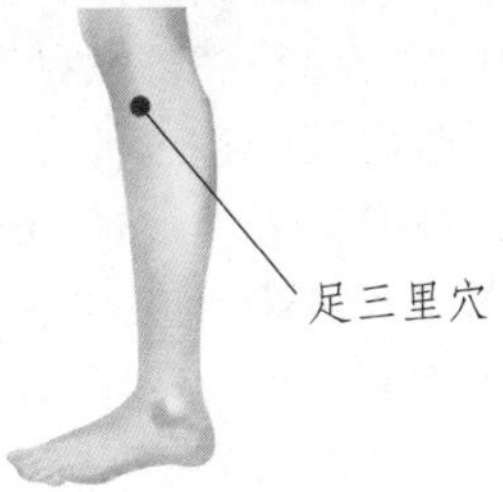

温馨小贴士

瘙痒症是一种病因复杂的疾病，在治疗上首先应去除可能的病因(如内脏疾病)，另外，去除可能加重的因素如搔抓、烫洗、大量的皮肤清洁剂，限制饮用酒类、浓茶、咖啡及辛辣食物，保持外阴局部清洁干燥，再配合适当的治疗，外用药物，疾病可逐渐好转。

第四章

灸到痛自消，舒筋活络筋骨通

落枕

落枕或称“失枕”，是一种常见病，好发于青壮年，以冬春季多见。落枕的常见发病经过是入睡前并无任何症状，晨起后却感到项背部明显酸痛，颈部活动受限。可因劳累过度、睡眠时头颈部位置不当、枕头高低软硬不适，使颈部肌肉长时间处于过度伸展或紧张状态，引起颈部肌肉静力性损伤或痉挛；也可因风寒湿邪侵袭，或因外力袭击，或因肩扛重物等导致。中医认为落枕常因颈筋受挫，气滞血瘀，不通则痛，或素体肝肾亏虚，筋骨痿弱，气血运行不畅，加之夜间沉睡，颈肩外露，感受风寒，气血痹阻，经络不通，遂致本病。在相关穴位艾灸可以活血化瘀通络，祛风散寒，活血止痛，从而达到治疗的目的。

● 一般施灸

灸 列缺穴

【定位取穴】该穴位于前臂桡侧缘，桡骨茎突上方，腕横纹上 1.5 寸处。拇短伸肌腱与拇长展肌腱之间，拇长展肌腱沟的凹陷。

【功效】通络止痛。

【施灸方法】采用温和灸。取坐位，

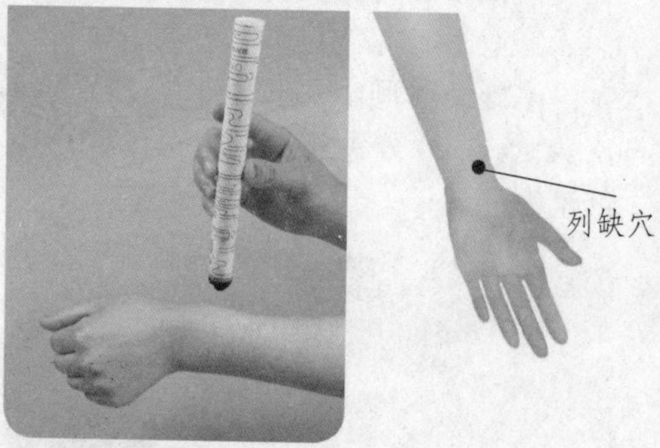

施灸时，手执艾条以点燃的一端对准施灸部位，距离皮肤 1.5 ~ 3 厘米，以感到施灸处温热、舒适为度。

【施灸时间】每日灸 1 次，每次灸 20 ~ 30 分钟。

灸 天柱穴

【定位取穴】该穴位于项部，当枕骨之下，与风府穴相平，胸锁乳突肌与斜方肌上端之间的凹陷处。

【功效】缓解不适感。

【施灸方法】宜采用温和灸。施灸时，被施灸者取坐位，施灸者站或坐于一旁，手执艾条以点燃的一端对准施灸部位，距离皮肤 1.5 ~ 3 厘米，以感到施灸处温热、舒适为度。

【施灸时间】每日灸 1 次，每次灸 20 ~ 30 分钟，灸至皮肤产生红晕为止。

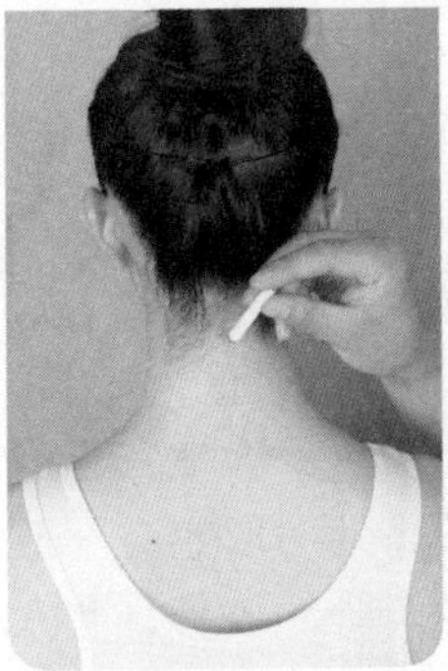

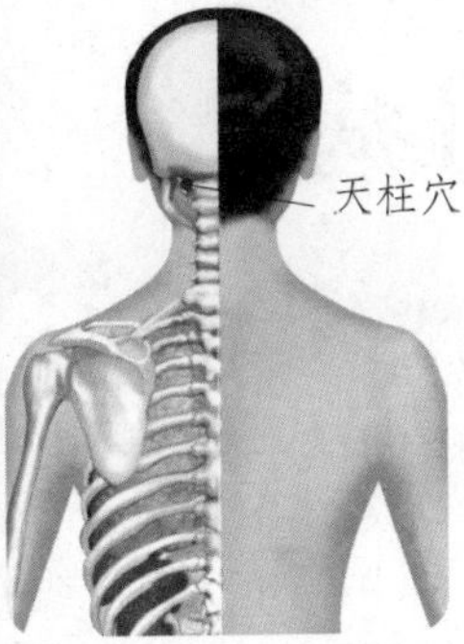

灸后溪穴

【定位取穴】该穴位于第5指掌关节后尺侧的远侧掌横纹头赤白肉际处。具体在小指尺侧，第5掌骨小头后方，当小指展肌起点外缘。

【功效】疏经，通窍，宁神。

【施灸方法】宜采用温和灸。施灸时，手执艾条以点燃的一端对准施灸部位，距离皮肤1.5～3厘米，以感到施灸处温热、舒适为度。

【施灸时间】每日灸1次，每次灸20～30分钟，灸至皮肤产生红晕为止。

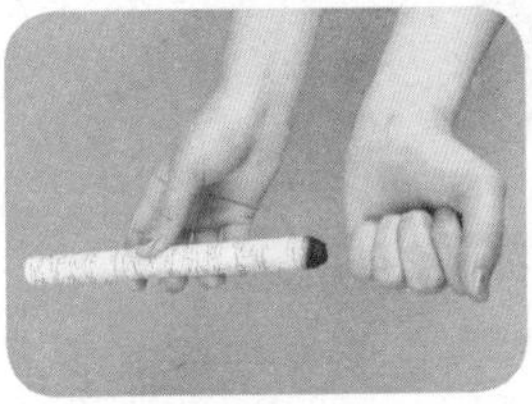

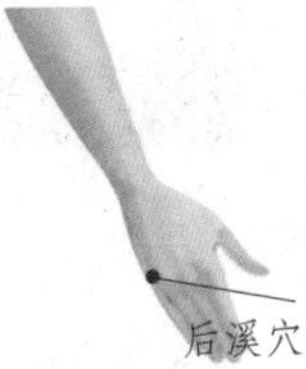

灸落枕穴

【定位取穴】该穴位于手背上。在手背上食指和中指的掌骨之间，用手指朝手腕方向触摸，从骨和骨变狭的手指尽头之处起，大约1指宽的距离上，一压，有强烈压痛之处，就是落枕穴。

【功效】清脑明目，疏经活络。

【施灸方法】宜采用温和灸。施灸时，手执艾条以点燃的一端对准施灸部位，距离皮肤1.5～3厘米，以感到施灸处温热、舒适为度。

【施灸时间】每日灸1次，每次灸20～30分钟，灸至皮肤产生红晕为止。

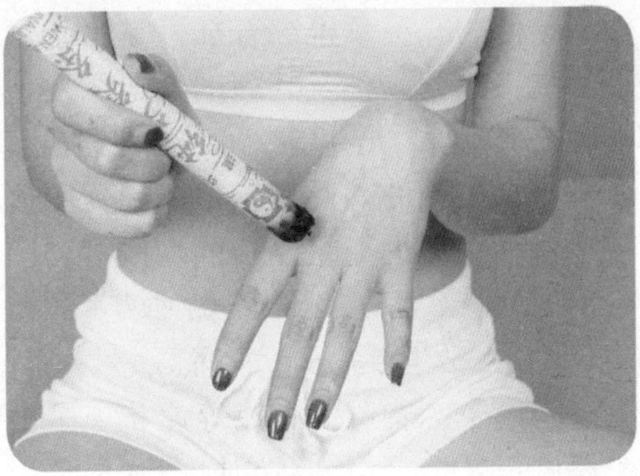

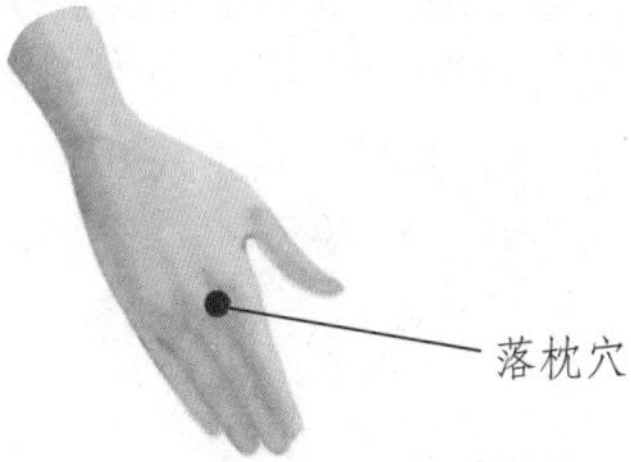

温馨小贴士

落枕症状缓解后可行颈部功能锻炼，以增强颈部力量，减少复发机会。

落枕起病较快，病程也很短，1周以内多能痊愈。及时治疗可缩短病程，不治疗者也可自愈，但复发机会较多。落枕症状反复发作或长时间不愈的应考虑颈椎病的存在，应找专科医生检查，以便及早发现、治疗。

颈椎病

颈椎病又称颈椎综合征，是由于颈部长期劳损，颈椎及其周围软组织发生病理改变或骨质增生等，导致颈神经根、颈部脊髓、椎动脉及交感神经受到压迫或刺激而引起的一组复杂的症候群。一般出现颈僵，活动受限，一侧或两侧颈、肩、臂出现放射性疼痛，头痛，头晕，肩、臂、指麻木，胸闷，心悸等症状。多由外感风寒湿邪，致督脉受损，气血滞涩，经络闭阻，或气血不足所致，另外各种慢性损伤也会造成颈椎及其周围不同程度损伤。通过艾灸温经散寒，疏通经络的功效达到治疗的目的。对于缓解症状效果很好，坚持施灸可以治愈。

● 一般施灸

灸天柱穴

【定位取穴】该穴位于项部，当枕骨之下，与风府穴相平，胸锁乳突肌与斜方肌上端之间的凹陷处。

【功效】明目醒神。

【施灸方法】宜采用温和灸。施灸时，被施灸者取坐位，施灸者站或坐于一旁，手执艾条以点燃的一端对准施灸部位，距离皮肤 1.5 ~ 3 厘米，以感到施灸处温热、舒适为度。

【施灸时间】每日灸 1 次，每次灸 3 ~ 15 分钟，灸至皮肤产生红晕为止。

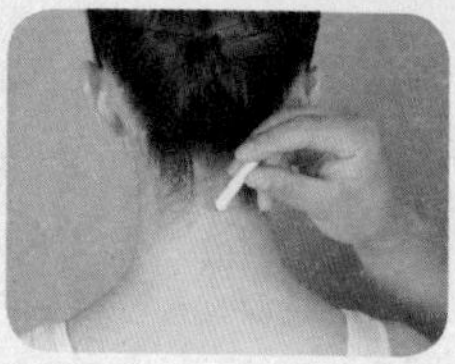

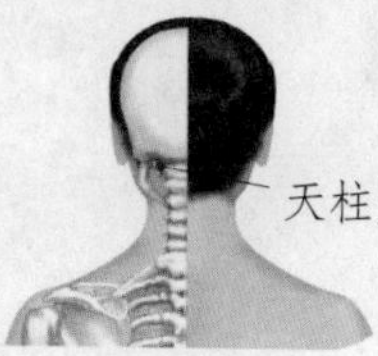

灸肩井穴

【定位取穴】该穴位于大椎穴与肩峰连线中点，肩部最高处。取穴时一般采用正坐、俯伏或者俯卧的姿势，此穴位于肩上，前直乳中，当大椎与肩峰端连线的中点，即乳头正上方与肩线交接处。

【功效】祛风清热，活络消肿。

【施灸方法】采用温和灸法。被施灸者俯卧，施灸者手执艾条以点燃的一端对准施灸部位，距离皮肤 1.5 ~ 3 厘米，以感到施灸处温热、舒适为度。

【施灸时间】每日灸 1 次，每次灸 3 ~ 15 分钟。

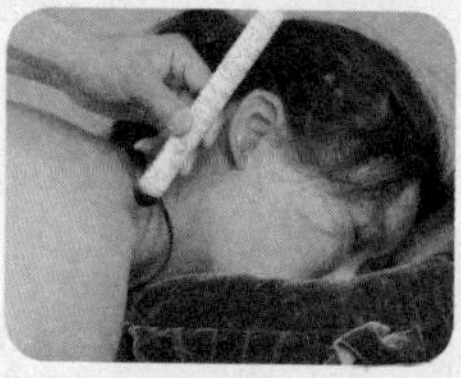

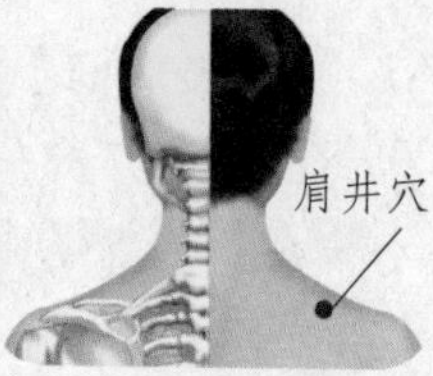

灸大椎穴

【定位取穴】该穴位于颈部下端，背部正中线上，第 7 颈椎棘突下凹陷中。取穴时正坐低头，可见颈背部交界处椎骨有一高突，并能随颈部左右摆动而转动者即是第 7 颈椎，其下为大椎穴。

【功效】祛除寒气，预防颈椎病。

【施灸方法】宜采用温和灸。施灸时，被施灸者俯卧，施灸者站或坐于一旁，手执艾条以点燃的一端对准施灸部位，距离皮肤 1.5 ~ 3 厘米，以感到施灸处温热、舒适为度。

【施灸时间】每日灸 1 ~ 2 次，每

次灸 30 分钟左右，灸至皮肤产生红晕为止。

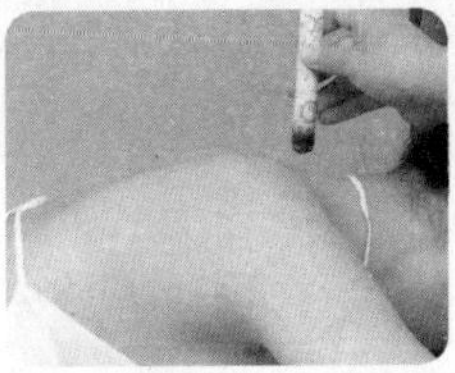

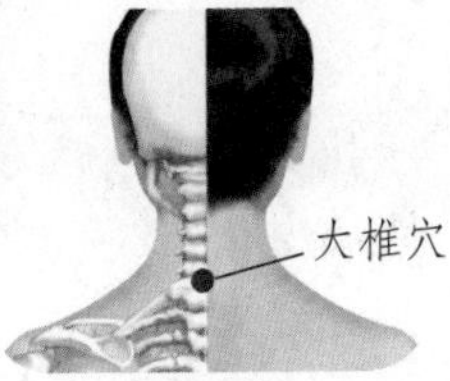

灸后溪穴

【定位取穴】该穴位于第 5 指掌关节后尺侧的远侧掌横纹头赤白肉际。具体在小指尺侧，第 5 掌骨小头后方，当小指展肌起点外缘。

【功效】缓解局部疼痛和不适。

【施灸方法】宜采用温和灸。施灸时，手执艾条以点燃的一端对准施灸部位，距离皮肤 1.5 ~ 3 厘米，以感到施灸处温热、舒适为度。

【施灸时间】每日灸 1 次，每次灸 20 ~ 30 分钟，灸至皮肤产生红晕为止。

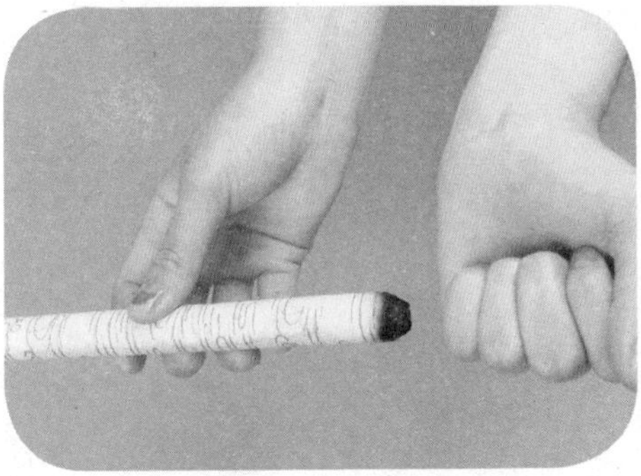

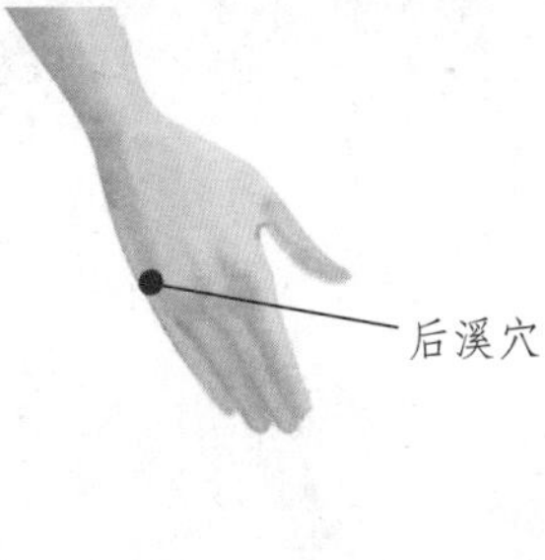

灸合谷穴

【定位取穴】该穴位于第 1、第 2 掌骨间，当第 2 掌骨桡侧的中点处。取穴时，以一手的拇指掌面指关节横纹，放在另一手的拇、食指的指蹼缘上，屈指当拇指尖尽处为取穴部位。

【功效】通络活血，清热镇痛。

【施灸方法】宜采用温和灸。施灸时，手执艾条以点燃的一端对准施灸部位，距离皮肤 1.5 ~ 3 厘米，以感到施灸处温热、舒适为度。

【施灸时间】每日灸 1 ~ 2 次，每次灸 10 ~ 20 分钟。

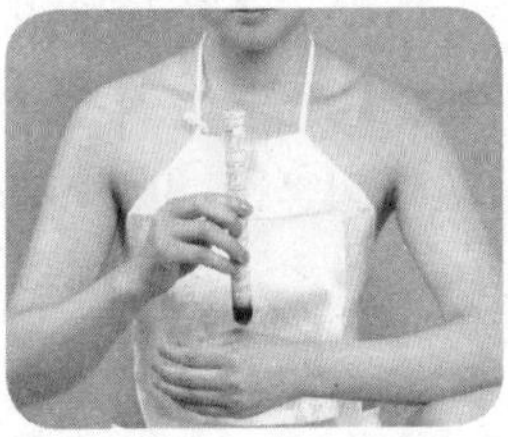

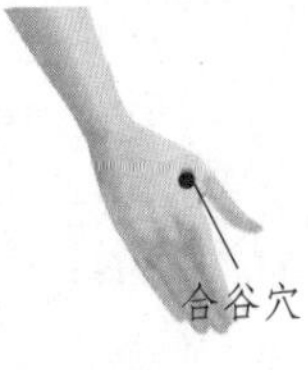

灸外关穴

【定位取穴】该穴位于前臂背侧，当阳池与肘尖的连线上，腕背横纹上 2 寸，尺骨与桡骨之间。

【功效】通络活血，补阳益气。

【施灸方法】宜采用温和灸。施灸时，手执艾条以点燃的一端对准施灸部位，距离皮肤 1.5 ~ 3 厘米，以感到施灸处温热、舒适为度。

【施灸时间】每日灸 1 ~ 2 次，每次灸 3 ~ 15 分钟，灸至皮肤产生红晕为止。

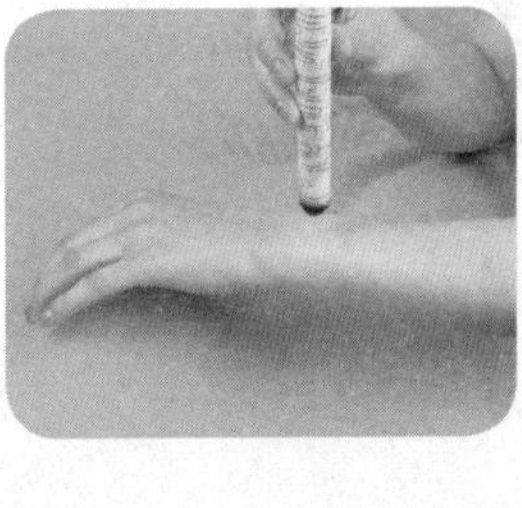

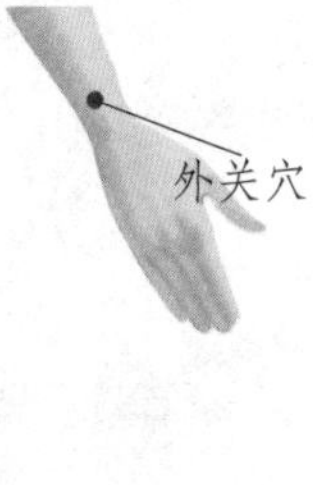

肩周炎

肩周炎又称漏肩风、五十肩、冻结肩，简称肩周炎，是以肩关节疼痛和活动不便为主要症状的常见病症。早期肩关节呈阵发性疼痛，常因天气变化及劳累而诱发，以后逐渐发展为持续性疼痛，并逐渐加重，昼轻夜重，夜不能寐，不能向患侧侧卧，肩关节向各个方向的主动和被动活动均受限。肩部受到牵拉时，可引起剧烈疼痛。肩关节可有广泛压痛，并向颈部及肘部放射，还可出现不同程度的三角肌的萎缩。中医认为肩周炎之发病与气血不足，外感风寒湿及闪挫劳伤有关，伤及肩周筋脉，致使气血不通而痛，遂生骨痹。艾灸相关穴位可疏通气血、祛除湿邪，减少疼痛，从而治疗该病。

● 一般施灸

灸 肩髃穴

【定位取穴】该穴位于肩峰端下缘，当肩峰与肱骨大结节之间，三角肌上部中央。臂外展或平举时，肩部出现两个凹陷，前面一个凹窝中即为本穴。

【功效】通经活络，疏散风热。

【施灸方法】宜采用温和灸。施灸时，手执艾条以点燃的一端对准施灸部位，距离皮肤 1.5 ～ 3 厘米，以感到施灸处温热、舒适为度。

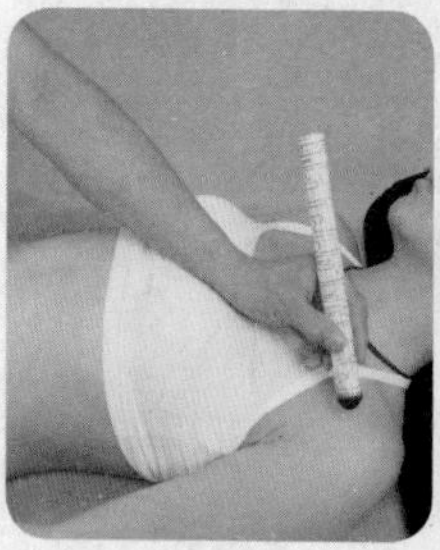

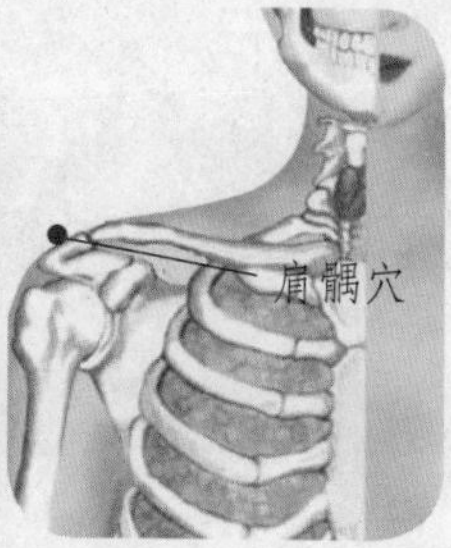

【施灸时间】每日灸 1 ～ 2 次，每次灸 10 ～ 15 分钟。

● 辨症施灸

症状 1：上臂痛。

加灸 臂臑穴

【定位取穴】该穴位于臂外侧，三角肌止点处，当曲池穴与肩髃穴连线上，曲池穴上 7 寸。

【功效】疏导阳气上行，通经活络。

【施灸方法】宜采用温和灸。施灸时，手执艾条以点燃的一端对准施灸部位，距离皮肤 1.5 ～ 3 厘米，以感到施灸处温热、舒适为度。

【施灸时间】每日灸 1 ～ 2 次，每次灸 10 ～ 20 分钟。

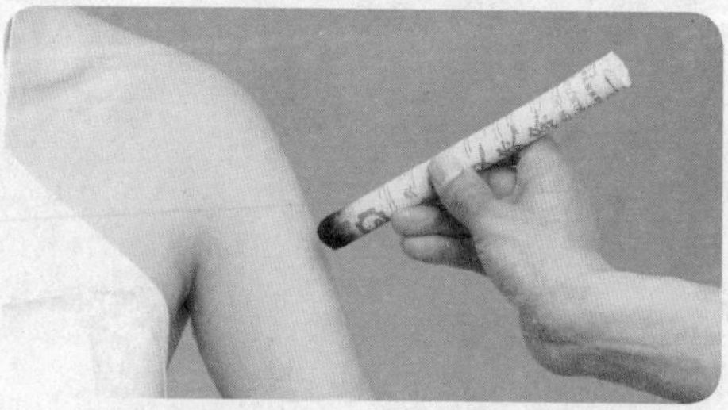

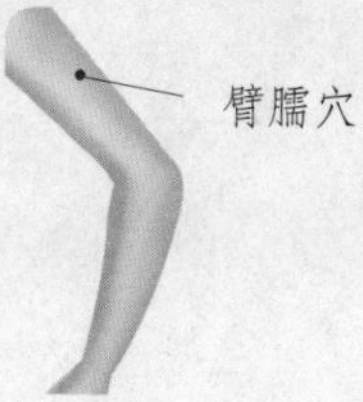

加灸 曲池穴

【定位取穴】该穴位于肘横纹外侧端，屈肘时当尺泽与肱骨外上髁连线中点。取穴时，仰掌屈肘成 45°，肘关节桡侧，肘横纹头为取穴部位。

【功效】清热去火。

【施灸方法】宜采用温和灸。施灸时，手执艾条以点燃的一端对准施灸部位，距离皮肤 1.5 ~ 3 厘米处施灸。

【施灸时间】每日灸 1 ~ 2 次，每次灸 10 ~ 20 分钟。

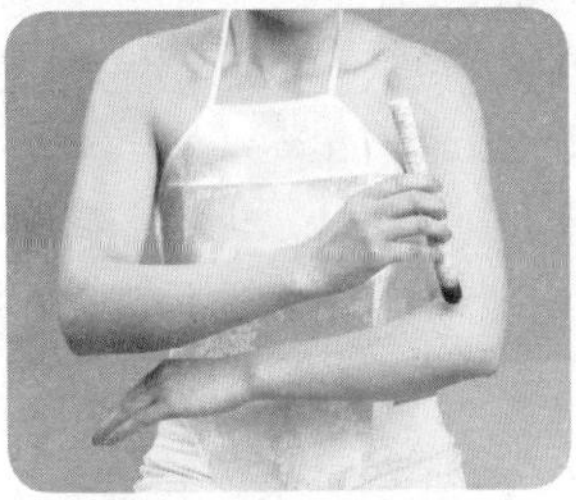

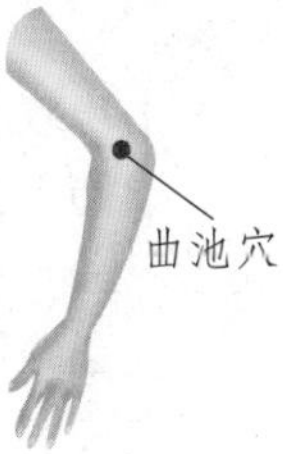

症状 2：肩胛痛。

加灸 天宗穴

【定位取穴】该穴位于肩胛部，当冈下窝中央凹陷处，与第 4 胸椎相平。取穴时，垂臂，由肩胛冈下缘中点至肩胛下角做连线，上 1 / 3 与下 2 / 3 交点处为取穴部位，用力按压有明显酸痛感。

【功效】生发阳气。

【施灸方法】宜采用温和灸。施灸时，被施灸者俯卧，施灸者站或坐于一旁，手执艾条以点燃的一端对准施灸部位，距离皮肤 1.5 ~ 3 厘米，以感到施灸处温热、舒适为度。

【施灸时间】每日灸 1 ~ 2 次，每次灸 10 ~ 20 分钟左右，灸至皮肤产生红晕为止。

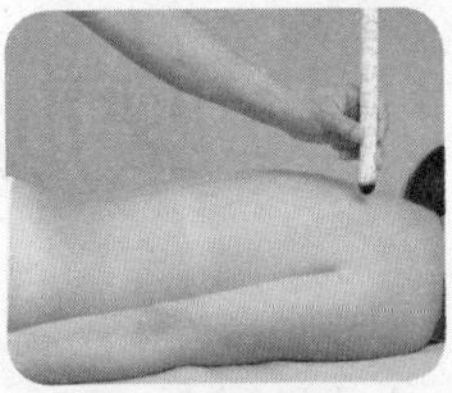

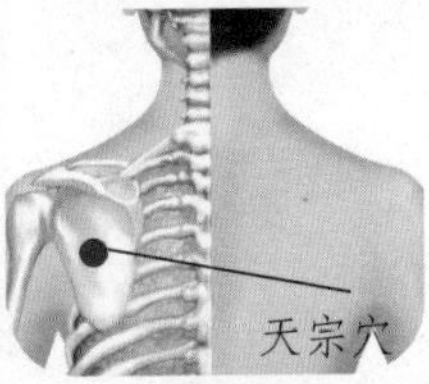

加灸 肩贞穴

【定位取穴】该穴位于肩关节后下方，臂内收时，腋后纹头上 1 寸（指寸）。取穴时，正坐垂肩位，在肩关节后下方，当上臂内收时，当腋后纹头直上 1 寸处取穴。

【功效】散热，通经络。

【施灸方法】宜采用温和灸。施灸时，被施灸者俯卧，施灸者站或坐于一旁，手执艾条以点燃的一端对准施灸部位，距离皮肤 1.5 ~ 3 厘米，以感到施灸处温热、舒适为度。

【施灸时间】每日灸 1 ~ 2 次，每次灸 10 ~ 20 分钟左右，灸至皮肤产生红晕为止。

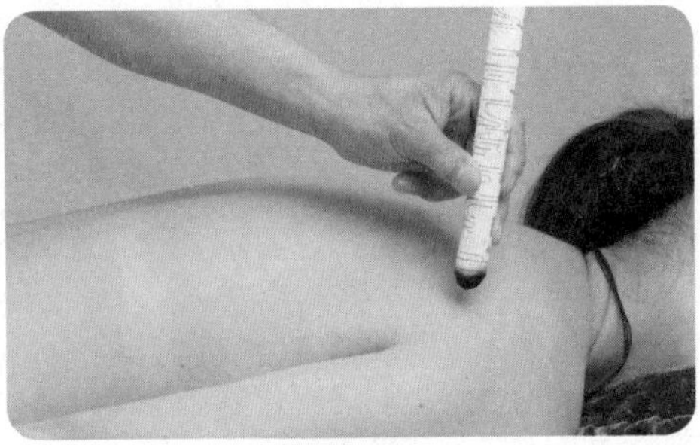

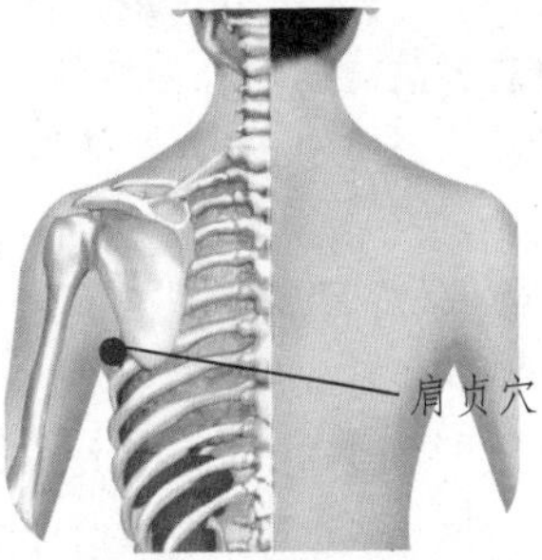

腰肌劳损

腰肌劳损又称慢性腰痛、慢性下腰损伤、腰臀肌筋膜炎等，实为腰部肌肉及其附着点筋膜或骨膜的慢性损伤性炎症，是腰痛的常见原因之一，主要是指腰骶部肌肉、筋膜、韧带等软组织的慢性损伤而引起的慢性疼痛。临床表现为长期、反复发作的腰背疼痛，时轻时重；劳累负重后加剧，卧床休息后减轻；阴雨天加重，晴天减轻；腰腿活动无明显障碍，但部分患者伴有脊柱侧弯、腰肌痉挛、下肢牵涉痛等症状。本病属于中医“腰痛”、痹病范畴，中医认为多与寒湿劳损、肾虚等有关，风寒湿之邪客于经络，弯腰负重时经络受阻，气血运行不畅而致，或久病、肾虚、劳欲过度，精血不足、筋脉失养而作痛。在相关穴位艾灸可以活筋通络，软坚散结，畅通气血，对慢性腰肌劳损有很好的防治效果。

● 一般施灸

灸肾俞穴

【定位取穴】该穴位于腰部，当第2腰椎棘突下，旁开1.5寸。与肚脐中相对应处即为第2腰椎，其棘突下缘旁开约2横指(食、中指)处为取穴部位。

【功效】益肾助阳，强腰利水。

【施灸方法】被施灸者俯卧，施灸者站或坐于一旁，手执艾条以点燃的一端对准施灸部位，距离皮肤3厘米左右，左右方向平行往复或反复旋转施灸。

【施灸时间】每日灸1次，每次灸10 ~ 20分钟，灸至皮肤产生红晕为止。

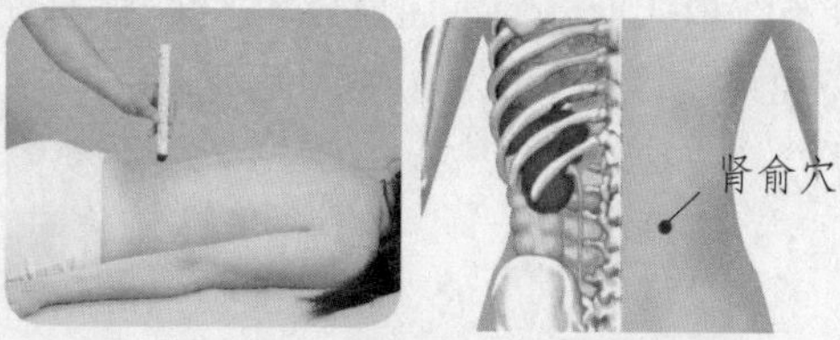

灸委中穴

【定位取穴】该穴位于腘横纹中点，股二头肌腱与半腱肌腱中间，即膝盖里侧中央。

【功效】通经活络，止痛。

【施灸方法】宜采用温和灸。被施灸者俯卧或侧卧，施灸者站或坐于一旁，手执艾条以点燃的一端对准施灸部位，距离皮肤1 ~ 3厘米施灸。

【施灸时间】每日灸1次，每次灸10 ~ 20分钟，灸至皮肤产生红晕为止。

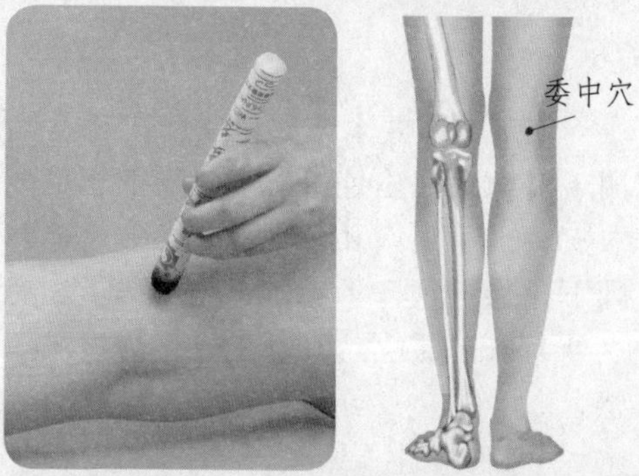

灸夹脊穴

【定位取穴】该穴位于背腰部，当第1胸椎至第5腰椎棘突下两侧，后正中线旁开0.5寸，一侧17个穴位，左右共34穴。

【功效】调剂脏腑机能。

【施灸方法】回旋灸。被施灸者俯卧，施灸者站或坐于一旁，手执艾条以点燃的一端对准施灸部位，距离皮肤大约3厘米左右，左右方向平行往复或反复旋转施灸。

【**施灸时间**】每日灸1次，每次灸5～10分钟，灸至皮肤产生红晕为止。

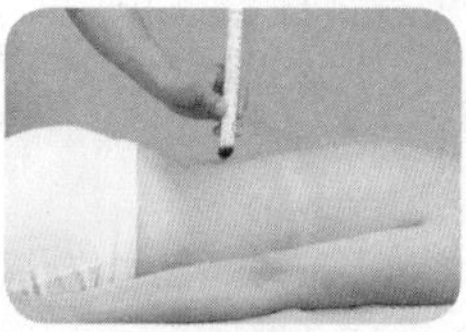

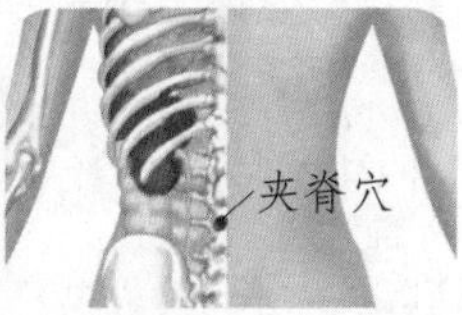

● 辨症施灸

症状：腰痛而冷，遇到寒冷潮湿及气候变化疼痛发作或症状加重。

加灸 阴陵泉穴

【**定位取穴**】该穴位于小腿内侧，当胫骨内侧髁后下方凹陷处。取穴时，坐位，用拇指沿小腿内侧骨内缘(胫骨内侧)由下往上推，至拇指抵膝关节下时，胫骨向内上弯曲之凹陷为取穴部位。

【**功效**】滋阴调火，通经活络。

【**施灸方法**】施灸时，手执艾条以点燃的一端对准施灸部位，距离皮肤1.5～3厘米，以感到施灸处温热、舒适为度。

【**施灸时间**】每日灸1次，每次灸3～15分钟，灸至皮肤产生红晕为止。

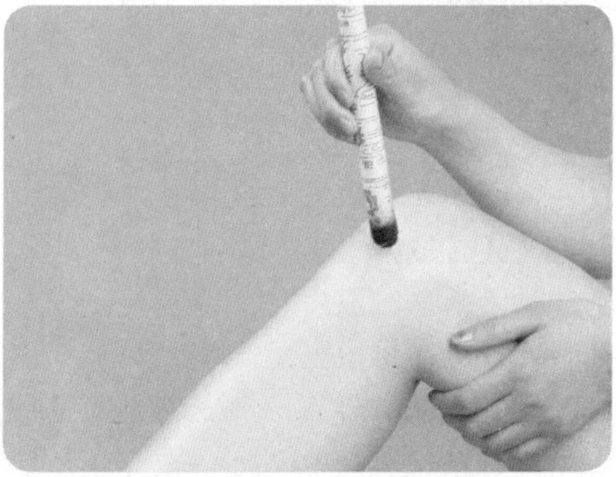

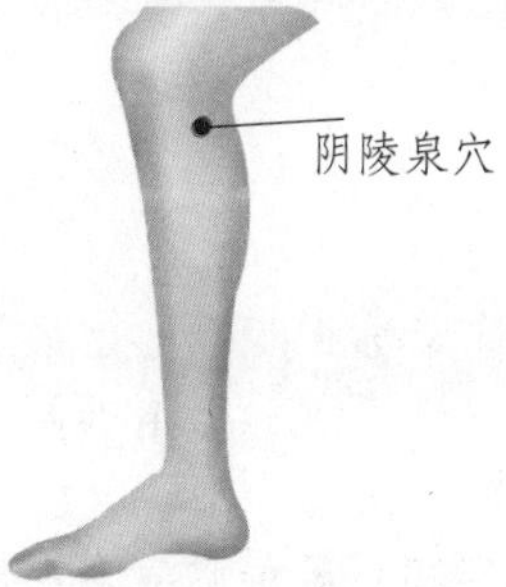

加灸 三阴交穴

【**定位取穴**】该穴位于小腿内侧，当足内踝尖上3寸，胫骨内侧缘后方。取穴时正坐屈膝成直角，以手4指并拢，小指下边缘紧靠内踝尖上，食指上缘所在水平线在胫骨后缘的交点，为取穴部位。

【**功效**】健脾养血，调肝补肾。

【**施灸方法**】施灸时，取坐位，手执艾条以点燃的一端对准施灸部位，距离皮肤1.5～3厘米，以感到施灸处温热、舒适为度。

【**施灸时间**】每日灸1次，每次灸3～15分钟，灸至皮肤产生红晕为止。

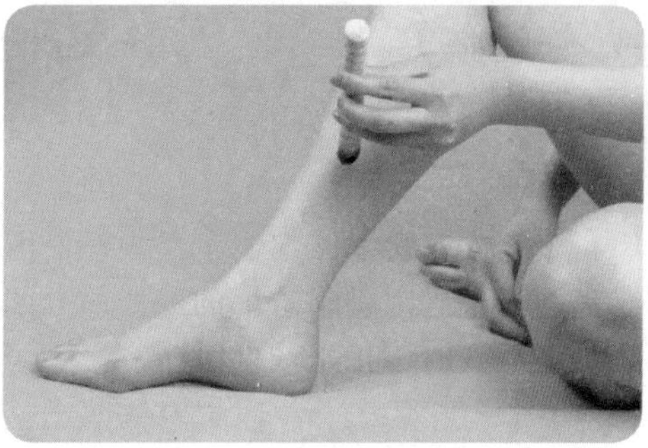

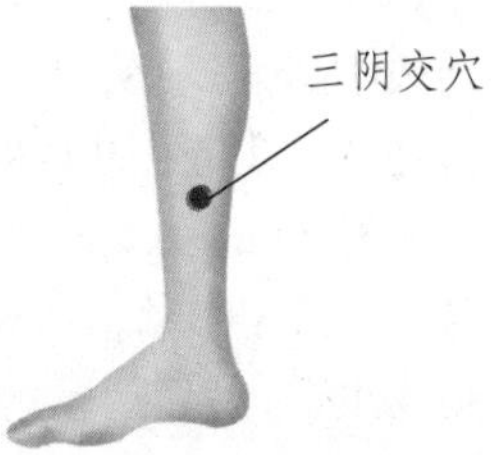

足跟痛

足跟痛又称脚跟痛。足跟一侧或两侧疼痛，不红不肿，行走不便。是由于足跟的骨质、关节、滑囊、筋膜等处病变引起的疾病。足跟痛症多见于中、老年人，轻者走路、久站才出现疼痛，重者足跟肿胀，不能站立和行走，平卧时亦有持续酸胀或刺样、灼热样疼痛，疼痛甚至牵涉及小腿后侧。病因与骨质增生、跗骨窦内软组织劳损、跟骨静脉压增高等因素有关。对骨质增生者，治疗虽不能消除骨刺，但通过消除骨刺周围软组织的无菌性炎症，疼痛同样可以消除。中医认为，足跟痛多属肝肾阴虚、痰湿、血热等因所致。肝主筋、肾主骨，肝肾亏虚，筋骨失养，复感风寒湿邪或慢性劳损便导致经络瘀滞，气血运行受阻，使筋骨肌肉失养而发病。在相关穴位艾灸可以舒筋活血，滋养筋骨，消除足部的疼痛和酸胀。

● 一般施灸

灸大钟穴

【定位取穴】该穴位于足内侧，内踝后下方，当跟腱附着部的内侧前方凹陷处。取穴时，正坐或仰卧位，平太溪下 0.5 寸，当跟腱附着部的内侧凹陷处取穴。

【功效】疏通经络，排毒御寒。

【施灸方法】宜采用温和灸。施灸时，手执艾条以点燃的一端对准施灸部位，距离皮肤 1.5 ~ 3 厘米，以感到施灸处温热、舒适为度。

【施灸时间】每日灸 1 次，每次灸 3 ~ 7 分钟，灸至皮肤产生红晕为止。

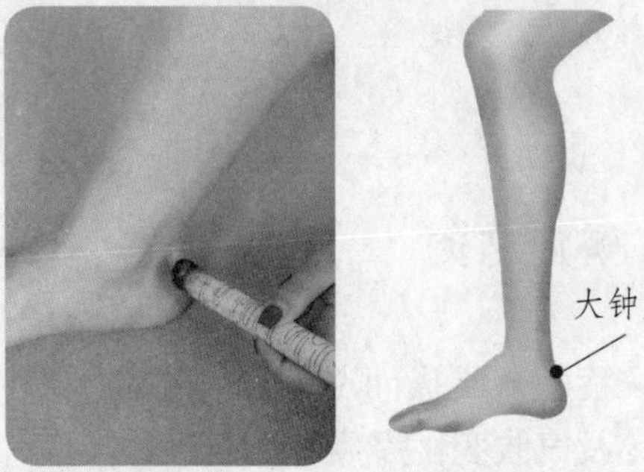

灸然谷穴

【定位取穴】该穴位于内踝前下方，足舟骨粗隆下方凹陷中，赤白肉际处。

【功效】升清降浊。

【施灸方法】宜采用温和灸。施灸时，手执艾条以点燃的一端对准施灸部位，距离皮肤 1.5 ~ 3 厘米，以感到施灸处温热、舒适为度。

【施灸时间】每日灸 1 次，每次灸 3 ~ 7 分钟左右，灸至皮肤产生红晕为止。

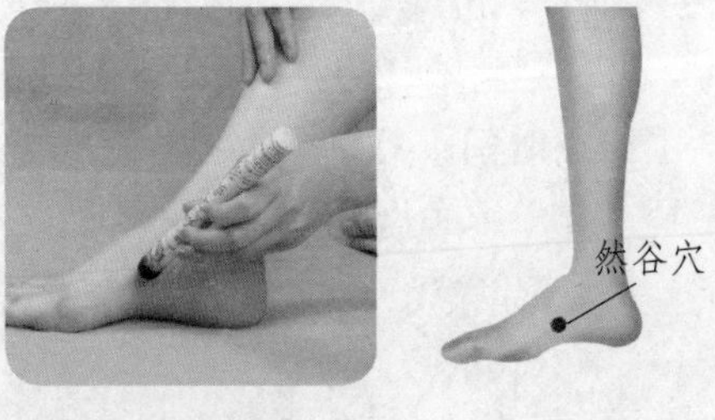

灸关元穴

【定位取穴】该穴位于脐中下 3 寸，腹中线上，仰卧取穴。

【功效】培根固元、培肾壮阳。

【施灸方法】施灸时，被施灸者平

卧，施灸者站或坐于一旁，手执艾条以点燃的一端对准施灸部位，距离皮肤1.5 ～ 3 厘米，左右方向平行往复或反复旋转施灸，以感到施灸处温热、舒适为度。

【施灸时间】每日灸 1 次，每次灸 5 ～ 15 分钟，灸至皮肤产生红晕为止。

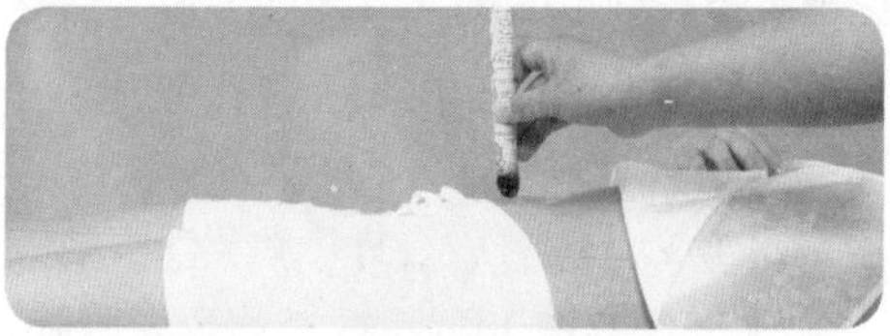

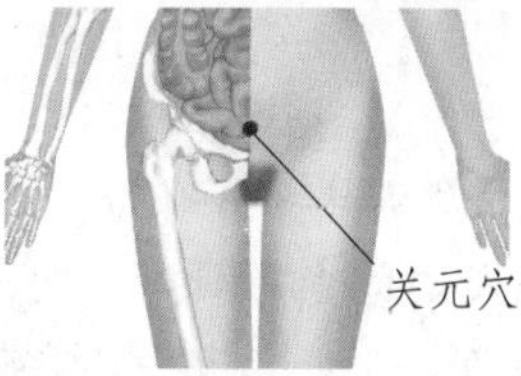

灸仆参穴

【定位取穴】该穴位于足外侧部，外踝后下方，昆仑穴直下，跟骨外侧，赤白肉际处。

【功效】散热化气。

【施灸方法】宜采用温和灸。施灸时，手执艾条以点燃的一端对准施灸部位，距离皮肤 1.5 ～ 3 厘米，以感到施灸处温热、舒适为度。

【施灸时间】每日灸 1 ～ 2 次，每次灸 3 ～ 5 分钟左右，灸至皮肤产生红晕为止。

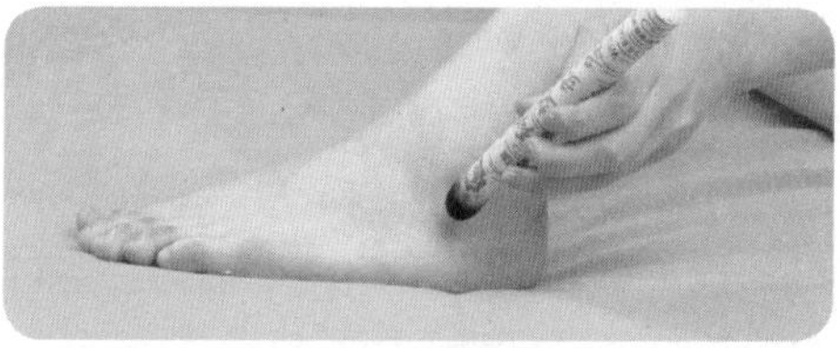

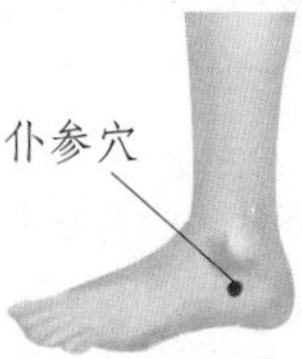

温馨小贴士

足跟为肾所主，肝肾亏虚则筋骨不健，跟骨疼痛，所以食疗当以补益肝肾、强健筋骨为本，从根本上消除足跟痛。

以肾气不足为主要病机的足跟痛，主要表现为局部疼痛固定不移、行走不利、行走则疼痛加剧，或伴有头目眩晕、腰膝酸软、肢软乏力等症状。当以补肾气、强筋壮骨为主进行医治。可选用韭菜 100 克、羊肝 100 克，调味品适量。将韭菜洗净，切段；羊肝洗净，切片，加水淀粉适量拌匀；锅中放植物油适量，烧热后下羊肝翻炒，待熟时，下韭菜，翻炒至熟，调味服食。每周 2 次。

以肝肾阴虚为病机的足跟痛主要表现除上述症状外，还有五心烦热、眼目干涩等。治疗当以补益肝肾，滋阴清热为主。可服用山药莲子芡实粥：芡实 30 克、山药 30 克、莲子 15 克、粳米 50 克，熬粥食用，每日 1 次。

坐骨神经痛

坐骨神经痛以疼痛放射至一侧或双侧臀部、大腿后侧为特征，是由于坐骨神经根受压所致。疼痛可以是锐痛，也可以是钝痛，有刺痛，也有灼痛，可以是间断的，也可以是持续的。通常只发生在身体一侧，可因咳嗽、喷嚏、弯腰、举重物而加重。中医认为坐骨神经痛与肝肾亏虚有关。如果病人血气虚弱，肝肾亏虚，加上劳累过度或有外感寒湿之邪导致寒湿闭阻经脉，血气瘀滞而形成坐骨神经痛。在相关穴位艾灸可以清热利湿，舒筋活络，散风止痛，有效缓解症状。

● 一般施灸

灸 夹脊穴

【定位取穴】该穴位于背腰部，当第1胸椎至第5腰椎棘突下两侧，后正中线旁开0.5寸，一侧17个穴位，左右共34穴。

【功效】调剂脏腑机能。

【施灸方法】回旋灸。被施灸者俯卧，施灸者站或坐于一旁，手执艾条以点燃的一端对准施灸部位，距离皮肤1～3厘米，左右方向平行往复或反复旋转施灸。

【施灸时间】每日灸1次，每次灸5～10分钟，灸至皮肤产生红晕为止。

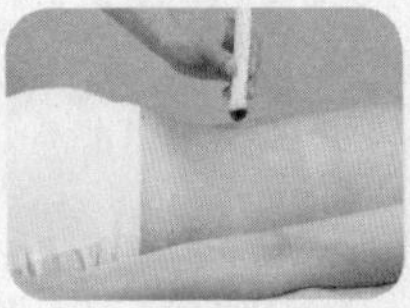

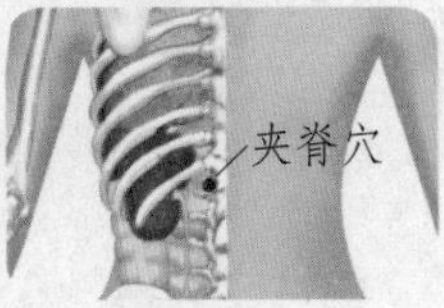

灸 秩边穴

【定位取穴】该穴位于臀部，平第4骶后孔，骶正中嵴旁开3寸。取穴时，俯卧位，胞肓直下，在骶管裂孔旁开3寸处取穴。

【功效】强腰脊，理下焦，清湿热。

【施灸方法】施灸时，被施灸者俯卧，施灸者站或坐于一旁，手执点燃的艾条对准施灸部位，距离皮肤1.5～3厘米，以感到施灸处温热、舒适为度。

【施灸时间】每日灸1次，每次灸5～10分钟，灸至皮肤产生红晕为止。

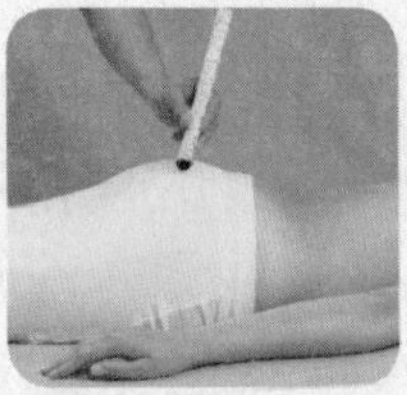

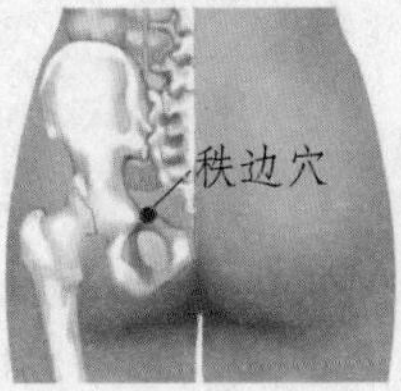

灸 环跳穴

【定位取穴】该穴位于股外侧部，侧卧屈股，当股骨大转子最凸点与骶骨裂孔连线的外1/3与中1/3交点处。取穴时，侧卧位，下面的腿伸直，以拇指指关节横纹按在大转子头上，拇指指向尾骨尖端，当拇指尖所指处为取穴部位。

【功效】健脾益气。

【施灸方法】回旋灸。被施灸者俯卧，施灸者站或坐于一旁，手执艾条以点燃的一端对准施灸部位，距离皮肤1～3厘米，左右方向平行往复或反复旋转施灸。

【施灸时间】每日灸1次，每次灸5～10分钟，灸至皮肤产生红晕为止。

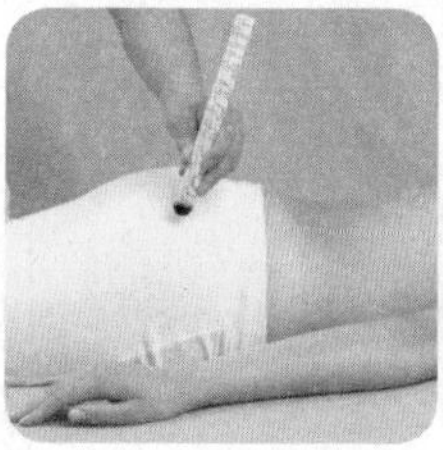

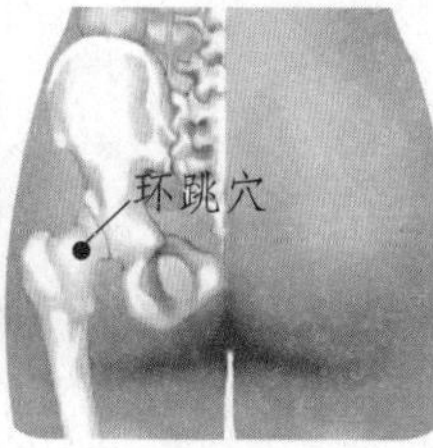

● 辨症施灸

症状 1：腰痛。

加灸 肾俞穴

【定位取穴】该穴位于腰部，当第2腰椎棘突下，旁开1.5寸。与肚脐中相对应处即为第2腰椎，其棘突下缘旁开约2横指(食、中指)处为取穴部位。

【功效】滋阴补肾。

【施灸方法】被施灸者俯卧，施灸者站或坐于一旁，手执艾条以点燃的一端对准施灸部位，距离皮肤1.5～3厘米施灸。

【施灸时间】每日灸1次，每次灸3～15分钟，灸至皮肤产生红晕为止。

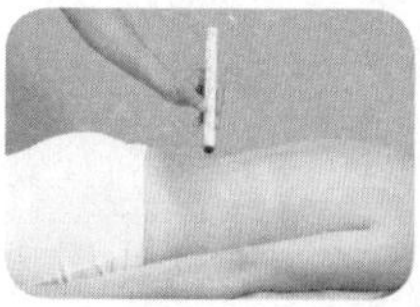

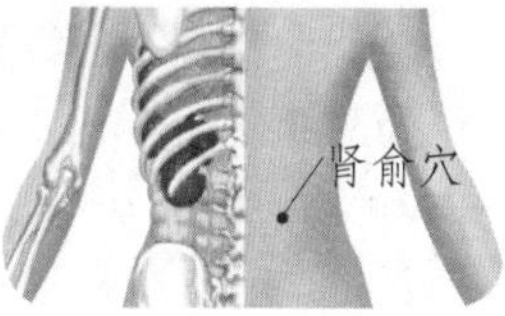

加灸 关元穴

【定位取穴】该穴位于脐中下3寸，腹中线上，仰卧取穴。

【功效】培根固元、补益下焦。

【施灸方法】回旋灸。施灸时，被施灸者平卧，施灸者站或坐于一旁，手执艾条以点燃的一端对准施灸部位，距离皮肤1.5～3厘米，左右方向平行往复或反复旋转施灸。

【施灸时间】每日灸1次，每次灸3～15分钟。

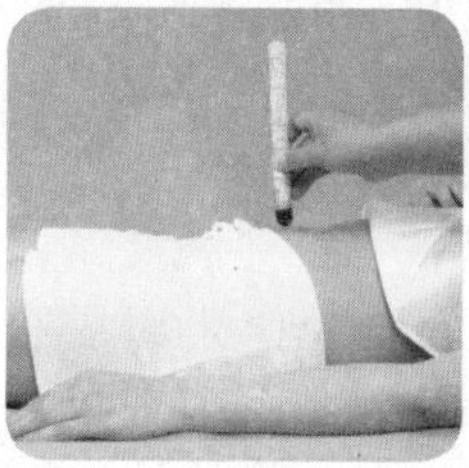

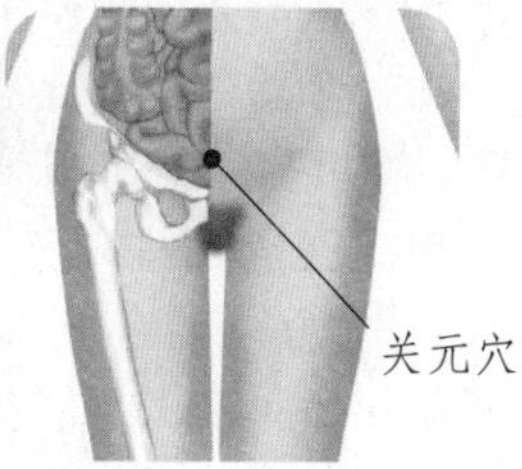

症状 2：大腿后侧痛。

加灸 承扶穴

【定位取穴】该穴位于大腿后面，臀下横纹的中点。

【功效】祛除水肿。

【施灸方法】回旋灸。被施灸者俯卧，施灸者站或坐于一旁，手执艾条以点燃的一端对准施灸部位，距离皮肤1～3厘米，左右方向平行往复或反复旋转施灸。

【施灸时间】每日灸1次，每次灸3～15分钟，灸至皮肤产生红晕为止。

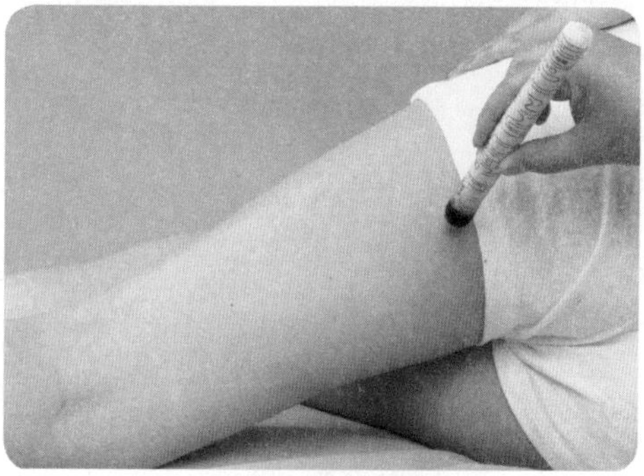

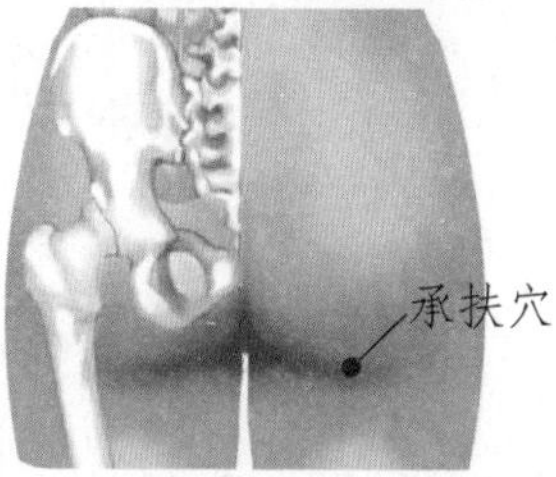

加灸 殷门穴

【定位取穴】 该穴位于大腿后面，当承扶与委中的连线上，承扶下 6 寸。

【功效】 燥湿生气。

【施灸方法】 回旋灸。被施灸者俯卧，施灸者站或坐于一旁，手执艾条以点燃的一端对准施灸部位，距离皮肤 1 ~ 3 厘米，左右方向平行往复或反复旋转施灸。

【施灸时间】 每日灸 1 次，每次灸 3 ~ 15 分钟，灸至皮肤产生红晕为止。

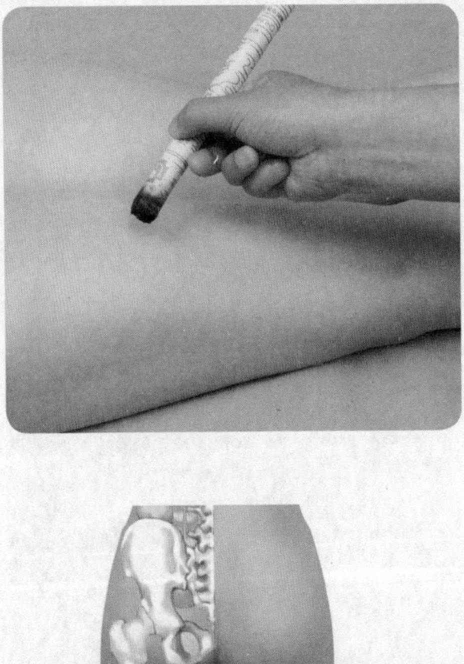

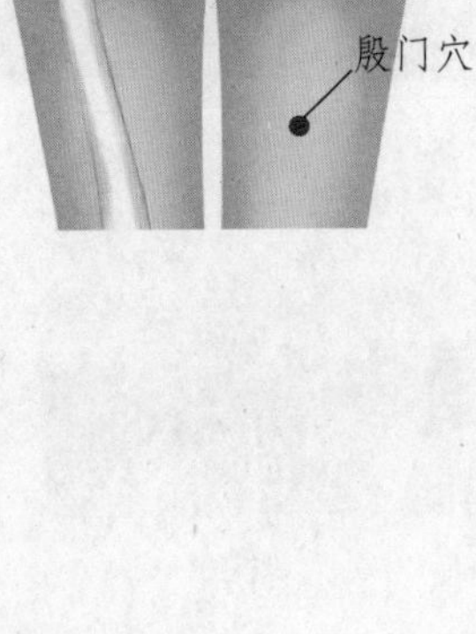

温馨小贴士

预防在任何疾病的医疗措施中都占有举足轻重的地位，坐骨神经痛的预防也尤为重要。日常生活中有些习惯动作或者不健康的饮食习惯不被人们注意，稍有疏忽就可能引起坐骨神经痛。因此，养成良好的生活习惯，健康合理的睡姿、坐姿，都能够有效预防坐骨神经痛的发生。

1. 保持良好的睡姿、坐姿习惯

日常生活中不科学的坐、立、行、卧等活动，使脊柱处于一种不正常的生理状态。不良的姿势，日积月累产生的坏作用比外力导致的伤害有过之而无不及。要避免长时间在阴暗潮湿的环境下久坐，站立时间过长要做适当的调整和休息。因此，注意日常生活中的坐、立、行、卧姿势是预防坐骨神经痛发生的最好方法。

2. 养成良好的劳动习惯

幸福生活要靠劳动来创造，勤劳的人们每天都在为创造幸福生活而努力拼搏。但是，大家在争取幸福生活的同时，也不要忘了科学合理地支配身体。日常生活中，家务劳动很多，如起床叠被子、洗衣服、做饭、拖地等。进行劳动时一定要注意身体切勿过度前屈，否则，腰背肌、下肢肌群过度紧张，稍有扭转就容易造成损伤。所以在日常生活中，注意保持科学合理的劳动姿势也非常重要。

腕关节扭伤

腕关节由桡腕关节、腕骨间关节和下尺桡关节及腕掌关节组成。主要作用使腕背伸、屈腕及前臂旋转。病因为扭拧伤最为常见，如不慎跌倒，手掌或手背着地支撑，迫使腕部过度背伸、掌屈；或拧螺丝等用力过猛，腕部过度旋转。此外，也有腕部劳损过度，职业性劳损等引起。临床表现腕部肿胀疼痛、酸痛无力、腕关节活动疼痛加剧。艾灸相关穴位能够舒筋活络，活血散瘀，清热镇痛，从而治疗该症。

● 一般施灸

灸合谷穴

【定位取穴】该穴位于第1、第2掌骨间，当第2掌骨桡侧的中点处。取穴时，以一手的拇指掌面指关节横纹，放在另一手的拇、食指的指蹼缘上，屈指当拇指尖尽处为取穴部位。

【功效】镇静安神，通络活血，调气镇痛。

【施灸方法】宜采用温和灸。施灸时，手执艾条以点燃的一端对准施灸部位，距离皮肤1.5 ~ 3厘米，以感到施灸处温热、舒适为度。

【施灸时间】每日灸1次，每次灸10 ~ 20分钟。

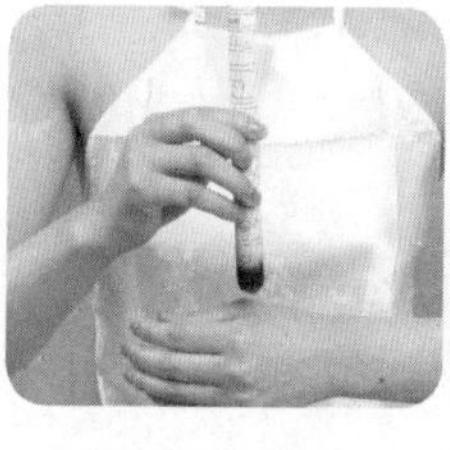

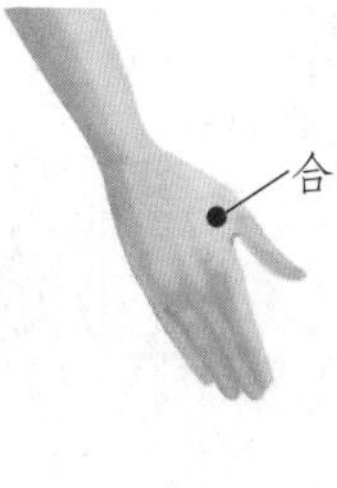

灸三阴交穴

【定位取穴】该穴位于小腿内侧，当足内踝尖上3寸，胫骨内侧缘后方。取穴时正坐屈膝成直角，以手4指并拢，小指下边缘紧靠内踝尖上，食指上缘所在水平线在胫骨后缘的交点，为取穴部位。

【功效】滋阴降火。

【施灸方法】宜采用温和灸。施灸时，取坐位，手执艾条以点燃的一端对准施灸部位，距离皮肤1.5 ~ 3厘米，以感到施灸处温热、舒适为度。

【施灸时间】每日灸1次，每次灸5 ~ 10分钟，灸至皮肤产生红晕为止。

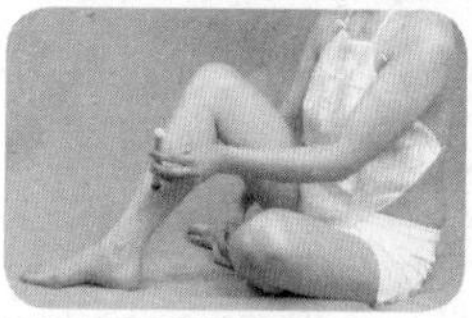

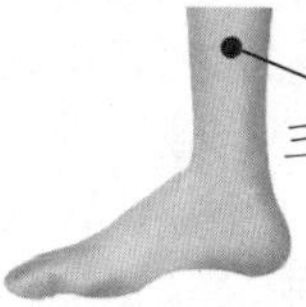

灸足三里穴

【定位取穴】该穴位于外膝眼下3寸，距胫骨前嵴1横指，当胫骨前肌上。取穴时，由外膝眼向下量4横指，在腓骨与胫骨之间，由胫骨旁量1横指，该处即是。

【功效】调节机体免疫力，通经活络，扶正祛邪。

【施灸方法】采用温和灸。取坐位，点燃艾条对准施灸部位，距离皮肤1.5 ~ 3厘米，以感到施灸处温热、舒适为度。

【施灸时间】隔日灸1次，每次灸3 ~ 15分钟，灸至皮肤产生红晕为止。

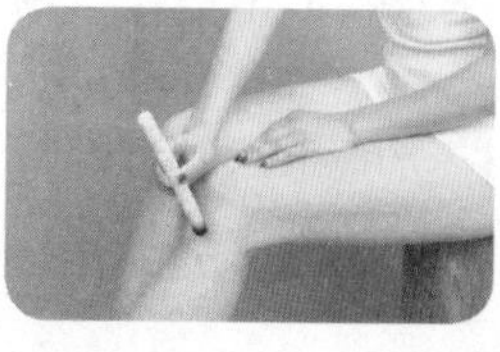

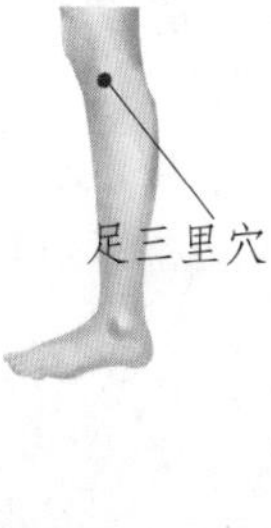

踝关节扭伤

踝关节是人体在运动中首先与地面接触的主要负重关节，也是日常生活和体育运动中较易受损伤的关节之一。踝关节周围韧带（包括内侧韧带、外侧韧带、下胫腓韧带等）在保持踝关节的稳定性中发挥了重要的作用，因而也较易受到损伤。在外力作用下，关节骤然向一侧活动而超过其正常活动度时，引起关节周围软组织如关节囊、韧带、肌腱等发生撕裂伤，称为关节扭伤。轻者仅有部分韧带纤维撕裂、重者可使韧带完全断裂或韧带及关节囊附着处的骨质撕脱，甚至发生关节脱位。扭伤后，筋肉受损，络脉随之受伤，气血互阻，血肿形成，气滞血瘀，引起疼痛和功能障碍。若治疗不当或不及时，以致伤处气血滞涩，血不荣筋，风寒湿邪乘虚侵袭，故伤处肿胀难消，筋肉挛缩、疼痛。艾灸相关穴位可以舒筋活络，活血散瘀，清热镇痛，从而治疗该症。

● 一般施灸

灸合谷穴

【定位取穴】该穴位于第1、第2掌骨间，当第2掌骨桡侧的中点处。取穴时，以一手的拇指掌面指关节横纹，放在另一手的拇、食指的指蹼缘上，屈指当拇指尖尽处为取穴部位。

【功效】镇静安神，通络活血，调气镇痛。

【施灸方法】宜采用温和灸。施灸时，手执艾条以点燃的一端对准施灸部位，距离皮肤1.5～3厘米，以感到施灸处温热、舒适为度。

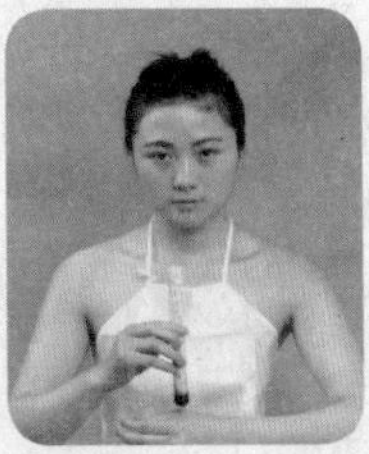

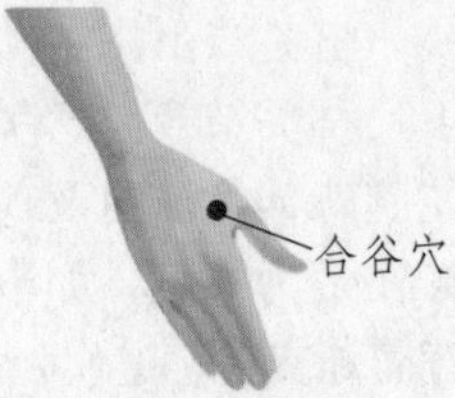

【施灸时间】每日灸1次，每次灸10～20分钟。

灸足三里穴

【定位取穴】该穴位于外膝眼下3寸，距胫骨前嵴1横指，当胫骨前肌上。取穴时，由外膝眼向下量4横指，在腓骨与胫骨之间，由胫骨旁量1横指，该处即是。

【功效】调节机体免疫力，通经活络，扶正祛邪。

【施灸方法】采用温和灸法。取坐位，点燃艾条对准施灸部位，距离皮肤1.5～3厘米，以感到施灸处温热、舒适为度。

【施灸时间】隔日灸1次，每次灸3～15分钟，灸至皮肤产生红晕为止。

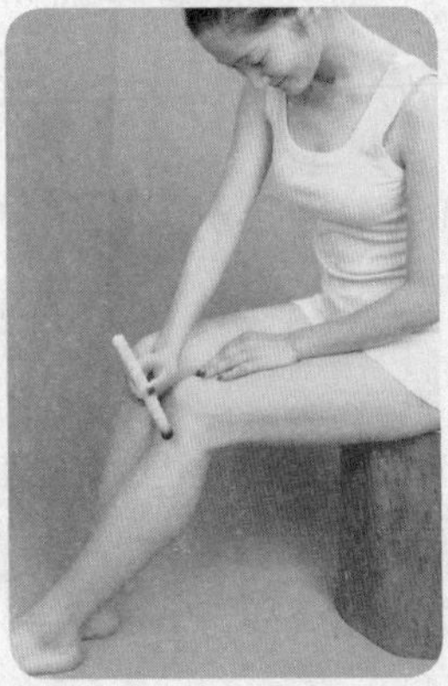

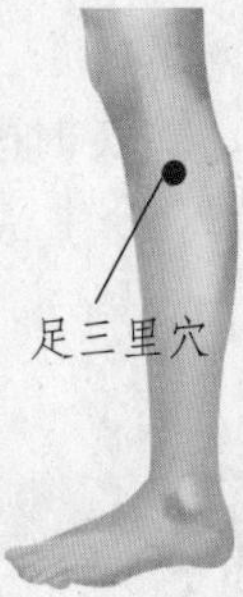

最好在每晚临睡前灸。

灸三阴交穴

【定位取穴】该穴位于小腿内侧，当足内踝尖上 3 寸，胫骨内侧缘后方。取穴时正坐屈膝成直角，以手 4 指并拢，小指下边缘紧靠内踝尖上，食指上缘所在水平线在胫骨后缘的交点，为取穴部位。

【功效】滋阴降火。

【施灸方法】宜采用温和灸。施灸时，取坐位，手执艾条以点燃的一端对准施灸部位，距离皮肤 1.5 ~ 3 厘米，以感到施灸处温热、舒适为度。

【施灸时间】每日灸 1 次，每次灸 5 ~ 10 分钟，灸至皮肤产生红晕为止。

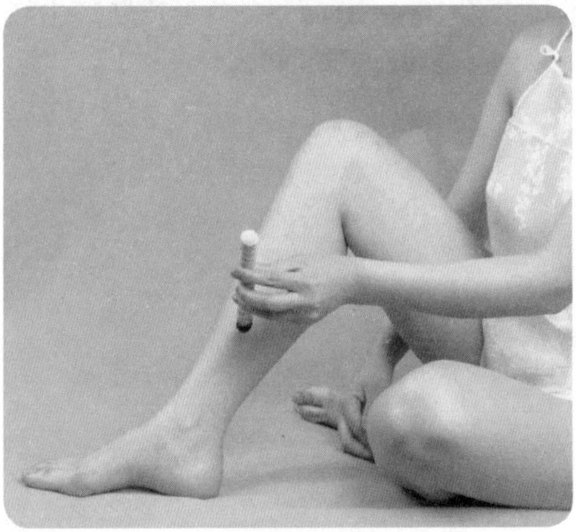

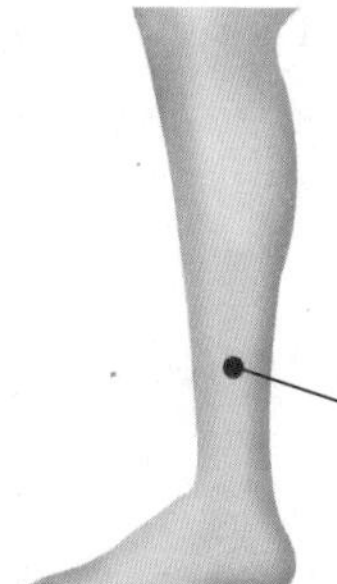

温馨小贴士

踝关节扭伤后要注意什么？踝关节扭伤后注意事项介绍如下：

1. 在运动锻炼过程中如果出现了踝关节扭伤，必须先检查是否出现骨折。若出现骨折需及时找医生进行救治，或者通过拍片检查是否出现骨裂、脱位的发生。

2. 发生轻度踝关节扭伤可以自行治疗，24 小时内应进行冰敷缓解扭伤处疼痛和消肿，在扭伤发生 24 小时后采用热敷进行活血化瘀。

3. 对于踝关节扭伤患者需要注意踝关节防寒保暖，避免损伤部位受凉诱发病情加重。

4. 踝关节扭伤患者在扭伤后 7 ~ 10 天内不要进行过多活动，避免影响踝关节的恢复。

一般来说，慢性损伤的患者保守治疗的效果相对较差。由此可见，面对踝关节扭伤，要养更要治，而改善疼痛和不稳定的症状就是治疗的主要目的。

第五章

“艾”护女性，呵护孩子

痛 经

痛经也称行经腹痛，是指妇女在行经前后或正值行经期间，小腹及腰部疼痛，甚至剧痛难忍，常伴有面色苍白，头面冷汗淋漓，手足厥冷，泛恶呕吐，并随着月经周期而发作。现代医学研究表明，长期痛经和月经不调的女性，容易引起色斑、暗疮，诱发妇科炎症，导致头疼失眠，情绪抑郁焦躁，导致不孕不育等数十种疾病的发生，是女人不能忽视的健康隐患。中医认为，痛经主要病机在于邪气内伏，经血亏虚，导致胞宫的气血运行不畅，“不通则痛”或胞宫失于濡养，“不荣则痛”因此导致痛经。在相关穴位艾灸可以调节气血、滋养肝脏，从而预防或调经止痛。

● 一般施灸

灸 合谷穴

【定位取穴】该穴位于第1、第2掌骨间，当第2掌骨桡侧的中点处。取穴时，以一手的拇指掌面指关节横纹，放在另一手的拇、食指的指蹼缘上，屈指当拇指尖尽处为取穴部位。

【功效】镇静安神，通络活血，调气镇痛。

【施灸方法】宜采用温和灸。施灸时，手执艾条以点燃的一端对准施灸部位，距离皮肤1.5～3厘米，以感到施灸处温热、舒适为度。

【施灸时间】每日或隔日灸1次，每次灸10～20分钟，灸至皮肤产生红晕为止。

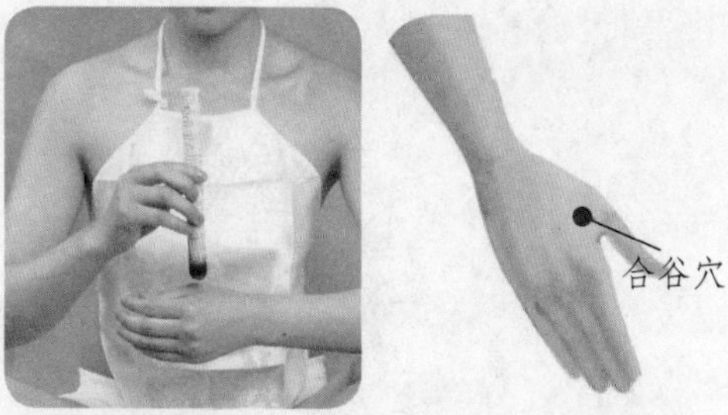

灸 三阴交穴

【定位取穴】该穴位于小腿内侧，当足内踝尖上3寸，胫骨内侧缘后方。取穴时正坐屈膝成直角，以手4指并拢，小指下边缘紧靠内踝尖上，食指上缘所在水平线在胫骨后缘的交点，为取穴部位。

【功效】调理气血。

【施灸方法】宜采用温和灸。施灸时，取坐位，手执艾条以点燃的一端对准施灸部位，距离皮肤1.5～3厘米，以感到施灸处温热、舒适为度。

【施灸时间】每日灸1次，每次灸10分钟左右，灸至皮肤产生红晕为止。

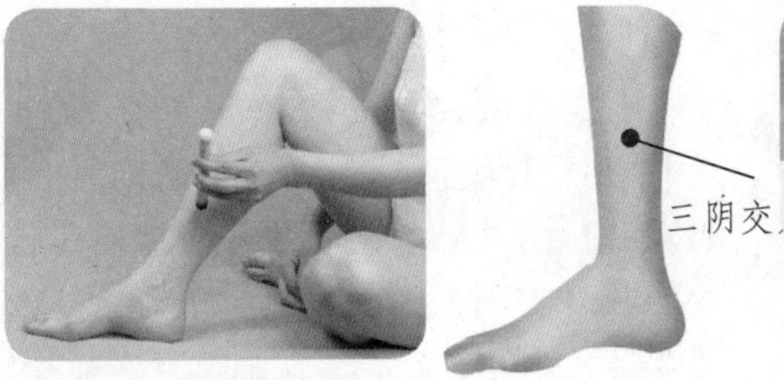

灸 关元穴

【定位取穴】该穴位于脐中下 3 寸，腹中线上，仰卧取穴。

【功效】培肾固本，调气回阳。

【施灸方法】宜采用回旋灸。施灸时，被施灸者平卧，施灸者站或坐于一旁，手执艾条以点燃的一端对准施灸部位，距离皮肤 1.5 ~ 3 厘米，左右方向平行往复或反复旋转施灸，以感到施灸处温热、舒适为度。

【施灸时间】每日灸 1 次，每次灸 30 分钟，灸至皮肤产生红晕为止。

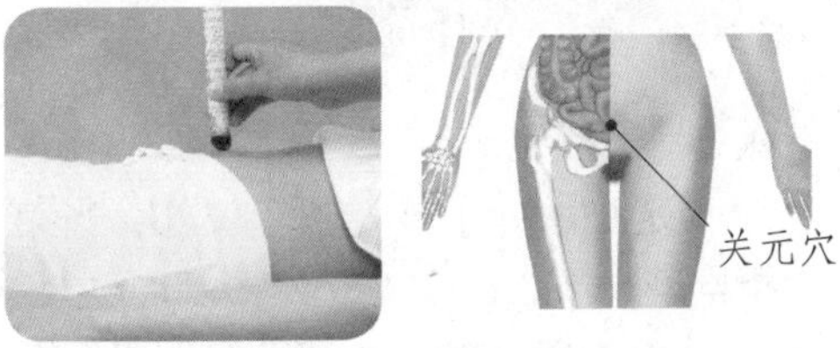

灸 中极穴

【定位取穴】该穴位于下腹部，前正中线上，当脐中下 4 寸。

【功效】益肾兴阳，通经止带。

【施灸方法】宜采用回旋灸。施灸时，被施灸者平卧，施灸者站或坐于一旁，手执艾条以点燃的一端对准施灸部位，距离皮肤 1.5 ~ 3 厘米，左右方向平行往复或反复旋转施灸，以感到施灸处温热、舒适为度。

【施灸时间】每日灸 1 次，每次灸 30 分钟，灸至皮肤产生红晕为止。

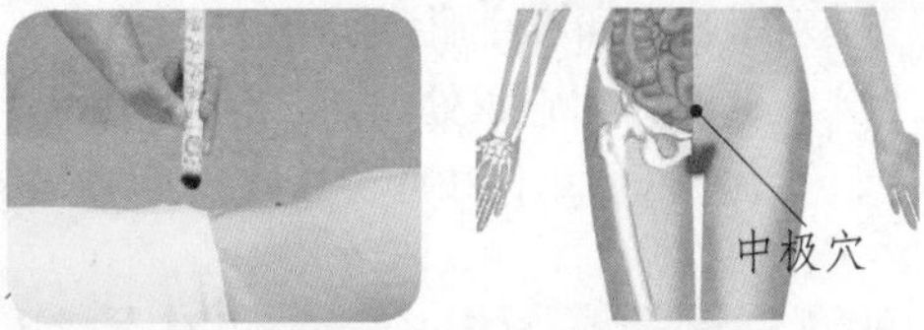

● 辨症施灸

症状 1：经行不畅，经血紫暗，经净疼痛消失。

加灸 膻中穴

【定位取穴】该穴位于胸部，前正中线上，两乳头连线的中点。

【功效】活血通络，行气解郁。

【施灸方法】宜采用回旋灸。施灸时，被施灸者仰卧，施灸者站或坐于一旁，手执艾条以点燃的一端对准施灸部位，距离皮肤 1.5 ~ 3 厘米，左右方向平行往复或反复旋转施灸，以感到施灸处温热、舒适为度。

【施灸时间】每日或隔日灸 1 次，每次灸 10 分钟左右。

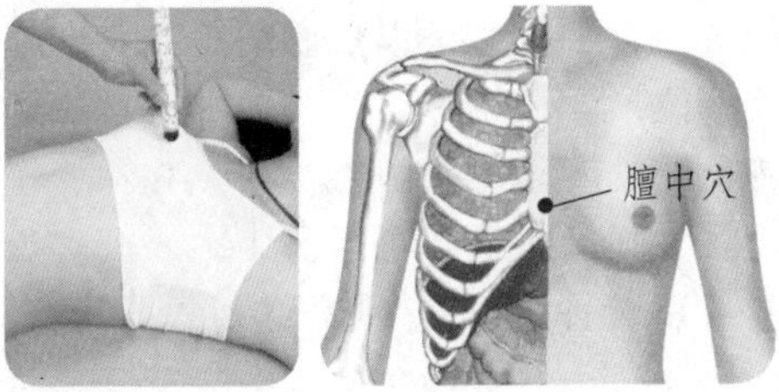

加灸 太冲穴

【定位取穴】该穴位于足背侧，第 1、2 趾跖骨连接部位中。取穴时，可采用正坐或仰卧的姿势，以手指沿拇趾、次趾夹缝向上移压，压至能感觉到动脉应手，即是太冲穴。

【功效】活血通络，行气解郁。

【施灸方法】手执艾条，以点燃的

一端对准施灸部位，距离皮肤 1.5 ~ 3 厘米施灸，以感到施灸处温热、舒适为度。

【施灸时间】每日灸 1 次，每次灸 10 分钟。

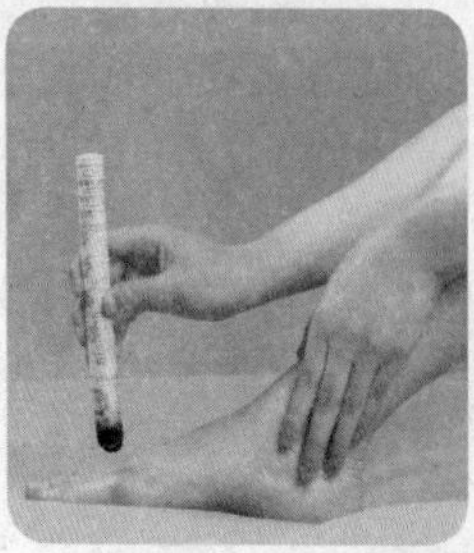

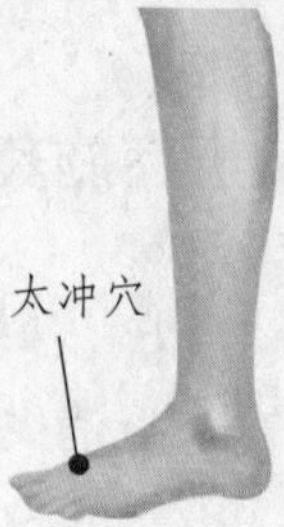

症状 2：隐隐作痛，喜揉按，经色淡，量薄，经期神色疲乏无力，腰部有酸胀感。

加灸 太溪穴

【定位取穴】该穴位于足内侧，内踝后方与脚跟骨筋腱之间的凹陷处。也就是说在脚的内踝与跟腱之间的凹陷处。双侧对称，也就是两个。

【功效】调和气色，滋阴补肾。

【施灸方法】采用温和灸。取坐位，施灸时，手执艾条以点燃的一端对准施灸部位，距离皮肤 1.5 ~ 3 厘米，以感到施灸处温热、舒适为度。

【施灸时间】每日灸 1 次，每次灸 3 ~ 15 分钟，灸至皮肤产生红晕为止。

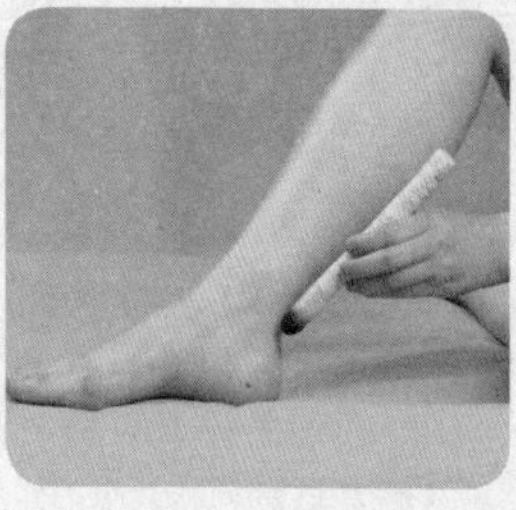

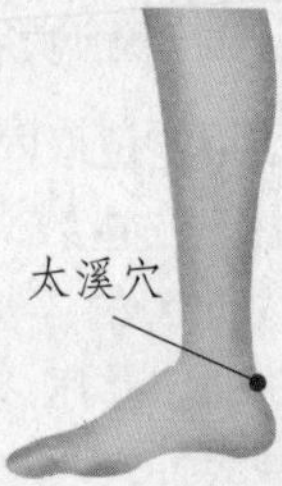

加灸 足三里穴

【定位取穴】该穴位于外膝眼下 3 寸，距胫骨前嵴 1 横指，当胫骨前肌上。取穴时，由外膝眼向下量 4 横指，在腓骨与胫骨之间，由胫骨旁量 1 横指，该处即是。

【功效】滋阴补肾。

【施灸方法】采用温和灸，施灸时取坐位，点燃艾条对准施灸部位，距离皮肤 1.5 ~ 3 厘米，以感到施灸处温热、舒适为度。

【施灸时间】隔日灸 1 次，每次灸 10 分钟。最好在每晚临睡前灸。

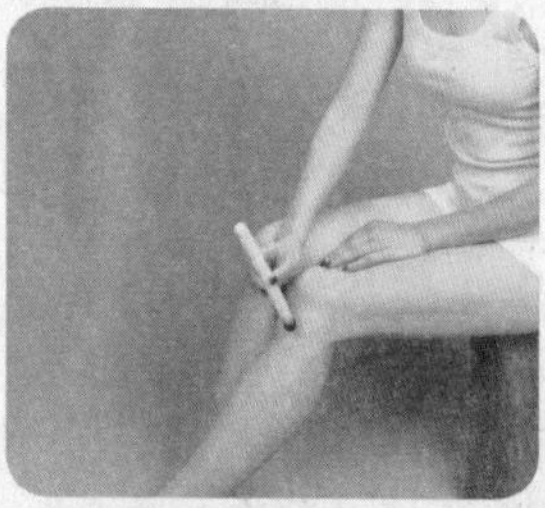

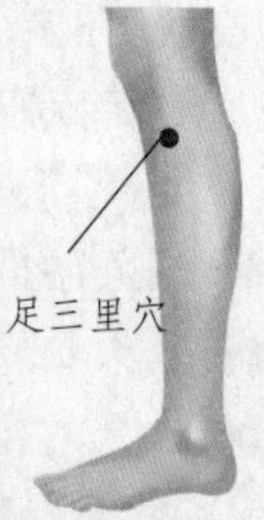

加灸 肾俞穴

【定位取穴】该穴位于腰部，当第 2 腰椎棘突下，旁开 1.5 寸。与肚脐中相对应处即为第 2 腰椎，其棘突下缘旁开约 2 横指（食、中指）处为取穴部位。

【功效】调和气血，滋阴补肾。

【施灸方法】采用温和灸，被施灸者俯卧，施灸者站或坐于一旁，手执艾条以点燃的一端对准施灸部位，距离皮肤 1.5 ~ 3 厘米，以感到施灸处温热、舒适为度。

【施灸时间】每日灸 1 次，每次灸 15 ~ 30 分钟。

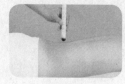

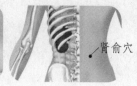

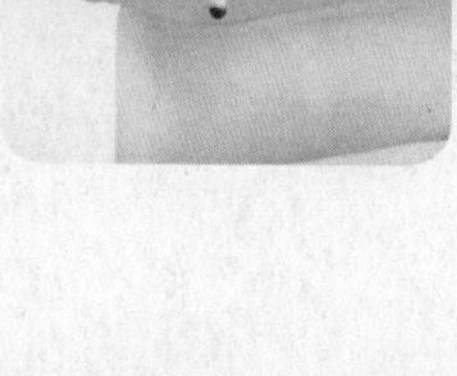

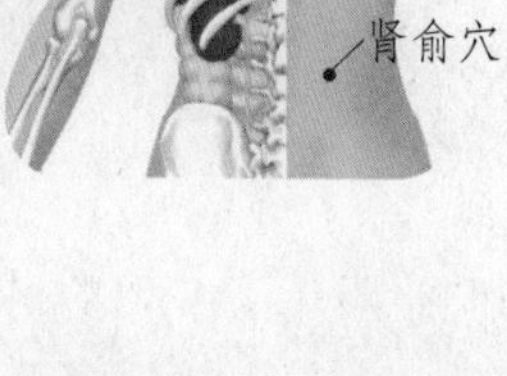

月经不调

月经不调是指月经的周期、时间长短、颜色、经量、质地等发生异常改变的一种妇科常见疾病。临床表现为月经时间的提前或延后、量或多或少、颜色或鲜红或淡红、经质或清稀或赤稠，并伴有头晕、心跳快、心胸烦闷，容易发怒、夜晚睡眠不好、小腹胀满、腰酸腰痛、精神疲倦等症状。中医认为月经不调是由于血热、肾气亏虚、气血虚弱等原因。大多患者都由于体质虚弱、内分泌失调所致，在相关穴位艾灸可以调节气血，滋养肝肾，对治疗有积极的作用。

● 一般施灸

灸三阴交穴

【定位取穴】该穴位于小腿内侧，当足内踝尖上3寸，胫骨内侧缘后方。取穴时正坐屈膝成直角，以手4指并拢，小指下边缘紧靠内踝尖上，食指上缘所在水平线在胫骨后缘的交点，为取穴部位。

【功效】滋阴降火。

【施灸方法】施灸时，取坐位，手执艾条以点燃的一端对准施灸部位，距离皮肤1.5～3厘米，以感到施灸处温热、舒适为度。

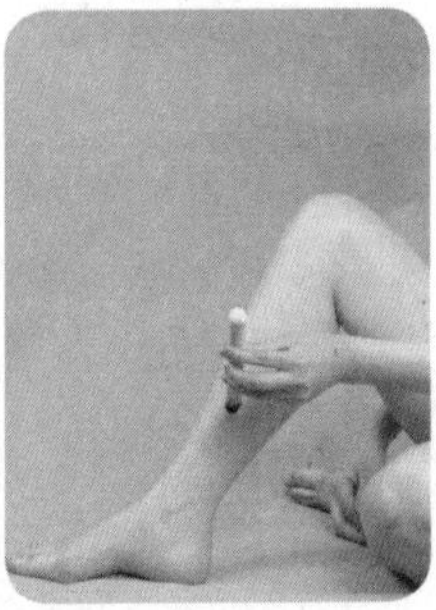

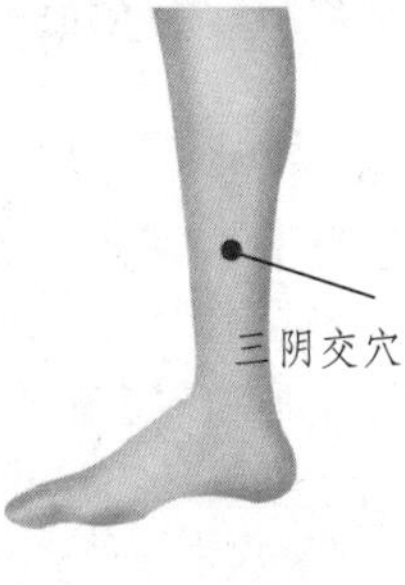

【施灸时间】每日灸1次，每次灸3～15分钟，灸至皮肤产生红晕为止。经期或经期后施灸。

灸血海穴

【定位取穴】该穴位于大腿内侧，髌底内侧端上2寸，当股四头肌内侧头的隆起处。取穴时，坐位，屈膝成90°，医者立于患者对面，用左手掌心对准右髌骨中央，手掌伏于其膝盖上，拇指尖所指处为取穴部位。

【功效】养血润燥，祛风止痒。

【施灸方法】温和灸。取坐位，施灸者站或坐于一旁，手执艾条以点燃的一端对准施灸部位，距离皮肤1.5～3厘米施灸，以感到施灸处温热、舒适为度。

【施灸时间】每日灸1～2次，每次灸20分钟左右，灸至皮肤产生红晕为止。经期或经期后施灸。

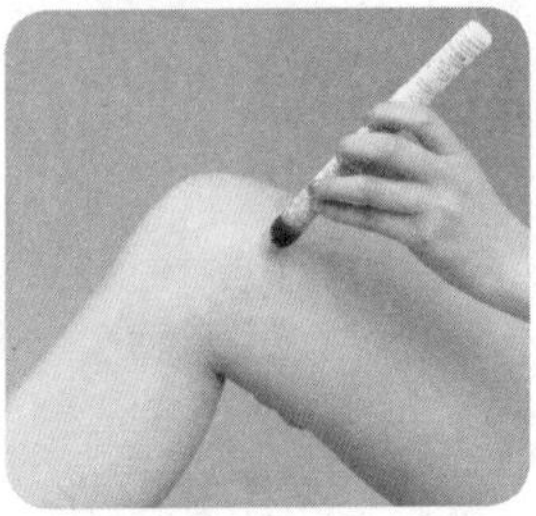

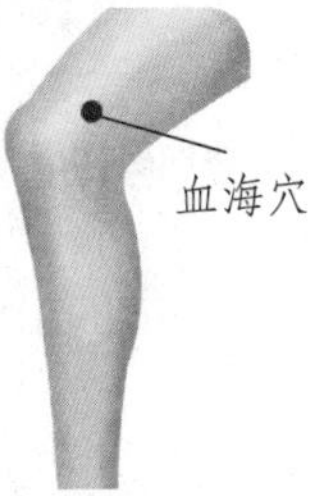

灸关元穴

【定位取穴】该穴位于脐中下3寸，腹中线上，仰卧取穴。

【功效】培肾固本，调气回阳。

【施灸方法】施灸时，被施灸者仰卧，施灸者站或坐于一旁，手执艾条以点燃的一端对准施灸部位，距离皮肤1.5 ~ 3厘米，以感到施灸处温热、舒适为度。

【施灸时间】每日灸1次，每次灸30分钟。

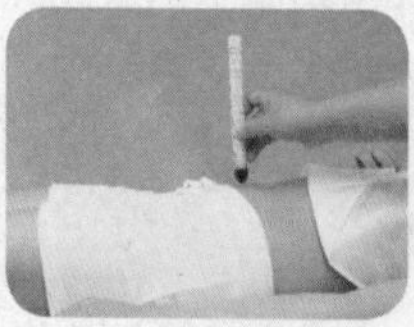

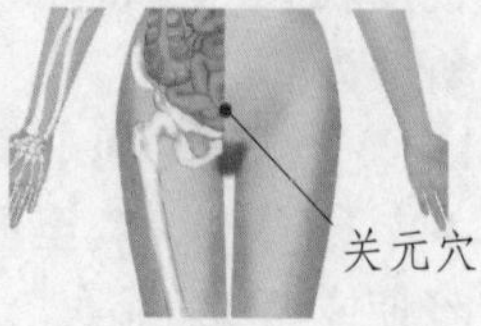

灸 肾俞穴

【定位取穴】该穴位于腰部，当第2腰椎棘突下，旁开1.5寸。与肚脐中相对应处即为第2腰椎，其棘突下缘旁开约2横指(食、中指)处为取穴部位。

【功效】调活气血。

【施灸方法】被施灸者俯卧，施灸者站或坐于一旁，手执艾条以点燃的一端对准施灸部位，距离皮肤1.5 ~ 3厘米，以感到施灸处温热、舒适为度。

【施灸时间】每日或隔日灸1次，每次灸15分钟，经期或经期后施灸。

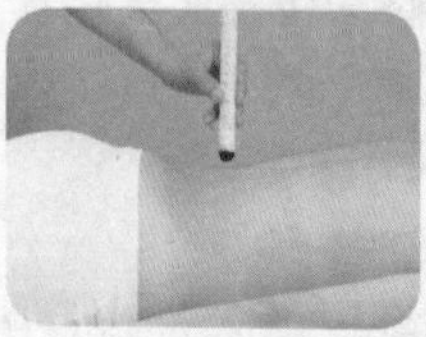

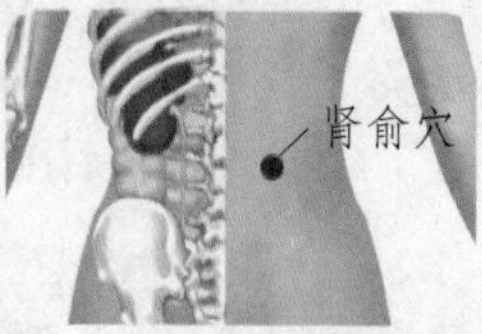

● 辨症施灸

症状1：月经提前。

加灸 涌泉穴

【定位取穴】该穴位于足前部凹陷处第2、3趾趾缝纹头端与足跟连线的前1/3处。取穴时，可采用正坐或仰卧、跷足的姿势。

【功效】益阳益气，通经活血，祛除下肢寒气，调理脾胃。

【施灸方法】采用温和灸法。手执艾条以点燃的一端对准施灸部位，距离皮肤1.5 ~ 3厘米，以感到施灸处温热、舒适为度。

【施灸时间】每日灸1次，每次灸3 ~ 15分钟，经期或经期后施灸。

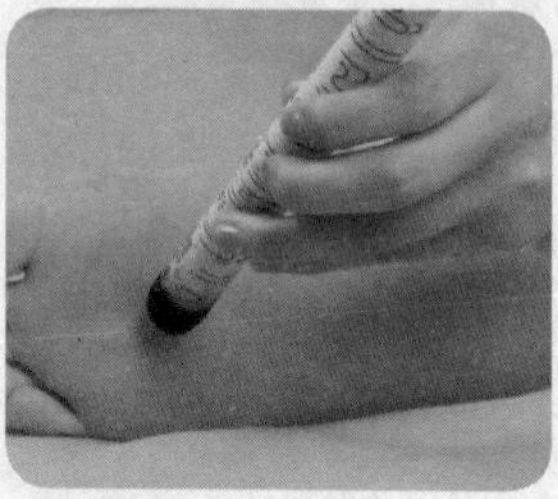

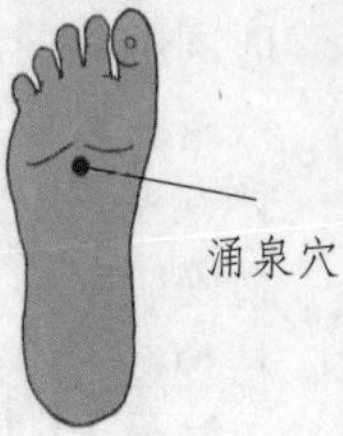

加灸 足三里穴

【定位取穴】该穴位于外膝眼下3寸，距胫骨前嵴1横指，当胫骨前肌上。取穴时，由外膝眼向下量4横指，在腓骨与胫骨之间，由胫骨旁量1横指，该处即是。

【功效】温阳益气，通络活血。

【施灸方法】施灸时取坐位，点燃艾条对准施灸部位，距离皮肤1.5 ~ 3厘米，以感到施灸处温热、舒适为度。

【施灸时间】每日灸1次，每次灸3 ~ 15分钟，经期或经期后施灸。

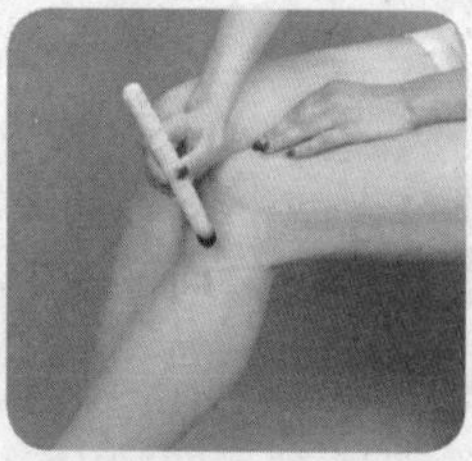

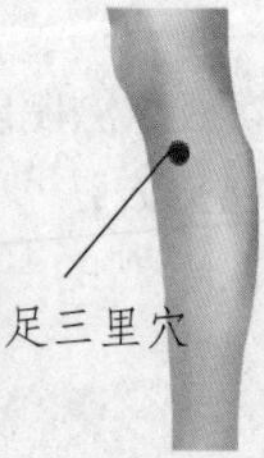

灸 血海穴

【定位取穴】该穴位于股前区，髌底内侧端上2寸，股内侧肌隆起处。

【功效】祛除下肢寒气，调理脾胃。

【施灸方法】宜采用温和灸。施灸时，

被施灸者平卧，施灸者站或坐于一旁，手执艾条以点燃的一端对准施灸部位，距离皮肤 1.5 ～ 3 厘米，以感到施灸处温热、舒适为度。

【施灸时间】每日灸 1 次，每次灸 3 ～ 15 分钟，灸至皮肤产生红晕为止。经期或经期后施灸。

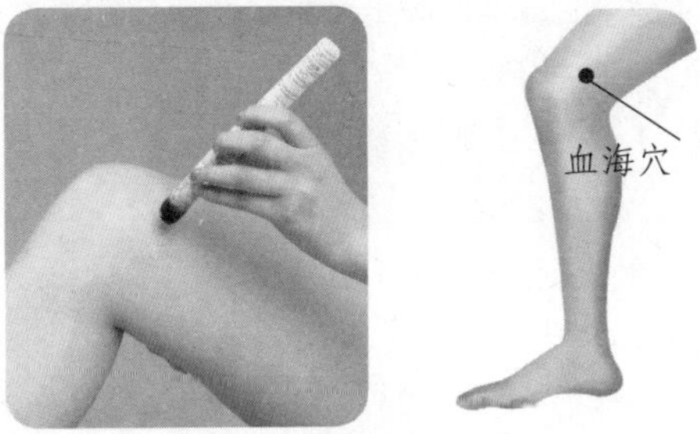

症状 2：月经延迟。

加灸 归来穴、太溪穴

【定位取穴】

归来穴：位于下腹部，当脐中下 4 寸，距前正中线 2 寸 (前正中线上，耻骨联合上缘上 1 横指处，再旁开 2 横指处为取穴部位)。

太溪穴：位于足内侧，内踝后方与

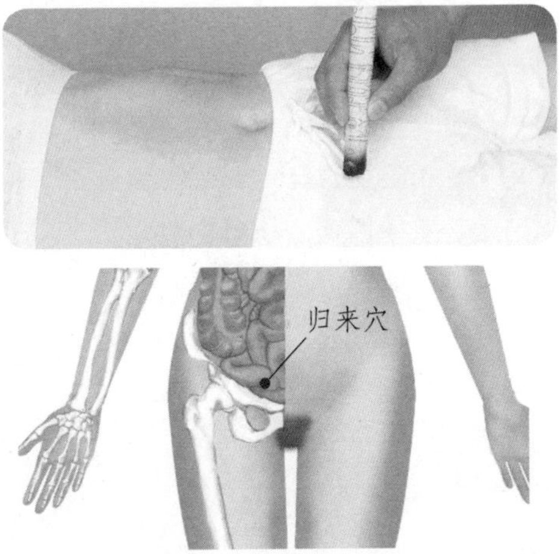

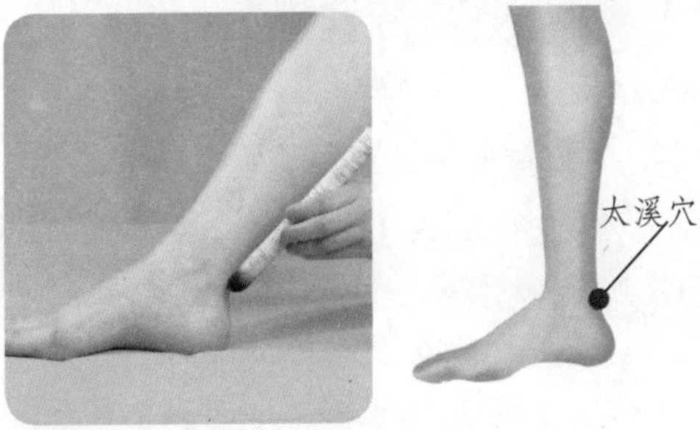

脚跟骨筋腱之间的凹陷处。也就是说在脚的内踝与跟腱之间的凹陷处。双侧对称，也就是两个。

【功效】调和气血，滋阴补肾。

【施灸方法】采用温和灸。施灸时，手执艾条以点燃的一端对准施灸部位，距离皮肤 1.5 ～ 3 厘米，以感到施灸处温热、舒适为度。

【施灸时间】每日每穴灸 1 次，每次灸 3 ～ 15 分钟，经期或经期后施灸。

症状 3：经无定期。

加灸 肝俞穴

【定位取穴】该穴位于背部，当第 9 胸椎棘突下，旁开 1.5 寸。由平双肩胛骨下角之椎骨 (第 7 胸椎)，往下推 2 个椎骨，即第 9 胸椎棘突下缘，旁开约 2 横指 (食、中指) 处为取穴部位。

【功效】疏肝利胆，理气明目。

【施灸方法】施灸时，被施灸者俯卧，施灸者手执艾条以点燃的一端对准施灸部位，距离皮肤 1.5 ～ 3 厘米，以感到施灸处温热、舒适为度。

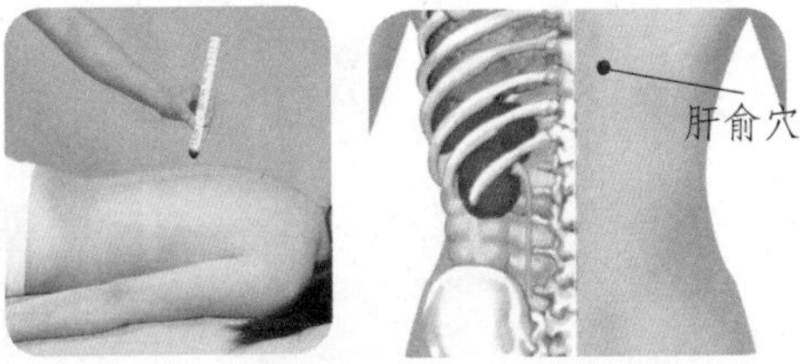

【施灸时间】每日或隔日灸1次，每次灸15～30分钟。

加灸 脾俞穴

【定位取穴】该穴位于背部，当第11胸椎棘突下，旁开1.5寸。与肚脐中相对应处即为第2腰椎，由第2腰椎往上摸3个椎体，即为第11胸椎，其棘突下缘旁开约2横指(食、中指)处为取穴部位。

【功效】健脾和胃，利湿升清。

【施灸方法】施灸时，被施灸者俯卧，施灸者手执艾条以点燃的一端对准施灸部位，距离皮肤1.5～3厘米，以感到施灸处温热、舒适为度。

【施灸时间】每日或隔日灸1次，每次灸15～30分钟。

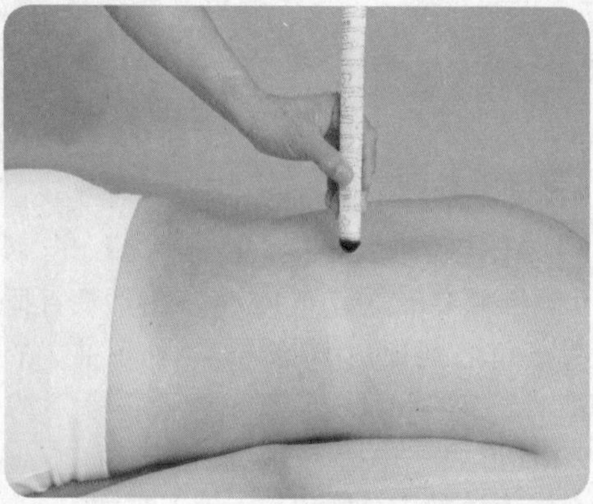

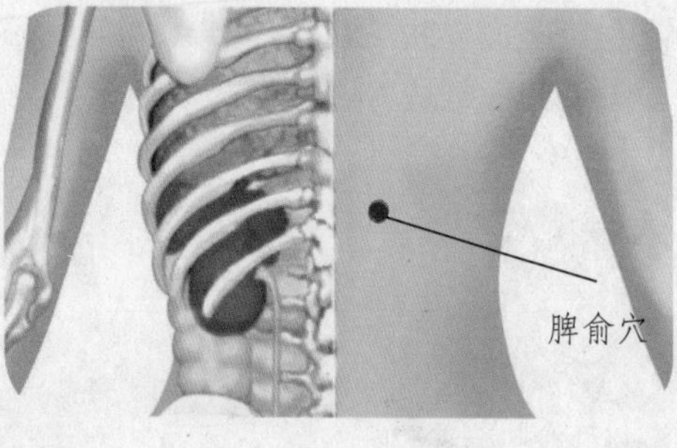

温馨小贴士

山楂红枣汤

活血化瘀，温经止痛，行气导滞，适用于经寒血瘀型痛经。

做法：山楂50克，生姜15克，红枣15枚。加水煎服。每日1剂，分2次服。

熟地黄炖乌鸡

此汤有补髓养血、滋补肝肾的功效，对女士月经不调有一定的调理作用，亦可为中老年人秋凉时的养生汤饮。

做法：乌鸡1只宰洗净，去脏杂和尾部，猪瘦肉100克洗净，一起与25克熟地黄、3片生姜下炖盅，加冷开水约6碗量，加盖隔水炖2个半小时便可。

补骨脂墨鱼汤

用于阴虚血亏、月经量少或经闭。

做法：补骨脂30克，大枣10克，墨鱼50克，海螵蛸10克，调料适量。做法：将墨鱼泡发，洗净，切丝。将海螵蛸、补骨脂水煎取汁，去渣，纳入墨鱼、大枣，同煮至墨鱼熟后，用食盐、味精、葱、姜等调服，每日1剂。

带下病

白带是指正常妇女阴道内流出的少量白色无味的分泌物。若在经期、排卵期或妊娠期白带增多，是妇女正常的生理现象。如果妇女阴道分泌物增多，且连绵不断，色黄、色红、带血，或黏稠如脓，或清稀如水，气味腥臭，就是带下病症。带下病患者常伴有心烦、口干、头晕、腰酸痛、小腹有下坠、肿痛感、阴部瘙痒、小便少，颜色黄，全身乏力等症状。中医经典著作《傅青主女科》认为，带下病主要是带脉受伤害，原因是脾气虚弱，肝气郁积，湿气侵入及热气急逼所引起，因而认为带下病大多是湿证，是湿热侵入胞宫、阴器，累及任脉和带脉，使任脉失固，带脉失约而导致妇女发病。在相关穴位艾灸可以达到健脾利湿，补肾止带的目的。

● 一般施灸

灸三阴交穴

【定位取穴】该穴位于小腿内侧，当足内踝尖上3寸，胫骨内侧缘后方。取穴时正坐屈膝成直角，以手4指并拢，小指下边缘紧靠内踝尖上，食指上缘所在水平线在胫骨后缘的交点，为取穴部位。

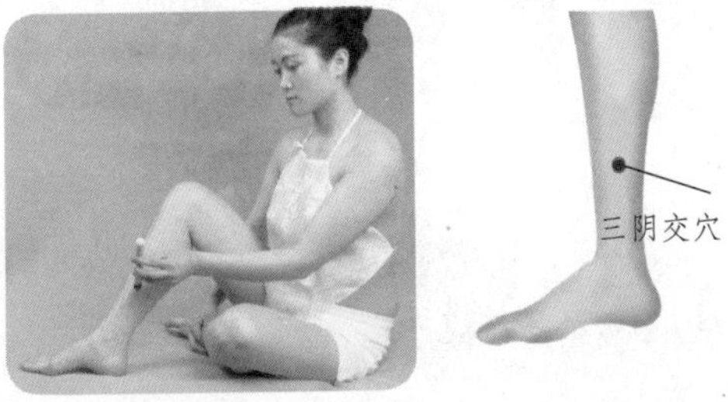

【功效】滋阴降火。

【施灸方法】施灸时，取坐位，手执艾条以点燃的一端对准施灸部位，距离皮肤1.5～3厘米，以感到施灸处温热、舒适为度。

【施灸时间】每日灸1次，每次灸10分钟，灸至皮肤产生红晕为止，5次为1个疗程。

灸白环俞穴

【定位取穴】该穴位于骶部，当骶正中嵴旁1.5寸，平第四骶后孔。取穴时俯卧位，平第4骶后孔，督脉旁开1.5寸处取穴。

【功效】益肾固精，调理经带。

【施灸方法】采用回旋灸。施灸时，被施灸者俯卧，施灸者站或坐于一旁，手执艾条以点燃的一端对准施灸部位，距离皮肤1.5～3厘米，左右方向平行往复或反复旋转施灸，以感到施灸处温热、舒适为度。

【施灸时间】每日灸1～2次，每次灸10分钟，灸至皮肤产生红晕为止，5次为1个疗程。

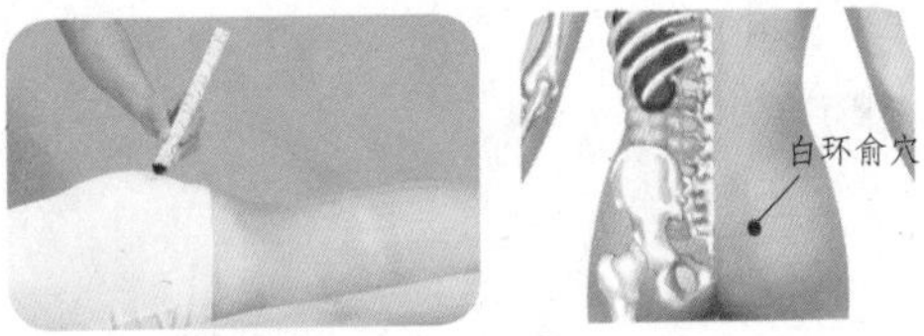

灸气海穴

【定位取穴】该穴位于下腹部，前正中线上，当脐中下1.5寸。取穴时，可采用仰卧的姿势，直线连结肚脐与耻骨上方，将其分为10等分，从肚脐3/10的位置，即为此穴。

【功效】温阳益气，扶正固本，培元补虚。

【施灸方法】宜采用温和灸。施灸时，被施灸者平卧，施灸者站或坐于一旁，手执艾条以点燃的一端对准施灸部位，距离皮肤 1.5 ~ 3 厘米，以感到施灸处温热、舒适为度。

【施灸时间】每日灸 1 ~ 2 次，每次灸 10 分钟，灸至皮肤产生红晕为止，5 次为 1 个疗程。

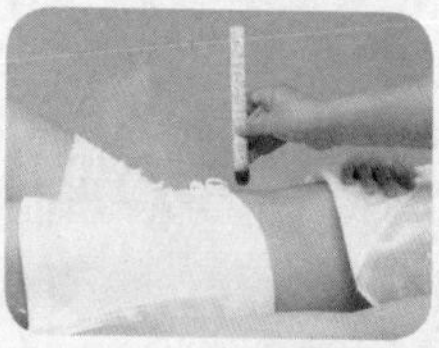

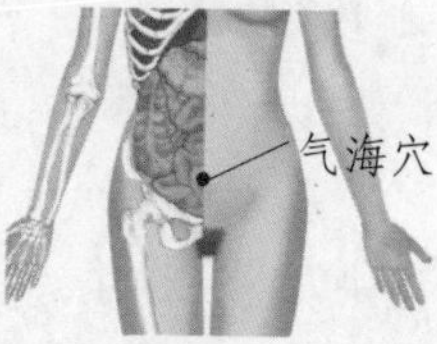

灸 带脉穴

【定位取穴】该穴位于侧腹部，章门下 1.8 寸，当第 11 肋骨游离端下方垂线与脐水平线的交点上。

【功效】健脾利湿，调经止带。

【施灸方法】被施灸者俯卧，施灸者站或坐于一旁，手执艾条以点燃的一端对准施灸部位，距离皮肤 1.5 ~ 3 厘米，以感到施灸处温热、舒适为度。

【施灸时间】每日灸 1 ~ 2 次，每次灸 10 分钟，灸至皮肤产生红晕为止，5 次为 1 个疗程。

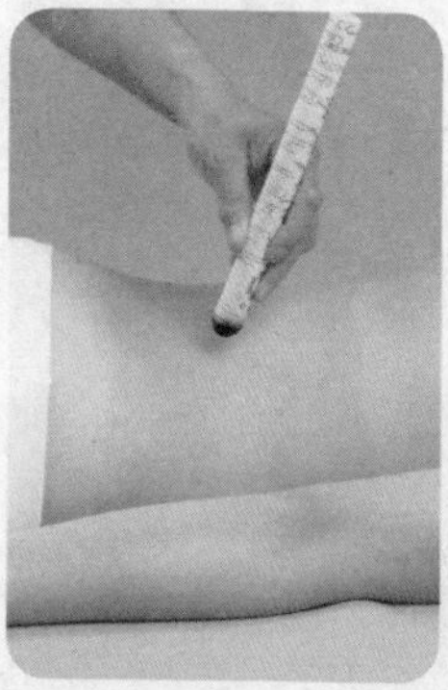

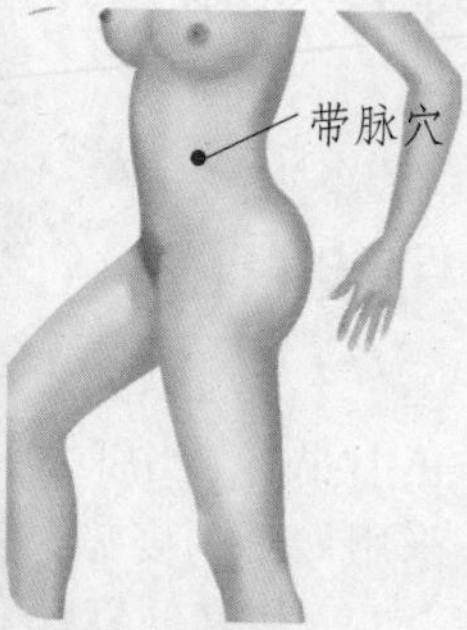

症状 1：带下色白、黏稠、无臭味，大便稀薄。

加灸 中脘穴

【定位取穴】该穴位于上腹部，前正中线上，当脐中上 4 寸。取穴时，可采用仰卧位，脐中与胸剑联合部(心窝上边)的中点为取穴部位。

【功效】祛除寒气。

【施灸方法】宜采用温和灸。施灸时，被施灸者仰卧，施灸者站或坐于一旁，手执艾条以点燃的一端对准施灸部位，距离皮肤 1.5 ~ 3 厘米，以感到施灸处温热、舒适为度。

【施灸时间】每日灸 1 次，每次灸 10 分钟，5 次为 1 个疗程。

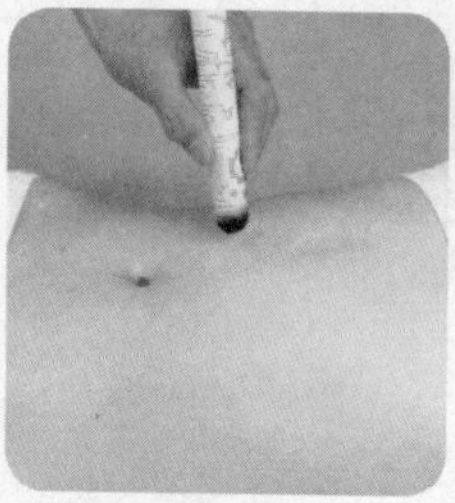

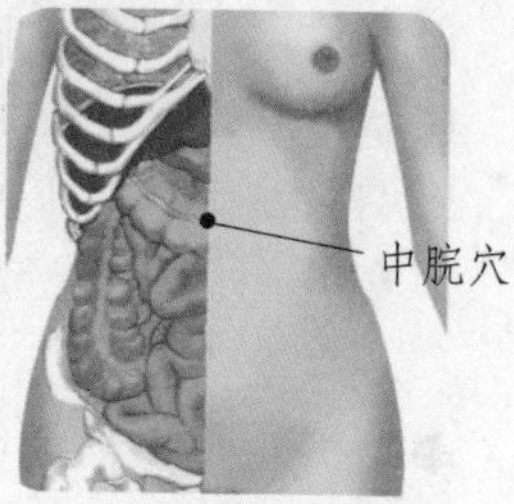

加灸 足三里穴

【定位取穴】该穴位于外膝眼下 3 寸，距胫骨前嵴 1 横指，当胫骨前肌上。取穴时，由外膝眼向下量 4 横指，在腓骨与胫骨之间，由胫骨旁量 1 横指，该处即是。

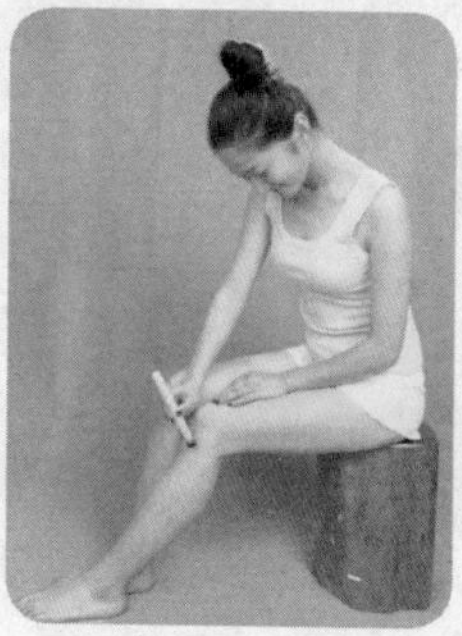

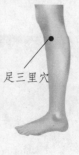

【功效】调理脾胃、补中益气。

【施灸方法】采用温和灸法。取坐位，点燃艾条对准施灸部位，距离皮肤1.5～3厘米，以感到施灸处温热、舒适为度。

【施灸时间】每日灸1次，每次灸10分钟，5次为1个疗程。

症状2：带下色白，或清冷如水，腰脊酸楚，怕冷；或带下量不多，但颜色呈淡红、黏稠，阴道干涩灼热。

加灸 太溪穴

【定位取穴】该穴位于足内侧，内踝后方与脚跟骨筋腱之间的凹陷处。也就是说在脚的内踝与跟腱之间的凹陷处。双侧对称，也就是两个。

【功效】滋阴补肾。

【施灸方法】采用温和灸法。取坐位，施灸时，手执艾条以点燃的一端对准施灸部位，距离皮肤1.5～3厘米，以感到施灸处温热、舒适为度。

【施灸时间】每日灸1次，每次灸10分钟，灸至皮肤产生红晕为止，5次为1个疗程。

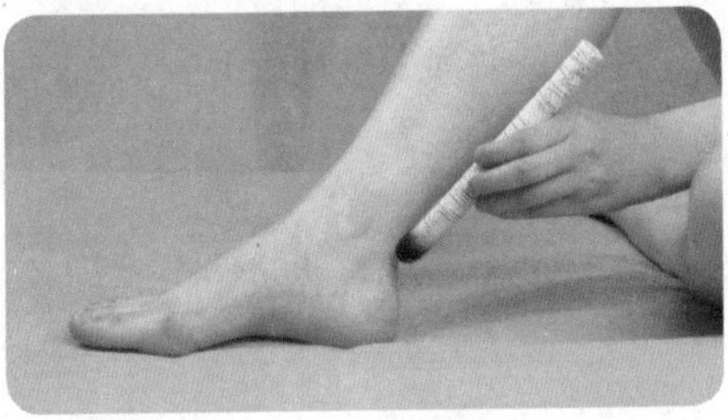

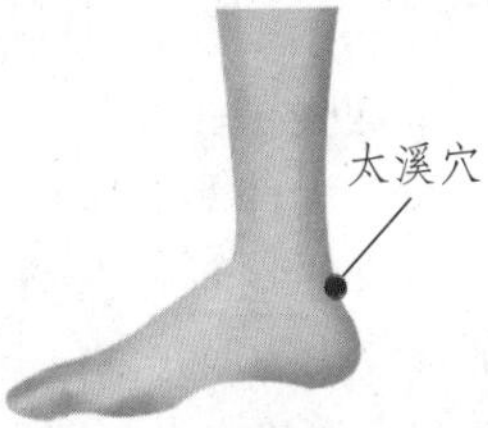

温馨小贴士

当子宫、子宫颈、阴道出现病变或者有其他原因时，白带的量、颜色、黏稠度发生变化，称为白带异常，又称带下病。患有此病的女性，除应针对病因进行治疗外，饮食疗法也值得一试。

白果豆腐煎：白果10个（去心），豆腐100克，炖熟服食。

三仁汤：白果仁10个，薏苡仁50克，冬瓜仁50克，水煎，取汤半碗，每天1料。

藕汁鸡冠花汤：藕汁半碗，鸡冠花30克，水煎，调红糖服，每日服2次。

莲子枸杞汤：将30克莲子（去心），30克枸杞洗净，加水800毫升，煮熟后食药饮汤，平均每日2次，一般7～10天见效。适用于白带增多。

鱼鳔炖猪蹄：鱼鳔20克，猪蹄1只，共放砂锅内，加适量的水，慢火炖烂调味食用，每日1次。

鸡肉白果煎：鸡肉200克（切块），白果10克，党参30克，白术10克，淮山药30克，茯苓15克，黄芪30克，煮汤，去药渣，饮汤食肉。每日1次。

乳腺炎

乳腺炎是指乳腺的急性化脓性感染，是产褥期的常见病，是引起产后发热的原因之一，最常见于哺乳妇女，尤其是初产妇。哺乳期的任何时间均可发生，而哺乳的开始最为常见。本病初起乳房肿胀、疼痛，肿块压痛，表面红肿，发热；如继续发展，则症状加重，乳房搏动性疼痛。严重者伴有高烧，寒战，乳房肿痛明显，局部皮肤红肿，有硬结、压痛，患侧肤下淋巴结肿大、压痛。炎症在数天内软化，形成乳房肿，有波动感，脓肿深的皮肤发红及波动感不明显。发病前常有乳头皲裂，乳头隐畸形，乳房受挤压，乳汁淤积等诱因。是初产妇常见的一种病症，轻者不能给婴儿正常喂奶，重者则要手术治疗。但能及早预防或发现后及时治疗，可避免或减轻病症。本病的临床特点为发病急，可伴有发热、畏寒，病侧乳房红肿热痛，出现硬块，最后形成脓肿等。中医认为，乳房为肝胃二经所循，多因情志不舒或胃经蕴热，使乳汁瘀滞所致。在相应部位艾灸能够疏肝理气、行气通乳，缓解症状。

一般施灸

灸肩井穴

【定位取穴】该穴位于大椎穴与肩峰连线中点，肩部最高处。取穴时一般采用正坐、俯伏或者俯卧的姿势，此穴位于肩上，前直乳中，当大椎与肩峰端连线的中点，即乳头正上方与肩线交接处。

【功效】祛风清热，活络消肿。

【施灸方法】采用温和灸法。被施灸者俯卧，施灸者手执艾条以点燃的一端对准施灸部位，距离皮肤 1.5 ~ 3 厘米，以感到施灸处温热、舒适为度。

【施灸时间】每日灸 1 ~ 2 次，每次 10 ~ 15 分钟。

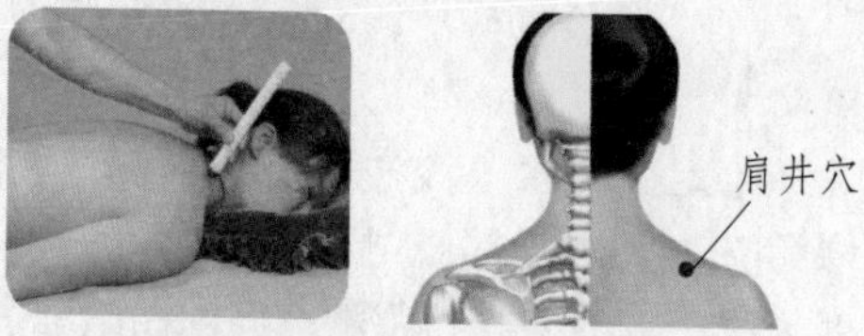

灸乳根穴

【定位取穴】该穴位于胸部，当乳头直下，乳房根部，第 5 肋间隙，距前正中线 4 寸。

【功效】燥化脾湿。

【施灸方法】采用温和灸法。被施灸者仰卧，施灸者手执艾条以点燃的一端对准施灸部位，距离皮肤 1.5 ~ 3 厘米，以感到施灸处温热、舒适为度。

【施灸时间】每日灸 1 ~ 2 次，每次 10 ~ 15 分钟。

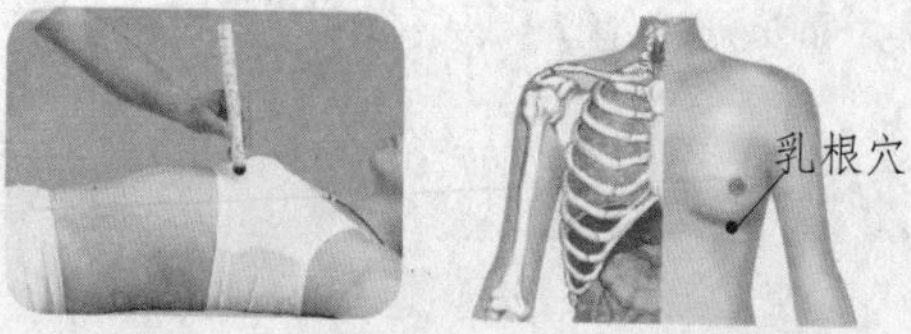

灸曲池穴

【定位取穴】该穴位于肘横纹外侧端，屈肘时当尺泽与肱骨外上髁连线中点。取穴时，仰掌屈肘成 45°，肘关节桡侧，肘横纹头为取穴部位。

【功效】清热去火。

【施灸方法】宜采用温和灸。施灸时，手执艾条以点燃的一端对准施灸部位，距离皮肤 1.5 ~ 3 厘米处施灸，以感到施灸处温热、舒适为度。

【施灸时间】每日灸 1 ~ 2 次，每次灸 10 ~ 15 分钟。

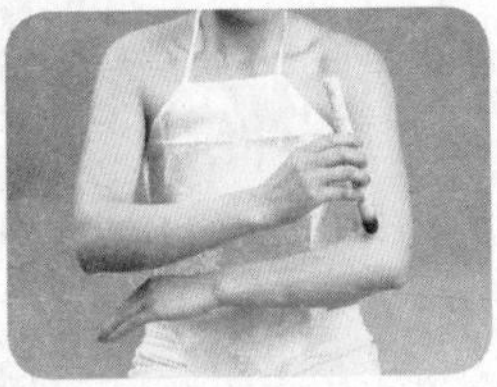

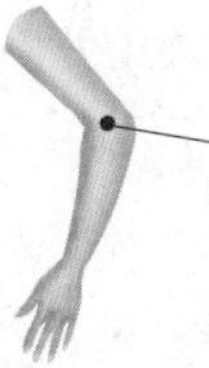

灸 足三里穴

【定位取穴】该穴位于外膝眼下 3 寸，距胫骨前嵴 1 横指，当胫骨前肌上。取穴时，由外膝眼向下量 4 横指，在腓骨与胫骨之间，由胫骨旁量 1 横指，该处即是。

【功效】调理脾胃，补中益气。

【施灸方法】采用温和灸法。取坐位，点燃艾条对准施灸部位，距离皮肤 1.5 ~ 3 厘米，以感到施灸处温热、舒适为度。

【施灸时间】每日灸 1 ~ 2 次，每次灸 10 ~ 15 分钟。

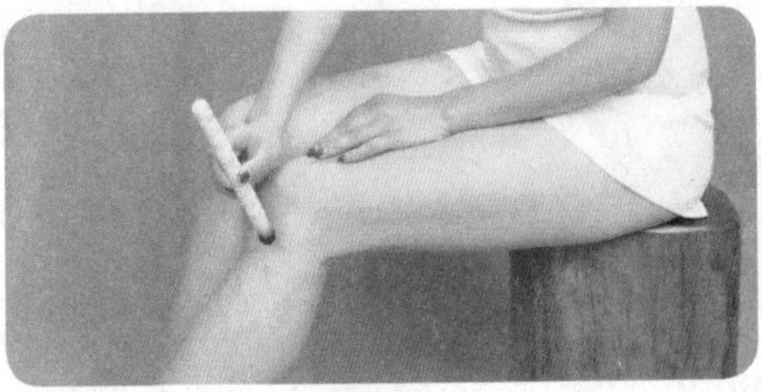

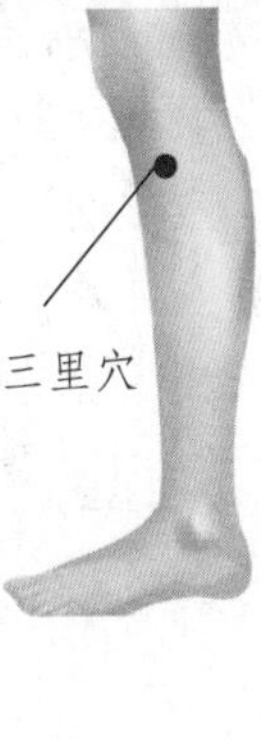

● 辨症施灸

症状 1：发高烧，乳房红肿，皮肤发红有灼热感，肿块变软。

加灸 外关穴

【定位取穴】该穴位于前臂背侧，当阳池与肘尖的连线上，腕背横纹上 2 寸，尺骨与桡骨之间。

【功效】调气镇痛。

【施灸方法】宜采用温和灸。施灸时，手执艾条以点燃的一端对准施灸部位，距离皮肤 1.5 ~ 3 厘米处施灸，以感到施灸处温热、舒适为度。

【施灸时间】每日灸 1 ~ 2 次，每次灸 10 ~ 15 分钟。

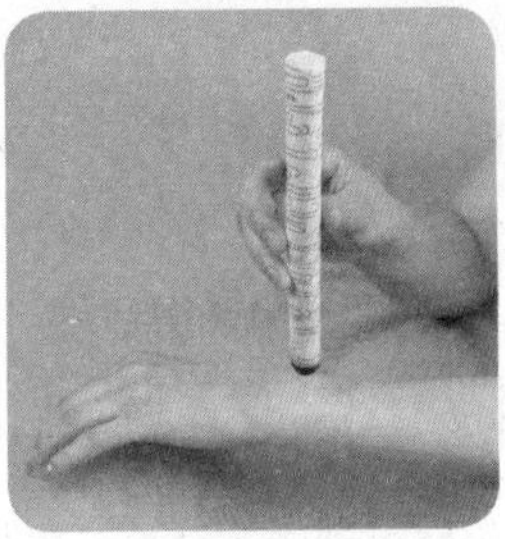

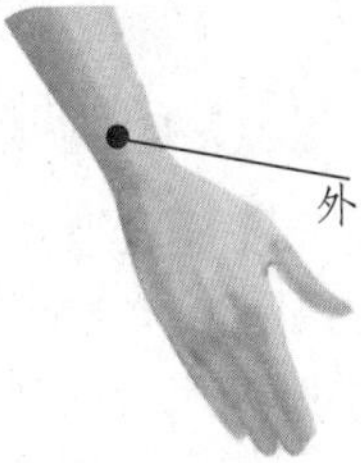

加灸 合谷穴

【定位取穴】该穴位于第 1、第 2 掌骨间，当第 2 掌骨桡侧的中点处。取穴时，以一手的拇指掌面指关节横纹，放在另一手的拇、食指的指蹼缘上，屈指当拇指尖尽处为取穴部位。

【功效】镇静安神，通络活血。

【施灸方法】宜采用温和灸。施灸时，手执艾条以点燃的一端对准施灸部位，距离皮肤 1.5 ~ 3 厘米，以感到施灸处温热、舒适为度。

【施灸时间】每日灸 1 ~ 2 次，每次灸 10 ~ 15 分钟。

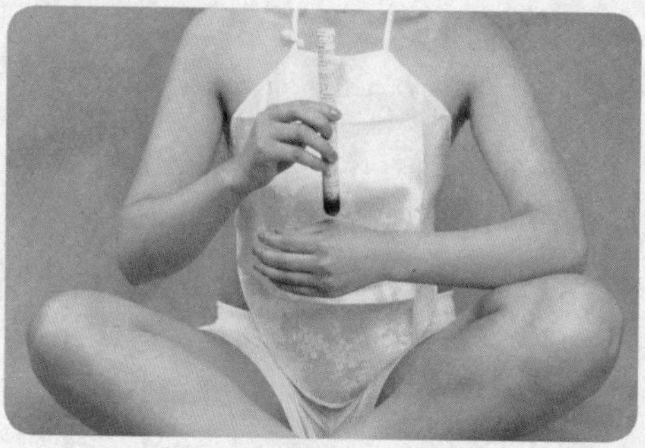

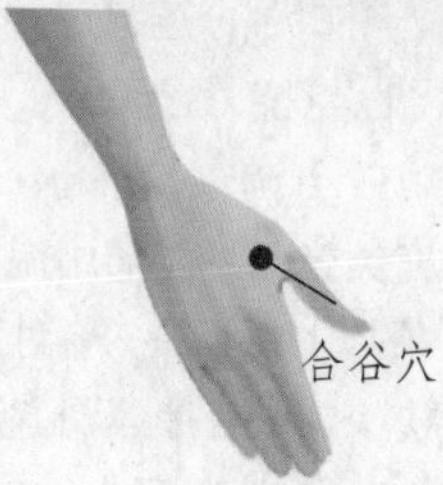

症状 2：乳房非常胀痛。

加灸 足临泣穴

【定位取穴】该穴位于足背外侧，当足 4 趾本节（第 4 趾关节）的后方，小趾伸肌腱的外侧凹陷处。取穴时，可采用仰卧的姿势，足临泣穴位于足背外侧，第 4 趾、小趾跖骨夹缝中。

【功效】祛风，泻火。

【施灸方法】宜采用温和灸。施灸时，手执艾条以点燃的一端对准施灸部位，距离皮肤 1.5 ~ 3 厘米，以感到施灸处温热、舒适为度。

【施灸时间】每日灸 1 ~ 2 次，每次灸 10 ~ 15 分钟，灸至皮肤产生红晕为止。

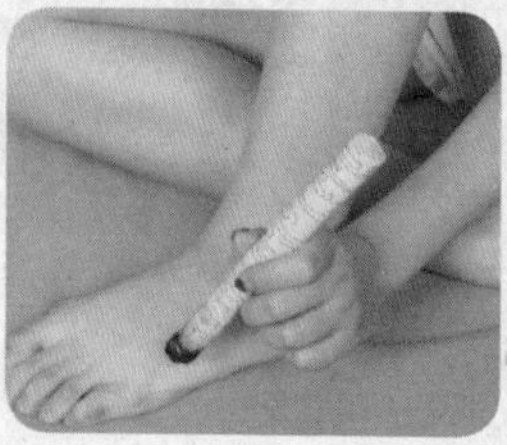

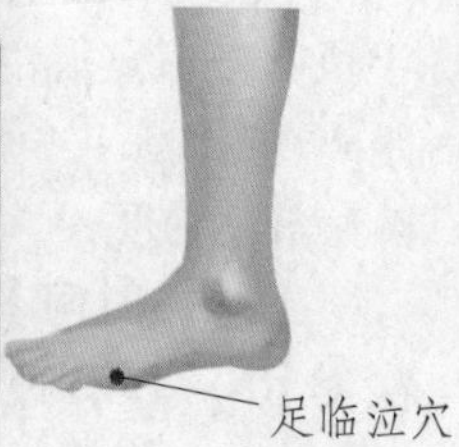

温馨小贴士

乳房是女人的第二生理特征，也是身体最性感的部位之一，那么如何呵护乳房呢？以下几个小习惯让乳房远离伤害。

1. 别吃太咸的食物。高盐的食物易使乳房胀大并产生疼痛感，因此，女性平日都不应吃得太咸，而月经来前的 7 ~ 10 天应避免这类食物。

2. 重要的妊娠哺乳。妊娠令孕激素分泌充足，能有效保护、修复乳腺，而哺乳能使乳腺充分发育，并在孩子断奶后良好退化，不易增生。

3. 定期检查、适当运动。每月对乳房做一次自检，定期到专业机构做乳腺检查，每次洗澡做适当的乳房按摩，每天做 5 分钟的扩胸运动。

4. 热敷。热敷是一种传统的中医疗法，可用热敷袋、热水瓶或洗热水澡等方式缓解乳房胀痛。如果采用冷、热敷交替法，消除乳房不适症效果会更好。

5. 健康的饮食习惯。遵循“低脂高纤”饮食原则，多吃全麦食品、豆类和蔬菜，控制动物蛋白的摄入，同时注意补充适当的微量元素。微量元素硒是抗击乳腺癌的关键。据我国著名的微量元素专家汤传忠先生介绍，硒是抗癌之王，能有效抑制癌细胞的生成和转移，并能促使其自然消亡。同时调节雌激素，并起到极大的抗氧化作用。

乳腺增生

乳腺增生是指乳腺上皮和纤维组织增生，乳腺组织导管和乳小叶在结构上的退行性病变及进行性结缔组织的生长，其发病原因主要是由于内分泌激素失调。乳腺增生是女性最常见的乳房疾病，多发于 30 ~ 50 岁女性，发病高峰为 35 ~ 40 岁。近些年来该病发病率呈逐年上升的趋势，年龄也越来越低龄化。主要症状以乳房疼痛及乳房肿块为主，且多与月经周期情志变化，劳累过度等因素有关，或伴乳头痛、乳头溢液等。中医认为乳腺小叶增生系肝气郁结，与情绪不快、情志抑郁等因素有关。在相应穴位艾灸能够疏肝理气、活血祛瘀，从而缓解症状。

● 一般施灸

灸 阳陵泉穴

【定位取穴】该穴位于小腿外侧，当腓骨头前下方凹陷处。取穴时，坐位，屈膝成 90°，膝关节外下方，腓骨小头前缘与下缘交叉处的凹陷，为取穴部位。

【功效】行气解郁。

【施灸方法】施灸时，手执艾条，以点燃的一端对准施灸部位，距离皮肤 1.5 ~ 3 厘米施灸，以感到施灸处温热、舒适为度。

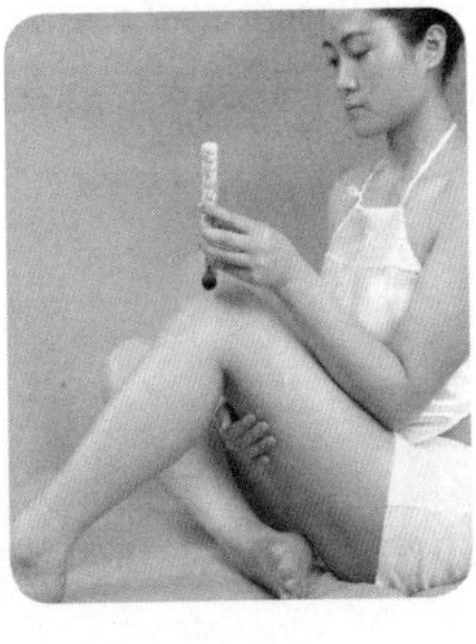

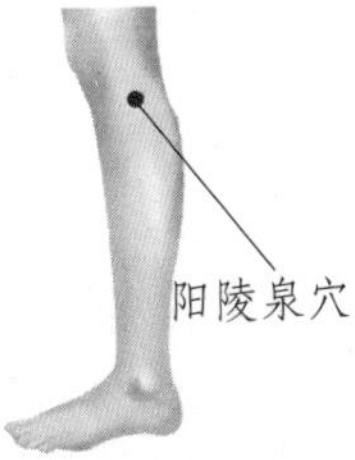

【施灸时间】每日灸 1 次，每次灸 10 分钟。

灸 膺窗穴

【定位取穴】该穴位于胸部，当第 3 肋间隙，距前正中线 4 寸。位于第 3 和第 4 肋骨之间，在乳头中心线上距离乳头 2 指处取穴。

【功效】减卸胸腔内部高压，释放胸腔内部能量。

【施灸方法】采用温和灸法。被施灸者仰卧，施灸者手执艾条以点燃的一端对准施灸部位，距离皮肤 1.5 ~ 3 厘米，以感到施灸处温热、舒适为度。

【施灸时间】每日或隔日灸 1 次，每次 10 ~ 15 分钟，10 次为 1 个疗程，休息 1 周后再灸。

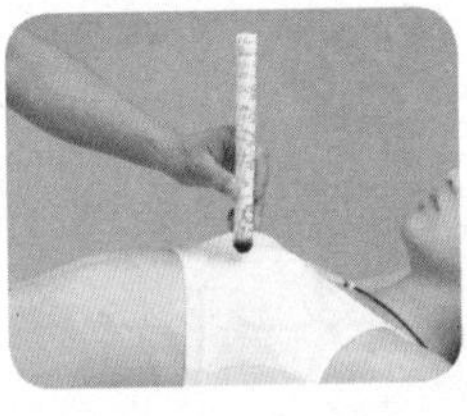

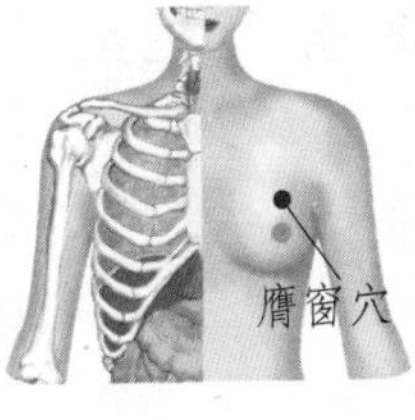

灸 乳根穴

【定位取穴】该穴位于胸部，当乳头直下，乳房根部，第 5 肋间隙，距前正中线 4 寸。

【功效】燥化脾湿。

【施灸方法】采用温和灸法。被施灸者仰卧，施灸者手执艾条以点燃的一端对准施灸部位，距离皮肤 1.5 ~ 3 厘米，以感到施灸处温热、舒适为度。

【施灸时间】每日灸 1 次，每次 10 分钟。

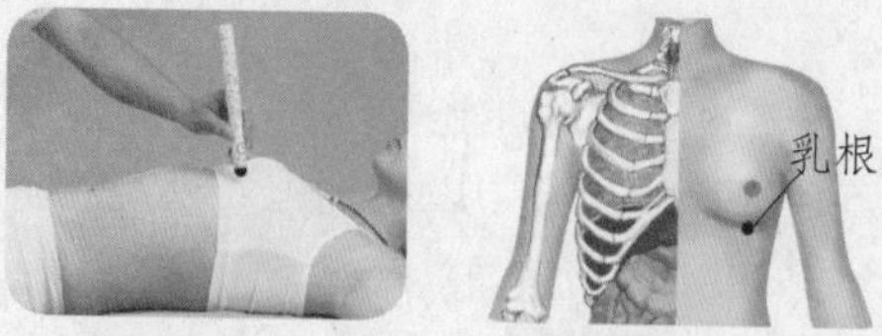

灸 膻中穴

【定位取穴】该穴位于胸部，前正中线上，两乳头连线的中点。

【功效】行气解郁。

【施灸方法】被施灸者仰卧，施灸者站或坐于一旁，手执艾条以点燃的一端对准施灸部位，距离皮肤 1.5 ~ 3 厘米，以感到施灸处温热、舒适为度。

【施灸时间】每日灸 1 次，每次 10 分钟。

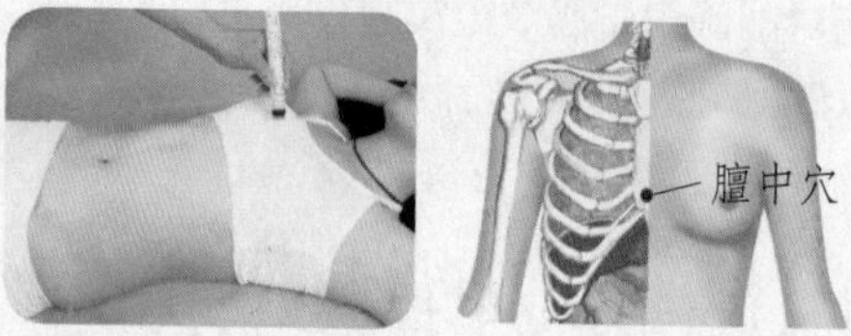

● 辨症施灸

症状 1：月经前后或情绪有波动时，乳房内的肿块随之发生变化，或大或小。

加灸 太冲穴

【定位取穴】该穴位于足背侧，第 1、2 趾跖骨连接部位中。取穴时，可采用正坐或仰卧的姿势，以手指沿拇趾、次趾夹缝向上移压，压至能感觉到动脉应手，即是太冲穴。

【功效】行气解郁。

【施灸方法】手执艾条，以点燃的一端对准施灸部位，距离皮肤 1.5 ~ 3 厘米施灸，以感到施灸处温热、舒适为度。

【施灸时间】每日灸 1 次，每次灸 20 分钟，灸至皮肤产生红晕为止。

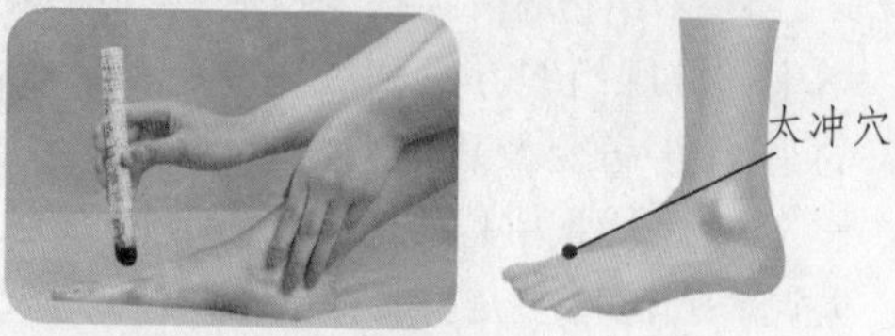

加灸 膈俞穴

【定位取穴】该穴位于背部，当第 7 胸椎棘突下，旁开 1.5 寸。由平双肩胛骨下角之椎骨（第 7 胸椎），其棘突下缘旁开约 2 横指（食、中指）处为取穴部位。

【功效】行气解郁，散热活血。

【施灸方法】施灸时，被施灸者俯卧，施灸者站或坐于一旁，手执艾条以点燃的一端对准施灸部位，距离皮肤 1.5 ~ 3 厘米，以感到施灸处温热、舒适为度。

【施灸时间】每日灸 1 次，每次灸 10 ~ 20 分钟左右。

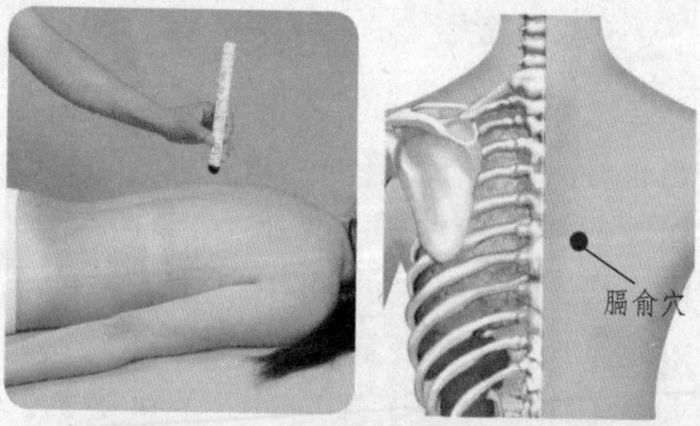

症状 2：乳房内肿块如同一个鸡蛋，摸上去坚实光滑，没有明显肿胀感，头晕，胸闷，痰多。

加灸 丰隆穴

【定位取穴】该穴位于小腿前外侧，外踝尖上 8 寸，条口穴外，距胫骨前缘

2横指（中指）。

【功效】化痰湿，增强抗病能力。

【施灸方法】取坐位，手执艾条以点燃的一端对准施灸部位，距离皮肤1.5～3厘米，以感到施灸处温热、舒适为度。

【施灸时间】每日灸1次，每次灸10分钟，灸至皮肤产生红晕为止。

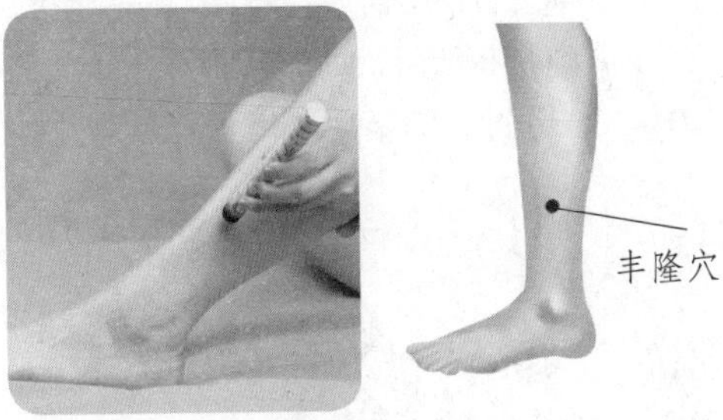

加灸 足三里穴

【定位取穴】该穴位于外膝眼下3寸，距胫骨前嵴1横指，当胫骨前肌上。取穴时，由外膝眼向下量4横指，在腓骨与胫骨之间，由胫骨旁量1横指，该处即是。

【功效】滋养气血。

【施灸方法】采用温和灸法。取坐位，点燃艾条对准施灸部位，距离皮肤1.5～3厘米，以感到施灸处温热、舒适为度。

【施灸时间】隔日灸1次，每次灸3～15分钟，灸至皮肤产生红晕为止。

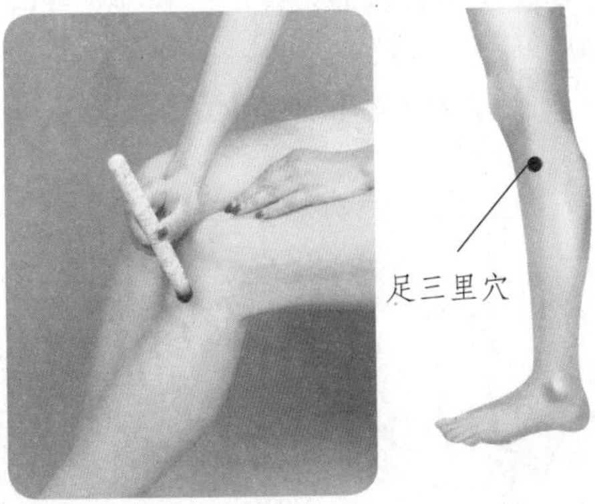

食疗良方

方一：消癖汤

组成：当归10克，香附10克，女贞子10克，淫羊藿15克，白芍10克，郁金10克，菟丝子15克，鸡血藤30克，柴胡10克，首乌藤30克，旱莲草10克。

用法：每日1剂，水煎分早晚服。

功效：舒肝安神，健脾补肾，养血调经。

适用于乳腺增生。证见乳腺肿大，月经不调，心神不宁，易怒。

方二：艾煮鸡蛋

组成：艾叶150克，鸡蛋2个。

制法：共煮。

用法：弃汤食蛋。

功效：疏肝理气，化痰软坚。适用于肝郁痰凝型乳腺增生。

方三：青皮二花茶

组成：菊花、玫瑰花各10克，青皮6克。

制法：上药开水冲泡。

用法：代茶饮。

功效：清热散结，适用于乳腺增生。

子宫脱垂

子宫脱垂又名子宫脱出、阴脱，是指子宫从正常位置沿阴道下降，宫颈外口达坐骨棘水平以下，甚至子宫全部脱出于阴道口以外。中医认为多由气虚下陷，带脉失约，冲任虚损，或多产、难产、产时用力过度，产后过早参加重体力劳动等，损伤胞络及肾气，而使子宫失于维系所致。在相关穴位艾灸能够达到益气提升，补肾固脱的目的，从而治疗此病。

● 一般施灸

灸子宫穴

【定位取穴】该穴位于下腹部，当脐中下4寸，中极旁开3寸。取穴时，患者卧位，在脐下4寸，旁开3寸处取穴。

【功效】调经理气，升提下陷。

【施灸方法】宜采用温和灸。施灸时被施灸者平卧，施灸者手执艾条以点燃的一端对准施灸部位，距离皮肤1.5～3厘米，以感到施灸处温热、舒适为度。

【施灸时间】每日灸1次，每次灸20～30分钟。

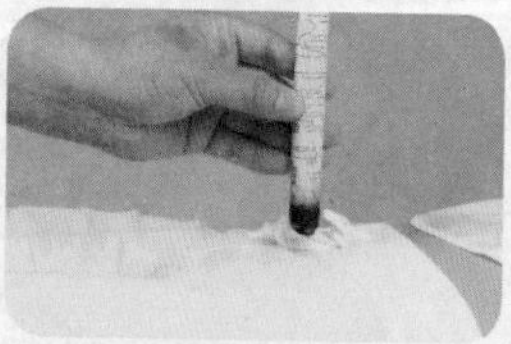

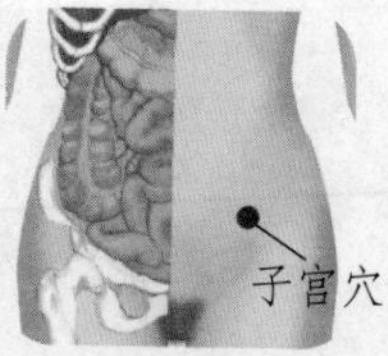

灸足三里穴

【定位取穴】该穴位于外膝眼下3寸，距胫骨前嵴1横指，当胫骨前肌上。取穴时，由外膝眼向下量4横指，在腓骨与胫骨之间，由胫骨旁量1横指，该处即是。

【功效】能使血气畅通。

【施灸方法】采用温和灸法。取坐位，点燃艾条对准施灸部位，距离皮肤1.5～3厘米，以感到施灸处温热、舒适为度。

【施灸时间】每日灸1次，每次灸20～30分钟，灸至皮肤产生红晕为止。

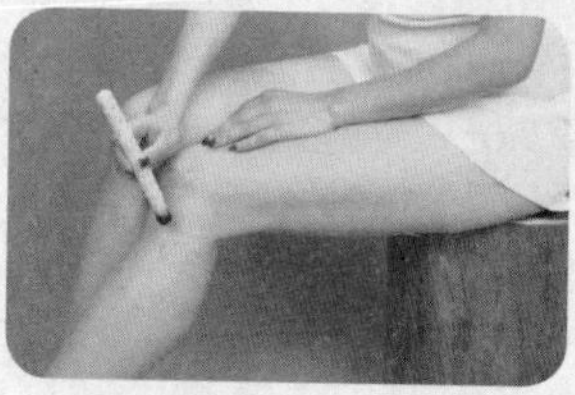

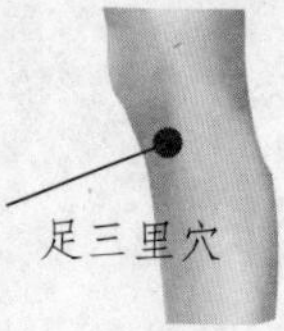

灸气海穴

【定位取穴】该穴位于下腹部，前正中线上，当脐中下1.5寸。取穴时，可采用仰卧的姿势，直线连结肚脐与耻骨上方，将其分为10等分，从肚脐3/10的位置，即为此穴。

【功效】补中益气，扶正固本，培元补虚。

【施灸方法】宜采用回旋灸。施灸时，被施灸者平卧，施灸者站或坐于一旁，手执艾条以点燃的一端对准施灸部位，距离皮肤1.5～3厘米，左右方向平行往复或反复旋转施灸，以感到施灸处温热、舒适为度。

【施灸时间】每日灸1次，每次灸20～30分钟。

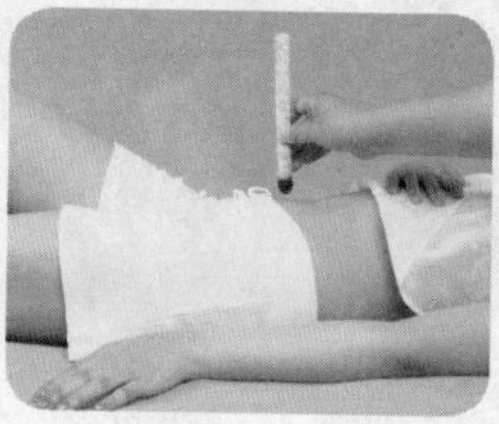

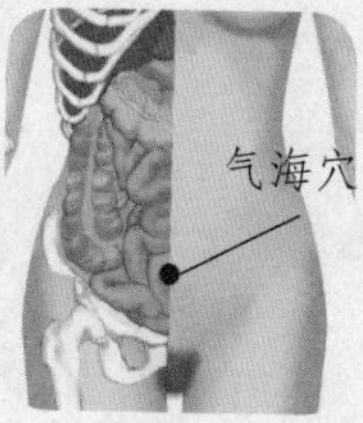

灸 三阴交穴

【定位取穴】该穴位于小腿内侧，当足内踝尖上3寸，胫骨内侧 缘后方。取穴时正坐屈膝成直角，以手4指并拢，小指下边缘紧靠内踝尖上，食指上缘所在水平线在胫骨后缘的交点，为取穴部位。

【功效】益气活血，通经。

【施灸方法】宜采用温和灸。施灸时，取坐位，手执艾条以点燃的一端对准施灸部位，距离皮肤1.5 ~ 3厘米，以感到施灸处温热、舒适为度。

【施灸时间】每日灸1次，每次灸20 ~ 30分钟。

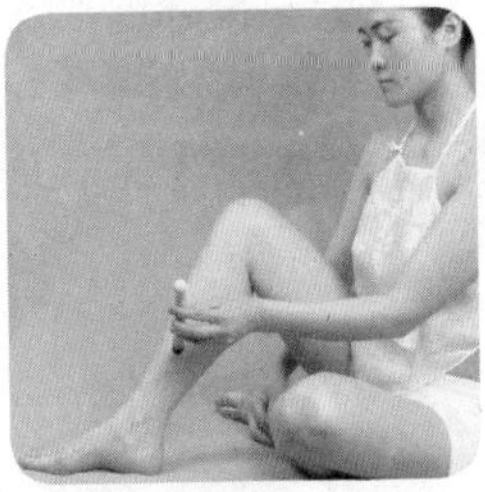

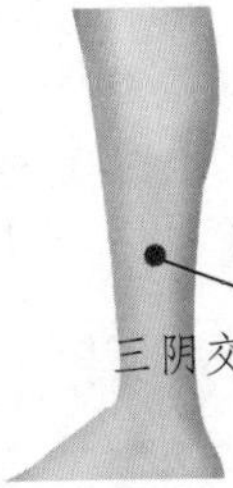

灸 关元穴

【定位取穴】该穴位于脐中下3寸，腹中线上，仰卧取穴。

【功效】固本温中。

【施灸方法】施灸时，被施灸者平卧，施灸者站或坐于一旁，手执艾条以点燃的一端对准施灸部位，距离皮肤1.5 ~ 3厘米，左右方向平行往复或反复旋转施灸，以感到施灸处温热、舒适为度。

【施灸时间】每日灸1 ~ 2次，每次灸10 ~ 15分钟。

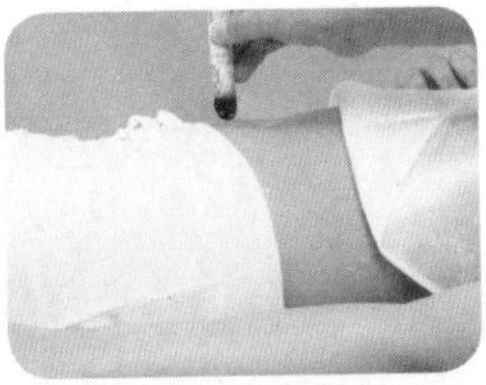

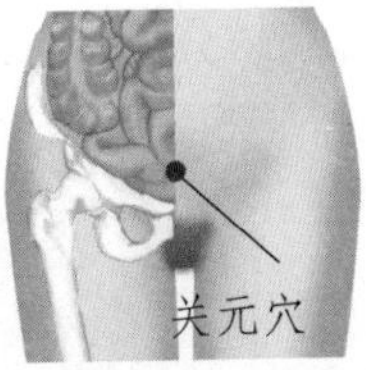

● 辨症施灸

症状1：子宫脱出阴道口，劳动时加剧；小腹有下坠感，四肢无力，气不够用，小便次数频繁，带下量多，且颜色发白。

加灸 带脉穴

【定位取穴】该穴位于侧腹部，章门下1.8寸，当第11肋骨游离端下方垂线与脐水平线的交点上。

【功效】益气，生血，温中。

【施灸方法】被施灸者俯卧，施灸者站或坐于一旁，手执艾条以点燃的一端对准施灸部位，距离皮肤1.5 ~ 3厘米，以感到施灸处温热、舒适为度。

【施灸时间】每日灸1次，每次灸10 ~ 15分钟左右。

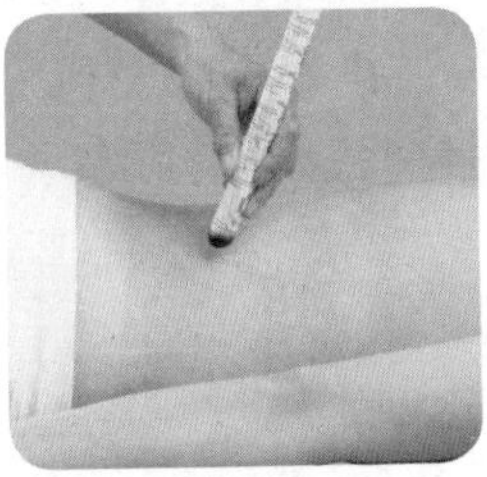

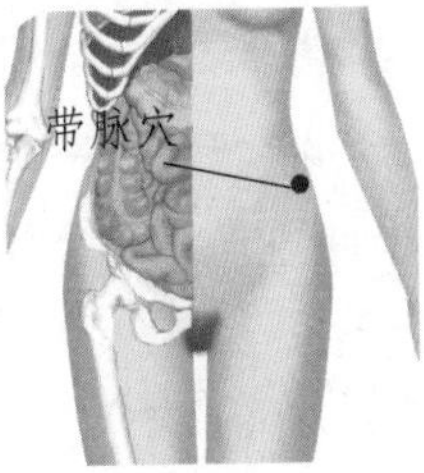

加灸 中脘穴

【定位取穴】该穴位于上腹部，前正中线上，当脐中上4寸。取穴时，可采用仰卧位，脐中与胸剑联合部(心窝上边)的中点为取穴部位。

【功效】使阳气旺盛，有升提收摄之功。

【施灸方法】施灸时，被施灸者仰卧，施灸者站或坐于一旁，手执艾条以点燃的一端对准施灸部位，距离皮肤1.5 ~ 3厘米，以感到施灸处温热、舒适为度。

【施灸时间】每日灸1次，每次灸10 ~ 15分钟左右。

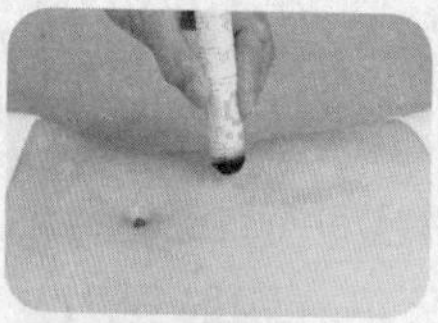
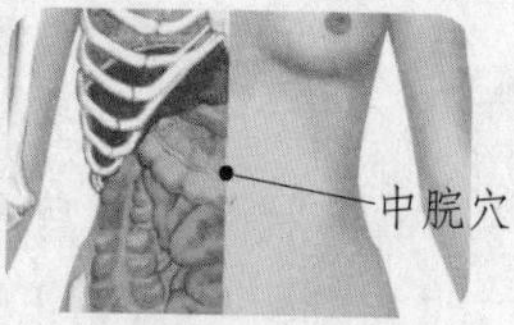

加灸 带脉穴

【定位取穴】该穴位于侧腹部，章门下 1．8 寸，当第 11 肋骨游离端下方垂线与脐水平线的交点上。

【功效】益气，生血，温中。

【施灸方法】被施灸者俯卧，施灸者站或坐于一旁，手执艾条以点燃的一端对准施灸部位，距离皮肤 1.5 ~ 3 厘米，以感到施灸处温热、舒适为度。

【施灸时间】每日灸 1 次，每次灸 10 ~ 15 分钟左右。

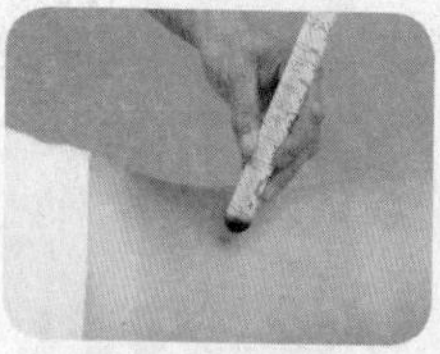
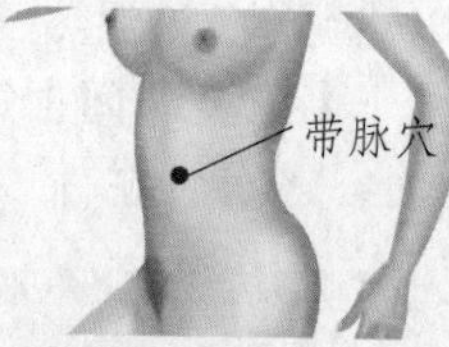

症状 2：子宫下垂，腰酸腿软，小腹下坠，小便次数频繁，头晕耳鸣。

加灸 肾俞穴

【定位取穴】该穴位于腰部，当第 2 腰椎棘突下，旁开 1.5 寸。与肚脐中相对应处即为第 2 腰椎，其棘突下缘旁开约 2 横指 (食、中指) 处为取穴部位。

【功效】疏调气血，增强肛门的约束功能。

【施灸方法】被施灸者俯卧，施灸者站或坐于一旁，手执艾条以点燃的一端对准施灸部位，距离皮肤 1.5 ~ 3 厘米，左右方向平行往复或反复旋转施灸，以感到施灸处温热、舒适为度。

【施灸时间】每日灸 1 次，每次灸 10 ~ 20 分钟。

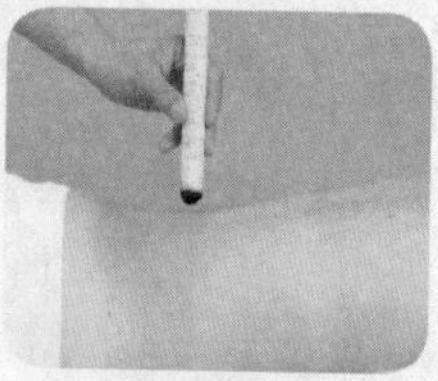
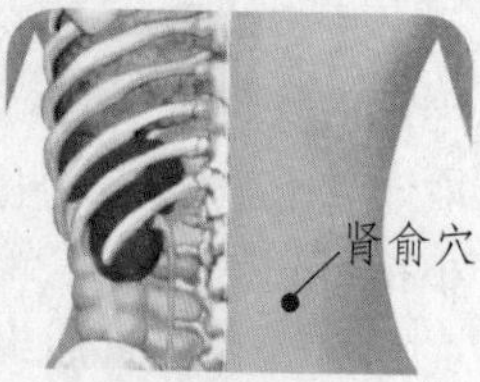

加灸 长强穴

【定位取穴】该穴位于尾骨尖端下，尾骨尖端与肛门连线的中点处。

【功效】调理气血。

【施灸方法】施灸时，被施灸者俯卧，施灸者站或坐于一旁，手执艾条以点燃的一端对准施灸部位，距离皮肤 1.5 ~ 3 厘米施灸，以感到施灸处温热、舒适为度。

【施灸时间】每日灸 1 ~ 3 次，每次灸 30 分钟左右。

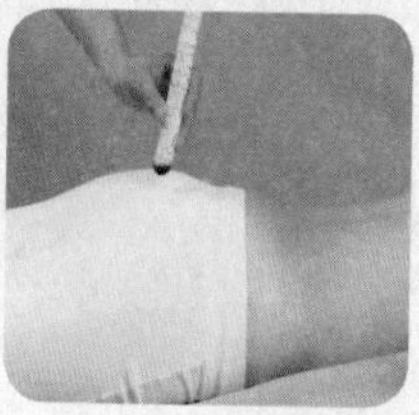
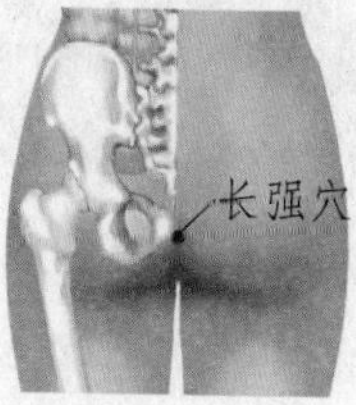

加灸 神阙穴

【定位取穴】该穴位于腹中部，脐中央。

【功效】调和阴阳，疏调气血，增强肛门的约束功能。

【施灸方法】施灸时，被施灸者平躺，施灸者手执艾条以点燃的一端对准施灸部位，距离皮肤 1.5 ~ 3 厘米，以感到施灸处温热、舒适为度。

【施灸时间】每日灸 1 次，每次灸 10 ~ 20 分钟左右，灸至皮肤产生红晕为止。

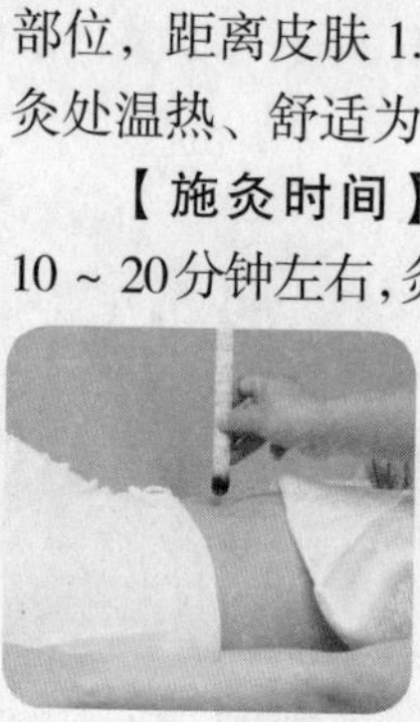
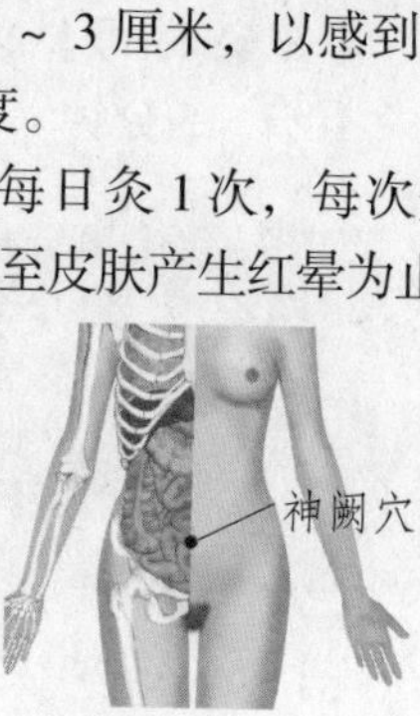

宫颈炎

宫颈炎是育龄妇女的常见病，有急性和慢性两种。主要表现为白带增多，呈黏稠的黏液或脓性黏液，有时可伴有血丝或夹有血丝。造成此病的原因是多种多样的，有的是性生活过频或习惯性流产，分娩及人工流产术等可损伤宫颈，导致细菌侵袭而形成炎症，或是由于化脓菌直接感染，或是高浓度的酸性或碱性溶液冲洗阴道，或是阴道内放置或遗留异物感染所致。无论何种原因，宫颈炎对妇女的健康威胁甚大，艾灸相关穴位能够调理机体内的阴阳平衡，使气血畅通，从而达到治疗此病的目的。

● 一般施灸

灸带脉穴

【定位取穴】该穴位于侧腹部，章门下 1．8 寸，当第 11 肋骨游离端下方垂线与脐水平线的交点上。

【功效】排毒，调制内分泌的不平衡。

【施灸方法】被施灸者俯卧，施灸者站或坐于一旁，手执艾条以点燃的一端对准施灸部位，距离皮肤 1.5 ~ 3 厘米，以感到施灸处温热、舒适为度。

【施灸时间】每日灸 1 次，每次灸 10 ~ 15 分钟左右。

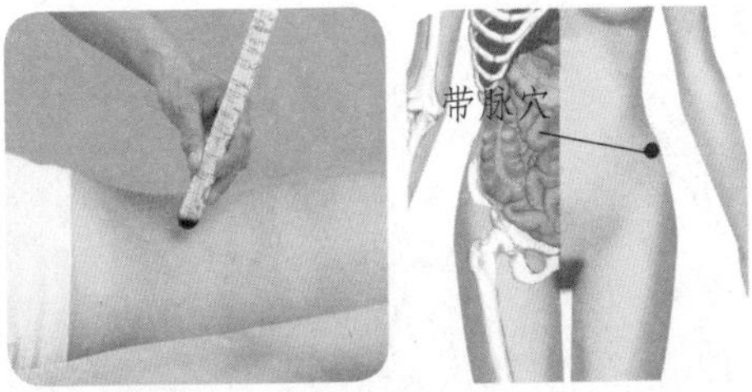

灸三阴交穴

【定位取穴】该穴位于小腿内侧，当足内踝尖上 3 寸，胫骨内侧缘后方。取穴时正坐屈膝成直角，以手 4 指并拢，小指下边缘紧靠内踝尖上，食指上缘所在水平线在胫骨后缘的交点，为取穴部位。

【功效】调整机体的阴阳平衡。

【施灸方法】宜采用温和灸。施灸时，取坐位，手执艾条以点燃的一端对准施灸部位，距离皮肤 1.5 ~ 3 厘米，以感到施灸处温热、舒适为度。

【施灸时间】每日灸 1 次，每次灸 5 ~ 15 分钟。

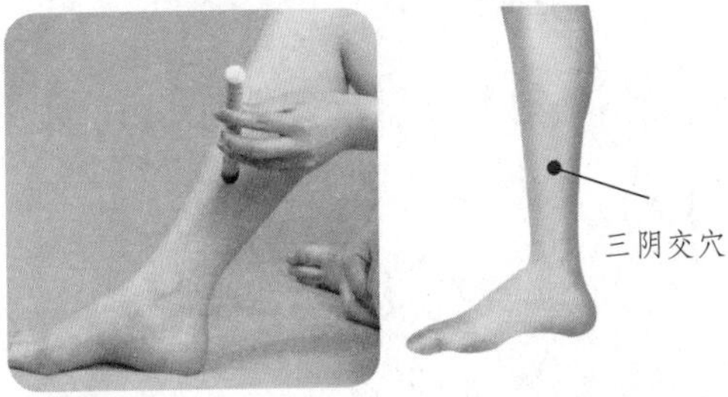

灸归来穴

【定位取穴】该穴位于下腹部，当脐中下 4 寸，距前正中线 2 寸（前正中线上，耻骨联合上缘上 1 横指处，再旁开 2 横指处为取穴部位）。

【功效】调和气血。

【施灸方法】采用温和灸。施灸时，被施灸者平卧，施灸者手执艾条以点燃的一端对准施灸部位，距离皮肤 1.5 ~ 3 厘米，以感到施灸处温热、舒适为度。

【施灸时间】每日灸 1 次，每次灸 5 ~ 15 分钟。

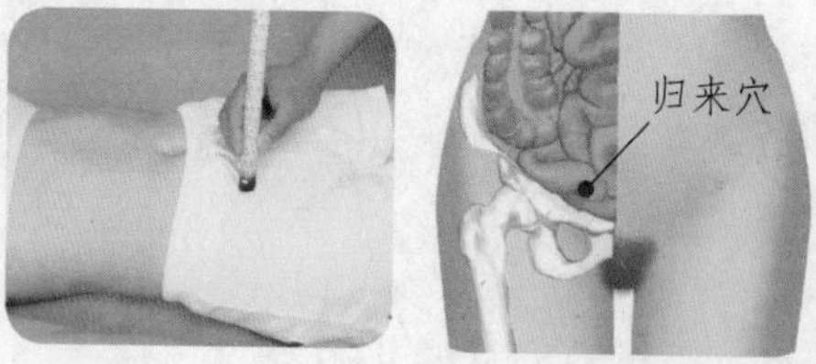

灸 足三里穴

【定位取穴】该穴位于外膝眼下3寸，距胫骨前嵴1横指，当胫骨前肌上。取穴时，由外膝眼向下量4横指，在腓骨与胫骨之间，由胫骨旁量1横指，该处即是。

【功效】强壮和保健机体，改善机体对营养成分的吸收，增强免疫能力。

【施灸方法】采用温和灸法，取坐位，点燃艾条对准施灸部位，距离皮肤1.5～3厘米，以感到施灸处温热、舒适为度。

【施灸时间】每日灸1次，每次灸5～15分钟。

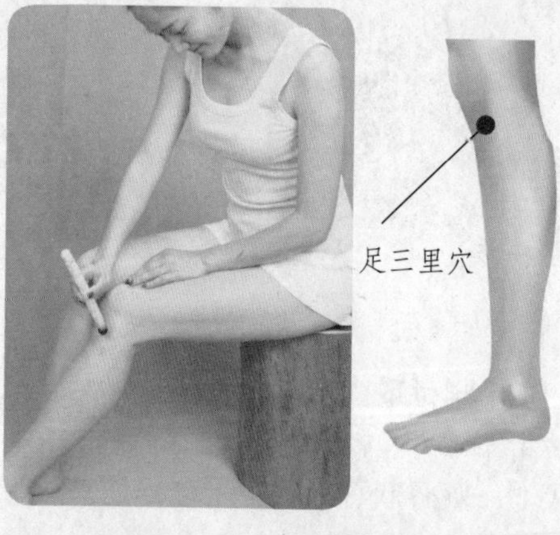

灸 子宫穴

【定位取穴】该穴位于下腹部，当脐中下4寸，中极旁开3寸。患者卧位，在脐下4寸，旁开3寸处取穴。

【功效】活血化瘀，升提下陷。

【施灸方法】宜采用温和灸。施灸时，被施灸者平卧，施灸者手执艾条以点燃的一端对准施灸部位，距离皮肤1.5～3厘米，以感到施灸处温热、舒适为度。

【施灸时间】每日灸1次，每次灸5～15分钟。

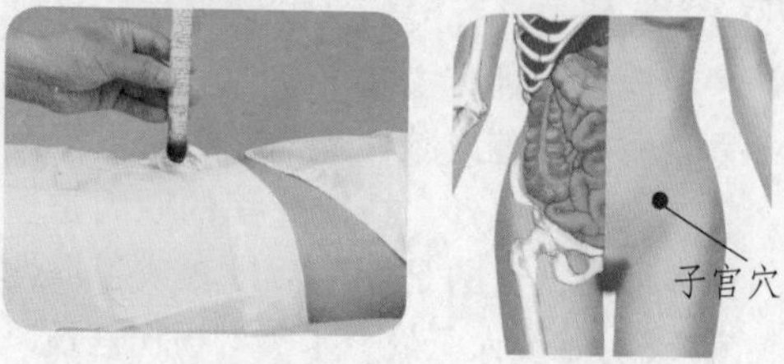

● 辨症施灸

症状1：尿急且频，小便赤黄，身体沉重有疲乏感，舌苔发黄。

加灸 太冲穴

【定位取穴】该穴位于足背侧，第1、2趾跖骨连接部位中。取穴时，可采用正坐或仰卧的姿势，以手指沿拇趾、次趾夹缝向上移压，压至能感觉到动脉应手，即是太冲穴。

【功效】行气解郁。

【施灸方法】采用温和灸。手执艾条，以点燃的一端对准施灸部位，距离皮肤1.5～3厘米施灸。

【施灸时间】每日灸1次，每次灸10～15分钟。

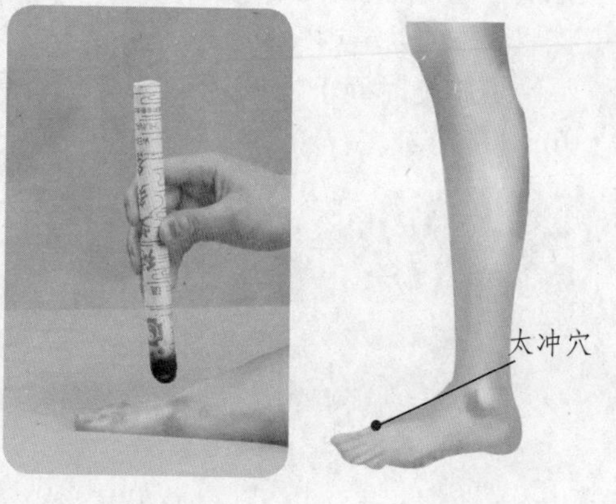

加灸 丰隆穴

【定位取穴】该穴位于小腿前外侧，外踝尖上8寸，条口穴外，距胫骨前缘2横指（中指）。

【功效】化痰湿，清神志。

【施灸方法】取坐位，手执艾条以点燃的一端对准施灸部位，距离皮肤1.5 ~ 3厘米。

【施灸时间】每日灸1次，每次灸15分钟，灸至皮肤产生红晕为止。

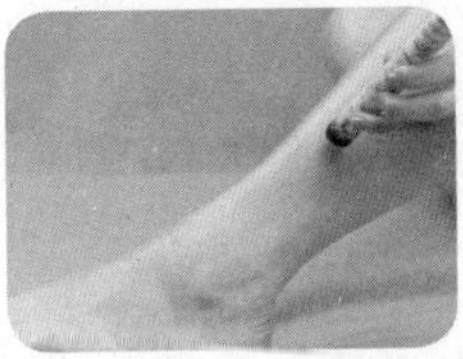

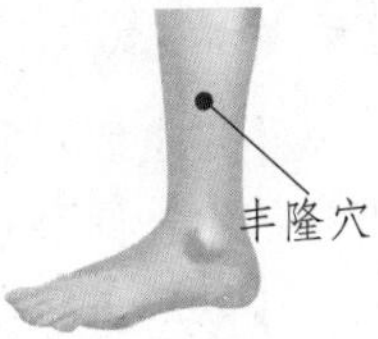

症状2：腰膝酸软酸痛，头昏目眩，耳鸣，失眠多梦，健忘，经量减少，形体消瘦。

加灸 肾俞穴

【定位取穴】该穴位于腰部，当第2腰椎棘突下，旁开1.5寸。与肚脐中相对应处即为第2腰椎，其棘突下缘旁开约2横指(食、中指)处为取穴部位。

【功效】外散肾脏之热，培元固本，调气回阳。

【施灸方法】被施灸者俯卧，施灸者站或坐于一旁，手执艾条以点燃的一端对准施灸部位，距离皮肤1.5 ~ 3厘米，以感到施灸处温热、舒适为度。

【施灸时间】每日灸1次，每次灸10 ~ 20分钟。

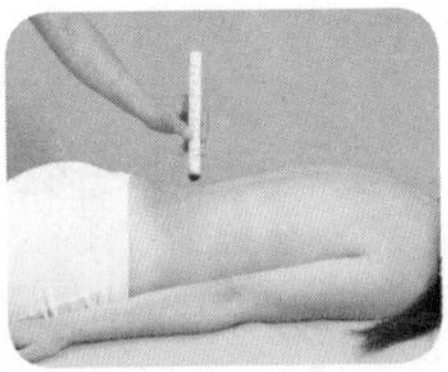

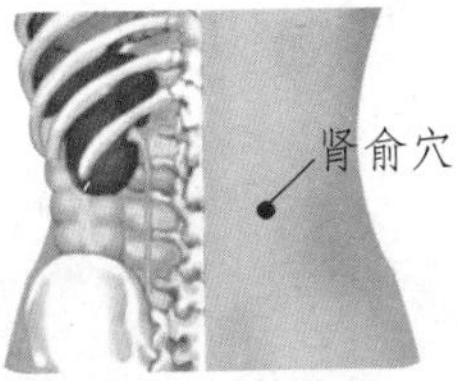

加灸 关元穴

【定位取穴】该穴位于脐中下3寸，腹中线上，仰卧取穴。

【功效】强壮和保健机体，改善机体对营养成分的吸收，使机体的新陈代谢功能旺盛。

【施灸方法】施灸时，被施灸者平卧，施灸者站或坐于一旁，手执艾条以点燃的一端对准施灸部位，距离皮肤1.5 ~ 3厘米，左右方向平行往复或反复旋转施灸，以感到施灸处温热、舒适为度。

【施灸时间】每日灸1次，每次灸10 ~ 20分钟。

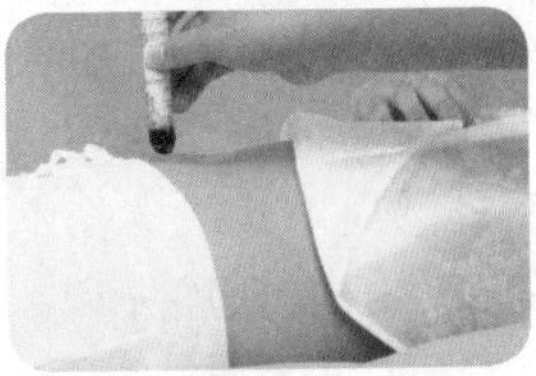

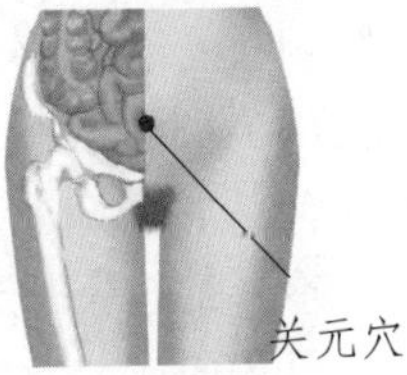

加灸 脾俞穴

【定位取穴】该穴位于背部，当第11胸椎棘突下，旁开1.5寸。与肚脐中相对应处即为第2腰椎，由第2腰椎往上摸3个椎体，即为第11胸椎，其棘突下缘旁开约2横指(食、中指)处为取穴部位。

【功效】增强机体对营养成分的吸收能力，使机体的新陈代谢加快。

【施灸方法】施灸时，被施灸者俯卧，施灸者手执艾条以点燃的一端对准施灸部位，距离皮肤1.5 ~ 3厘米，以感到施灸处温热、舒适为度，灸至皮肤产生红晕为止。

【施灸时间】每日灸1次，每次灸10 ~ 20分钟。

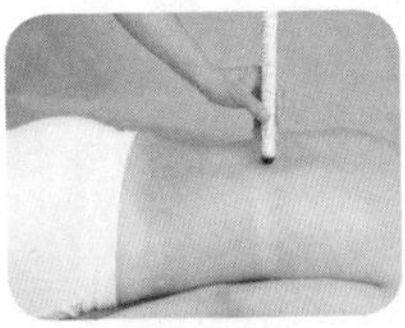

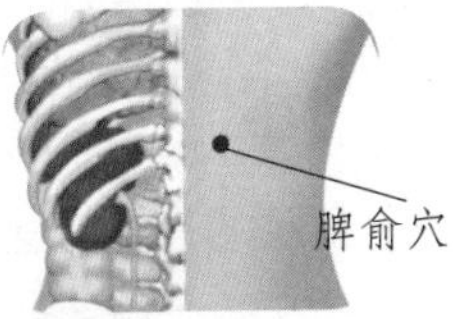

卵巢肿瘤

卵巢肿瘤是女性生殖器常见肿瘤，有各种不同的性质和形态，即：单一型或混合型、一侧性或双侧性、囊性或实质性、良性或恶性，其中以囊性多见，恶性变的程度很高，是威胁女性生命的因素之一。卵巢肿瘤初期没有明显症状，但通常有下腹不适感，表现为下腹或骼窝部充胀、下坠感。按腹部而发现腹内有肿物，感觉腹痛，月经出现紊乱，囊肿发生扭转，则有严重腹痛腹胀、呼吸困难、食欲降低、恶心及发热等。中医认为卵巢囊肿的发病与七情所伤密切相关：如经期或产后外感风寒，或内伤生冷或郁怒伤肝造成正气内损、脏腑失和，日久而成“癥瘕”经确诊为良性肿瘤后，在相关穴位艾灸能够调和体质，强壮身体，调经利水，从而达到治疗的目的。

● 一般施灸

灸 气海穴

【定位取穴】该穴位于下腹部，前正中线上，当脐中下 1.5 寸。取穴时，可采用仰卧的姿势，直线连结肚脐与耻骨上方，将其分为 10 等分，从肚脐 3/10 的位置，即为此穴。

【功效】温阳益气，扶正固本，培元补虚。

【施灸方法】宜采用温和灸。施灸时，被施灸者平卧，施灸者站或坐于一旁，手执艾条以点燃的一端对准施灸部位，距离皮肤 1.5 ~ 3 厘米，以感到施灸处温热、舒适为度。

【施灸时间】每日灸 1 次，每次灸 5 ~ 15 分钟左右。

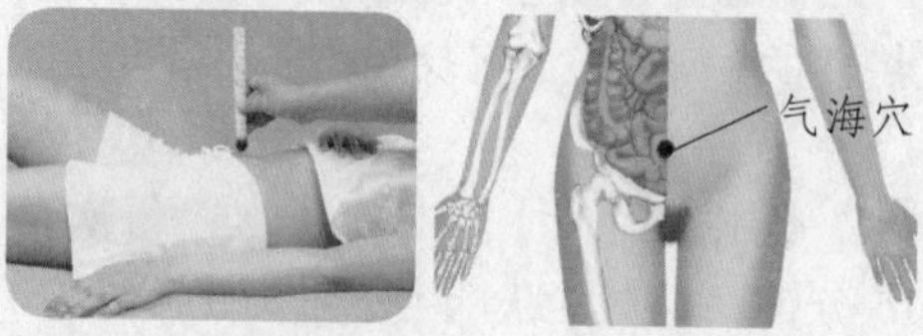

灸 关元穴

【定位取穴】该穴位于脐中下 3 寸，腹中线上，仰卧取穴。

【功效】培肾固本，调气回阳。

【施灸方法】宜采用回旋灸。施灸时，被施灸者平卧，施灸者站或坐于一旁，手执艾条以点燃的一端对准施灸部位，距离皮肤 1.5 ~ 3 厘米，左右方向平行往复或反复旋转施灸，以感到施灸处温热、舒适为度。

【施灸时间】每日灸 1 次，每次灸 5 ~ 15 分钟。

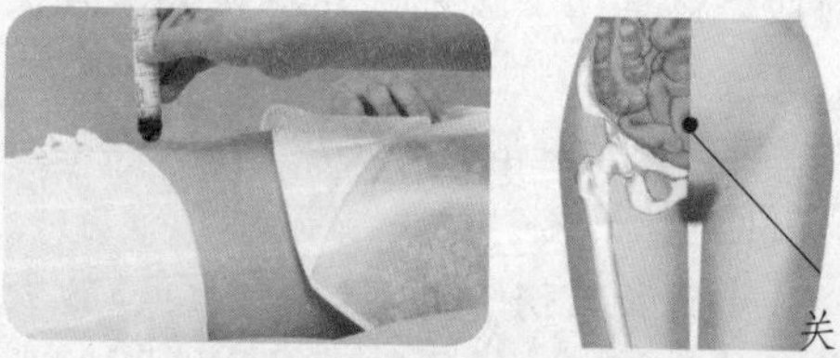

灸 足三里穴

【定位取穴】该穴位于外膝眼下 3 寸，距胫骨前嵴 1 横指，当胫骨前肌上。取穴时，由外膝眼向下量 4 横指，在腓骨与胫骨之间，由胫骨旁量 1 横指，该处即是。

【功效】调节机体免疫力、增强抗病能力。

【**施灸方法**】采用温和灸法。取坐位，点燃艾条对准施灸部位，距离皮肤1.5 ~ 3厘米，以感到施灸处温热、舒适为度。

【**施灸时间**】每日灸1次，每次灸5 ~ 15分钟。

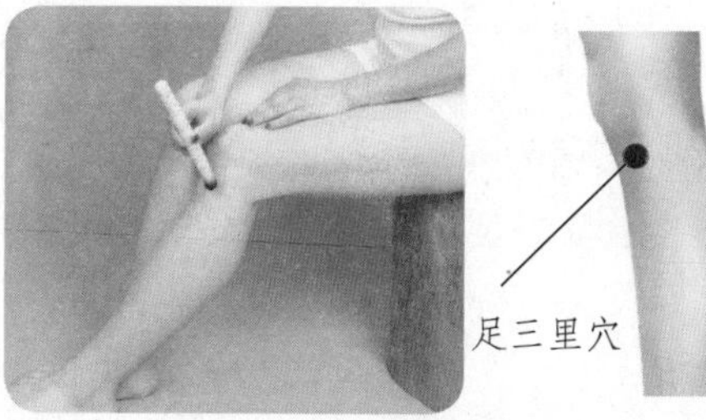

灸 带脉穴

【**定位取穴**】该穴位于侧腹部，章门下1.8寸，当第11肋骨游离端下方垂线与脐水平线的交点上。

【**功效**】排毒，调制内分泌的不平衡。

【**施灸方法**】宜采用温和灸。被施灸者俯卧，施灸者站或坐于一旁，手执艾条以点燃的一端对准施灸部位，距离皮肤1.5 ~ 3厘米，以感到施灸处温热、舒适为度。

【**施灸时间**】每日灸1次，每次灸5 ~ 15分钟。

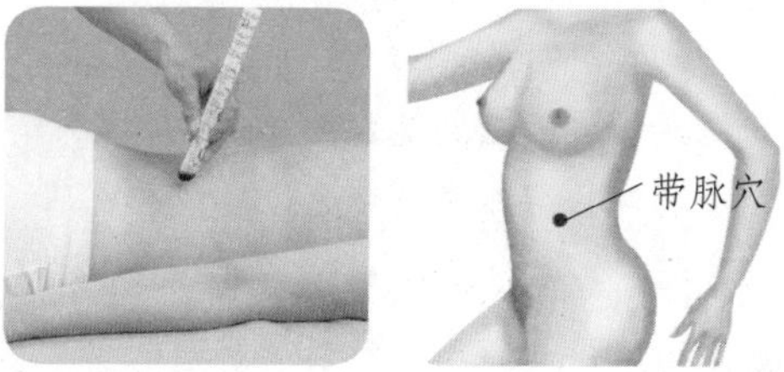

灸 曲骨穴

【**定位取穴**】该穴位于腹下部耻骨联合上缘上方凹陷处。取穴时仰卧，于腹部中线，耻骨联合上缘凹陷处取穴。

【**功效**】调气壮肾。

【**施灸方法**】宜采用温和灸。施灸时被施灸者平卧，施灸者手执艾条以点燃的一端对准施灸部位，距离皮肤1.5 ~ 3厘米，以感到施灸处温热、舒适为度。

【**施灸时间**】每日灸1次，每次灸5 ~ 15分钟。

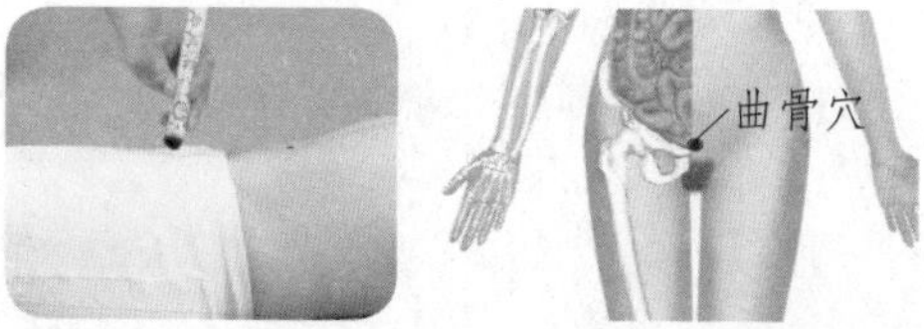

灸 三阴交穴

【**定位取穴**】该穴位于小腿内侧，当足内踝尖上3寸，胫骨内侧缘后方。取穴时正坐屈膝成直角，以手4指并拢，小指下边缘紧靠内踝尖上，食指上缘所在水平线在胫骨后缘的交点，为取穴部位。

【**功效**】调整机体的阴阳平衡。

【**施灸方法**】宜采用温和灸。施灸时，取坐位，手执艾条以点燃的一端对准施灸部位，距离皮肤1.5 ~ 3厘米，以感到施灸处温热、舒适为度。

【**施灸时间**】每日灸1次，每次灸5 ~ 15分钟。

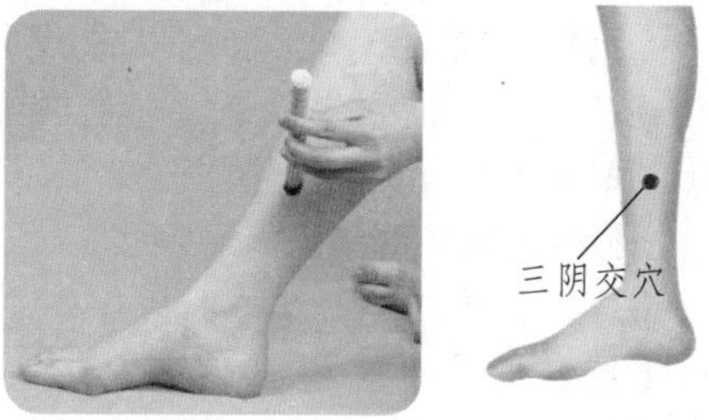

灸 中极穴

【**定位取穴**】该穴位于下腹部，前正中线上，当脐中下4寸。

【**功效**】培肾固本，调气回阳。

【**施灸方法**】宜采用回旋灸。施灸时，被施灸者平卧，施灸者站或坐于一旁，手执艾条以点燃的一端对准施灸部位，距离皮肤 1.5 ~ 3 厘米，左右方向平行往复或反复旋转施灸，以感到施灸处温热、舒适为度。

【施灸时间】每日灸 1 次，每次灸 5 ~ 15 分钟。

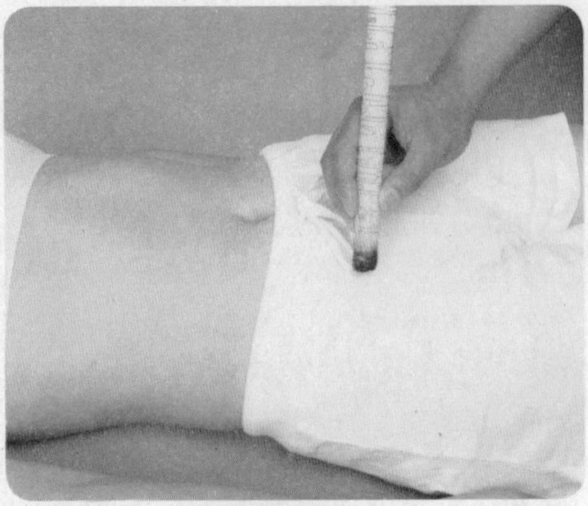

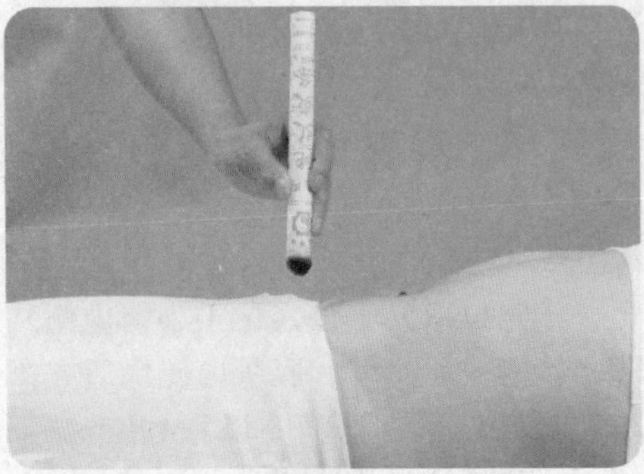

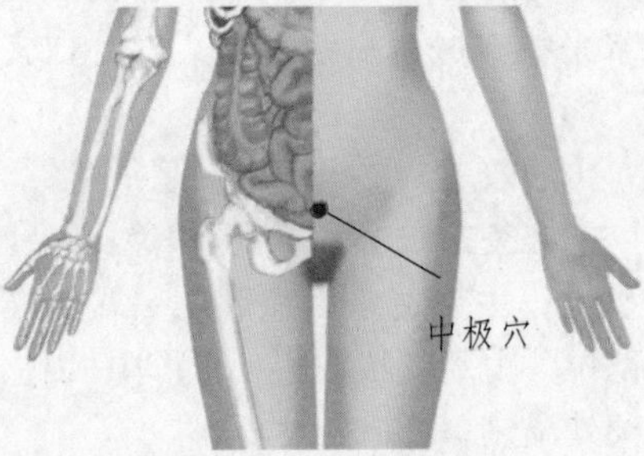

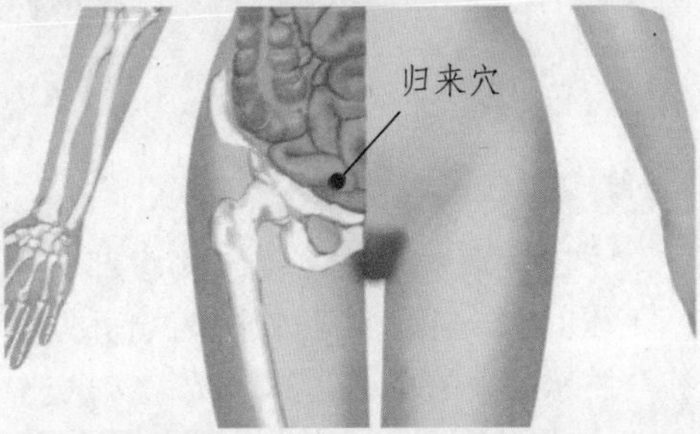

灸归来穴

【定位取穴】该穴位于下腹部，当脐中下 4 寸，距前正中线 2 寸 (前正中线上，耻骨联合上缘上 1 横指处，再旁开 2 横指处为取穴部位)。

【功效】调和气血。

【施灸方法】采用温和灸。施灸时，被施灸者平卧，施灸者手执艾条以点燃的一端对准施灸部位，距离皮肤 1.5 ~ 3 厘米，以感到施灸处温热、舒适为度。

【施灸时间】每日灸 1 次，每次灸 5 ~ 15 分钟。

温馨小贴士

月经期和产后女性要加强营养，提高抗病能力，经期严禁房事，保持外阴及阴道的清洁；心情舒畅稳定、精神愉快，尽量减轻生活中的各种竞争压力，切忌忧思烦怒，学会自我调节；注意保暖，避免受寒、冒雨涉水或冷水淋洗、游泳等；劳逸适度，避免从事过重的体力劳动；饮食营养，宜清淡，易消化，忌食生冷刺激性食物；保持机体气血通畅，身心健康。

盆腔炎

盆腔炎是妇女常见病之一，是指女性盆腔生殖器官、子宫周围的结缔组织及盆腔腹膜的炎症。包括急性盆腔炎、慢性盆腔炎、盆腔腹膜炎、附件炎、子宫炎、盆腔结缔组织炎等。急性盆腔炎表现为下腹疼痛、发烧、寒战、头痛、食欲不振、体温高、心率快，下腹部有肌紧张、压痛及反跳痛，或一侧附件增厚。慢性盆腔炎全身症状多不明显，可有低热，易感疲乏，伴下腹坠痛、腰痛等，子宫常呈后位，活动受限，或粘连固定，常在劳累、性交、月经前后加剧。中医认为盆腔炎伤于风、寒、湿之邪，或饮食七情之变，致脾肾功能失调，气机阻滞，瘀血、痰饮、湿浊之邪相续而生，积聚胞宫而发病。在相关穴位艾灸能够清热利湿、活血化瘀、软坚散结，从而达到治疗此病的目的。

● 一般施灸

灸足三里穴

【定位取穴】该穴位于外膝眼下3寸，距胫骨前嵴1横指，当胫骨前肌上。取穴时，由外膝眼向下量4横指，在腓骨与胫骨之间，由胫骨旁量1横指，该处即是。

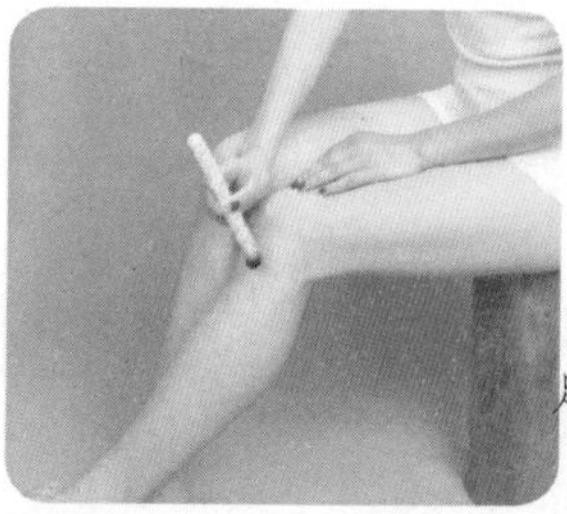

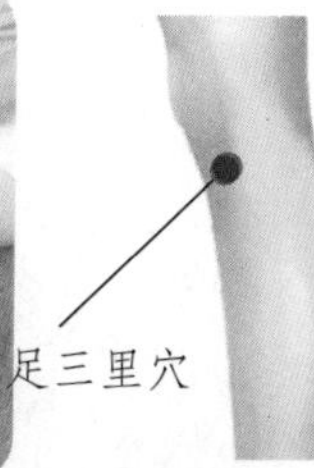

【功效】强壮和保健机体，改善机体对营养成分的吸收。

【施灸方法】采用回旋灸法，取坐位，点燃艾条对准施灸部位，距离皮肤1.5～3厘米，以感到施灸处温热、舒适为度。

【施灸时间】每日灸1次，每次灸5～15分钟。

灸子宫穴

【定位取穴】下腹部，当脐中下4寸，中极旁开3寸。患者卧位，在脐下4寸，旁开3寸处取穴。

【功效】活血化瘀，升提下陷。

【施灸方法】宜采用温和灸。施灸时，被施灸者平卧，施灸者手执艾条以点燃的一端对准施灸部位，距离皮肤1.5～3厘米，以感到施灸处温热、舒适为度。

【施灸时间】每日灸1次，每次灸5～15分钟。

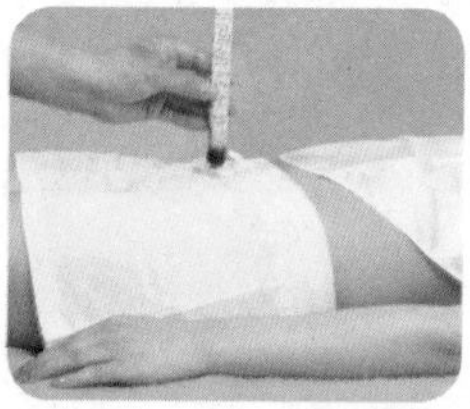

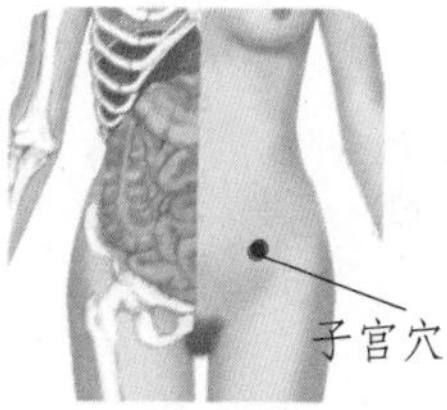

灸三阴交穴

【定位取穴】该穴位于小腿内侧，当足内踝尖上3寸，胫骨内侧缘后方。取穴时正坐屈膝成直角，以手4指并拢，小指下边缘紧靠内踝尖上，食指上缘所在水平线在胫骨后缘的交点，为取穴部位。

【功效】调整机体的阴阳平衡。

【施灸方法】宜采用温和灸。施灸时，取坐位，手执艾条以点燃的一端对准施灸部位，距离皮肤 1.5 ~ 3 厘米，以感到施灸处温热、舒适为度。

【施灸时间】每日灸 1 次，每次灸 5 ~ 15 分钟。

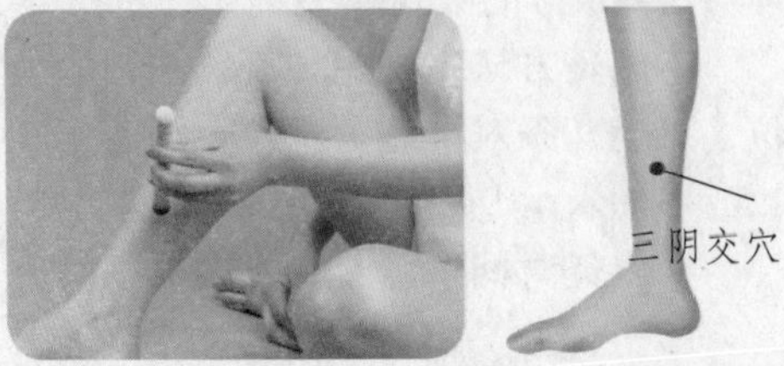

灸归来穴

【定位取穴】该穴位于下腹部，当脐中下 4 寸，距前正中线 2 寸(前正中线上，耻骨联合上缘上 1 横指处，再旁开 2 横指处为取穴部位)。

【功效】调和气血，滋阴补肾。

【施灸方法】采用温和灸。施灸时，被施灸者平卧，施灸者手执艾条以点燃的一端对准施灸部位，距离皮肤 1.5 ~ 3 厘米，以感到施灸处温热、舒适为度。

【施灸时间】每日灸 1 次，每次灸 5 ~ 15 分钟。

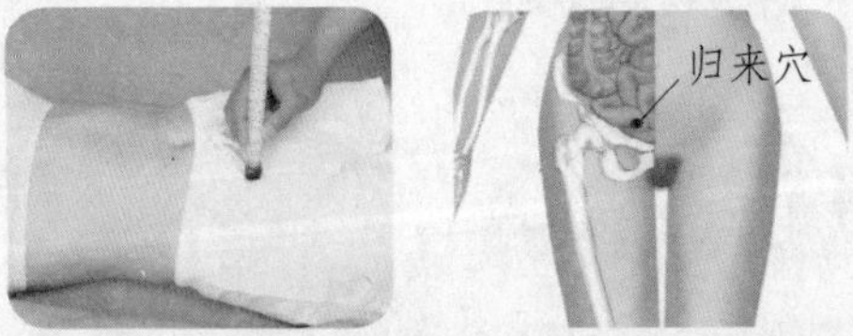

灸关元穴

【定位取穴】该穴位于脐中下 3 寸，腹中线上，仰卧取穴。

【功效】培肾固本，调气回阳。

【施灸方法】宜采用温和灸。施灸时，被施灸者平卧，施灸者站或坐于一旁，手执艾条以点燃的一端对准施灸部位，距离皮肤 1.5 ~ 3 厘米，左右方向平行往复或反复旋转施灸，以感到施灸处温热、舒适为度。

【施灸时间】每日灸 1 次，每次灸 5 ~ 15 分钟。

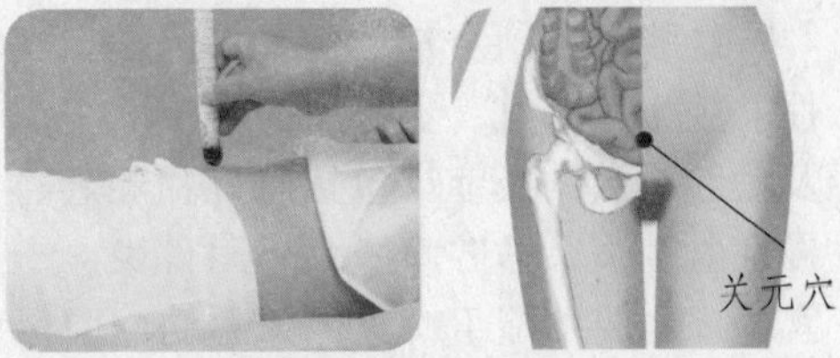

灸肾俞穴

【定位取穴】该穴位于腰部，当第 2 腰椎棘突下，旁开 1.5 寸。与肚脐中相对应处即为第 2 腰椎，其棘突下缘旁开约 2 横指(食、中指)处为取穴部位。

【功效】外散肾脏之热。

【施灸方法】被施灸者俯卧，施灸者站或坐于一旁，手执艾条以点燃的一端对准施灸部位，距离皮肤 1.5 ~ 3 厘米，以感到施灸处温热、舒适为度。

【施灸时间】每日灸 1 次，每次灸 5 ~ 15 分钟。

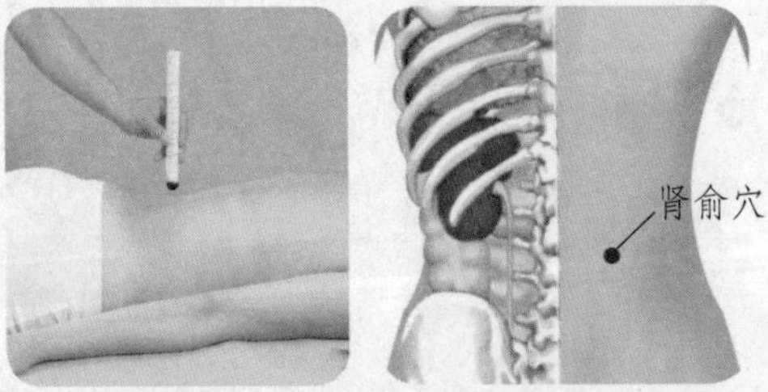

灸关元俞穴

【定位取穴】该穴位于身体骶部，当第 5 腰椎棘突下，左右旁开 2 指宽处。

【功效】外散小腹内部之热。

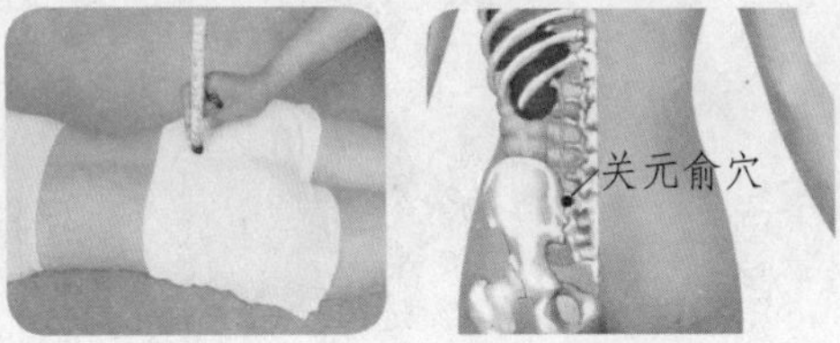

【施灸方法】被施灸者俯卧，施灸者站或坐于一旁，手执艾条以点燃的一端对准施灸部位，距离皮肤1.5 ~ 3厘米，以感到施灸处温热、舒适为度。

【施灸时间】每日灸1次，每次灸5 ~ 15分钟。

● 辨症施灸

症状1：低热不退，带下黏腻且有臭味。

加灸 阴陵泉穴

【定位取穴】该穴位于小腿内侧，当胫骨内侧髁后下方凹陷处。取穴时，坐位，用拇指沿小腿内侧骨内缘(胫骨内侧)由下往上推，至拇指抵膝关节下时，胫骨向内上弯曲之凹陷为取穴部位。

【功效】清利湿热，健脾理气，益肾调经，通经活络。

【施灸方法】宜采用温和灸。施灸时，手执艾条以点燃的一端对准施灸部位，距离皮肤1.5 ~ 3厘米，以感到施灸处温热、舒适为度。

【施灸时间】每日灸1次，每次灸5 ~ 15分钟，灸至皮肤产生红晕为止。

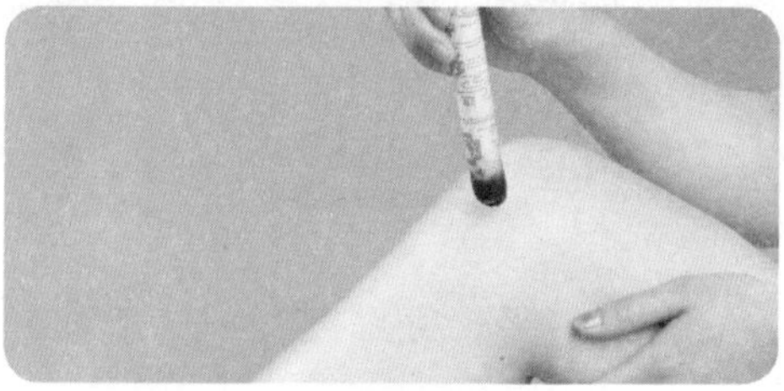

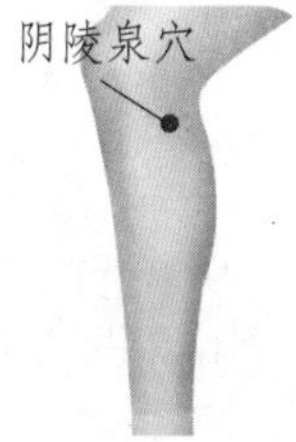

症状2：小腹有冷感或下坠感，发胀，遇热舒服，带下多且清，怕冷。

加灸 地机穴

【定位取穴】该穴位于小腿内侧，当内踝尖与阴陵泉的连线上，阴陵泉下3寸，胫骨内侧缘。

【功效】调气血，疏通经络。

【施灸方法】温和灸。施灸时，手执艾条以点燃的一端对准施灸部位，距离皮肤1.5 ~ 3厘米，以感到施灸处温热、舒适为度。

【施灸时间】每日灸1次，每次灸5 ~ 15分钟。

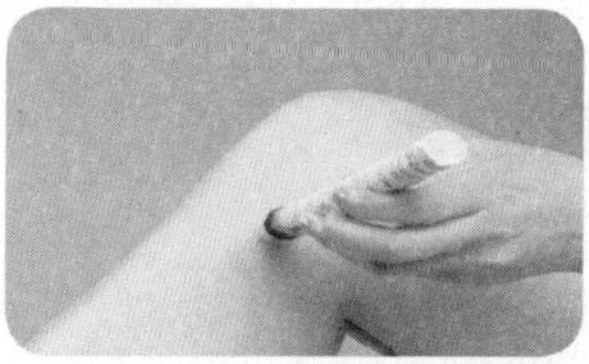

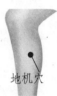

症状3：时不时发低热，午后身体潮热，到了夜间则盗汗。

加灸 太溪穴

【定位取穴】该穴位于足内侧，内踝后方与脚跟骨筋腱之间的凹陷处。也就是说在脚的内踝与跟腱之间的凹陷处。双侧对称，也就是2个。

【功效】调和气血。

【施灸方法】取坐位，施灸时，手执艾条以点燃的一端对准施灸部位，距离皮肤1.5 ~ 3厘米，以感到施灸处温热、舒适为度。

【施灸时间】每日灸1次，每次灸3 ~ 15分钟。

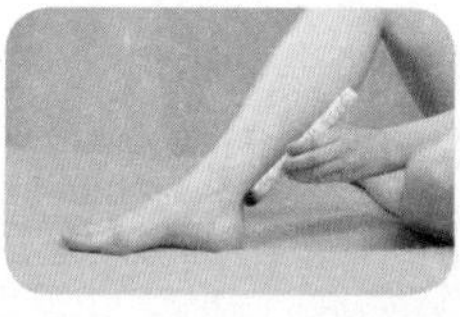

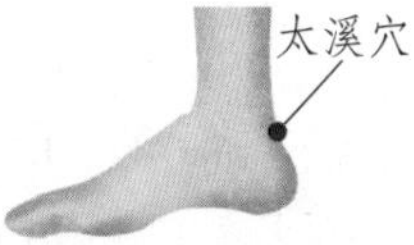

外阴白斑

外阴白斑又名女阴白斑，指出现在妇女阴部皮肤的局限性或弥漫性白色斑块，可向两下肢内侧、会阴及肛门蔓延，但很少侵犯尿道口及前庭。症见阴部瘙痒，皮肤干燥，肥厚变白，甚至萎缩破溃，有疼痛及烧灼感。中医认为此病多因肝经湿热下注浸渍外阴，或血虚肝旺、肝肾阴虚、肾阳虚衰等精血不能润养外阴所致。在相关穴位艾灸能够达到疏肝理气，清热泻火，止痒，补气养血，养外阴的目的，从而治疗此病。

● 一般施灸

灸足三里穴

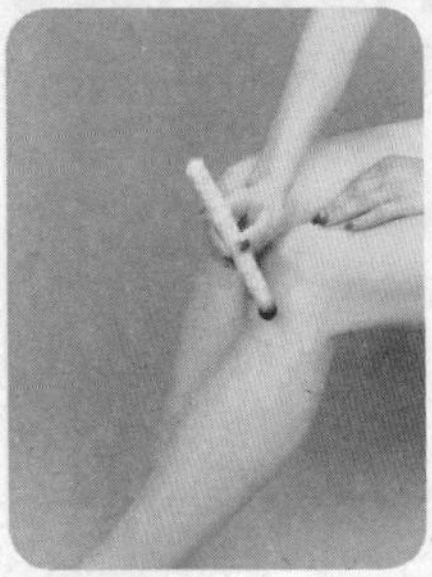

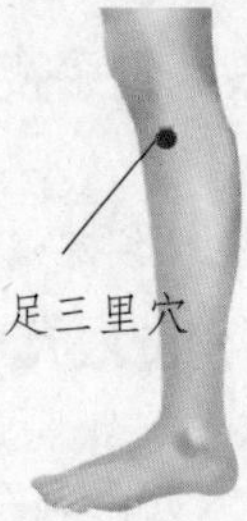

【定位取穴】该穴位于外膝眼下3寸，距胫骨前嵴1横指，当胫骨前肌上。取穴时，由外膝眼向下量4横指，在腓骨与胫骨之间，由胫骨旁量1横指，该处即是。

【功效】滋养气血。

【施灸方法】采用温和灸法。取坐位，点燃艾条对准施灸部位，距离皮肤1.5 ~ 3厘米，以感到施灸处温热、舒适为度。

【施灸时间】每日或隔日灸1次，每次灸10 ~ 15分钟，灸至皮肤产生红晕为止。

灸三阴交穴

【定位取穴】该穴位于小腿内侧，当足内踝尖上3寸，胫骨内侧缘后方。取穴时正坐屈膝成直角，以手4指并拢，小指下边缘紧靠内踝尖上，食指上缘所在水平线在胫骨后缘的交点，为取穴部位。

【功效】补益气血。

【施灸方法】施灸时，取坐位，手执艾条以点燃的一端对准施灸部位，距离皮肤1.5 ~ 3厘米，以感到施灸处温热、舒适为度。

【施灸时间】每日灸1次，每次灸3 ~ 15分钟，灸至皮肤产生红晕为止。

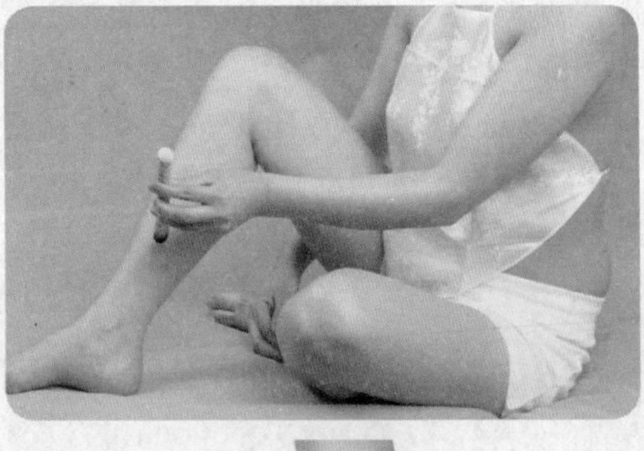

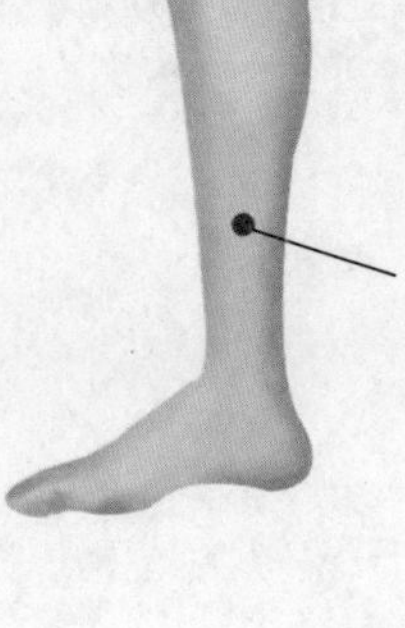

外阴瘙痒

外阴瘙痒是妇科疾病中很常见的一种症状，外阴是特别敏感的部位，妇科多种病变及外来刺激均可引起瘙痒，使人寝食难安、坐卧不宁。外阴瘙痒多发生于阴蒂、小阴唇，也可波及大阴唇、会阴和肛周。长期搔抓可出现抓痕、血痂或继发毛囊炎。导致外阴痒的病原很多，如蛲虫、滴虫、疥虫、真菌和细菌等。若病因明确，此病不难治愈。但是，目前更多的外阴痒与这些微生物无关，而是因物理、化学等因素长期刺激形成的慢性皮炎或湿疹。中医认为，多为脾虚湿盛，郁久化热，湿热蕴结，注于下焦；或忧思郁怒，肝郁生热，挟湿下注；或因外阴不洁，久坐湿地，病虫乘虚侵袭所致；或年老体弱，肝肾阴虚，精血亏耗，血虚生风化燥，而致外阴干涩作痒。在相关穴位艾灸可以达到清热祛湿，杀虫止痒，健脾利湿的目的，从而治疗此病。

● 一般施灸

灸 蠡沟穴

【定位取穴】该穴位于小腿内侧，当足内踝尖上5寸，胫骨内侧面的中央。取穴时，正坐或仰卧位，先在内踝尖上5寸的胫骨内侧面上作一水平线，当胫骨内侧面的后中1/3交点处取穴。

【功效】疏肝理气，调经止带。

【施灸方法】宜采用温和灸。施灸时，取坐位，手执艾条以点燃的一端对准施灸部位，距离皮肤1.5 ~ 3厘米，以感到施灸处温热、舒适为度。

【施灸时间】每日灸1次，每次灸3 ~ 15分钟，灸至皮肤产生红晕为止，10次为1个疗程。

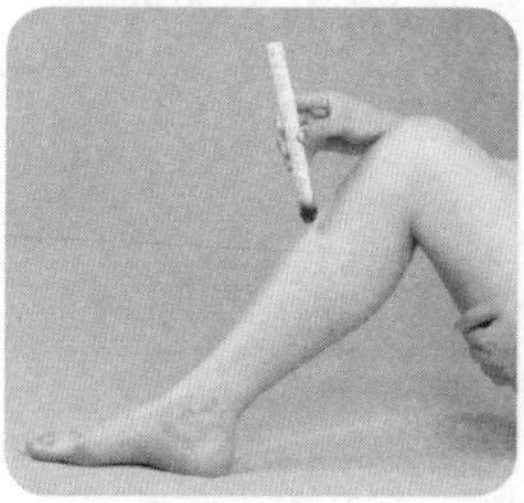

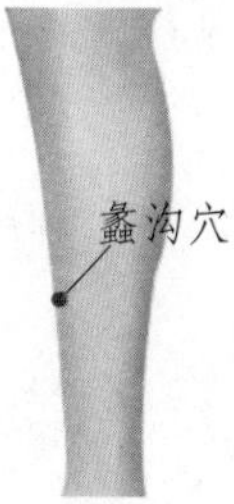

灸 中极穴

【定位取穴】该穴位于下腹部，前正中线上，当脐中下4寸。

【功效】清湿热，改善血气运行，消痛止痒。

【施灸方法】施灸时，取坐位，手执艾条以点燃的一端对准施灸部位，距离皮肤1.5 ~ 3厘米，以感到施灸处温热、舒适为度。

【施灸时间】每日灸1次，每次灸3 ~ 15分钟，灸至皮肤产生红晕为止，10次为1个疗程。

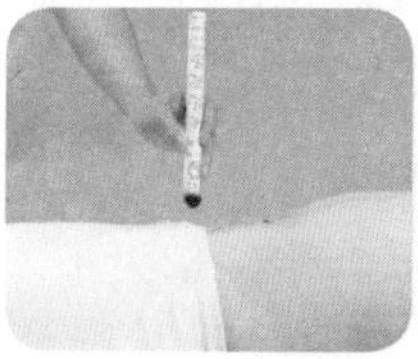

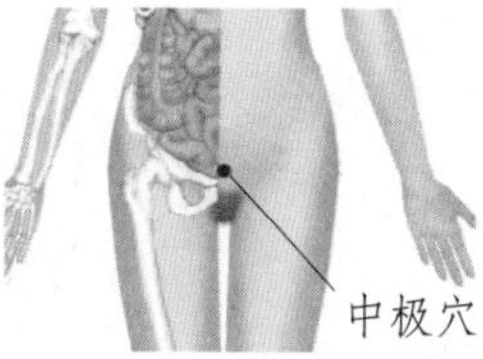

灸 阴陵泉穴

【定位取穴】该穴位于小腿内侧，当胫骨内侧髁后下方凹陷处。取穴时，坐位，用拇指沿小腿内侧骨内缘(胫骨内侧)由下往上推，至拇指抵膝关节下时，胫骨向内上弯曲之凹陷为取穴部位。

【功效】清利湿热，健脾理气，益肾调经，通经活络。

【施灸方法】宜采用温和灸。施灸时，手执艾条以点燃的一端对准施灸部位，距离皮肤 1.5 ~ 3 厘米，以感到施灸处温热、舒适为度。

【施灸时间】每日灸 1 次，每次灸 3 ~ 15 分钟，灸至皮肤产生红晕为止，10 次为 1 个疗程。

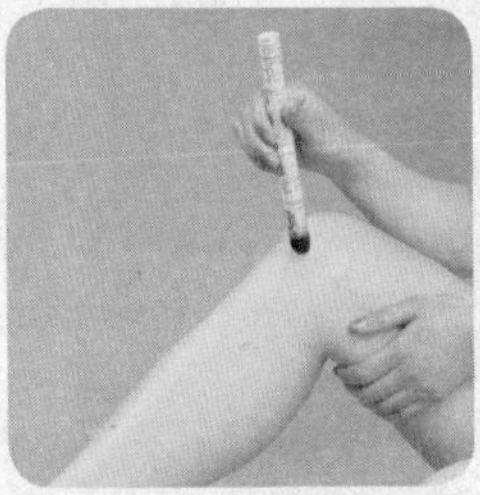

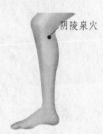

灸 三阴交穴

【定位取穴】该穴位于小腿内侧，当足内踝尖上 3 寸，胫骨内侧缘后方。取穴时正坐屈膝成直角，以手 4 指并拢，小指下边缘紧靠内踝尖上，食指上缘所在水平线在胫骨后缘的交点，为取穴部位。

【功效】滋阴降火。

【施灸方法】施灸时，取坐位，手执艾条以点燃的一端对准施灸部位，距离皮肤 1.5 ~ 3 厘米，以感到施灸处温热、舒适为度。

【施灸时间】每日灸 1 次，每次灸 3 ~ 15 分钟，灸至皮肤产生红晕为止，10 次为 1 个疗程。

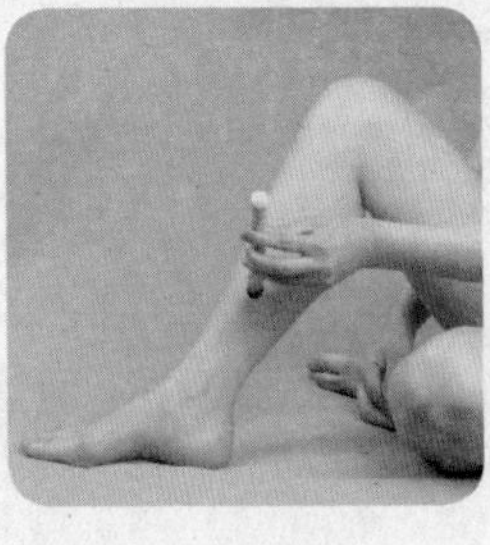

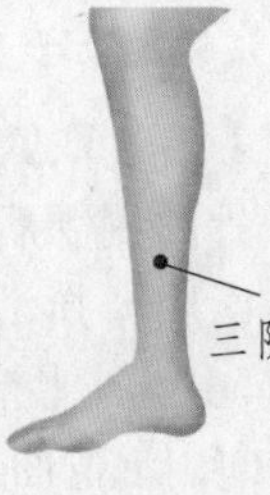

● 辨症施灸

症状 1：阴部瘙痒，甚至外阴红肿，带下量多且呈红色，口干口苦，心烦易怒。

加灸 曲泉穴

【定位取穴】该穴位于膝内侧，当膝关节内侧面横纹内侧端，股骨内侧髁的后缘，半腱肌、半膜肌止端的前缘凹陷处。取穴时，屈膝端坐，当膝内侧高骨（股骨内上髁）后缘，位于两筋前方，腘横纹头上方处为取穴部位。

【功效】除湿止痒。

【施灸方法】施灸时，取坐位，手执艾条以点燃的一端对准施灸部位，距离皮肤 1.5 ~ 3 厘米，以感到施灸处温热、舒适为度。

【施灸时间】每日灸 1 次，每次灸 15 ~ 20 分钟，灸至皮肤产生红晕为止，10 次为 1 个疗程。

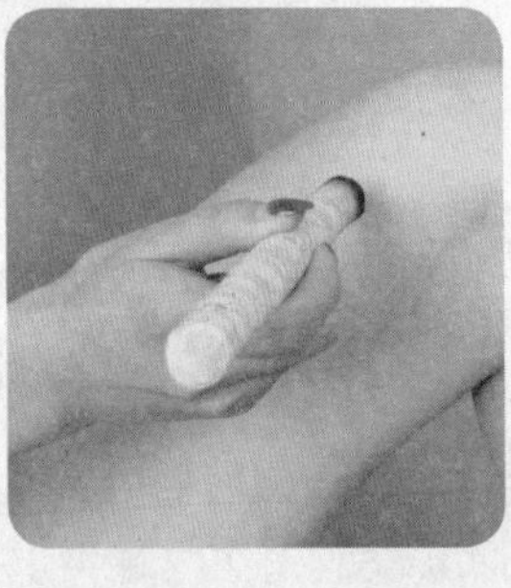

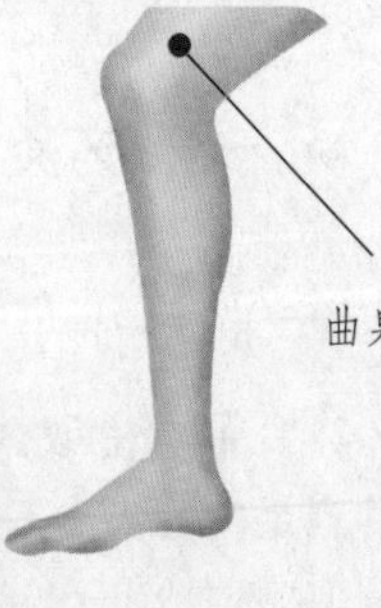

症状 2：胸闷，消化不良，食欲不振。

加灸 脾俞穴

【定位取穴】该穴位于背部，当第 11 胸椎棘突下，旁开 1.5 寸。与肚脐中相对应处即为第 2 腰椎，由第 2 腰椎往上摸 3 个椎体，即为第 11 胸椎，其棘突下缘旁开约 2 横指(食、中指)处为取穴部位。

【功效】清湿热，濡养气血。

【施灸方法】施灸时，被施灸者俯卧，施灸者手执艾条以点燃的一端对准施灸部位，距离皮肤 1.5 ~ 3 厘米，以感到施灸处温热、舒适为度。

【施灸时间】每日灸 1 次，每次灸 15 ~ 20 分钟，灸至皮肤产生红晕为止，10 次为 1 个疗程。

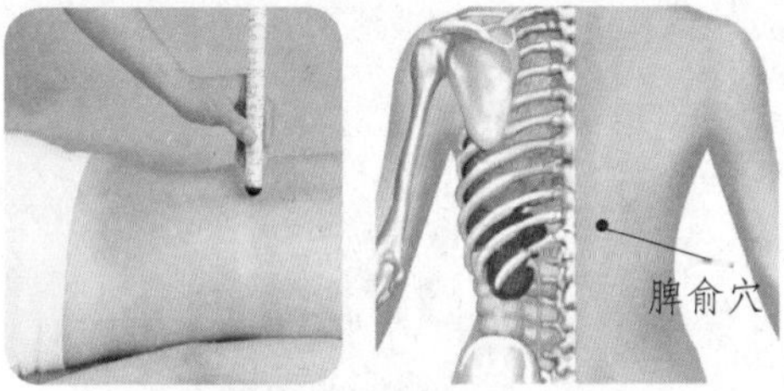

加灸 足三里穴

【定位取穴】该穴位于外膝眼下 3 寸，距胫骨前嵴 1 横指，当胫骨前肌上。取穴时，由外膝眼向下量 4 横指，在腓骨与胫骨之间，由胫骨旁量 1 横指，该处即是。

【功效】清湿热，濡养气血。

【施灸方法】取坐位，点燃艾条对准施灸部位，距离皮肤 1.5 ~ 3 厘米，左右方向平行往复或反复旋转施灸。

【施灸时间】每日灸 1 次，每次灸 15 ~ 20 分钟，灸至皮肤产生红晕为止，10 次为 1 个疗程。

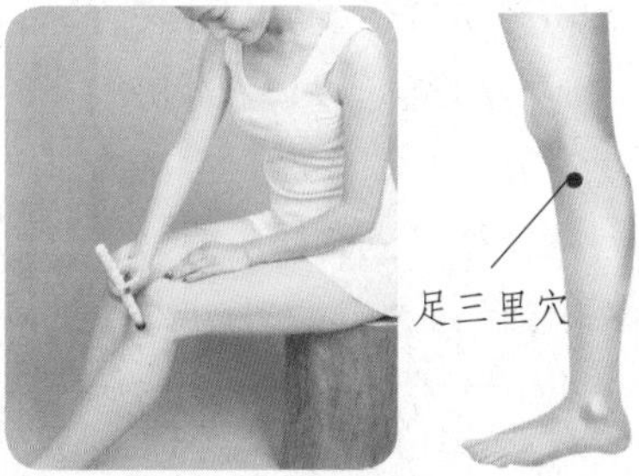

症状 3：阴中瘙痒难忍，带下如淘米水或者像豆腐渣，气味发臭，尿急尿频。

加灸 曲骨穴

【定位取穴】该穴位于腹下部耻骨联合上缘上方凹陷处。取穴时仰卧，于腹部中线，耻骨联合上缘凹陷处取穴。

【功效】健脾除湿，发散心火。

【施灸方法】宜采用温和灸。施灸时被施灸者平卧，施灸者手执艾条以点燃的一端对准施灸部位，距离皮肤 1.5 ~ 3 厘米，以感到施灸处温热、舒适为度。

【施灸时间】每日灸 1 次，每次灸 15 ~ 20 分钟，灸至皮肤产生红晕为止，10 次为 1 个疗程。

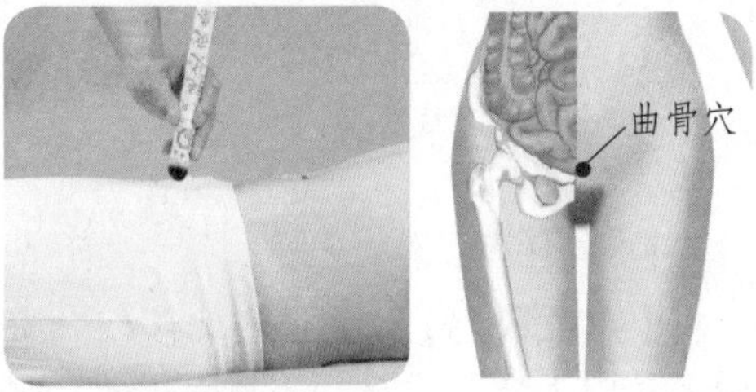

加灸 少府穴

【定位取穴】该穴位于手掌面，第 4、5 掌骨之间，握拳时，当小指尖处。取穴时仰掌，手指屈向掌心横纹，当小指指尖下凹陷处是穴。

【功效】健脾除湿，发散心火。

【施灸方法】取坐位，点燃艾条对准施灸部位，距离皮肤 1.5 ~ 3 厘米，以感到施灸处温热、舒适为度。

【施灸时间】每日灸 1 次，每次灸 15 ~ 20 分钟，灸至皮肤产生红晕为止，10 次为 1 个疗程。

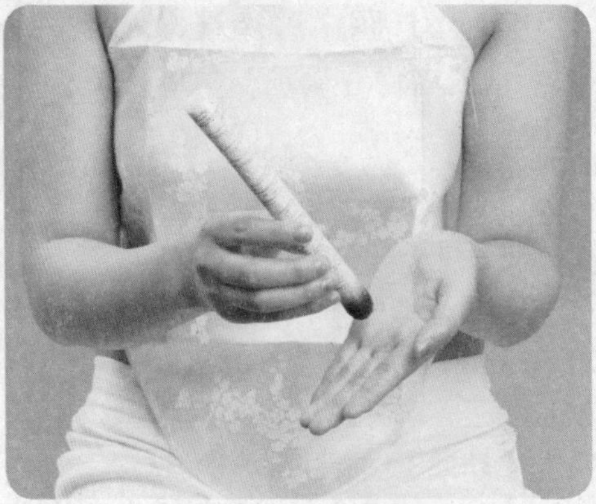

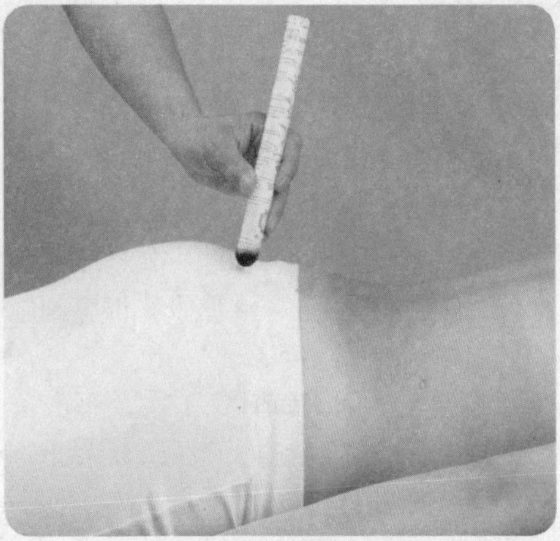

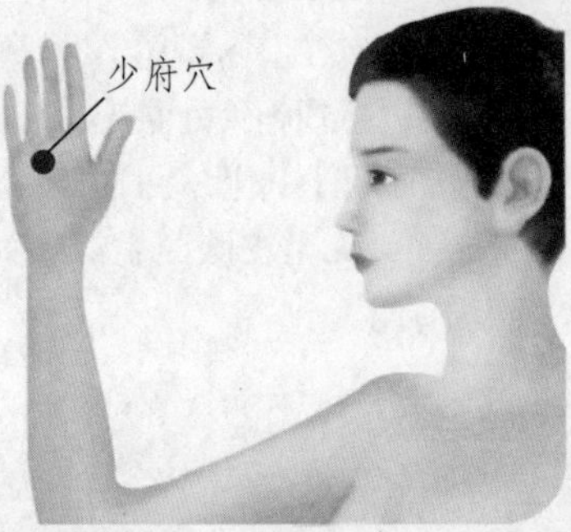

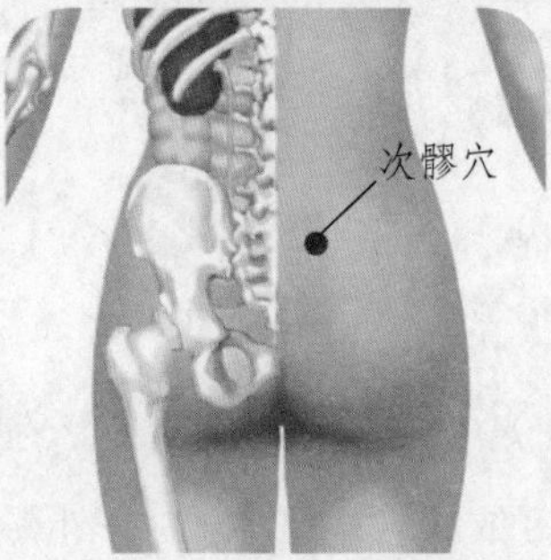

加灸 次髎穴

【定位取穴】 该穴位于骶部，当髂后上棘内下方，适对第2骶后孔处。取穴时俯卧，骨盆后面，从髂嵴最高点向内下方骶角两侧循摸一高骨突起，即是髂后上棘，与之平齐，髂骨正中突起处是第1骶椎棘突，髂后上棘与第2骶椎棘突之间即第2骶后孔，此为取穴部位。

【功效】 健脾除湿。

【施灸方法】 施灸时，被施灸者俯卧，施灸者站或坐于一旁，手执艾条以点燃的一端对准施灸部位，距离皮肤1.5 ~ 3厘米施灸，以感到施灸处温热、舒适为度。

【施灸时间】 每日灸1次，每次灸15 ~ 20分钟，灸至皮肤产生红晕为止，10次为1个疗程。

温馨小贴士

有的女性出现外阴瘙痒之后就用热水清洗外阴，说这样很舒服；有的女性则用肥皂之类的清洁用品过分清洗，还有的女性选用一些缓解性质的“松”类药物，但事实上这样的做法是错误的，正确的缓解外阴瘙痒的方法是经过检查确诊病因之后，在治疗的同时，用叠厚的冷毛巾湿敷外阴，每3分钟清洗毛巾一次，不使其变热。持续冷敷，直到不痒，再痒再敷，直至痊愈。

小儿腹泻

婴幼儿腹泻，又名婴幼儿消化不良，是婴幼儿期的一种急性胃肠道功能紊乱，以腹泻、呕吐为主的综合征，以夏秋季节发病率最高。本病致病因素分为三方面：体质、感染及消化功能紊乱。临床主要表现为大便次数增多、排稀便和水电解质紊乱。中医认为腹泻主要是由感受外邪、内伤乳食、脾胃虚弱和脾肾阳虚而引起的，在相应穴位艾灸能够祛除风邪、健脾和胃，调和阴阳与脏腑功能，从而达到止泻的目的。

● 一般施灸

灸足三里穴

【定位取穴】该穴位于外膝眼下3寸，距胫骨前嵴1横指，当胫骨前肌上。取穴时，由外膝眼向下量4横指，在腓骨与胫骨之间，由胫骨旁量1横指，该处即是。

【功效】强壮和保健机体，改善机体对营养成分的吸收，增强机体免疫功能。

【施灸方法】采用温和灸。取坐位，施灸者将点燃的艾条对准儿童的施灸部位，距离皮肤1.5 ~ 3厘米，以使患儿感到施灸处温热、舒适为度。

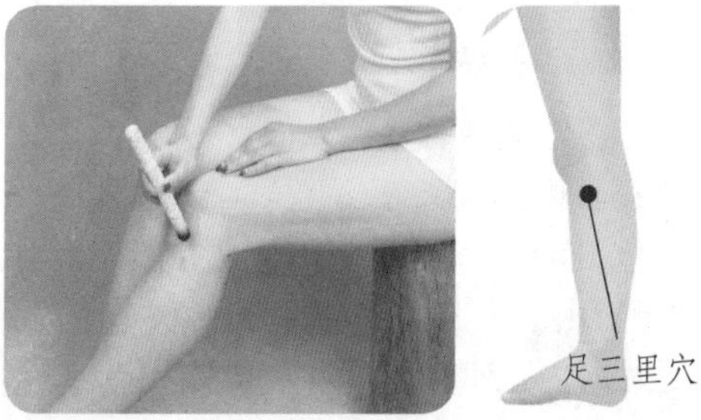

【施灸时间】每日灸1次，每次灸5 ~ 10分钟。

灸中脘穴

【定位取穴】该穴位于上腹部，前正中线上，当脐中上4寸。取穴时，可采用仰卧位，脐中与胸剑联合部(心窝上边)的中点为取穴部位。

【功效】和胃健脾。

【施灸方法】宜采用温和灸。施灸时，儿童平卧，施灸者站或坐于一旁，将点燃的艾条对准儿童的施灸部位，距离皮肤1.5 ~ 3厘米，以使患儿感到施灸处温热、舒适为度。

【施灸时间】每日灸1 ~ 2次，每次灸10 ~ 15分钟。

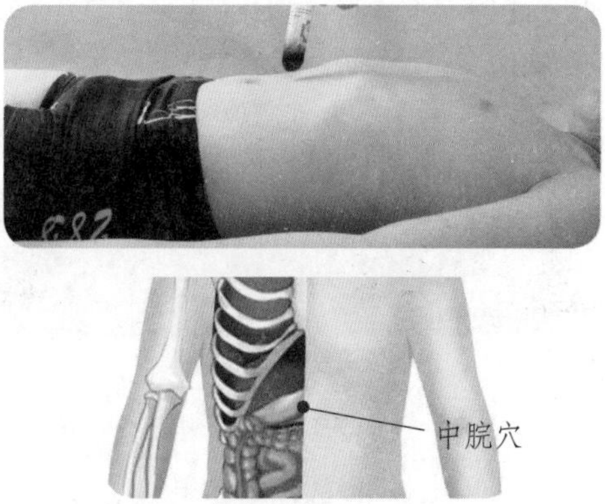

灸天枢穴

【定位取穴】该穴位于腹中部，平脐中，距脐中2寸。取穴时，可采用仰卧的姿势，肚脐向左右3指宽处。

【功效】疏通大肠腑气。

【施灸方法】宜采用温和灸。施灸时，儿童平卧，施灸者站或坐于一旁，将点燃的艾条对准儿童的施灸部位，距离皮肤 1.5 ~ 3 厘米，以使患儿感到施灸处温热、舒适为度。

【施灸时间】每日灸 1 ~ 2 次，每次灸 10 ~ 15 分钟。

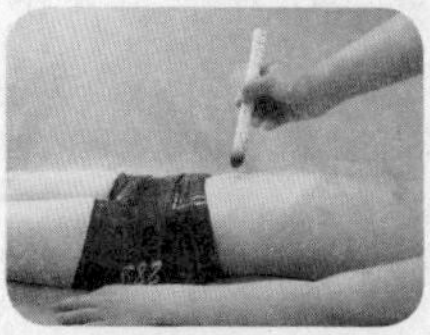

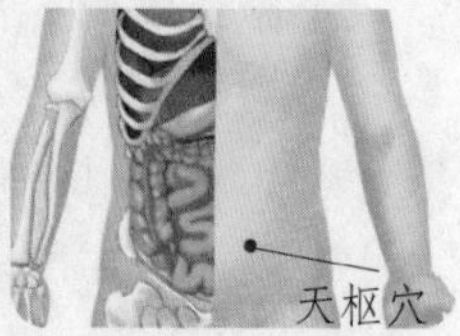

灸 神阙穴

【定位取穴】该穴位于腹中部，脐中央。

【功效】温经祛寒，平和阴阳，调理气血。

【施灸方法】宜采用温和灸。施灸时，儿童平卧，施灸者站或坐于一旁，将点燃的艾条对准儿童的施灸部位，距离皮肤 1.5 ~ 3 厘米，以使患儿感到施灸处温热、舒适为度。

【施灸时间】每日灸 1 ~ 2 次，每次灸 10 ~ 15 分钟。

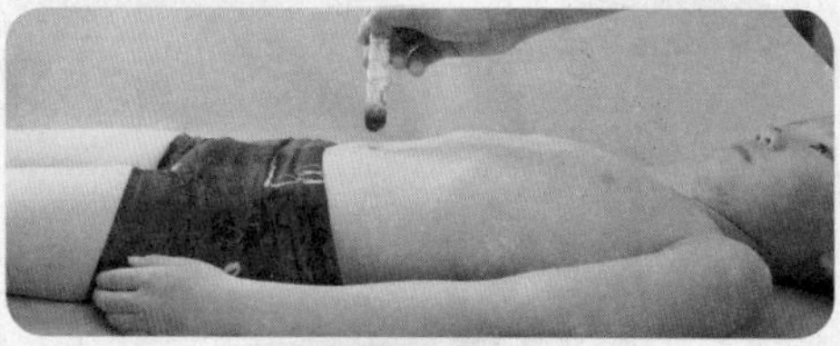

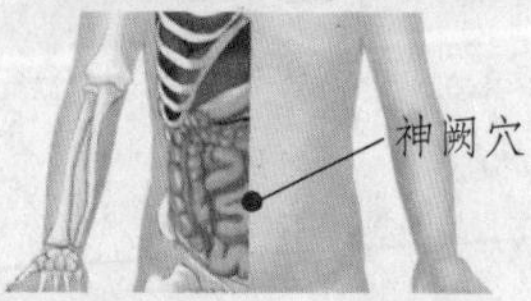

● 辨症施灸

症状 1：粪便清稀，多泡沫，不臭，肠鸣，腹痛，伴有发冷或发热，舌苔白腻。

加灸 大椎、风门穴

【定位取穴】大椎穴位于颈部下端，背部正中线上，第 7 颈椎棘突下凹陷中。取穴时正坐低头，可见颈背部交界处椎骨有一高突，并能随颈部左右摆动而转动者即是第 7 颈椎，其下为大椎穴。

风门穴位于背部，当第 2 胸椎棘突下，旁开 1. 5 寸。大椎穴往下推 2 个椎骨，其下缘旁开约 2 横指（食、中指）处为取穴部位。

【功效】祛寒。

【施灸方法】宜采用温和灸。施灸时，儿童俯卧，施灸者站或坐于一旁，将点燃的艾条对准儿童的施灸部位，距离皮肤 1.5 ~ 3 厘米，以使患儿感到施灸处温热、舒适为度。

【施灸时间】每日灸 1 次，每次灸 5 ~ 10 分钟，灸至皮肤产生红晕为止。

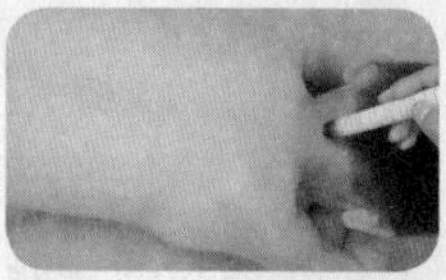

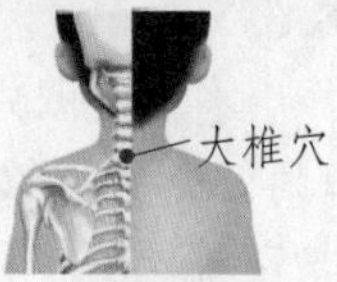

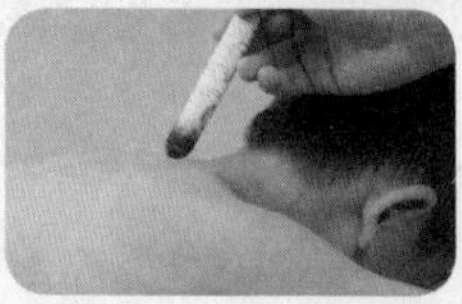

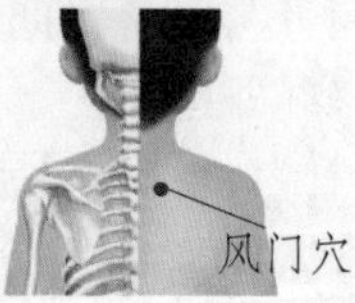

症状 2：粪便稀薄，水分多，粪便颜色发黄且臭，食欲不振，口渴不想喝水，舌红，舌苔黄腻。

加灸 阴陵泉穴

【定位取穴】该穴位于小腿内侧，当胫骨内侧髁后下方凹陷处。取穴时，坐位，用拇指沿小腿内侧骨内缘（胫骨内侧）由下往上推，至拇指抵膝关节下时，胫骨向内上弯曲之凹陷为取穴部位。

【功效】调肠腑，理气滞，调理肠胃。

【施灸方法】宜采用温和灸。施灸时，儿童取坐位，施灸者站或坐于一旁，将点燃的艾条对准儿童的施灸部位，距离皮肤 1.5 ~ 3 厘米，以使患儿感到施灸处温热、舒适为度。

【施灸时间】每日灸 1 次，每次灸 5 ~ 10 分钟，灸至皮肤产生红晕为止。

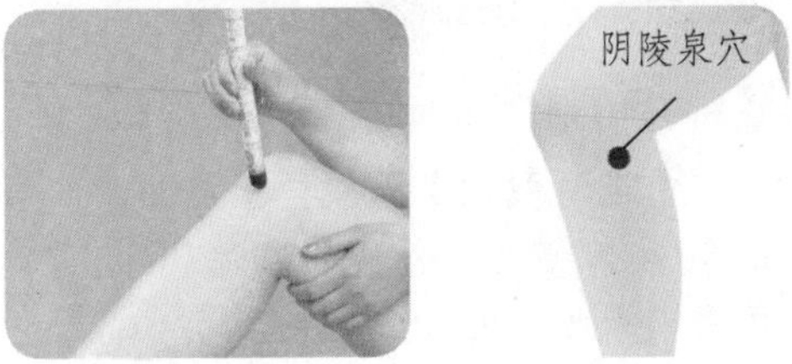

加灸 上巨虚、下巨虚穴

【定位取穴】上巨虚穴位于小腿前外侧，当犊鼻下 6 寸，距胫骨前缘一横指(中指)。

下巨虚穴位于小腿前外侧，当犊鼻下 9 寸，距胫骨前缘一横指（中指）。

【功效】清热利湿，健脾理气，益肾调经，通经活络。

【施灸方法】宜采用温和灸。施灸时，儿童取坐位，施灸者站或坐于一旁，将点燃的艾条对准儿童的施灸部位，距离皮肤 1.5 ~ 3 厘米，以使患儿感到施灸处温热、舒适为度。

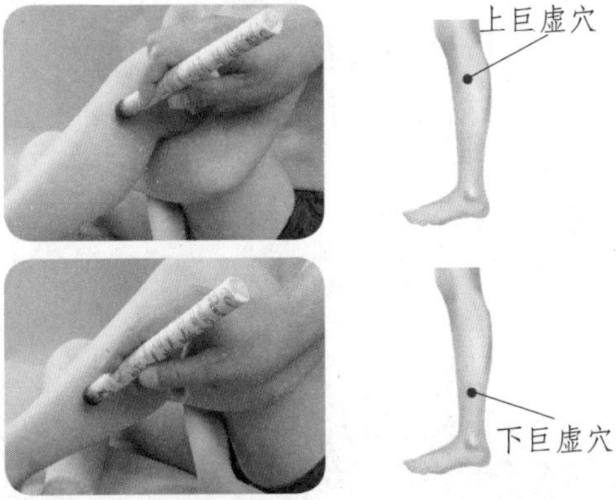

【施灸时间】每日灸 1 次，每次灸 5 ~ 10 分钟，灸至皮肤产生红晕为止。

症状 3：腹胀、腹痛、便后疼痛减轻，粪便非常臭，不思饮食，睡不安稳，舌苔厚腻。

加灸 下脘穴

【定位取穴】该穴位于上腹部，前正中线上，当脐中上 2 寸。

【功效】健脾和胃。

【施灸方法】宜采用温和灸。施灸时，儿童平卧，施灸者站或坐于一旁，将点燃的艾条对准儿童的施灸部位，距离皮肤 1.5 ~ 3 厘米，以使患儿感到施灸处温热、舒适为度。

【施灸时间】每日灸 1 次，每次灸 5 ~ 10 分钟，灸至皮肤产生红晕为止。

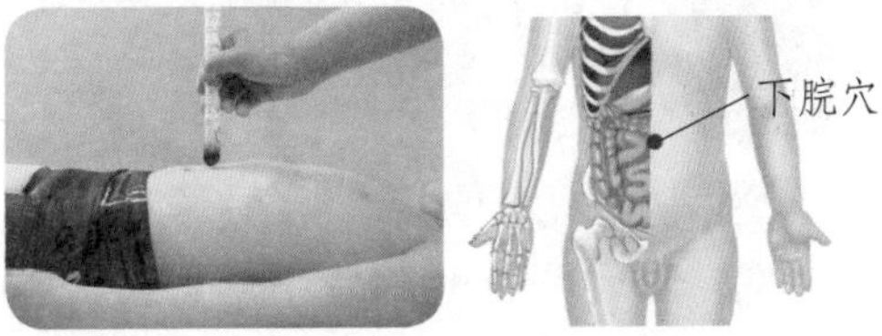

加灸 水分穴

【定位取穴】该穴位于上腹部，前正中线上，当脐中上 1 寸。

【功效】排除多余水分。

【施灸方法】宜采用温和灸。施灸时，儿童平卧，施灸者站或坐于一旁，将点燃的艾条对准儿童的施灸部位，距离皮肤 1.5 ~ 3 厘米，以使患儿感到施灸处温热、舒适为度。

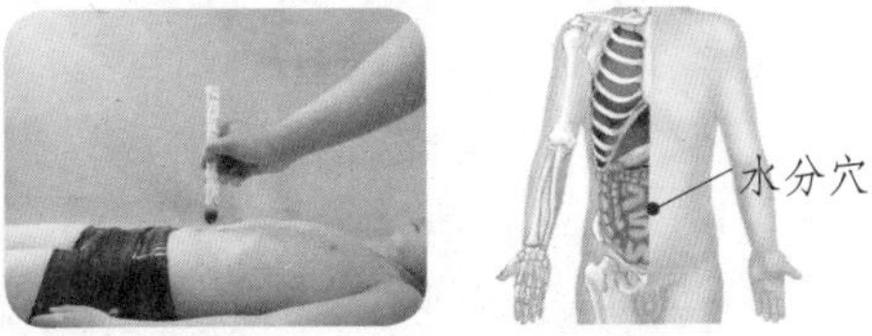

【施灸时间】每日灸1次，每次灸5 ~ 10分钟，灸至皮肤产生红晕为止。

加灸 胃俞穴

【定位取穴】该穴位于背部，当第12胸椎棘突下，旁开1.5寸。取穴时，可采用俯卧的取穴姿势，该穴位于背部，当第12胸椎棘突下，左右旁开2指宽处即是。

【功效】外散脏腑之热。

【施灸方法】宜采用温和灸。施灸时，儿童俯卧，施灸者站或坐于一旁，将点燃的艾条对准儿童的施灸部位，距离皮肤1.5 ~ 3厘米，以使患儿感到施灸处温热、舒适为度。

【施灸时间】每日灸1次，每次灸5 ~ 10分钟，灸至皮肤产生红晕为止。

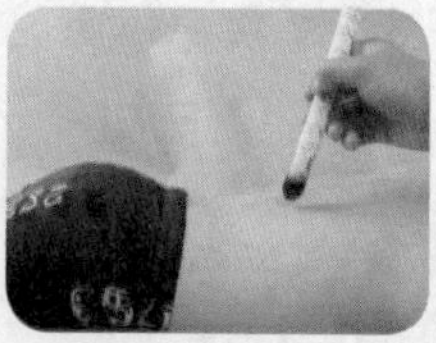

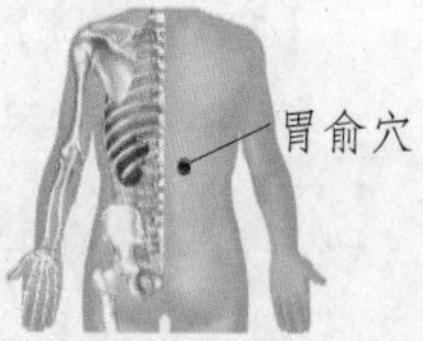

症状4：大便稀，饭后便排，但不臭，时轻时重，脸色不好、发黄，消瘦，舌苔发白。

加灸 脾俞穴

【定位取穴】该穴位于背部，当第11胸椎棘突下，旁开1.5寸。与肚脐中相对应处即为第2腰椎，由第2腰椎往上摸3个椎体，即为第11胸椎，其棘突下缘旁开约2横指(食、中指)处为取穴部位。

【功效】外散脏腑之热，温阳益气，扶正固本，培元补虚，培肾固本。

【施灸方法】宜采用温和灸。施灸时，儿童俯卧，施灸者站或坐于一旁，将点燃的艾条对准儿童的施灸部位，距离皮肤1.5 ~ 3厘米熏烤。

【施灸时间】每日灸1次，每次灸10 ~ 30分钟，10天为1个疗程。

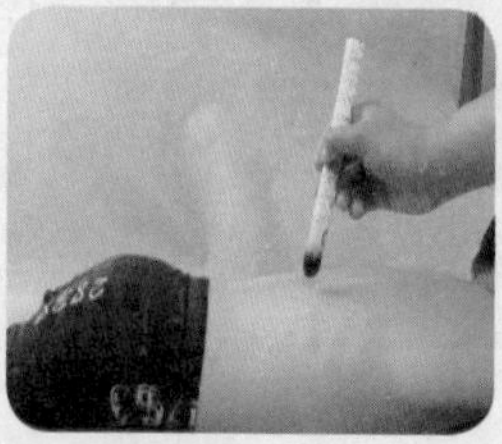

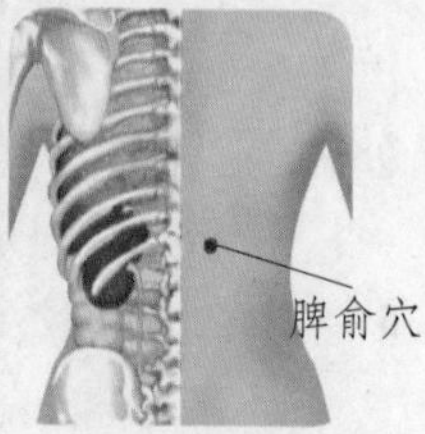

加灸 胃俞穴

【定位取穴】该穴位于背部，当第12胸椎棘突下，旁开1.5寸。取穴时，可采用俯卧的取穴姿势，该穴位于背部，当第12胸椎棘突下，左右旁开2指宽处即是。

【功效】排除多余水分，外散脏腑之热。

【施灸方法】宜采用温和灸。施灸时，儿童俯卧，施灸者站或坐于一旁，将点燃的艾条对准儿童的施灸部位，距离皮肤1.5 ~ 3厘米熏烤。

【施灸时间】每日灸1次，每次灸5 ~ 10分钟，灸至皮肤产生红晕为止。

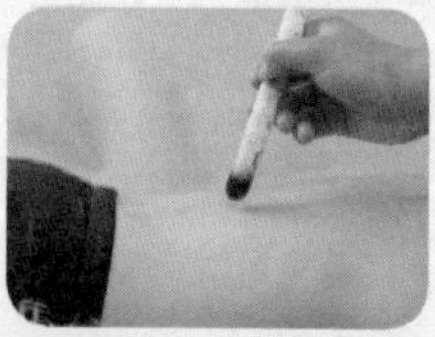

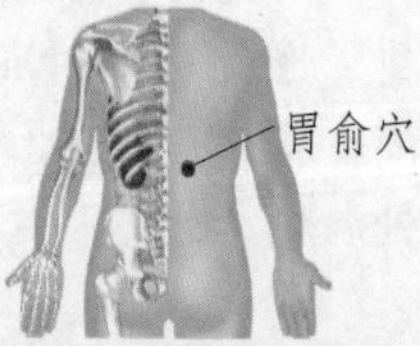

加灸 气海穴

【定位取穴】该穴位于下腹部，前正中线上，当脐中下1.5寸。取穴时，可采用仰卧的姿势，直线连结肚脐与耻骨上方，将其分为10等分，从肚脐3/10的位置，即为此穴。

【功效】调气回阳。

【施灸方法】宜采用温和灸。施灸时，儿童平躺，施灸者站或坐于一旁，将点燃的艾条对准儿童的施灸部位，距离皮肤 1.5 ~ 3 厘米熏烤，以使患儿感到施灸处温热、舒适为度。

【施灸时间】每日灸 1 次，每次灸 15 ~ 30 分钟，10 天为 1 个疗程。

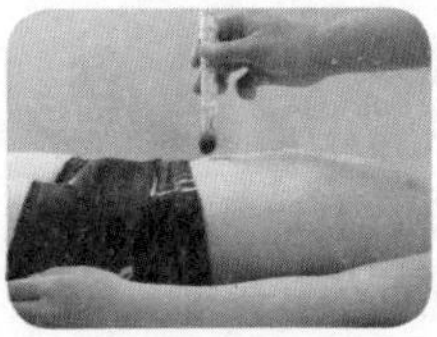

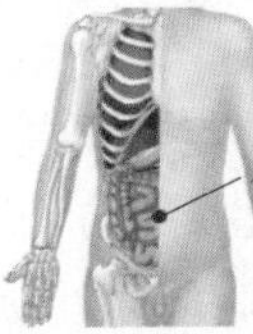

加灸 关元穴

【定位取穴】该穴位于脐中下 3 寸，腹中线上，仰卧取穴。

【功效】扶正固本，培元补虚，培肾固本。

【施灸方法】宜采用温和灸。施灸时，儿童平躺，施灸者站或坐于一旁，将点燃的艾条对准儿童的施灸部位，距离皮肤 1.5 ~ 3 厘米熏烤，以使患儿感到施灸处温热、舒适为度。

【施灸时间】每日灸 1 次，每次灸 15 ~ 30 分钟，10 天为 1 个疗程。

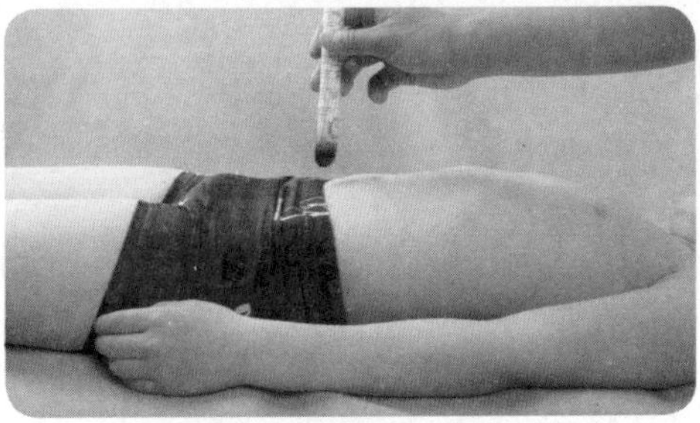

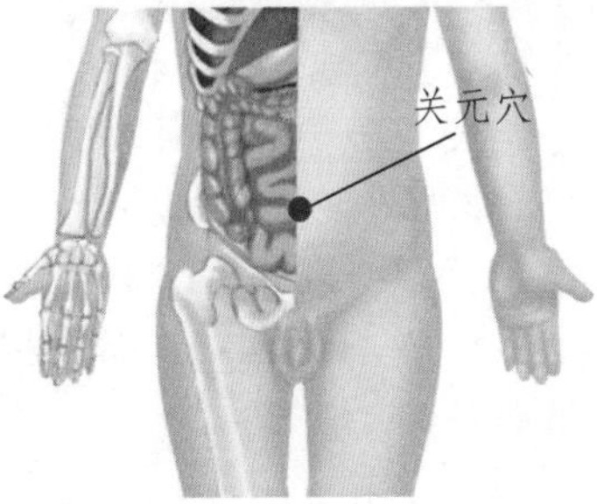

温馨小贴士

儿童防病保健艾灸效果极好，而且方法简单方便容易操作，儿童没有痛苦，无副作用，非常适用于家庭推广使用。但要注意以下事项:

1. 儿童保健艾灸可根据儿童不同的具体情况进行不同的施灸方法，一般要坚持 1 ~ 6 个月，直至儿童健壮为止。

2. 儿童皮肤对温热疼痛感觉敏感度较差，加上儿童好动，不能配合，故在施灸时要格外小心，大人要将自己的手放在儿童施灸部位，以感知儿童灸温的强弱，谨防烫伤。

3. 最好在空气流通，清洁干燥的房间中进行。

4. 对不会说话的幼儿要密切观察，隔姜、蒜灸时，要轻轻移动姜片、蒜片，谨防烫伤。

小儿百日咳

百日咳是儿童常见的急性呼吸道传染病，百日咳杆菌是本病的致病菌。其特征为阵发性痉挛性咳嗽，咳嗽末伴有特殊的吸气吼声，病程较长，可达数周甚至3个月左右，故有百日咳之称。中医认为，百日咳的原因主要为感染时邪病毒，肺失清肃，痰浊阻滞气道，肺气不能宣通，以致咳嗽频频。不仅如此，其病机尚与肝经郁热，气火上逆，影响肺系有关。在相应穴位艾灸能够补脾益肺，祛痰除湿，平喘止咳，从而改善症状。

● 一般施灸

灸合谷穴

【定位取穴】该穴位于第1、第2掌骨间，当第2掌骨桡侧的中点处。取穴时，以一手的拇指掌面指关节横纹，放在另一手的拇、食指的指蹼缘上，屈指当拇指尖尽处为取穴部位。

【功效】镇静安神，通络活血，调气镇痛。

【施灸方法】宜采用温和灸。施灸时，儿童取坐位，施灸者站或坐于一旁，将点燃的艾条对准儿童的施灸部位，距离皮肤1.5～3厘米，以使患儿感到施灸处温热、舒适为度。

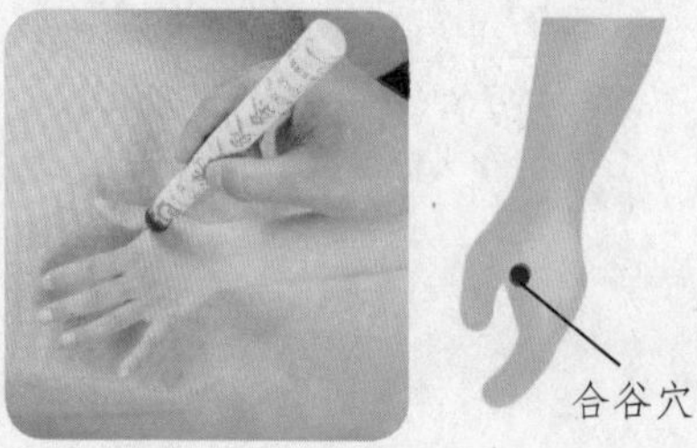

【施灸时间】每日灸1次，每次灸5～10分钟，灸至皮肤产生红晕为止。

灸列缺穴

【定位取穴】该穴位于前臂桡侧缘，桡骨茎突上方，腕横纹上1.5寸处。拇短伸肌腱与拇长展肌腱之间，拇长展肌腱沟的凹陷。

【功效】通经活络。

【施灸方法】宜采用温和灸。施灸时，儿童取平卧，施灸者站或坐于一旁，将点燃的艾条对准儿童的施灸部位，距离皮肤1.5～3厘米熏烤，以使患儿感到施灸处温热、舒适为度。

【施灸时间】每日灸1次，每次灸5～10分钟，灸至皮肤产生红晕为止。

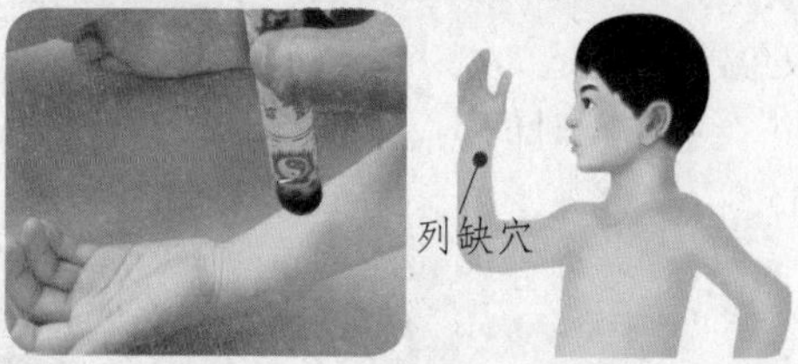

灸肺俞穴

【定位取穴】该穴位于背部，当第3胸椎棘突下，旁开1.5寸。由平双肩胛骨下角之椎骨(第7胸椎)，往上推2个椎骨，即第5胸椎棘突下缘，旁开约2横指(食、中指)处为取穴部位。

【功效】调理肺部功能。

【施灸方法】宜采用温和灸。施灸时，儿童取俯卧，施灸者站或坐于一旁，将点燃的艾条对准儿童的施灸部位，距离皮肤1.5～3厘米熏烤，以使患儿感到施灸处温热、舒适为度。

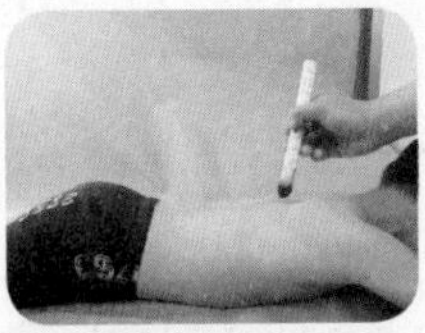

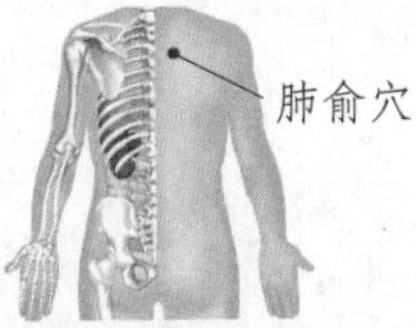

【**施灸时间**】每日灸1次，每次灸5～10分钟。

灸 丰隆穴

【**定位取穴**】该穴位于小腿前外侧，外踝尖上8寸，条口穴外，距胫骨前缘2横指（中指）。

【**功效**】和胃气，化痰湿，清神志。

【**施灸方法**】宜采用温和灸。施灸时，儿童取坐位，施灸者站或坐于一旁，将点燃的艾条对准儿童的施灸部位，距离皮肤1.5～3厘米熏烤，以使患儿感到施灸处温热、舒适为度。

【**施灸时间**】每日灸1次，每次灸5～10分钟，灸至皮肤产生红晕为止。

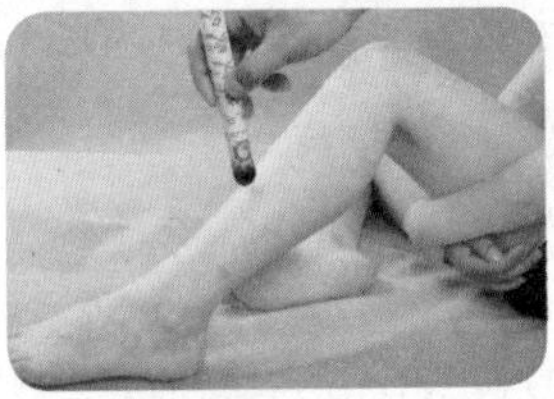

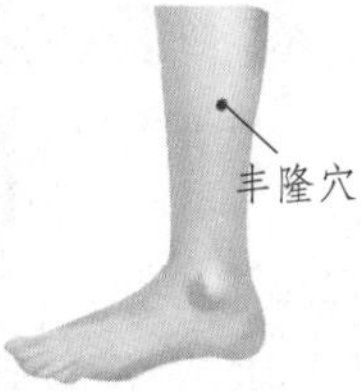

● 辨症施灸

症状1：呕吐。

加灸 中脘穴

【**定位取穴**】该穴位于上腹部，前正中线上，当脐中上4寸。取穴时，可采用仰卧位，脐中与胸剑联合部（心窝上边）的中点为取穴部位。

【**功效**】和胃降逆。

【**施灸方法**】宜采用回旋灸。施灸时，儿童取平卧，施灸者站或坐于一旁，将点燃的艾条对准儿童的施灸部位，距离皮肤1.5～3厘米，左右方向平行往复或反复旋转施灸。

【**施灸时间**】每日灸1～2次，每次灸10～15分钟。

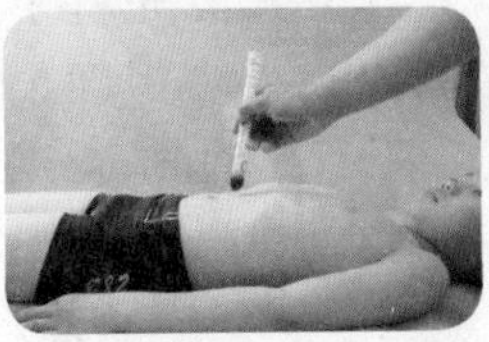

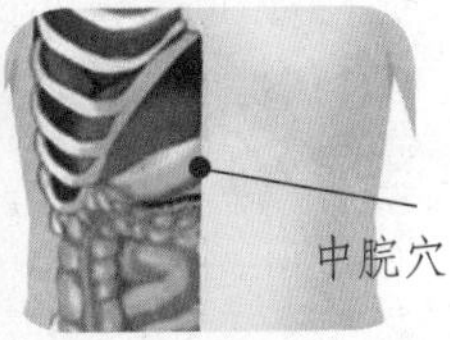

加灸 内关穴

【**定位取穴**】该穴位于前臂掌侧，当曲泽与大陵的连线上，腕横纹上2寸，掌长肌肌腱与桡侧腕屈肌肌腱之间。取穴时，患者采用正坐或仰卧，仰掌的姿势，从近手腕之横皱纹的中央，往上约两指宽的中央。

【**功效**】宁心安神。

【**施灸方法**】宜采用温和灸。施灸时，儿童取坐位，施灸者站或坐于一旁，将点燃的艾条对准儿童的施灸部位，距离皮肤1.5～3厘米熏烤。

【**施灸时间**】每日灸1～2次，每次灸10～15分钟。

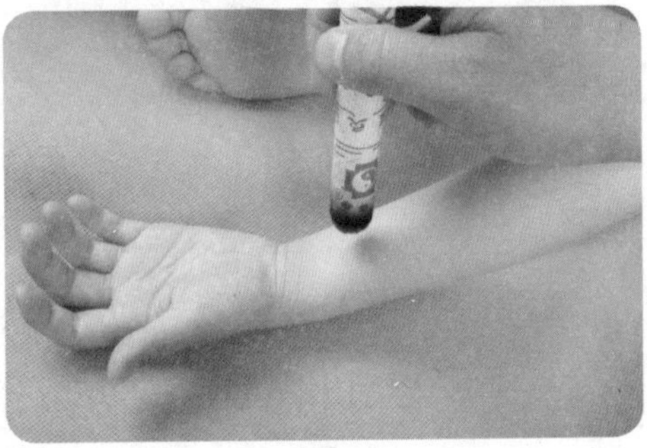

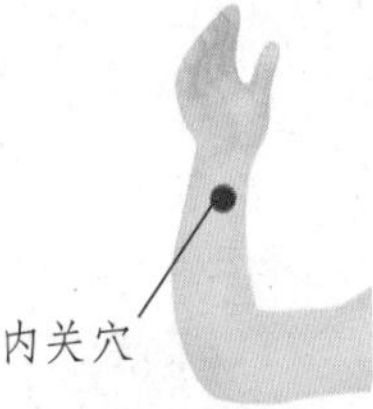

症状 2：痰中带血。

加灸 尺泽穴

【定位取穴】该穴位于肘横纹中，肱二头肌桡侧凹陷处。取穴时先将手臂上举，在手臂内侧中央处有粗腱，腱的外侧外即是此穴（或在肘横纹中，肱二头肌桡侧凹陷处）。该穴上方 3 ~ 4 寸处用手强压会感到疼痛处，就是“上尺泽”。

【功效】降肺气而补肾。

【施灸方法】宜采用温和灸。施灸时，儿童取坐位，施灸者站或坐于一旁，将点燃的艾条对准儿童的施灸部位，距离皮肤 1.5 ~ 3 厘米，以使患儿感到施灸处温热、舒适为度。

【施灸时间】每日灸 1 次，每次灸 10 ~ 15 分钟左右，灸至皮肤产生红晕为止。

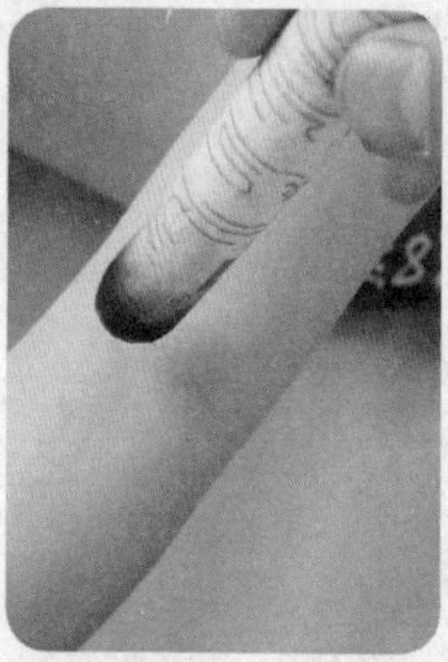

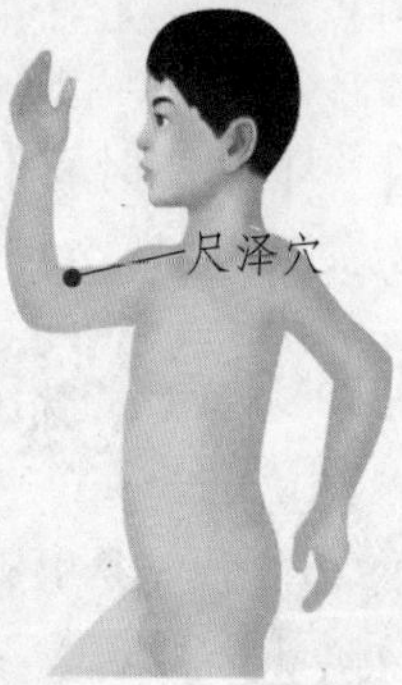

温馨小贴士

百日咳是一种常见的儿童传染病，1 ~ 6 岁患病的较多，只要不发生并发症，一般都能自行痊愈，而且有较持久的免疫力。人在一生中得二次百日咳的极少见。孩子得百日咳后，除应及时治疗外，还应禁忌以下几点：

1. 忌关门闭户，空气不畅。有的家长见孩子咳嗽，怕孩子着凉，把门户关得严严的。其实这样并不好。百日咳的孩子由于频繁剧烈的咳嗽，肺部过度换气，易造成氧气不足，二氧化碳潴留，应有较多的氧气补充，让孩子多在户外活动，在室内也尽量保持空气新鲜流通，对孩子有益无害。

2. 忌烟尘刺激。家中如有吸烟的人，在孩子病期最好不要吸烟，或到户外去吸烟。此外，生炉子、炒菜等，一定要设法到室外进行。

3. 忌卧床不动。有的家长以为活动会加重孩子咳嗽，这是一种误解。百日咳的咳嗽是阵发性的，让孩子在空气新鲜的地方适当做些活动和游戏往往会减轻咳嗽。

4. 忌饮食过饱。过饱会加重胃肠功能的负担，心脏要输出过多的血液维持胃肠功能的需要，势必造成呼吸系统供血供氧不足，不利于身体的康复。目前国外盛行一种“羊吃草”的方法，很适合百日咳的患儿。此即我们常说的少吃多餐，易消化，富营养，以利吸收，增加抗病能力。故不能一次吃得过饱。

5. 忌和别种病儿接触，以免感染，引起别的并发症，因此时抵抗力、免疫力都比较低下。

流行性腮腺炎

流行性腮腺炎，简称腮腺炎或流腮，俗称“猪头皮”“痄腮”，是指一个或两个腮腺（人类脸颊两旁的主要唾腺）发炎的疾病。多发于春季，是儿童和青少年中常见的呼吸道传染病，成人中也有发病，由腮腺炎病病毒所引起。腮腺炎一般发病比较急，开始有畏寒、发热、头痛、咽喉痛，不想吃东西、恶心、呕吐和全身疼痛等症状。一两天后，常生在一侧耳垂下方，肿大、疼痛，说话或咀嚼食物时加重，有时还会出现张口困难、流口水等。中医认为，流行性腮腺炎是由感受风湿邪毒所致，其发病机理为：风热上攻，阻遏少阳；胆热犯胃，气血亏滞和亏损，痰瘀阻留；邪退正虚，气阴亏耗等。因足少阳之脉起于内眦，上抵头角下耳后，绕耳而行，故见耳下腮部漫肿，坚硬作痛。在相应穴位艾灸能够散风解表、清热解毒，从而改善症状，达到治疗此病的目的。

● 一般施灸

灸 翳风穴

【定位取穴】该穴位于头部侧面，耳朵下方耳垂后遮住之处。当耳后乳突与下颌角之间的凹陷处。

【功效】活血，祛风，通窍醒神。

【施灸方法】宜采用温和灸。施灸时，施灸者站或坐于一旁，将点燃的艾条对准儿童的施灸部位，距离皮肤 1.5 ~ 3 厘米熏烤，以使患儿感到施灸处温热、舒适为度。

【施灸时间】每日灸 1 次，每次灸 5 ~ 10 分钟，灸至皮肤产生红晕为止。

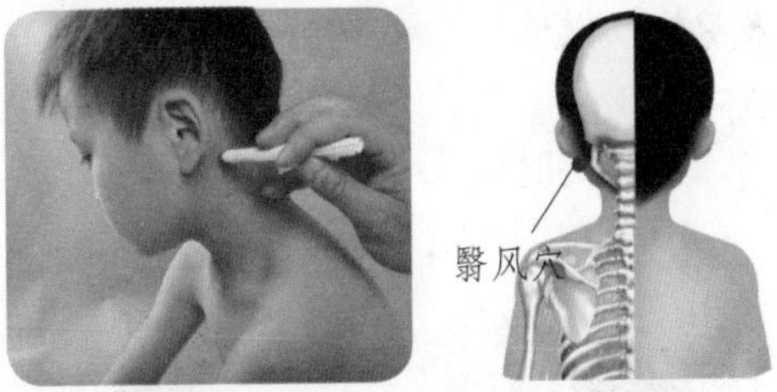

灸 颊车穴

【定位取穴】该穴位于头部侧面下颌骨边角上，向鼻子斜方向约 1 厘米处的凹陷中。取该穴道时一般让患者采用正坐或仰卧仰靠姿势，以方便实施者准确的找寻穴道。

【功效】止痛。

【施灸方法】宜采用温和灸。施灸时，施灸者站或坐于一旁，将点燃的艾条对准儿童的施灸部位，距离皮肤 1.5 ~ 3 厘米施灸，以使患儿感到施灸处温热、舒适为度。

【施灸时间】每日灸 1 次，每次灸 5 ~ 10 分钟，灸至皮肤产生红晕为止。

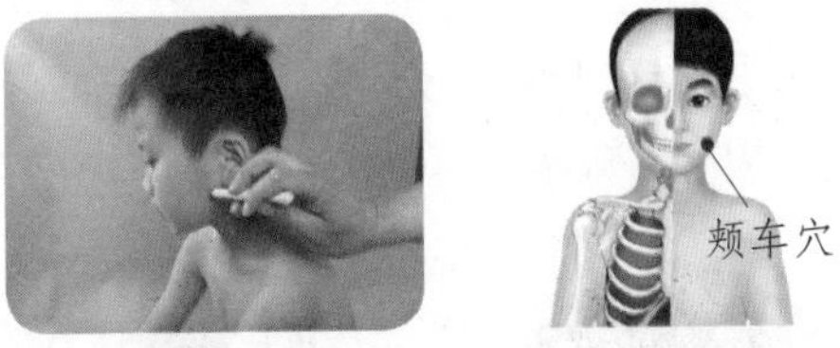

灸 角孙穴

【定位取穴】该穴位于头部，折耳郭向前，当耳尖直上入发际处。耳朵全部折向前方，将耳洞遮盖时，相当于耳朵最上方之处。以发际凹陷处为基准寻找。另外，可以通过开口闭口加以找出。

由于开口闭口，促使肌肉活动而形成凹陷后又恢复之处为角孙所在位置。

【功效】清利头目，通利耳窍。

【施灸方法】宜采用温和灸。施灸时，施灸者站或坐于一旁，将点燃的艾条对准儿童的施灸部位，距离皮肤 1.5 ~ 3 厘米熏烤，以使患儿感到施灸处温热、舒适为度。

【施灸时间】每日灸 1 次，每次灸 5 ~ 10 分钟，灸至皮肤产生红晕为止。

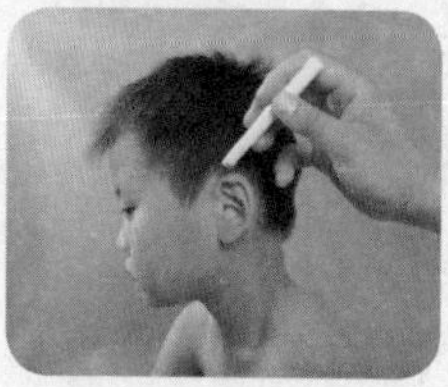

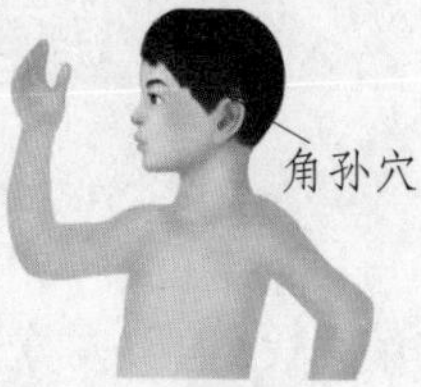

灸 耳尖穴

【定位取穴】该穴位于耳郭的上方，当折耳向前，耳郭上方的尖端处。正坐位或侧伏坐位，在耳郭的上方，当折耳向前，耳郭上方的尖端处。

【功效】退热，消炎，化瘀，止痛。

【施灸方法】宜采用温和灸。施灸时，施灸者站或坐于一旁，将点燃的艾条对准儿童的施灸部位，距离皮肤 1.5 ~ 3 厘米熏烤，以使患儿感到施灸处温热、舒适为度。

【施灸时间】每日灸 1 次，每次灸 5 ~ 10 分钟，灸至皮肤产生红晕为止。

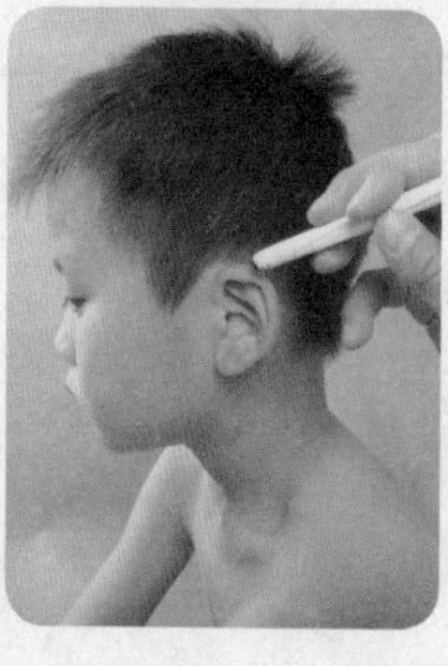

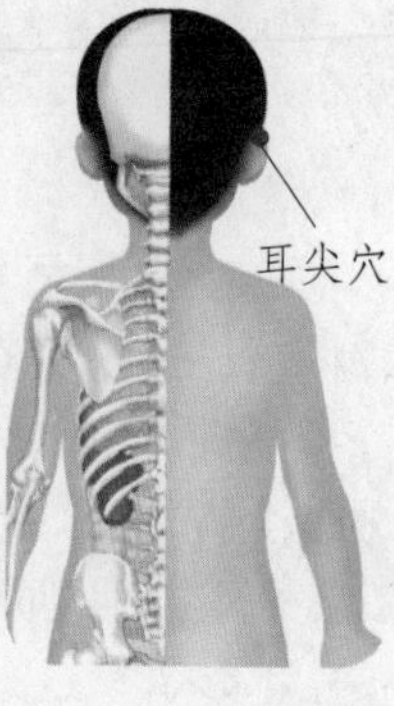

● 辨症施灸

症状 1：面颊红肿，发寒发热。

加灸 大椎穴

【定位取穴】该穴位于颈部下端，背部正中线上，第 7 颈椎棘突下凹陷中。取穴时正坐低头，可见颈背部交界处椎骨有一高突，并能随颈部左右摆动而转动者即是第 7 颈椎，其下为大椎穴。

【功效】散寒解表，温阳疏风。

【施灸方法】宜采用温和灸。施灸时，施灸者站或坐于一旁，将点燃的艾条对准儿童的施灸部位，距离皮肤 1.5 ~ 3 厘米熏烤，以使患儿感到施灸处温热、舒适为度。

【施灸时间】每日灸 1 次，每次灸 5 ~ 10 分钟，灸至皮肤产生红晕为止。

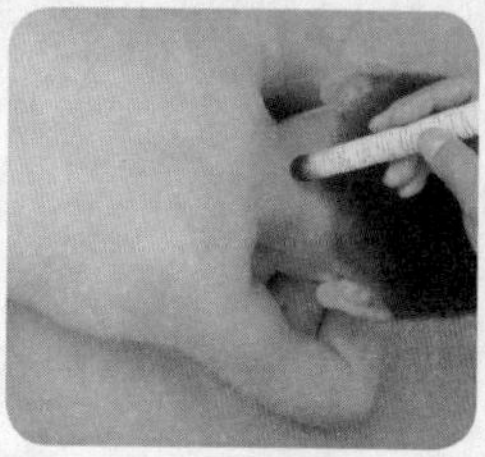

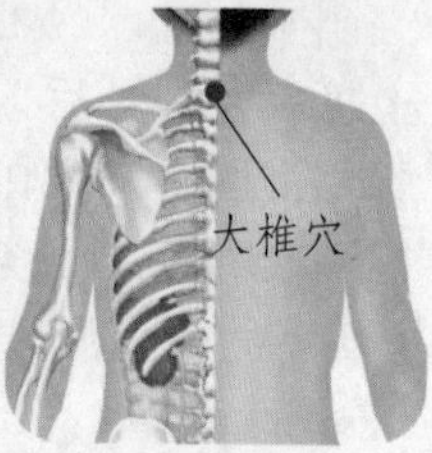

加灸 曲池穴

【定位取穴】该穴位于肘横纹外侧端，屈肘时当尺泽与肱骨外上髁连线中点。取穴时，仰掌屈肘成 45°，肘关节桡侧，肘横纹头为取穴部位。

【功效】清热去火。

【施灸方法】宜采用温和灸。施灸时，施灸者站或坐于一旁，将点燃的艾条对准儿童的施灸部位，距离皮肤 1.5 ~ 3 厘米熏烤，以使患儿感到施灸处温热、舒适为度。

【施灸时间】每日灸 1 次，每次灸

5 ~ 10 分钟，灸至皮肤产生红晕为止。

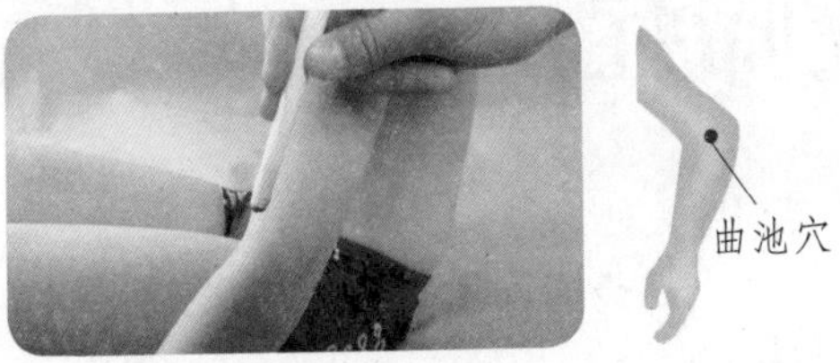

加灸 外关穴

【定位取穴】该穴位于前臂背侧，当阳池与肘尖的连线上，腕背横纹上 2 寸，尺骨与桡骨之间。

【功效】通络活血，补阳益气。

【施灸方法】宜采用温和灸。施灸时，施灸者站或坐于一旁，将点燃的艾条对准儿童的施灸部位，距离皮肤 1.5 ~ 3 厘米熏烤，以使患儿感到施灸处温热、舒适为度。

【施灸时间】每日灸 1 次，每次灸 5 ~ 10 分钟，灸至皮肤产生红晕为止。

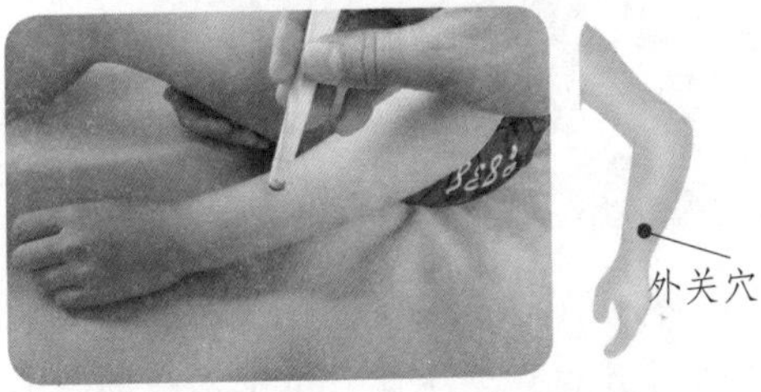

症状 2：脸部全肿，口干，咽喉痛，发热，张不开嘴。

加灸 下关穴

【定位取穴】该穴位于面部耳前方，当颧弓与下颌切迹所形成的凹陷中。取穴时，闭口，由耳屏向前摸有一高骨，其下方有一凹陷，若张口则该凹陷闭合和突起，此凹陷为取穴部位。

【功效】通络镇痛，镇静安神，活血调气，解表清热，通利咽喉。

【施灸方法】宜采用温和灸。施灸时，施灸者站或坐于一旁，将点燃的艾条对准儿童的施灸部位，距离皮肤 1.5 ~ 3 厘米熏烤，以使患儿感到施灸处温热、舒适为度。

【施灸时间】每日灸 1 次，每次灸 5 ~ 10 分钟，灸至皮肤产生红晕为止。

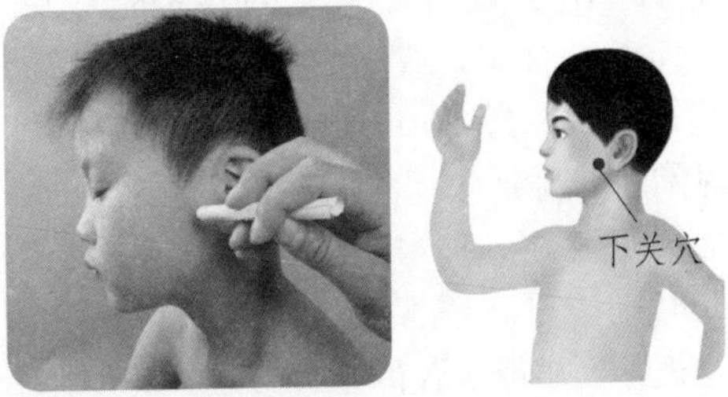

加灸 合谷穴

【定位取穴】该穴位于第 1、第 2 掌骨间，当第 2 掌骨桡侧的中点处。取穴时，以一手的拇指掌面指关节横纹，放在另一手的拇、食指的指蹼缘上，屈指当拇指尖尽处为取穴部位。

【功效】镇静安神。

【施灸方法】宜采用温和灸。施灸时，儿童取坐位，施灸者站或坐于一旁，将点燃的艾条对准儿童的施灸部位，距离皮肤 1.5 ~ 3 厘米，以使患儿感到施灸处温热、舒适为度。

【施灸时间】每日灸 1 次，每次灸 5 ~ 10 分钟，灸至皮肤产生红晕为止。

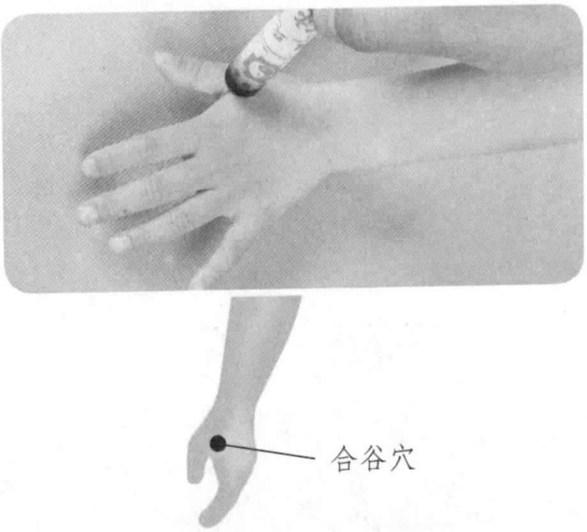

小儿夜啼症

小儿夜啼症多见于3～6个月以内的婴幼儿。多在夜间啼哭不止，白天正常。或阵阵啼哭，或通宵达旦，哭后仍能入睡；或伴面赤唇红，或阵发腹痛，或腹胀呕吐，或时惊恐，声音嘶哑等。一般持续时间，少则数日，多则经月，过则自止。啼哭是婴儿一种本能性反应，因为在婴儿时期尚没有语言表达能力，“哭”就是表达要求或痛苦的一种方式。如饥饿、口渴、衣着过冷或过热、尿布潮湿、臀部腋下皮肤糜烂、湿疹作痒，或虫咬等原因，或养成爱抱的习惯，均可引起患儿哭闹。这种哭闹是正常的本能性反应。有些疾病，如佝偻病、虫病、外科疾病等也可引起婴儿啼哭，基本上治愈病症后夜啼就会随之停止。中医认为小儿夜啼常因脾寒、心热、惊骇、食积而发病。在相关穴位艾灸能够达到清心、镇惊安神、补益脾肾的目的，从而治疗该病。

● 一般施灸

灸中冲穴

【定位取穴】该穴位于手中指末节尖端中央。

【功效】发散内热。

【施灸方法】宜采用温和灸。施灸时，将点燃的艾条对准儿童的施灸部位，距离皮肤1.5～3厘米处施灸，以使患儿感到施灸处温热、舒适为度。

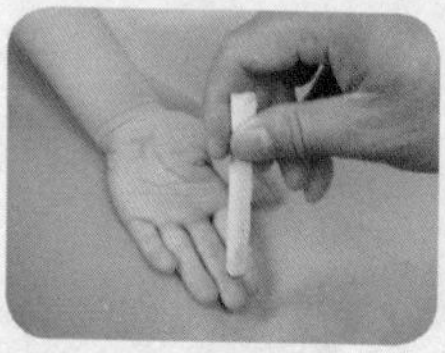

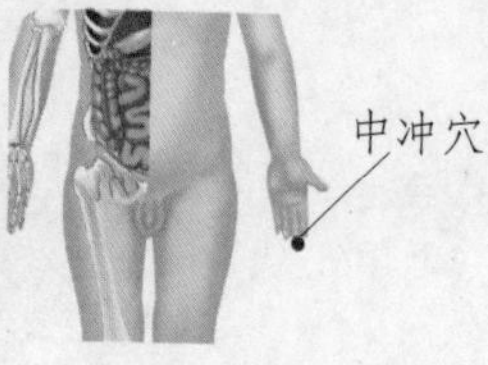

【施灸时间】每日灸1次，每次灸5～10分钟，灸至皮肤产生红晕为止。

灸劳宫穴

【定位取穴】该穴位于手掌心，当第2、3掌骨之间偏于第3掌骨，握拳屈指时中指尖处。

【功效】清热泻火，开窍醒神。

【施灸方法】宜采用温和灸。施灸时，将点燃的艾条对准儿童的施灸部位，距离皮肤1.5～3厘米处施灸，以使患儿感到施灸处温热、舒适为度。

【施灸时间】每日灸1次，每次灸5～10分钟，灸至皮肤产生红晕为止。

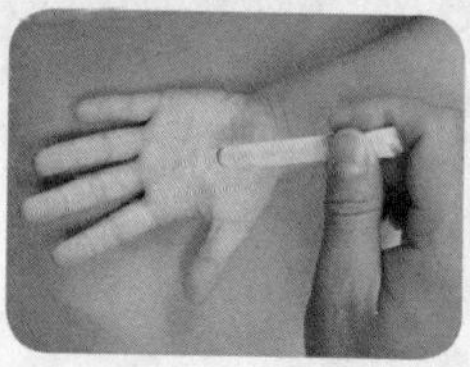

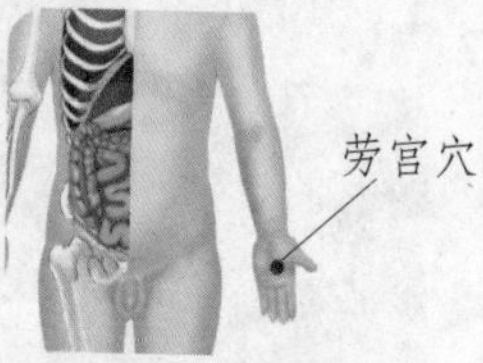

灸涌泉穴

【定位取穴】该穴位于足前部凹陷处第2、3趾趾缝纹头端与足跟连线的前1/3处。取穴时，可采用正坐或仰卧、跷足的姿势。

【功效】补肾醒脑。

【施灸方法】宜采用温和灸。施灸时，将点燃的艾条对准儿童的施灸部位，

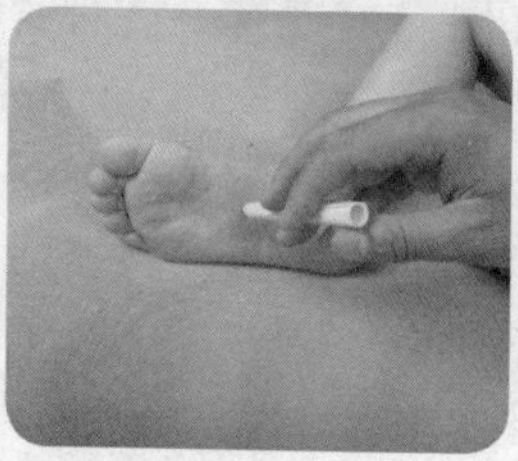

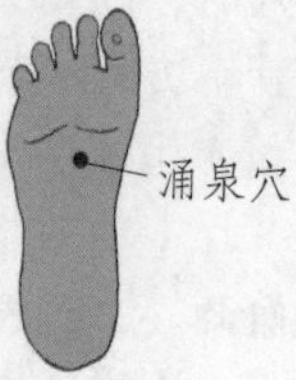

距离皮肤1.5 ~ 3厘米处施灸，以使患儿感到施灸处温热、舒适为度。

【施灸时间】 每日灸1次，每次灸5 ~ 10分钟，灸至皮肤产生红晕为止。

灸神阙穴

【定位取穴】 该穴位于腹中部，脐中央。

【功效】 温经祛寒，平和阴阳，调和气血。

【施灸方法】 宜采用温和灸。施灸时，将点燃的艾条对准儿童的施灸部位，距离皮肤1.5 ~ 3厘米处施灸，以使患儿感到施灸处温热、舒适为度。

【施灸时间】 每日灸1次，每次灸5 ~ 10分钟，灸至皮肤产生红晕为止。

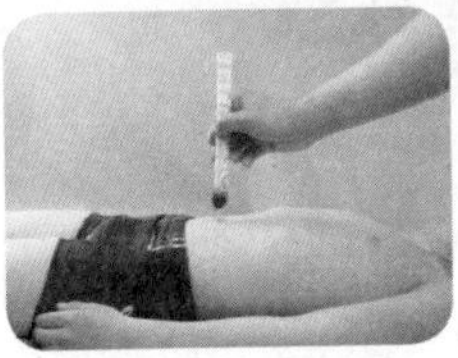

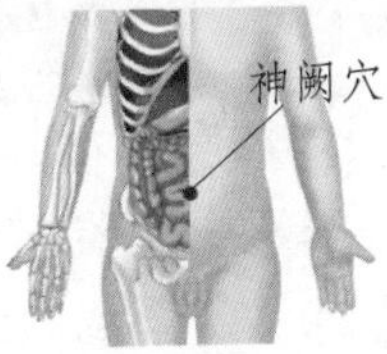

灸百会穴

【定位取穴】 该穴位于头部，头顶正中心。让患者采用正坐的姿势，可以通过两耳角直上连线中点，来简易取此穴。

【功效】 通畅脑气，宁静安神。

【施灸方法】 宜采用温和灸。施灸时，将点燃的艾条对准儿童的施灸部位，距离皮肤1.5 ~ 3厘米处施灸，以使患儿感到施灸处温热、舒适为度。

【施灸时间】 每日灸1次，每次灸5 ~ 10分钟。

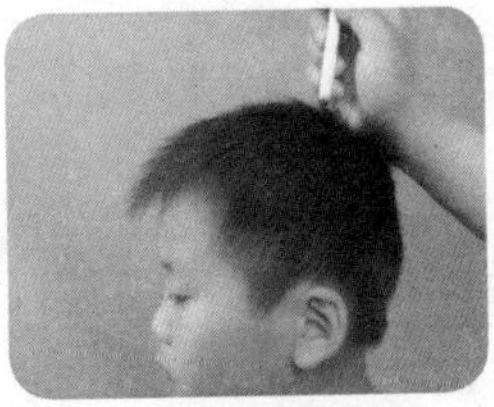

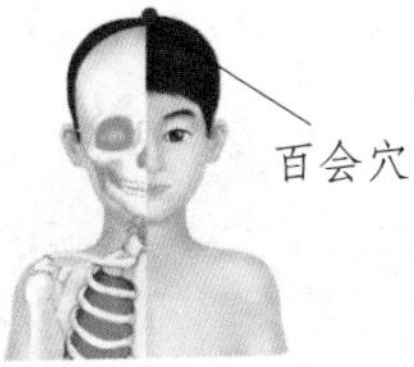

● 辨症施灸

症状1：面色青白，四肢欠温，喜伏卧，腹部发凉，弯腰蜷腿哭闹，不思饮食，大便溏薄。

加灸脾俞穴

【定位取穴】 该穴位于背部，当第11胸椎棘突下，旁开1.5寸。与肚脐中相对应处即为第2腰椎，由第2腰椎往上摸3个椎体，即为第11胸椎，其棘突下缘旁开约2横指（食、中指）处为取穴部位。

【功效】 增强机体的新陈代谢能力。

【施灸方法】 宜采用温和灸。施灸时，将点燃的艾条对准儿童的施灸部位，距离皮肤1.5 ~ 3厘米处施灸，以使患儿感到施灸处温热、舒适为度。

【施灸时间】 每日灸1次，每次灸5 ~ 10分钟。

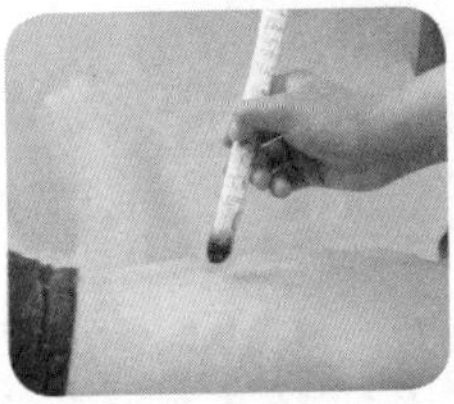

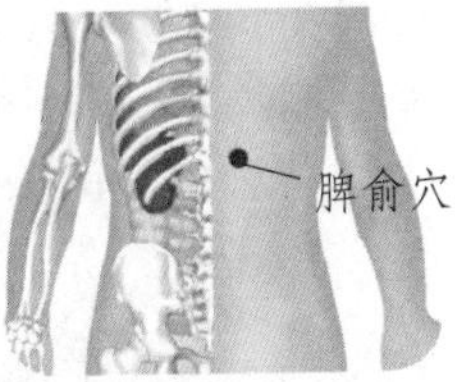

加灸肾俞穴

【定位取穴】 该穴位于腰部，当第2腰椎棘突下，旁开1.5寸。与肚脐中相对应处即为第2腰椎，其棘突下缘旁开约2横指（食、中指）处为取穴部位。

【功效】 益肾助阳，强腰利尿。

【施灸方法】 宜采用温和灸。施灸时，将点燃的艾条对准儿童的施灸部位，距离皮肤1.5 ~ 3厘米处施灸，以使患儿感到施灸处温热、舒适为度。

【施灸时间】每日灸 1 次，每次灸 5 ~ 10 分钟。

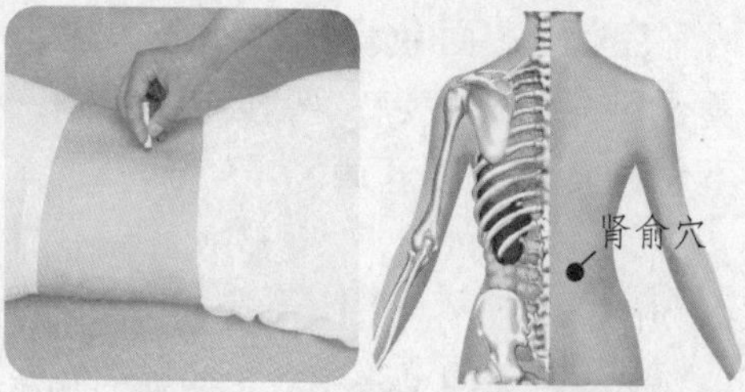

症状 2：面赤唇红，烦躁不安，口鼻出气热，夜寐不安，哭声大，眼屎多。

加灸 少府穴

【定位取穴】该穴位于手掌面，第 4、5 掌骨之间，握拳时，当小指尖处。取穴时仰掌，手指屈向掌心横纹，当小指尖下凹陷处。

【功效】散火强心。

【施灸方法】宜采用温和灸。施灸时，将点燃的艾条对准儿童的施灸部位，距离皮肤 1.5 ~ 3 厘米处施灸，以使患儿感到施灸处温热、舒适为度。

【施灸时间】每日灸 1 次，每次灸 5 ~ 10 分钟，灸至皮肤产生红晕为止。

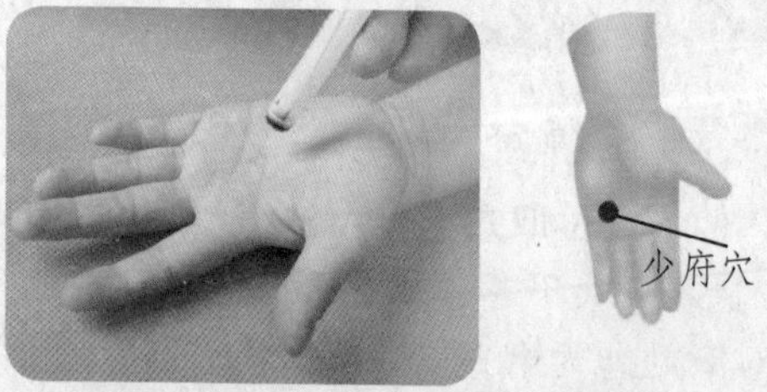

症状 3：夜间啼哭，厌食吐乳，嗳腐泛酸，腹痛胀满，睡卧不安，大便干结。

加灸 足三里穴

【定位取穴】该穴位于外膝眼下 3 寸，距胫骨前嵴 1 横指，当胫骨前肌上。取穴时，由外膝眼向下量 4 横指，在腓骨与胫骨之间，由胫骨旁量 1 横指，该处即是。

【功效】调理脾胃、补中益气、通经活络、疏风化湿、扶正祛邪。

【施灸方法】宜采用温和灸。施灸时，将点燃的艾条对准儿童的施灸部位，距离皮肤 1.5 ~ 3 厘米处施灸，以使患儿感到施灸处温热、舒适为度。

【施灸时间】每日灸 1 次，每次灸 5 ~ 10 分钟。

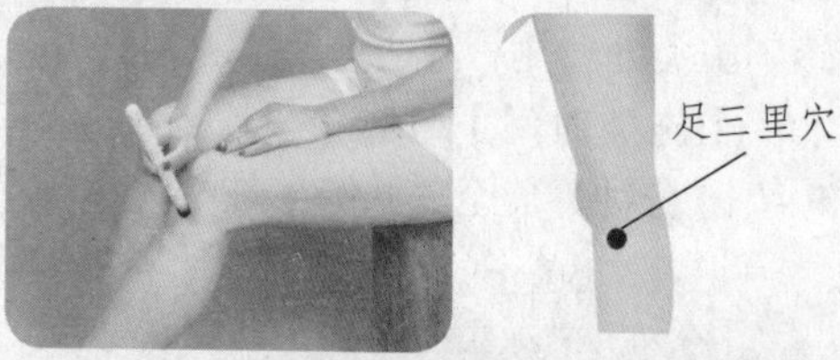

症状 4：夜间啼哭，面红或泛青，心神不宁，惊惕不安，睡中易醒，梦中啼哭，声惨而紧，呈恐惧状，紧偎母怀。

加灸 行间穴

【定位取穴】该穴位于足背侧，当第 1、第 2 趾间，趾蹼缘的后方赤白肉际处。

【功效】燥湿生风，行气。

【施灸方法】宜采用温和灸。施灸时，将点燃的艾条对准儿童的施灸部位，距离皮肤 1.5 ~ 3 厘米处施灸，以使患儿感到施灸处温热、舒适为度。

【施灸时间】每日灸 1 次，每次灸 5 ~ 10 分钟，灸至皮肤产生红晕为止。

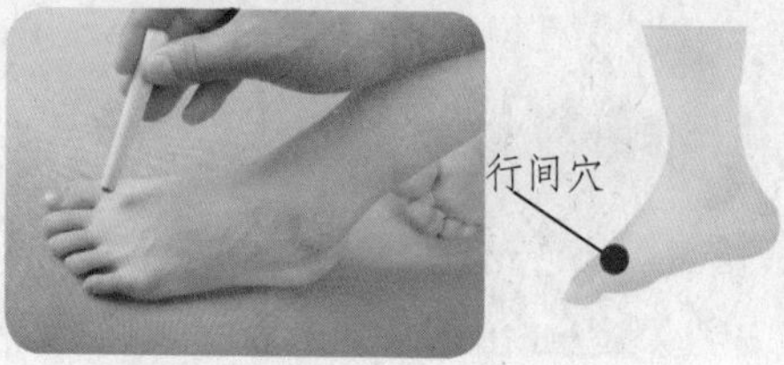

小儿厌食症

小儿厌食症指小儿（1 ~ 6 岁）较长时期食欲减退或消失的一种常见病症。主要的症状有呕吐、食欲不振、腹泻、便秘、腹胀、腹痛和便血等。造成此病的主要原因很多，如不良的饮食习惯，气候过热、湿度过高，小儿的情绪变化，某些慢性消化系统疾病等，长期厌食可致营养不良和体质减弱。中医认为本病的发生系由于饮食喂养不当，导致脾胃不和，受纳运化失健所致。在相关穴位艾灸可以消食化滞、健脾益胃、补益元气，从而治疗此症。

一般施灸

灸 中脘穴

【定位取穴】该穴位于上腹部，前正中线上，当脐中上 4 寸。取穴时，可采用仰卧位，脐中与胸剑联合部(心窝上边)的中点为取穴部位。

【功效】和胃健脾。

【施灸方法】宜采用回旋灸。施灸时，儿童平卧，施灸者站或坐于一旁，将点燃的艾条对准儿童的施灸部位，距离皮肤 1.5 ~ 3 厘米，左右方向平行往复或反复旋转施灸。

【施灸时间】每日灸 1 次，每次灸 15 分钟，10 天为 1 个疗程。

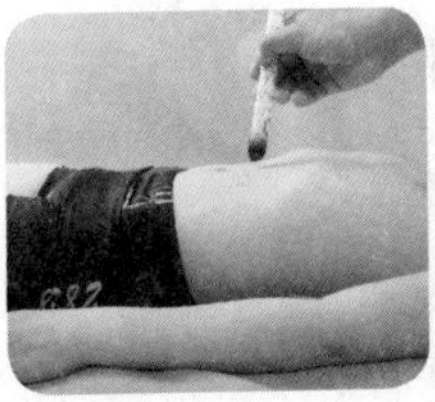

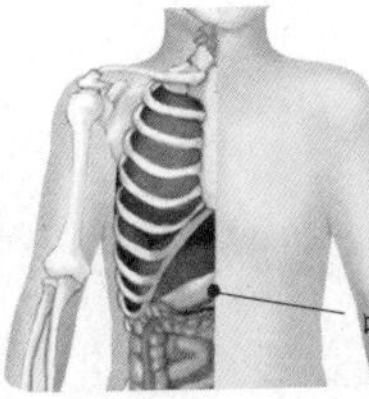

灸 四缝穴

【定位取穴】该穴位于位于第 2 至第 5 指掌面，第 1、2 节横纹中央。在第 2、3、4、5 掌面第 1、2 节横纹中央点取穴。

【功效】健脾行气，提高免疫力，促进生长发育。

【施灸方法】宜采用回旋灸。施灸时，儿童取坐位，施灸者站或坐于一旁，将点燃的艾条对准儿童的施灸部位，距离皮肤 1.5 ~ 3 厘米，左右方向平行往复或反复旋转施灸。

【施灸时间】每日灸 1 次，每次灸 15 分钟，10 天为 1 个疗程。

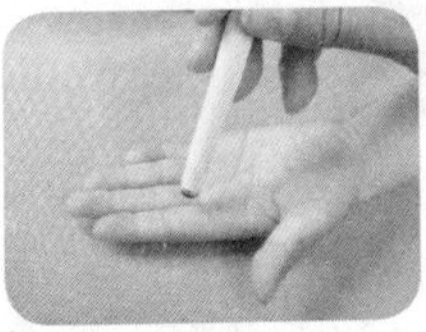

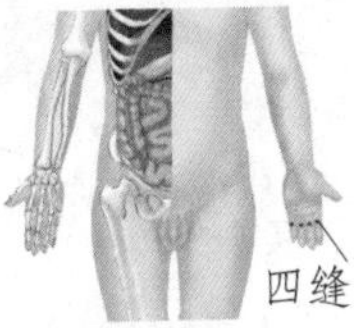

灸 身柱穴

【定位取穴】该穴位于背部，当后正中线上，第 3 胸椎棘突下凹陷中。

【功效】强身健体，增强体质，提高抵抗力。

【施灸方法】宜采用回旋灸。施灸时，儿童俯卧，施灸者站或坐于一旁，将点燃的艾条对准儿童的施灸部位，距离皮肤 1.5 ~ 3 厘米，左右方向平行往复或反复旋转施灸。

【施灸时间】每日灸 1 次，每次灸 15 分钟，10 天为 1 个疗程。

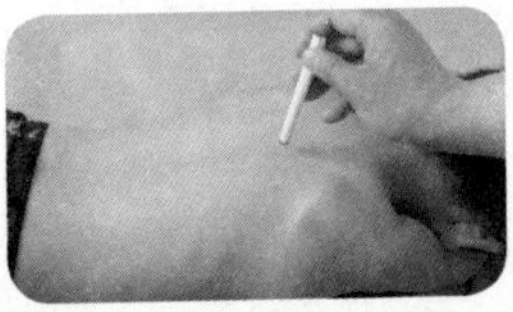

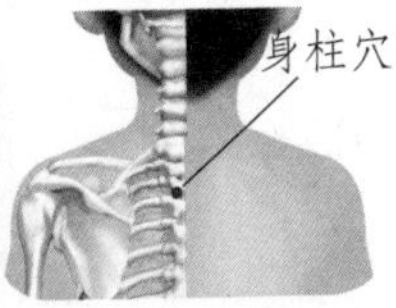

灸足三里穴

【定位取穴】该穴位于外膝眼下3寸，距胫骨前嵴1横指，当胫骨前肌上。取穴时，由外膝眼向下量4横指，在腓骨与胫骨之间，由胫骨旁量1横指，该处即是。

【功效】滋养气血。

【施灸方法】宜采用温和灸。施灸时，将点燃的艾条对准儿童的施灸部位，距离皮肤1.5～3厘米处施灸，以使患儿感到施灸处温热、舒适为度。

【施灸时间】每日灸1次，每次灸15分钟，10天为1个疗程。

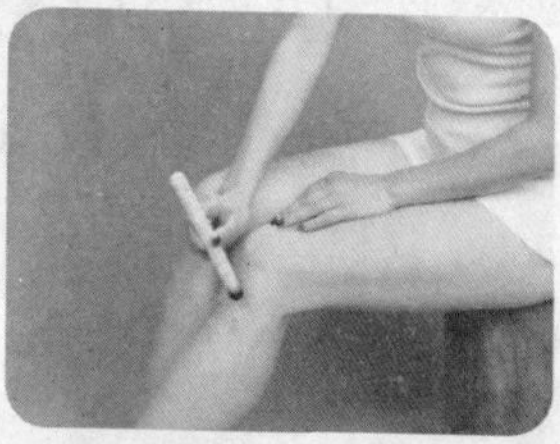

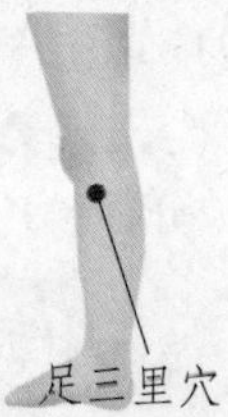

灸梁门穴

【定位取穴】该穴位于上腹，脐中上4寸，距前正中线2寸。平肚脐与胸剑联合连线之中点，前正中线旁开2寸为取穴部位。

【功效】调中气，和肠胃，化积滞。

【施灸方法】宜采用温和灸。施灸时，将点燃的艾条对准儿童的施灸部位，距离皮肤1.5～3厘米处施灸，以使患儿感到施灸处温热、舒适为度。

【施灸时间】每日灸1次，每次灸15分钟，10天为1个疗程。

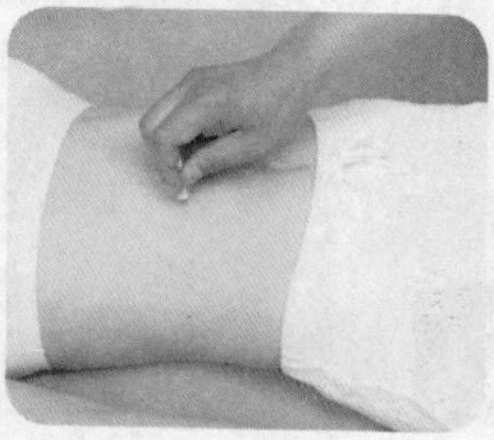

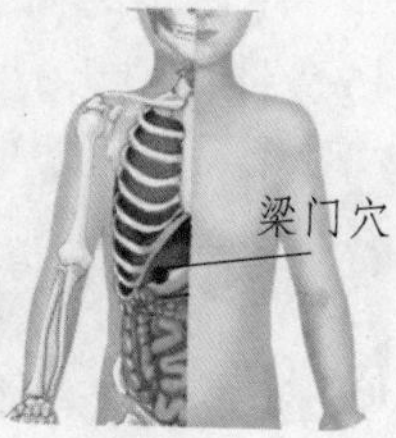

● 辨症施灸

症状：食欲减退，恶心呕吐，手足心热，睡眠不安，腹胀或腹泻。

加灸 下脘穴

【定位取穴】该穴位于上腹部，前正中线上，当脐中上2寸。

【功效】健脾和胃，散发脾热。

【施灸方法】宜采用回旋灸。施灸时，儿童平卧，施灸者站或坐于一旁，将点燃的艾条对准儿童的施灸部位，距离皮肤1.5～3厘米，左右方向平行往复或反复旋转施灸。

【施灸时间】每日灸1次，每次灸15分钟，10天为1个疗程。

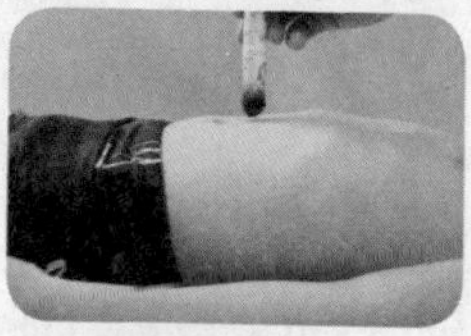

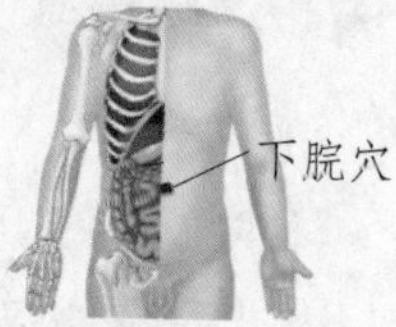

加灸 商丘穴

【定位取穴】该穴位于内踝前下方凹陷中，当舟骨结节与内踝尖连线的中点处。

【功效】散发脾热。

【施灸方法】宜采用温和灸。施灸时，将点燃的艾条对准儿童的施灸部位，距离皮肤1.5～3厘米处施灸，以使患儿感到施灸处温热、舒适为度。

【施灸时间】每日灸1次，每次灸15分钟，10天为1个疗程。

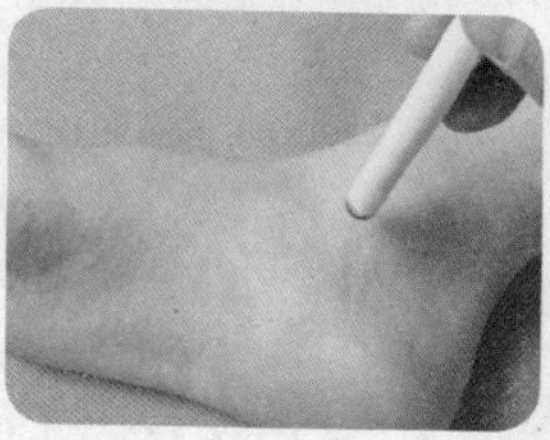

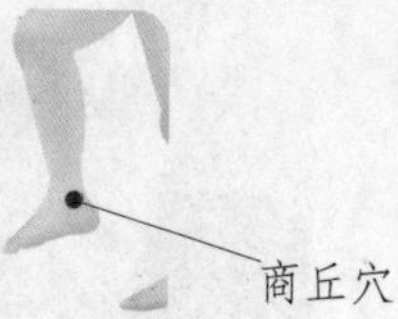

小儿遗尿

遗尿，俗称“尿床”，是指3岁以上的小儿睡眠中小便自遗、醒后才知的一种病症。3岁以下的小儿大脑未发育完全，正常的排尿习惯尚未养成，尿床不属病态，而年长小儿因贪玩、过度疲劳、睡前多饮等偶然尿床者不属病态。现代医学认为，本病因大脑皮质、皮质下中枢功能失调而引起。中医认为小儿因先天禀赋不足或素体虚弱导致肾气不足，下元虚冷，不能温养膀胱，膀胱气化功能失调，闭藏失职，不能约制水道，而为遗尿。肺脾气虚时，上虚不能制下，下虚不能上承，致使无权约束水道，则小便自遗，或睡中小便自出。肝经湿热郁结，热郁化火，迫注膀胱而致遗尿。在相应穴位艾灸能够补脾益肾，从而改善症状。

● 一般施灸

灸 关元穴

【定位取穴】该穴位于脐中下3寸，腹中线上，仰卧取穴。

【功效】培元固本，补益下焦。

【施灸方法】宜采用温和灸。施灸时，将点燃的艾条对准儿童的施灸部位，距离皮肤1.5～3厘米熏烤，以使患儿感到施灸处温热、舒适为度。

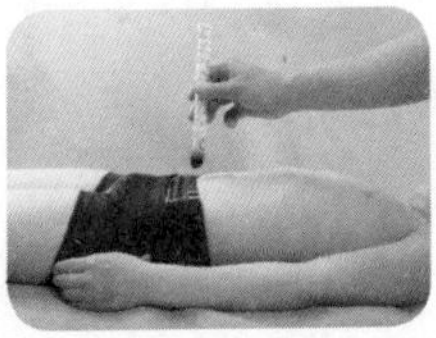

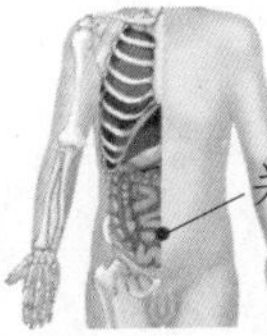

【施灸时间】每日灸1次，每次灸5～10分钟。

灸 三阴交穴

【定位取穴】该穴位于小腿内侧，当足内踝尖上3寸，胫骨内侧缘后方。取穴时正坐屈膝成直角，以手4指并拢，小指下边缘紧靠内踝尖上，食指上缘所在水平线在胫骨后缘的交点，为取穴部位。

【功效】滋阴降火。

【施灸方法】宜采用温和灸。施灸时，将点燃的艾条对准儿童的施灸部位，距离皮肤1.5～3厘米熏烤，以使患儿感到施灸处温热、舒适为度。

【施灸时间】每日灸1次，每次灸5～10分钟。

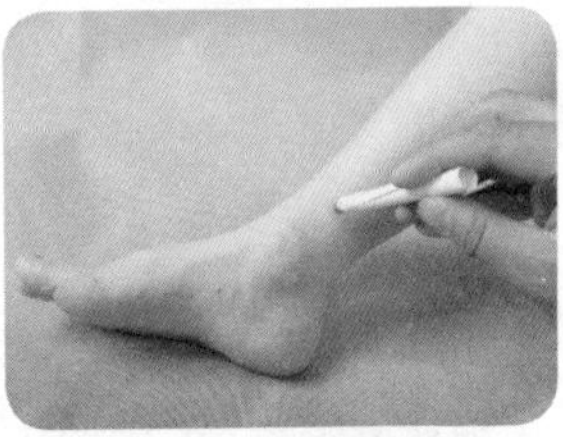

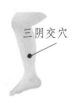

● 辨症施灸

症状1：肾气不足。

加灸 命门穴

【定位取穴】该穴位于腰部，当后正中线上，第2腰椎棘突下凹陷处。取穴时采用俯卧的姿势，指压时，有强烈的压痛感。

【功效】滋阴降火。

【施灸方法】宜采用温和灸。施灸时，将点燃的艾条对准儿童的施灸部位，距离皮肤1.5 ~ 3厘米熏烤，以使患儿感到施灸处温热、舒适为度。

【施灸时间】每日灸1次，每次灸5 ~ 10分钟。

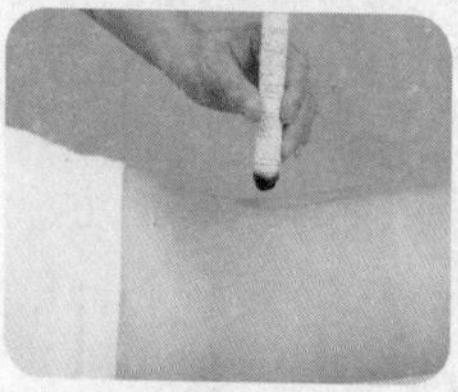
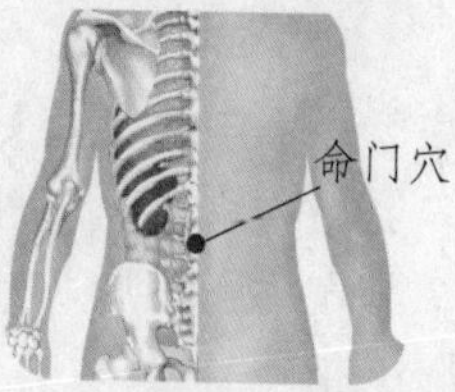

加灸 肾俞穴

【定位取穴】该穴位于腰部，当第2腰椎棘突下，旁开1.5寸。与肚脐中相对应处即为第2腰椎，其棘突下缘旁开约2横指（食、中指）处为取穴部位。

【功效】扶正固本。

【施灸方法】宜采用温和灸。施灸时，将点燃的艾条对准儿童的施灸部位，距离皮肤1.5 ~ 3厘米熏烤，以使患儿感到施灸处温热、舒适为度。

【施灸时间】每日灸1次，每次灸5 ~ 10分钟。

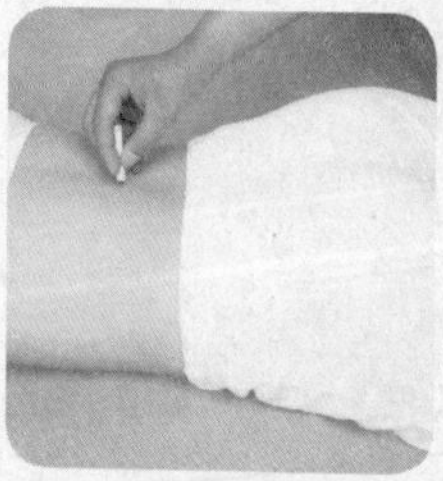
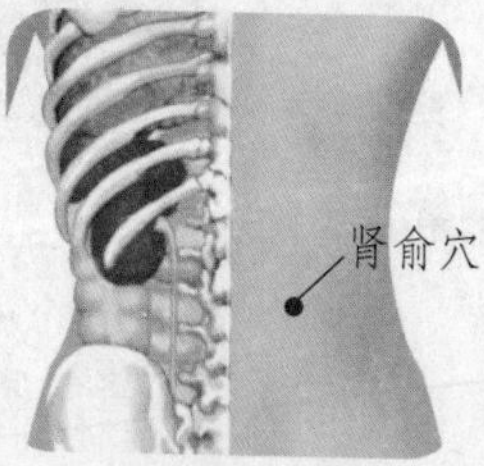

症状2：抽搐、发热、咳嗽、头痛、咽红。

加灸 气海穴

【定位取穴】该穴位于下腹部，前正中线上，当脐中下1.5寸。取穴时，可采用仰卧的姿势，直线连结肚脐与耻骨上方，将其分为10等分，从肚脐3/10的位置，即为此穴。

【功效】调气回阳。

【施灸方法】宜采用温和灸。施灸时，将点燃的艾条对准儿童的施灸部位，距离皮肤1.5 ~ 3厘米熏烤，以使患儿感到施灸处温热、舒适为度。

【施灸时间】每日灸1次，每次灸5 ~ 10分钟。

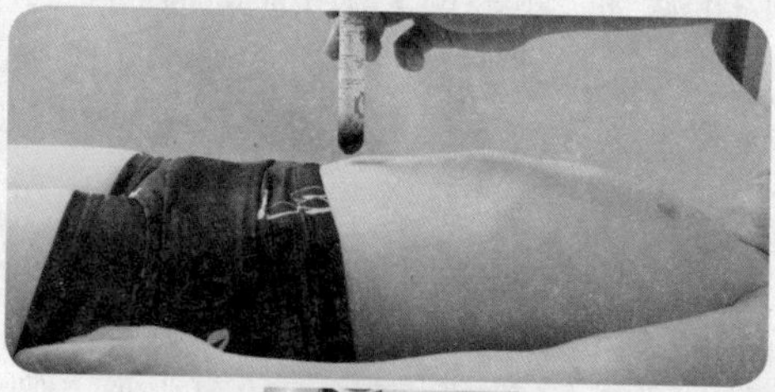
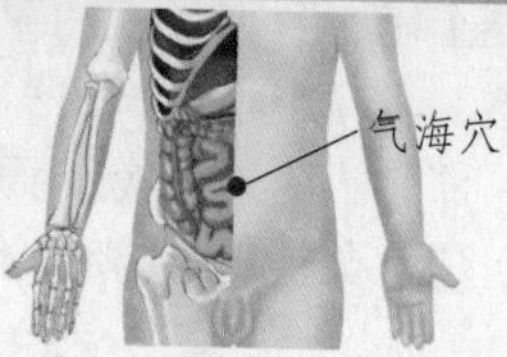

温馨小贴士

小儿遗尿有多种原因，如突然换新环境、气候变化如寒冷等。此外，孩子入睡前饮水过多；吃了西瓜等含水量多又有利尿作用的水果；父母在孩子夜间有便意时没有及时把尿等都会造成孩子尿床。如果是疾病因素引起的，先治疗疾病。排除了疾病因素，是由于不良生活习惯造成的遗尿，可以通过耐心的教育、解释和劝慰来纠正。

第六章

关“艾”中老年人，健康长寿身体棒

更年期综合征

更年期综合征在中医学亦称“经绝前后诸证”。中医认为妇女停经前后肾气渐衰，脏腑功能逐渐衰退，使人体阴阳失去平衡，因而有面红潮热、眩晕头胀、烦躁易怒、抑郁忧愁、心悸失眠、阴道干涩灼热、腰酸背痛、骨质疏松等症状。中医认为病机分为虚实两种，虚者多由肾气不足，冲任未充；或肝肾亏虚，精血亏虚；或脾胃虚弱，气血乏源；或久病失血，冲任不能满盈，血海亏虚，无血可下。实者多由气滞血瘀，或痰湿壅滞，经闭阻塞，冲任不通而成。病位在肾与胞宫，与肝脾等脏器功能有关。在相关穴位艾灸可以调补肾气、活血通络，有助于气血的生化和运行。从而推迟更年期的到来，缓解相应症状。

● 一般施灸

灸 足三里穴

【定位取穴】该穴位于外膝眼下 3 寸，距胫骨前嵴 1 横指，当胫骨前肌上。取穴时，由外膝眼向下量 4 横指，在腓骨与胫骨之间，由胫骨旁量 1 横指，该处即是。

【功效】能使血源源不断生长。

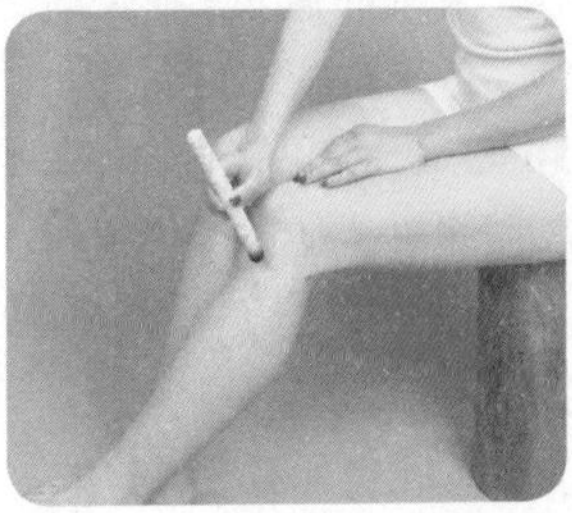

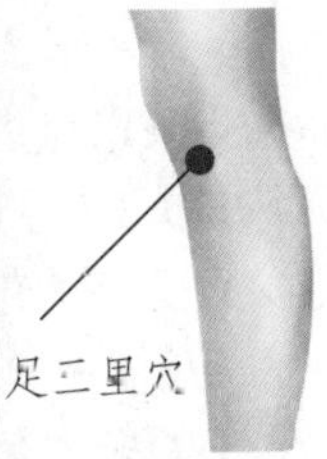

【施灸方法】采用温和灸法。取坐位，点燃艾条对准施灸部位，距离皮肤 1.5 ~ 3 厘米，以感到施灸处温热、舒适为度。

【施灸时间】每日灸 1 次，每次灸 5 ~ 15 分钟。

灸 三阴交穴

【定位取穴】该穴位于小腿内侧，当足内踝尖上 3 寸，胫骨内侧缘后方。取穴时正坐屈膝成直角，以手 4 指并拢，小指下边缘紧靠内踝尖上，食指上缘所在水平线在胫骨后缘的交点，为取穴部位。

【功效】益气，活血，通经。

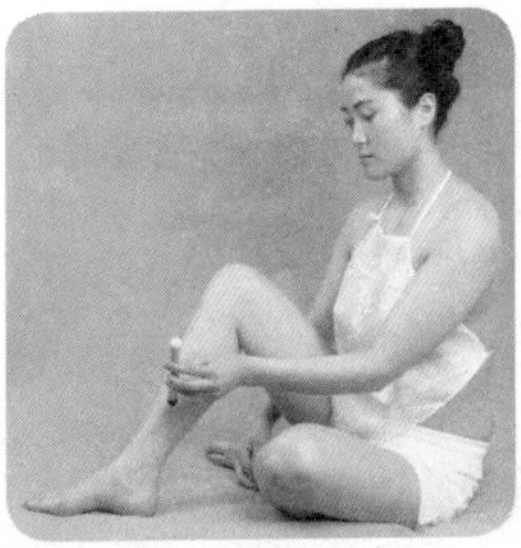

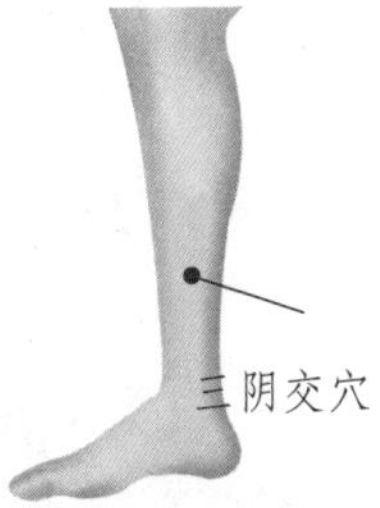

【施灸方法】宜采用温和灸。施灸时，取坐位，手执艾条以点燃的一端对准施灸部位，距离皮肤 1.5 ~ 3 厘米，以感到施灸处温热、舒适为度。

【施灸时间】每日灸 1 次，每次灸 5 ~ 15 分钟。

灸中极穴

【定位取穴】该穴位于下腹部，前正中线上，当脐中下 4 寸。

【功效】益肾兴阳，通经止带。

【施灸方法】宜采用回旋灸。施灸时，被施灸者平卧，施灸者站或坐于一旁，手执艾条以点燃的一端对准施灸部位，距离皮肤 1.5 ~ 3 厘米，左右方向平行往复或反复旋转施灸，以感到施灸处温热、舒适为度。

【施灸时间】每日灸 1 次，每次灸 5 ~ 15 分钟。

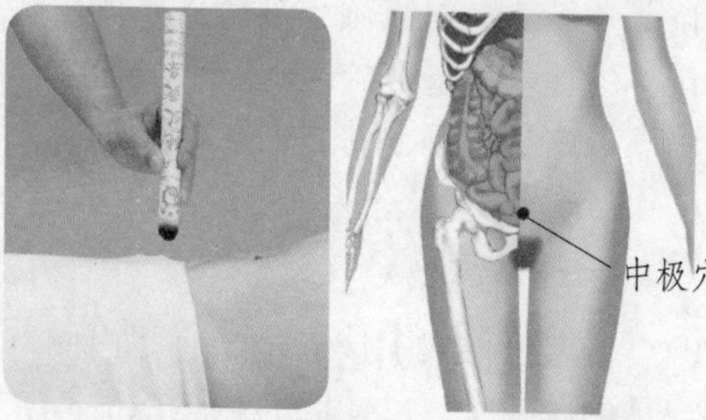

灸肾俞穴

【定位取穴】该穴位于腰部，当第 2 腰椎棘突下，旁开 1.5 寸。与肚脐中相对应处即为第 2 腰椎，其棘突下缘旁开约 2 横指（食、中指）处为取穴部位。

【功效】外散肾脏之热。

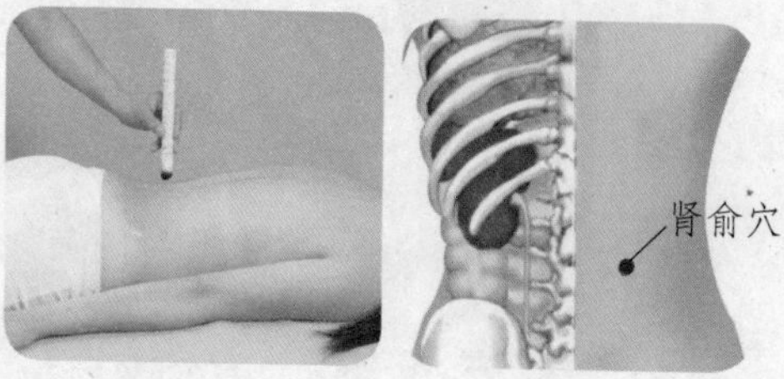

【施灸方法】被施灸者俯卧，施灸者站或坐于一旁，手执艾条以点燃的一端对准施灸部位，距离皮肤 1.5 ~ 3 厘米，以感到施灸处温热、舒适为度。

【施灸时间】每日灸 1 次，每次灸 10 ~ 15 分钟。

灸子宫穴

【定位取穴】该穴位于下腹部，当脐中下 4 寸，中极旁开 3 寸。取穴时，患者卧位，在脐下 4 寸，旁开 3 寸处取穴。

【功效】活血化瘀，升提下陷。

【施灸方法】宜采用温和灸。施灸时，被施灸者平卧，施灸者手执艾条以点燃的一端对准施灸部位，距离皮肤 1.5 ~ 3 厘米，以感到施灸处温热、舒适为度。

【施灸时间】每日灸 1 次，每次灸 5 ~ 15 分钟。

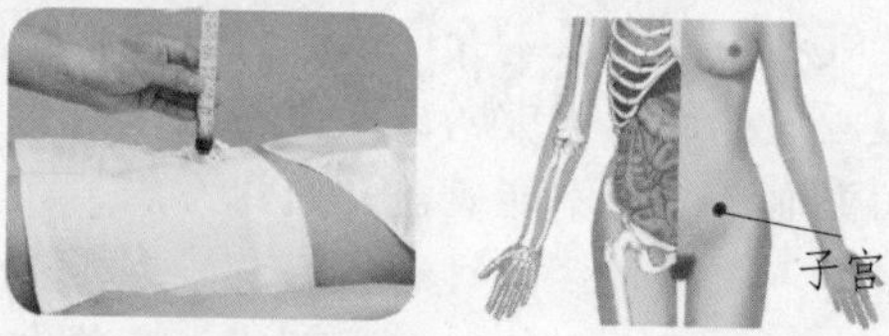

灸悬钟穴

【定位取穴】该穴位于小腿外侧，当外踝尖上 3 寸，腓骨前缘。或定于腓骨后缘与腓骨长、短肌之间凹陷处。

【功效】调和气血。

【施灸方法】宜采用温和灸。施灸时，手执艾条以点燃的一端对准施灸部位，距离皮肤 1.5 ~ 3 厘米处施灸，以感到施灸处温热、舒适为度。

【施灸时间】每日灸 1 次，每次灸 10 ~ 15 分钟，灸至皮肤产生红晕为止。

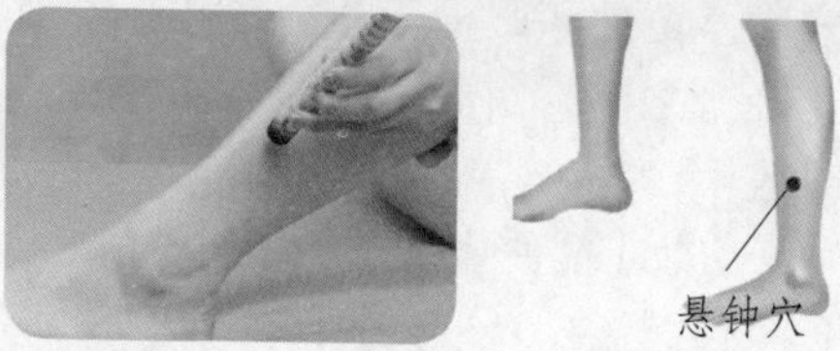

辨症施灸

症状 1：经期推迟，经量少，平时带下多，阴道干涩，失眠多梦，皮肤瘙痒，情绪易激动。

加灸 太溪穴

【定位取穴】该穴位于足内侧，内踝后方与脚跟骨筋腱之间的凹陷处。也就是说在脚的内踝与跟腱之间的凹陷处。双侧对称，也就是 2 个。

【功效】滋阴补肾。

【施灸方法】取坐位，施灸时，手执艾条以点燃的一端对准施灸部位，距离皮肤 1.5 ~ 3 厘米，以感到施灸处温热、舒适为度。

【施灸时间】每日灸 1 次，每次灸 3 ~ 15 分钟，灸至皮肤产生红晕为止。

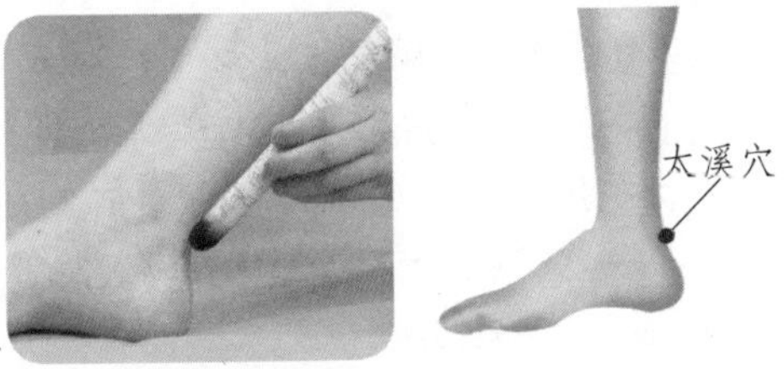

加灸 太冲穴

【定位取穴】该穴位于足背侧，第 1、2 趾跖骨连接部位中。取穴时，可采用正坐或仰卧的姿势，以手指沿拇趾、次趾夹缝向上移压，压至能感觉到动脉应手，即是太冲穴。

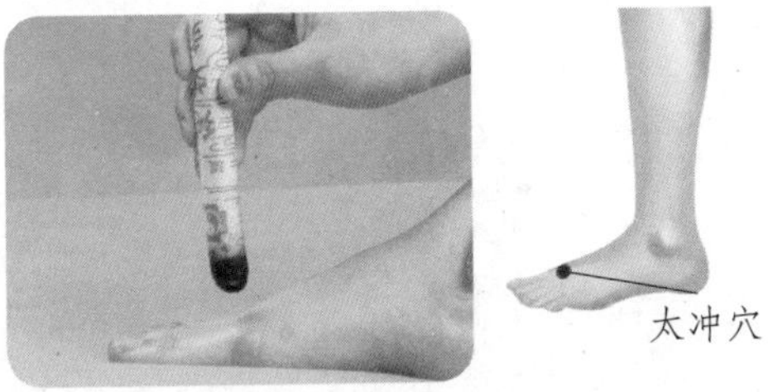

【功效】强壮腰膝，行气解郁。

【施灸方法】手执艾条，以点燃的一端对准施灸部位，距离皮肤 1.5 ~ 3 厘米施灸。

【施灸时间】每日灸 1 次，每次灸 3 ~ 15 分钟。

加灸 志室穴

【定位取穴】该穴位于腰部，当第 2 腰椎棘突下，旁开 3 寸 (与肚脐中相对应处即为第 2 腰椎，其棘突下缘旁开 4 横指处为取穴部位)。

【功效】清热，利湿，解郁。

【施灸方法】取坐位，施灸时，被施灸者俯卧，施灸者手执艾条以点燃的一端对准施灸部位，距离皮肤 1.5 ~ 3 厘米，以感到施灸处温热、舒适为度。

【施灸时间】每日灸 1 次，每次灸 3 ~ 15 分钟，灸至皮肤产生红晕为止。

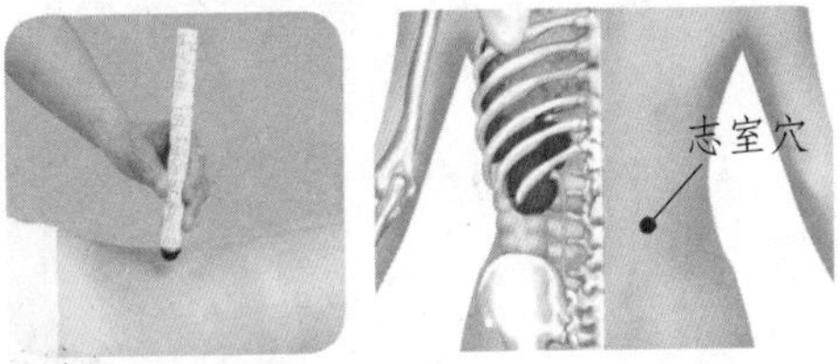

加灸 肝俞穴

【定位取穴】该穴位于背部，当第 9 胸椎棘突下，旁开 1.5 寸。由平双肩胛骨下角之椎骨 (第 7 胸椎)，往下推 2 个椎骨，即第 9 胸椎棘突下缘，旁开约 2 横指 (食、中指) 处为取穴部位。

【功效】行气解郁，促进血液循环。

【施灸方法】施灸时，被施灸者俯卧，施灸者手执艾条以点燃的一端对准施灸

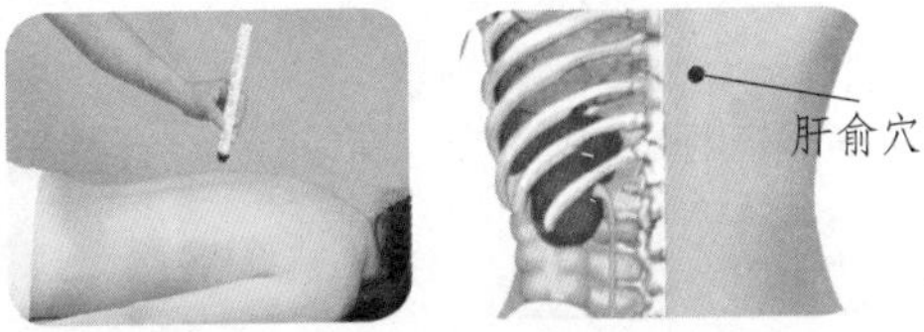

部位，距离皮肤 1.5 ~ 3 厘米，以感到施灸处温热、舒适为度。

【施灸时间】每日灸 1 次，每次灸 3 ~ 15 分钟。

症状 2：失眠、心悸、心烦，腰酸头晕。

加灸 太溪、劳宫穴

【定位取穴】太溪穴位于足内侧，内踝后方与脚跟骨筋腱之间的凹陷处。也就是说在脚的内踝与跟腱之间的凹陷处。双侧对称，也就是 2 个。劳宫穴位于手掌心，当第 2、3 掌骨之间偏于第 3 掌骨，握拳屈指时中指尖处。

【功效】滋阴补肾，温肾活血。

【施灸方法】取坐位，施灸时，手执艾条以点燃的一端对准施灸部位，距离皮肤 1.5 ~ 3 厘米，以感到施灸处温热、舒适为度。

【施灸时间】每日灸 1 次，每次灸 3 ~ 15 分钟。

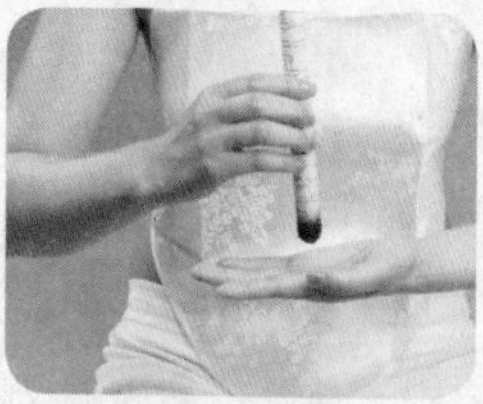

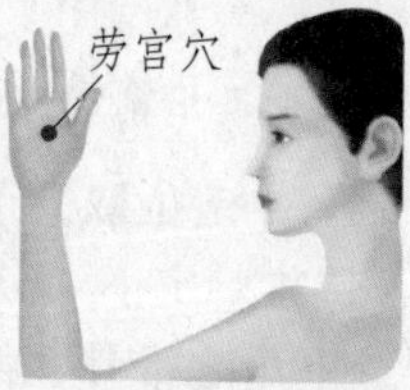

症状 3：月经过多，闭经，面目肢体水肿，四肢寒冷。

加灸 命门穴

【定位取穴】该穴位于腰部，当后正中线上，第 2 腰椎棘突下凹陷处。取穴时采用俯卧的姿势，指压时，有强烈的压痛感。

【功效】固本温中，滋阴降火。

【施灸方法】施灸时，被施灸者俯卧，施灸者站或坐于一旁，手执艾条以点燃的一端对准施灸部位，距离皮肤 1.5 ~ 3 厘米，以感到施灸处温热、舒适为度。

【施灸时间】每日灸 1 次，每次灸 10 ~ 20 分钟。

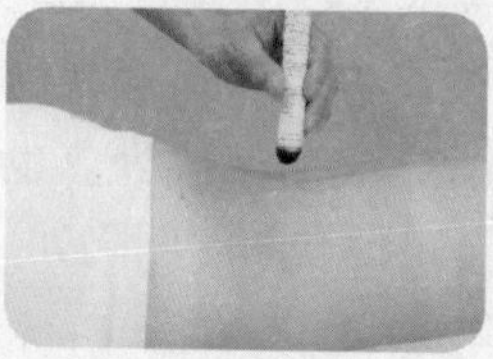

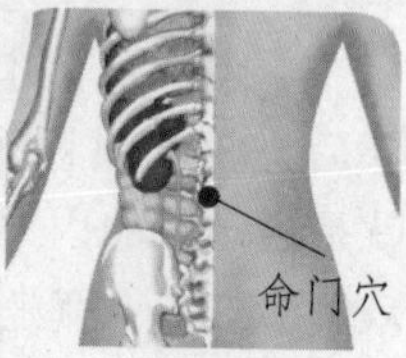

加灸 脾俞穴

【定位取穴】该穴位于背部，当第 11 胸椎棘突下，旁开 1.5 寸。与肚脐中相对应处即为第 2 腰椎，由第 2 腰椎往上摸 3 个椎体，即为第 11 胸椎，其棘突下缘旁开约 2 横指 (食、中指) 处为取穴部位。

【功效】健脾解郁，疏肝理气。

【施灸方法】施灸时，被施灸者俯卧，施灸者手执艾条以点燃的一端对准施灸部位，距离皮肤 1.5 ~ 3 厘米，以感到施灸处温热、舒适为度。

【施灸时间】每日灸 1 次，每次灸 10 ~ 20 分钟。

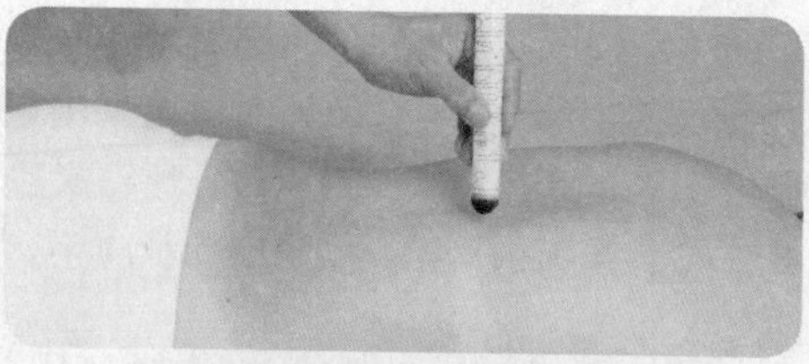

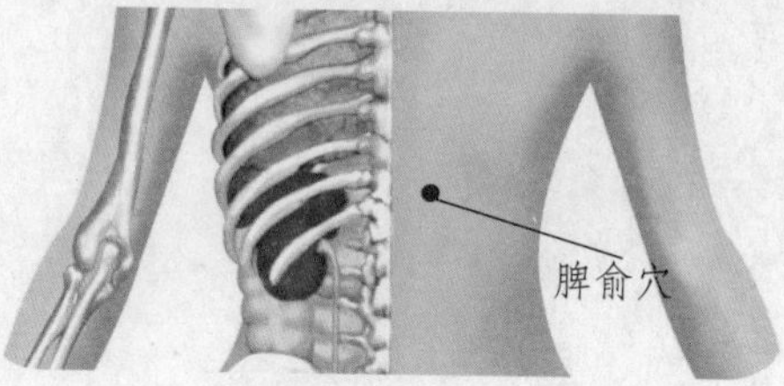

高血压

高血压病，是以体循环动脉血压增高为主要临床特征，并伴有血管、心、脑、肾等器官病理性改变的全身性疾病。成年人收缩压在140mmHg以上，并（或）伴有舒张压在90mmHg以上，排除继发性高血压，并伴有头痛、头晕、耳鸣、健忘、失眠、心跳加快等症状，即可确诊为高血压病。中医认为高血压病因主要为风、火、痰、内虚所致。其病机为气血阴阳失调，使脑髓空虚，脉络失养，或清阳不升，或火扰清窍引起高血压症。而肝阳上亢、痰浊中阻、气血亏虚或血瘀、肾阳不足则又是产生气血阴阳失调的病理转输。在相关穴位艾灸可以通畅气血，疏导经络，拔除病气，调整人体阴阳平衡，增强人体抗病能力，最后达到扶正祛邪，治疗高血压的目的。

● 一般施灸

灸 足三里穴

【定位取穴】该穴位于外膝眼下3寸，距胫骨前嵴1横指，当胫骨前肌上。取穴时，由外膝眼向下量4横指，在腓骨与胫骨之间，由胫骨旁量1横指，该处即是。

【功效】祛除寒气，调理脾胃。

【施灸方法】采用温和灸法。取坐位，点燃艾条对准施灸部位，距离皮肤1.5 ~ 3厘米，以感到施灸处温热、舒适为度，灸至皮肤产生红晕为止。

【施灸时间】隔日灸1次，每次灸3 ~ 15分钟。最好在每晚临睡前灸。

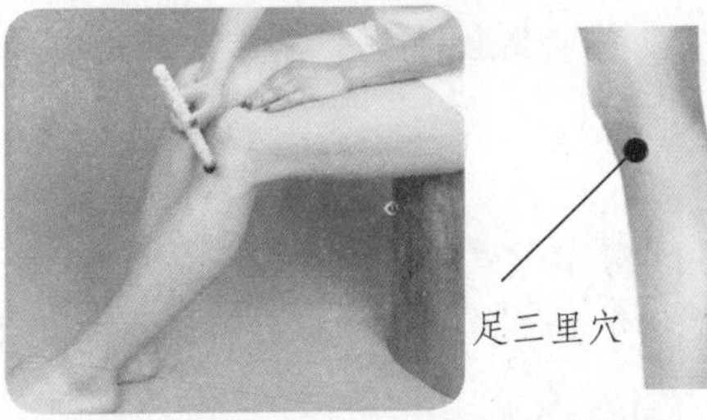

灸 内关穴

【定位取穴】该穴位于前臂掌侧，当曲泽与大陵的连线上，腕横纹上2寸，掌长肌肌腱与桡侧腕屈肌肌腱之间。取穴时，患者采用正坐或仰卧，仰掌的姿势，从近手腕之横皱纹的中央，往上约两指宽的中央。

【功效】宁心安神，和胃降逆。

【施灸方法】施灸时，手执艾条以点燃的一端对准施灸部位，距离皮肤1.5 ~ 3厘米，以感到施灸处温热、舒适为度。

【施灸时间】每日灸2 ~ 3次，每次灸10 ~ 15分钟左右。

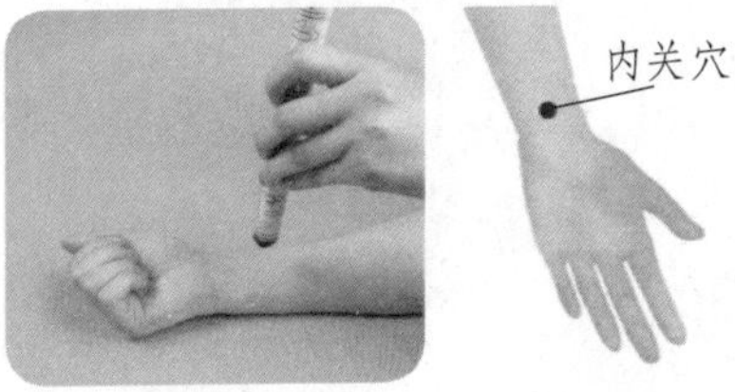

灸 悬钟穴

【定位取穴】该穴位于小腿外侧，当外踝尖上3寸，腓骨前缘。或定于腓骨后缘与腓骨长、短肌之间凹陷处。

【功效】泄胆火、清髓热、舒筋脉，平肝熄风，舒肝益肾。

【施灸方法】宜采用温和灸。施灸时，手执艾条以点燃的一端对准施灸部位，距离皮肤 1.5 ~ 3 厘米处施灸，以感到施灸处温热、舒适为度。

【施灸时间】每日灸 1 次，每次灸 3 ~ 5 分钟，灸至皮肤产生红晕为止。

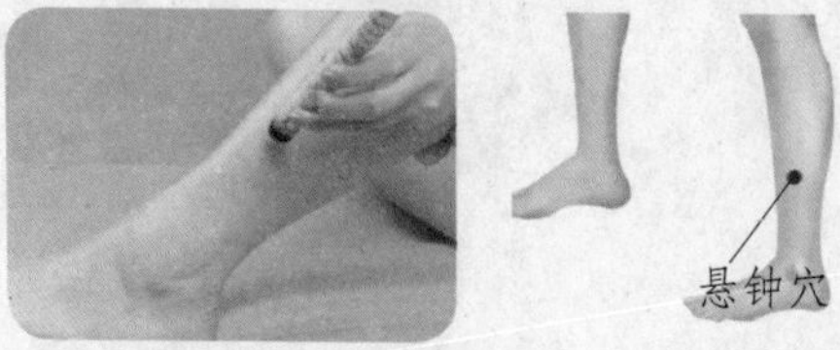

灸 曲池穴

【定位取穴】该穴位于肘横纹外侧端，屈肘时当尺泽与肱骨外上髁连线中点。取穴时，仰掌屈肘成 45°，肘关节桡侧，肘横纹头为取穴部位。

【功效】清热去火。

【施灸方法】宜采用温和灸。施灸时，手执艾条以点燃的一端对准施灸部位，距离皮肤 1.5 ~ 3 厘米处施灸，以感到施灸处温热、舒适为度。

【施灸时间】每日灸 1 次，每次灸 3 ~ 7 分钟，灸至皮肤产生红晕为止。

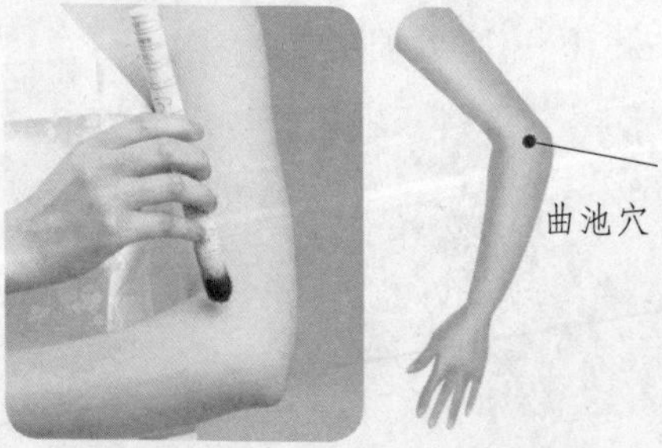

● 辨症施灸

症状 1：面红耳赤、烦躁易怒。

加灸 太冲穴

【定位取穴】该穴位于足背侧，第 1、2 趾跖骨连接部位中。取穴时，可采用正坐或仰卧的姿势，以手指沿拇趾、次趾夹缝向上移压，压至能感觉到动脉应手，即是太冲穴。

【功效】燥湿生风。

【施灸方法】手执艾条，以点燃的一端对准施灸部位，距离皮肤 1.5 ~ 3 厘米施灸，以感到施灸处温热、舒适为度。

【施灸时间】每日灸 1 次，每次灸 3 ~ 5 分钟。

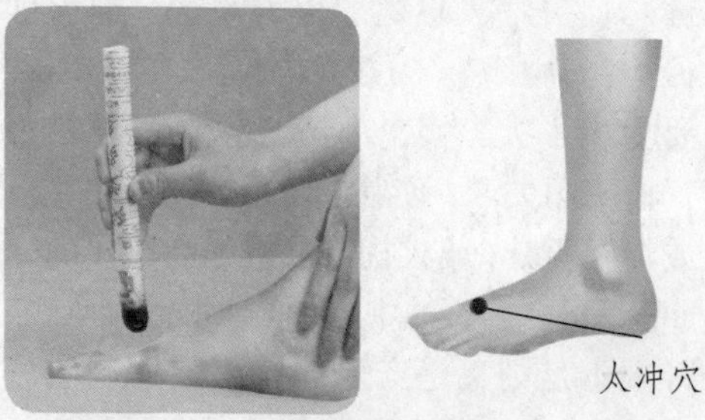

加灸 行间穴

【定位取穴】行间穴位于足背侧，当第 1、2 趾间，趾蹼缘的后方赤白肉际处。

【功效】行气疏肝。

【施灸方法】手执艾条，以点燃的一端对准施灸部位，距离皮肤 1.5 ~ 3 厘米施灸，以感到施灸处温热、舒适为度。

【施灸时间】每日灸 1 次，每次灸 3 ~ 5 分钟。

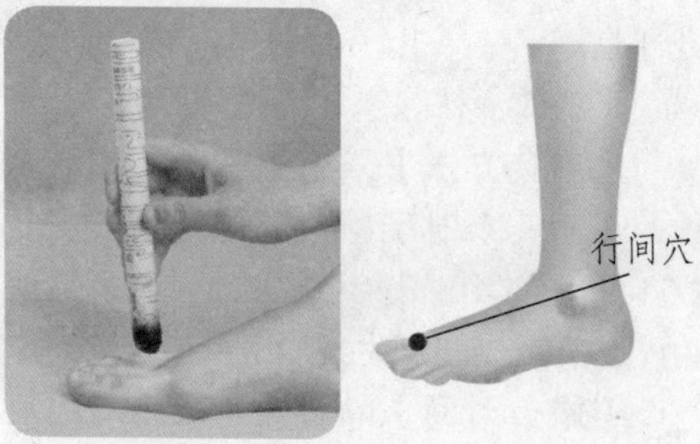

加灸 肝俞穴

【定位取穴】该穴位于背部，当第9胸椎棘突下，旁开1.5寸。由平双肩胛骨下角之椎骨(第7胸椎)，往下推2个椎骨，即第9胸椎棘突下缘，旁开约2横指(食、中指)处为取穴部位。

【功效】散发脏腑之热。

【施灸方法】施灸时，被施灸者俯卧，施灸者手执艾条以点燃的一端对准施灸部位，距离皮肤1.5～3厘米，以感到施灸处温热、舒适为度。

【施灸时间】每日灸1次，每次灸3～5分钟，灸至皮肤产生红晕为止。

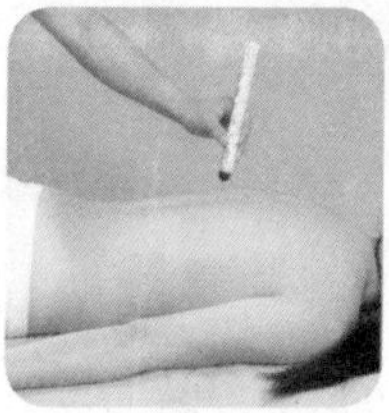

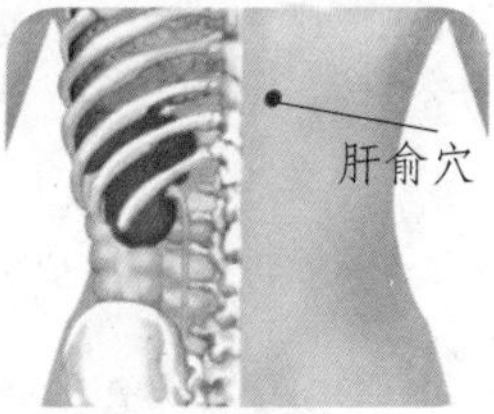

症状2：耳鸣、腰膝酸软、五心烦热。

加灸 太溪穴

【定位取穴】该穴位于足内侧，内踝后方与脚跟骨筋腱之间的凹陷处。也就是说在脚的内踝与跟腱之间的凹陷处。双侧对称，也就是2个。

【功效】滋阴补肾。

【施灸方法】取坐位，施灸时，手

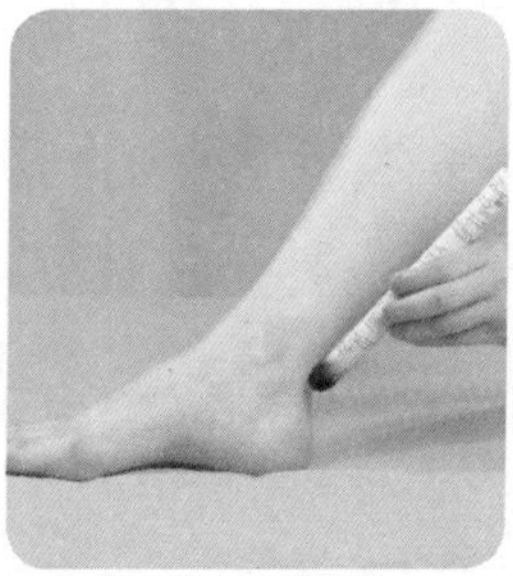

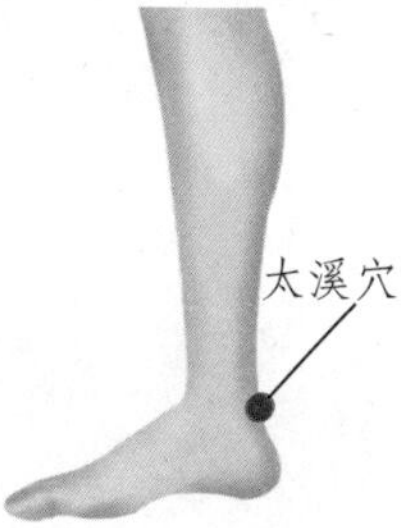

执艾条以点燃的一端对准施灸部位，距离皮肤1.5～3厘米，以感到施灸处温热、舒适为度。

【施灸时间】每日灸1次，每次灸3～5分钟，灸至皮肤产生红晕为止。

加灸 三阴交穴

【定位取穴】该穴位于小腿内侧，当足内踝尖上3寸，胫骨内侧缘后方。取穴时正坐屈膝成直角，以手4指并拢，小指下边缘紧靠内踝尖上，食指上缘所在水平线在胫骨后缘的交点，为取穴部位。

【功效】滋阴降火，活血通经。

【施灸方法】施灸时，取坐位，手执艾条以点燃的一端对准施灸部位，距离皮肤1.5～3厘米，以感到施灸处温热、舒适为度。

【施灸时间】每日灸1次，每次灸3～5分钟，灸至皮肤产生红晕为止。

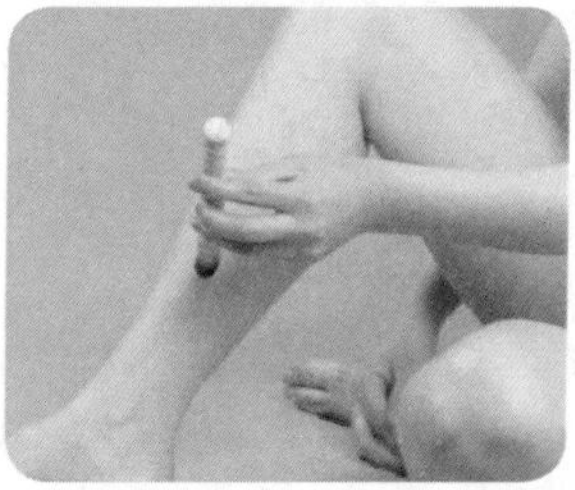

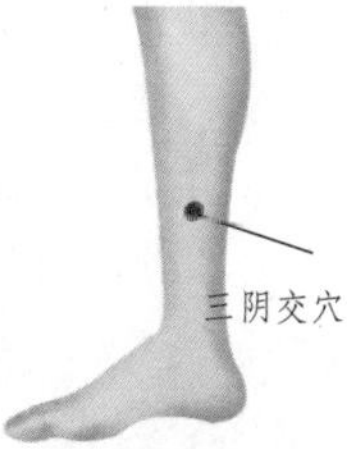

症状3：头痛、头沉，胸胃发闷，不思饮食。

加灸 内关穴

【定位取穴】该穴位于前臂掌侧，当曲泽与大陵的连线上，腕横纹上2寸，掌长肌肌腱与桡侧腕屈肌肌腱之间。取穴时，患者采用正坐或仰卧，仰掌的姿势，从近手腕之横皱纹的中央，往上约两指宽的中央。

【功效】宁心安神。

【施灸方法】温和灸。施灸时，手执艾条以点燃的一端对准施灸部位，距离皮肤 1.5 ～ 3 厘米，以感到施灸处温热、舒适为度。

【施灸时间】每日灸 1 次，每次灸 3 ～ 5 分钟。

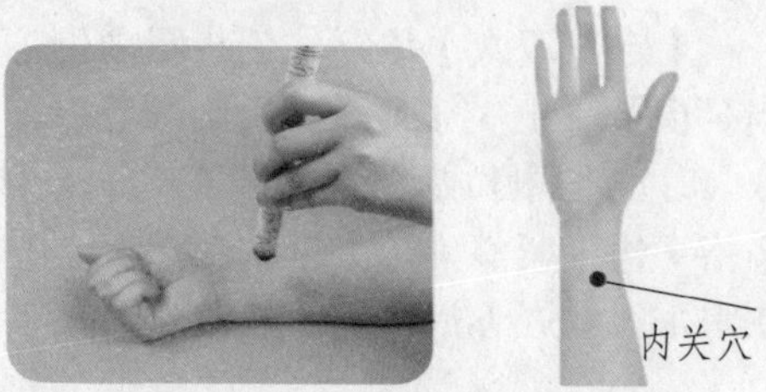

加灸 丰隆穴

【定位取穴】该穴位于小腿前外侧，外踝尖上 8 寸，条口穴外，距胫骨前缘 2 横指（中指）。

【功效】和胃降逆。

【施灸方法】温和灸。取坐位，手执艾条以点燃的一端对准施灸部位，距离皮肤 1.5 ～ 3 厘米，以感到施灸处温热、舒适为度。

【施灸时间】每日灸 1 次，每次灸 3 ～ 5 分钟。

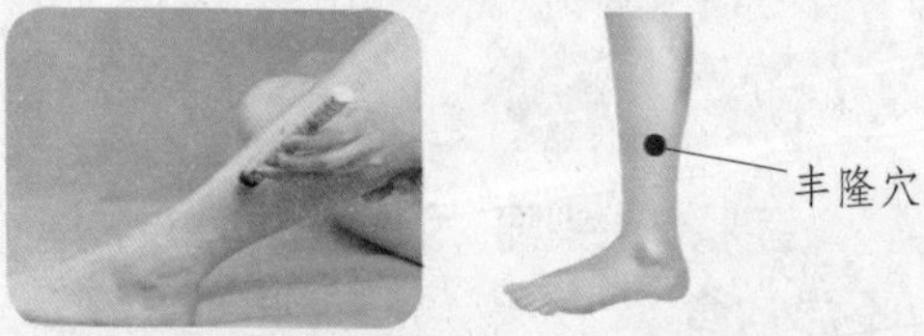

症状 4：头晕，头痛。

加灸 行间穴

【定位取穴】行间穴位于足背侧，当第 1、2 趾间，趾蹼缘的后方赤白肉际处。

【功效】行气去火。

【施灸方法】温和灸。施灸时，取坐位，手执艾条，以点燃的一端对准施灸部位，距离皮肤 1.5 ～ 3 厘米施灸，以感到施灸处温热、舒适为度。

【施灸时间】每日灸 1 次，每次灸 3 ～ 5 分钟。

加灸 太阳穴

【定位取穴】该穴位于耳郭前面，前额两侧，外眼角延长线的上方，由眉梢到耳朵之间大约 1/3 的地方，用手触摸最凹陷处就是太阳穴。

【功效】止痛醒脑、振奋精神。

【施灸方法】宜采用温和灸。施灸时，被施灸者取坐位，施灸者手执艾条以点燃的一端对准施灸穴位上，距离皮肤 1.5 ～ 3 厘米，以感到施灸处温热、舒适为度。

【施灸时间】每日灸 1 次，每次灸 3 ～ 5 分钟，灸至皮肤产生红晕为止。

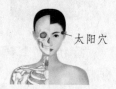

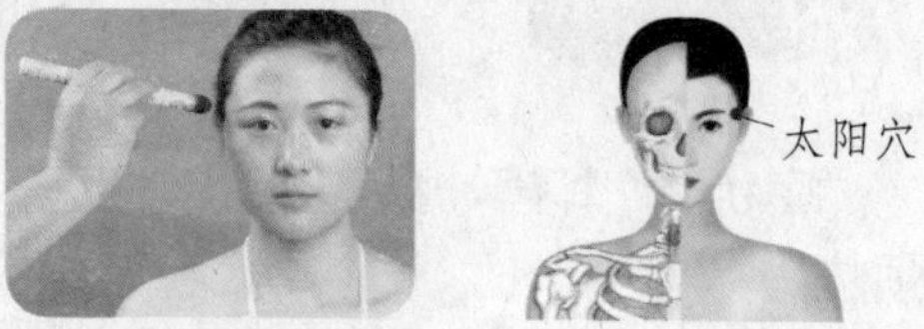

加灸 阳陵泉穴

【定位取穴】该穴位于小腿外侧，当腓骨头前下方凹陷处。取穴时，坐位，屈膝成 90°，膝关节外下方，腓骨小头前缘与下缘交叉处的凹陷，为取穴部位。

【功效】升清降浊。

【施灸方法】施灸时，取坐位，手执艾条，以点燃的一端对准施灸部位，距离皮肤 1.5 ～ 3 厘米施灸，以感到施灸处温热、舒适为度。

【施灸时间】每日灸 1 次，每次灸 3 ～ 5 分钟。

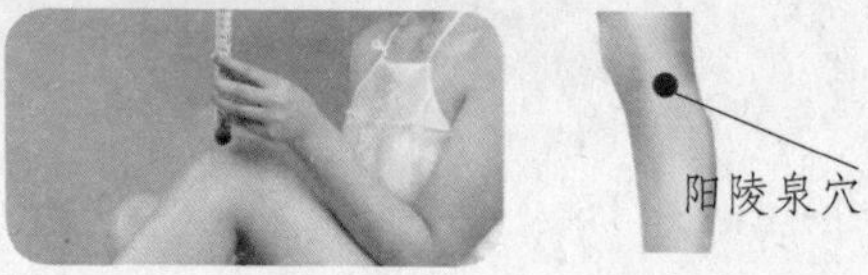

高血脂

高脂血症是指血脂水平过高，可直接引起一些严重危害人体健康的疾病，如动脉粥样硬化、冠心病、胰腺炎等。高脂血症可分为原发性和继发性两类。原发性与先天性和遗传有关，是由于单基因缺陷或多基因缺陷，使参与脂蛋白转运和代谢的受体、酶或载脂蛋白异常所致，或由于环境因素（饮食、营养、药物）和通过未知的机制而致。继发性多发生于代谢性紊乱疾病（糖尿病、高血压、黏液性水肿、甲状腺功能低下、肥胖、肝肾疾病、肾上腺皮质功能亢进等），或与其他因素如年龄、性别、季节、饮酒、吸烟、饮食、体力活动、精神紧张、情绪活动等有关。艾灸可疏泄体内湿热，促进体内血液、水液的代谢和循环，促进脂类代谢，从而降低血脂。

● 一般施灸

灸神阙穴

【定位取穴】该穴位于腹中部，脐中央。

【功效】益气补阳，温肾健脾，祛风除湿，温阳救逆，温通经络，调和气血。

【施灸方法】施灸时，被施灸者平躺，施灸者手执艾条以点燃的一端对准施灸部位，距离皮肤 1.5 ~ 3 厘米，以感到施灸处温热、舒适为度。

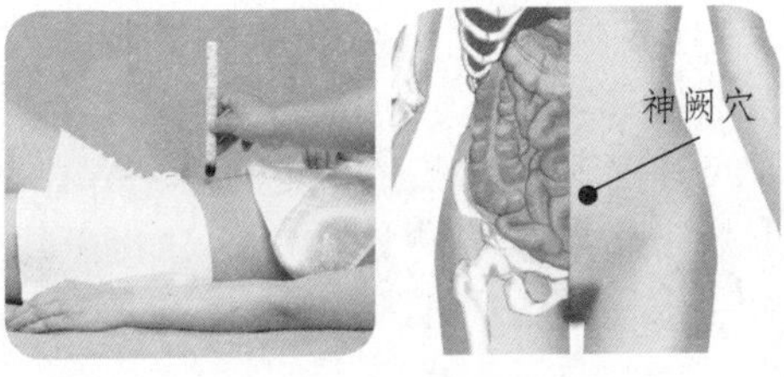

【施灸时间】每日灸 1 次，每次灸 10 ~ 20 分钟左右，灸至皮肤产生红晕为止。

灸足三里穴

【定位取穴】该穴位于外膝眼下 3 寸，距胫骨前嵴 1 横指，当胫骨前肌上。取穴时，由外膝眼向下量 4 横指，在腓骨与胫骨之间，由胫骨旁量 1 横指，该处即是。

【功效】能使纤维蛋白降解产物下降，可以改善血液黏滞度，并有扩张血管，降低血液凝聚的作用。

【施灸方法】采用温和灸。施灸时，取坐位，点燃艾条对准施灸部位，距离皮肤 1.5 ~ 3 厘米，以感到施灸处温热、舒适为度。

【施灸时间】隔日灸 1 次，每次灸 3 ~ 5 分钟，灸至皮肤产生红晕为止。最好在每晚临睡前灸。

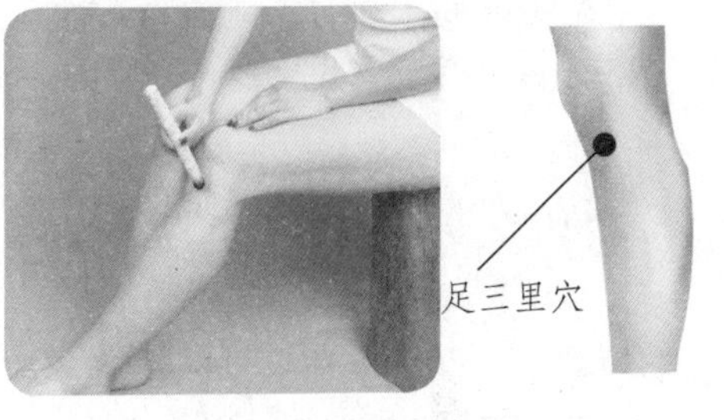

灸脾俞穴

【定位取穴】该穴位于背部，当第 11 胸椎棘突下，旁开 1.5 寸。与肚脐中相对应处即为第 2 腰椎，由第 2 腰椎往上摸 3 个椎体，即为第 11 胸椎，其棘突下缘旁开约 2 横指（食、中指）处为取穴部位。

【功效】益气补肾。

【施灸方法】施灸时，被施灸者俯卧，施灸者手执艾条以点燃的一端对准施灸部位，距离皮肤 1.5 ~ 3 厘米，以感到施灸处温热、舒适为度。

【施灸时间】每日灸 1 ~ 2 次，每次灸 10 ~ 15 分钟。

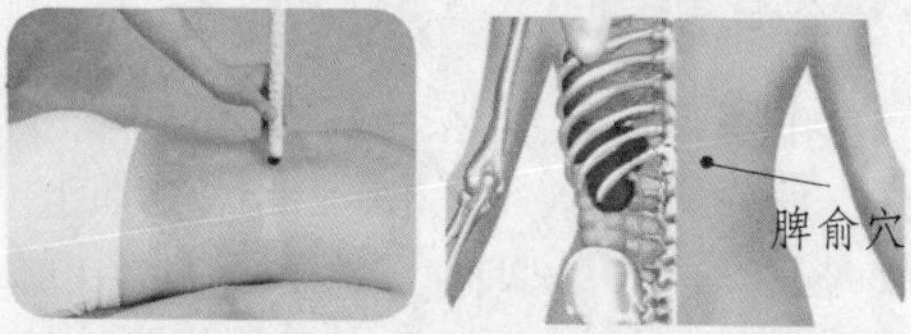

灸 肝俞穴

【定位取穴】该穴位于背部，当第 9 胸椎棘突下，旁开 1.5 寸。由平双肩胛骨下角之椎骨（第 7 胸椎），往下推 2 个椎骨，即第 9 胸椎棘突下缘，旁开约 2 横指（食、中指）处为取穴部位。

【功效】调理肝脾。

【施灸方法】施灸时，被施灸者俯卧，施灸者手执艾条以点燃的一端对准施灸部位，距离皮肤 1.5 ~ 3 厘米，以感到施灸处温热、舒适为度。

【施灸时间】每日灸 1 次，每次灸 3 ~ 15 分钟，灸至皮肤产生红晕为止。

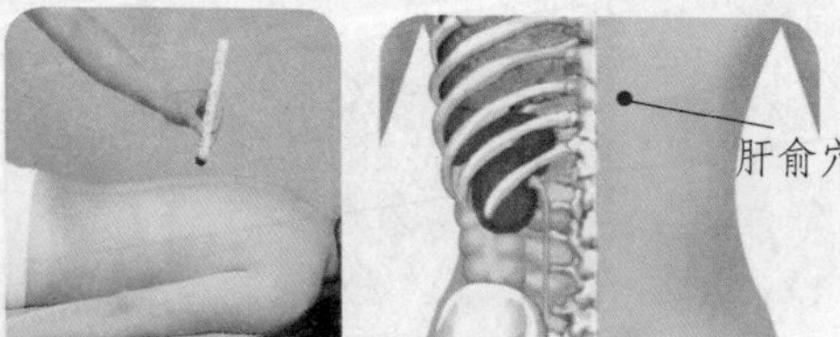

灸 悬钟穴

【定位取穴】该穴位于小腿外侧，当外踝尖上 3 寸，腓骨前缘。或定于腓骨后缘与腓骨长、短肌之间凹陷处。

【功效】调和气血，舒肝益肾。

【施灸方法】宜采用温和灸。施灸时，手执艾条以点燃的一端对准施灸部位，距离皮肤 1.5 ~ 3 厘米处施灸，以感到施灸处温热、舒适为度。

【施灸时间】每日灸 1 次，每次灸 5 ~ 10 分钟。

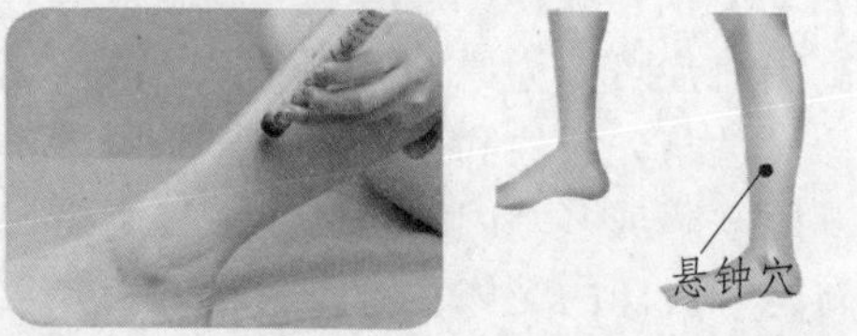

灸 丰隆穴

【定位取穴】该穴位于小腿前外侧，外踝尖上 8 寸，条口穴外，距胫骨前缘 2 横指（中指）。

【功效】健脾化痰，和胃降逆，化湿通络，通便，清神志。

【施灸方法】温和灸。取坐位，手执艾条以点燃的一端对准施灸部位，距离皮肤 1.5 ~ 3 厘米，以感到施灸处温热、舒适为度。

【施灸时间】每日灸 1 次，每次灸 3 ~ 5 分钟。

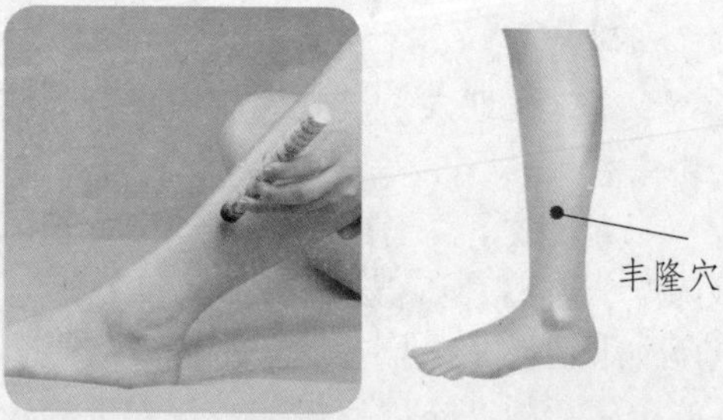

灸 三阴交穴

【定位取穴】该穴位于小腿内侧，当足内踝尖上 3 寸，胫骨内侧缘后方。取穴时正坐屈膝成直角，以手 4 指并拢，小指下边缘紧靠内踝尖上，食指上缘所在水平线在胫骨后缘的交点，为取穴部位。

【功效】健脾胃，益肝肾。

【施灸方法】施灸时，取坐位，手执艾条以点燃的一端对准施灸部位，距离皮肤 1.5 ~ 3 厘米，以感到施灸处温热、舒适为度。

【施灸时间】每日灸 1 次，每次灸 5 ~ 10 分钟。

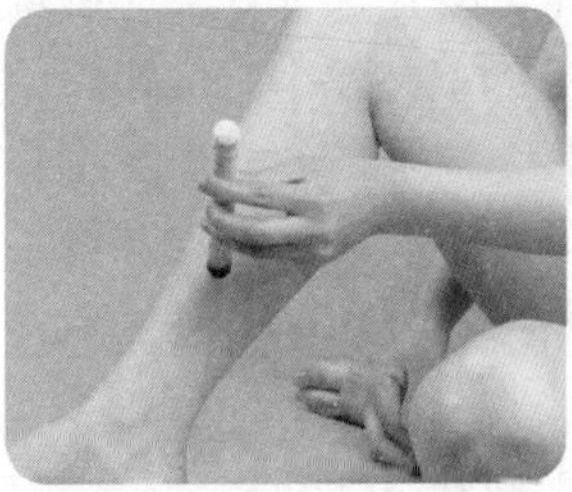

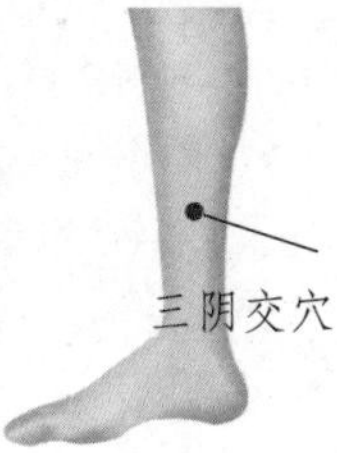

灸内关穴

【定位取穴】该穴位于前臂掌侧，当曲泽与大陵的连线上，腕横纹上 2 寸，掌长肌肌腱与桡侧腕屈肌肌腱之间。取穴时，患者采用正坐或仰卧，仰掌的姿势，从近手腕之横皱纹的中央，往上约两指宽的中央。

【功效】宁心安神。

【施灸方法】温和灸。施灸时，手执艾条以点燃的一端对准施灸部位，距离皮肤 1.5 ~ 3 厘米，以感到施灸处温热、舒适为度。

【施灸时间】每日灸 1 次，每次灸 5 ~ 15 分钟。

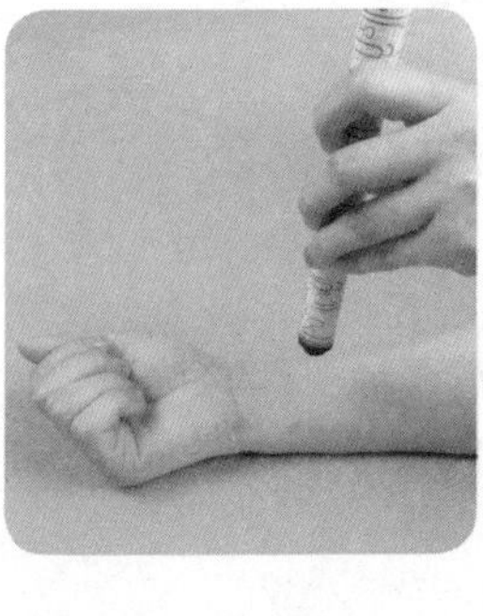

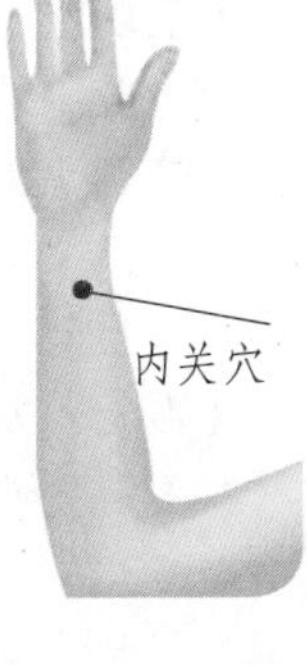

灸中脘穴

【定位取穴】该穴位于上腹部，前正中线上，当脐中上 4 寸。取穴时，可采用仰卧位，脐中与胸剑联合部（心窝上边）的中点为取穴部位。

【功效】和胃健脾。

【施灸方法】宜采用温和灸。施灸时，被施灸者仰卧，施灸者站或坐于一旁，手执艾条以点燃的一端对准施灸部位，距离皮肤 1.5 ~ 3 厘米，以感到施灸处温热、舒适为度。

【施灸时间】每日灸 2 ~ 3 次，每次灸 10 ~ 20 分钟左右，灸至皮肤产生红晕为止。

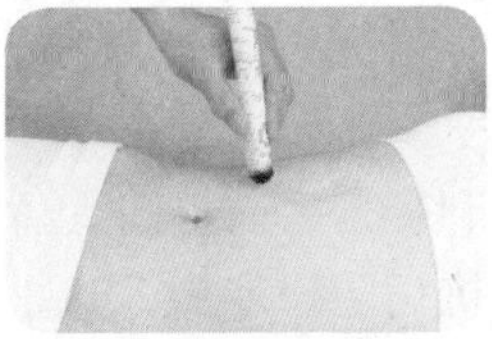

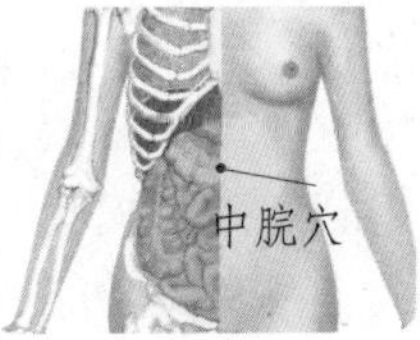

灸命门穴

【定位取穴】该穴位于腰部，当后正中线上，第 2 腰椎棘突下凹陷处。取穴时采用俯卧的姿势，指压时，有强烈的压痛感。

【功效】滋阴降火，接续督脉气血。

【施灸方法】施灸时，被施灸者俯卧，施灸者站或坐于一旁，手执艾条以点燃的一端对准施灸部位，距离皮肤 1.5 ~ 3 厘米，以感到施灸处温热、舒适为度。

【施灸时间】每周灸 1 ~ 2 次。

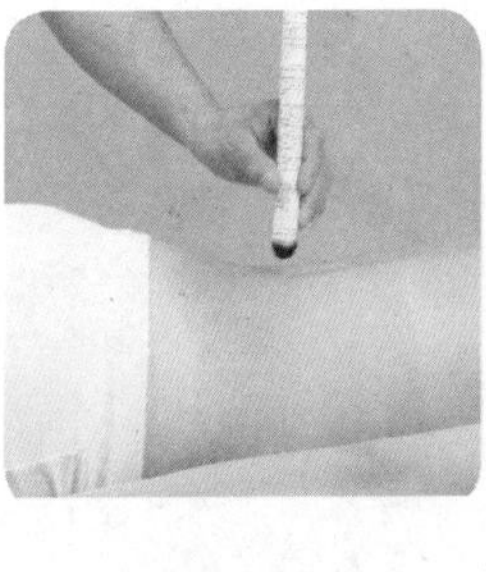

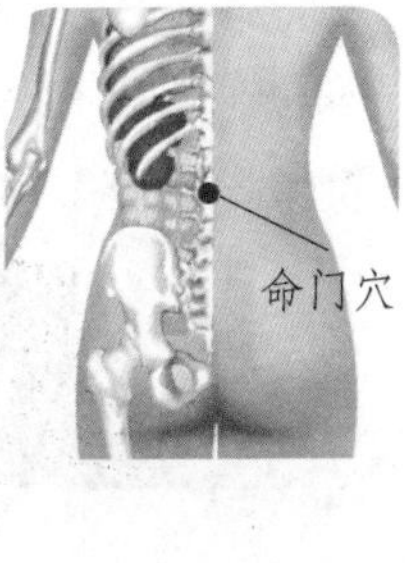

糖尿病

糖尿病是一组以高血糖为特征的代谢性疾病。高血糖则是由于胰岛素分泌缺陷或其生物作用受损，或两者兼有引起。临床上早期无症状，至症状期才有多食、多饮、多尿、烦渴、善饥、消瘦或肥胖、疲乏无力等症群，久病者常伴发心脑血管、肾、眼及神经等病变。从中医角度分析，糖尿病属于消渴症，分上消，中消，下消，乃五脏皆虚。中医认为，糖尿病是气血、阴阳失调，五脏六腑、胰腺功能紊乱，微量元素失衡等多种原因引起的一种慢性疾病。艾灸可以双向调节血糖，艾灸使病人的营养能得到有效地吸收和利用，从而提高人体的自身免疫功能和抗病防病能力，防止了系列并发症的发生，真正做到综合治疗，标本兼治。

● 一般施灸

灸肺俞穴

【定位取穴】该穴位于背部，当第3胸椎棘突下，旁开1.5寸。

【功效】调理肺部功能。

【施灸方法】采用回旋灸。施灸时，被施灸者俯卧，施灸者站或坐于一旁，手执艾条以点燃的一端对准施灸部位，距离皮肤1.5～3厘米，左右方向平行往复或反复旋转施灸。

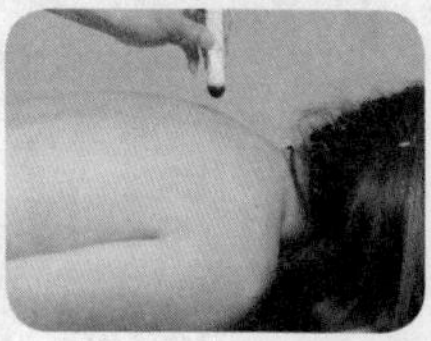

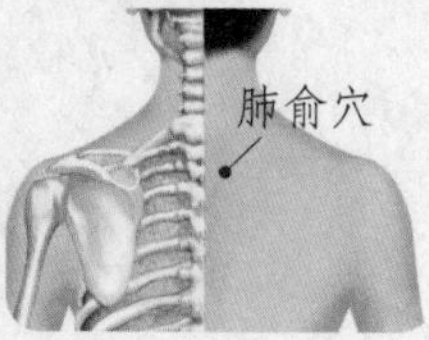

【施灸时间】每日灸1～2次，每次灸30分钟，10天为1个疗程，中间休息几天再灸。

灸脾俞穴

【定位取穴】该穴位于背部，当第11胸椎棘突下，旁开1.5寸。与肚脐中相对应处即为第2腰椎，由第2腰椎往上摸3个椎体，即为第11胸椎，其棘突下缘旁开约2横指(食、中指)处为取穴部位。

【功效】调理脾脏功能。

【施灸方法】施灸时，被施灸者俯卧，施灸者手执艾条以点燃的一端对准施灸部位，距离皮肤1.5～3厘米，以感到施灸处温热、舒适为度。

【施灸时间】每日灸1～2次，每次灸30分钟，10天为1个疗程，中间休息几天再灸。

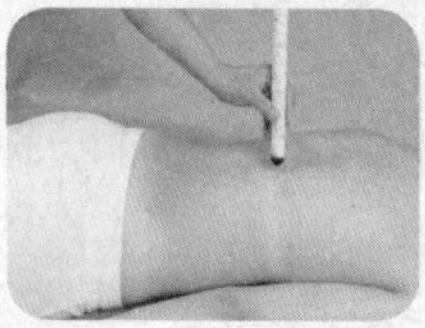

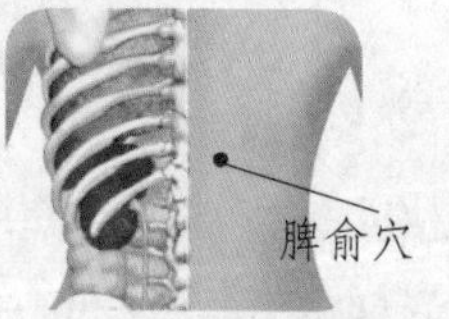

灸关元穴

【定位取穴】该穴位于脐中下3寸，腹中线上，仰卧取穴。

【功效】培根固元、培肾壮阳。

【施灸方法】施灸时，被施灸者平卧，施灸者站或坐于一旁，手执艾条以点燃的一端对准施灸部位，距离皮肤1.5～3厘米，左右方向平行往复或反复旋转施灸，以感到施灸处温热、舒适为度。

【施灸时间】每日灸1～2次，每

次灸30分钟，10天为1个疗程，中间休息几天再灸。

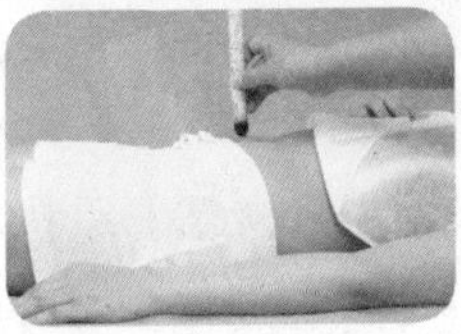

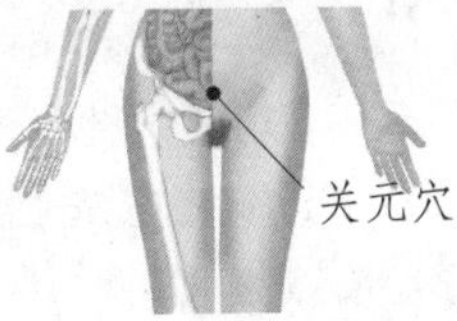

灸大椎穴

【定位取穴】该穴位于颈部下端，背部正中线上，第7颈椎棘突下凹陷中。取穴时正坐低头，可见颈背部交界处椎骨有一高突，并能随颈部左右摆动而转动者即是第7颈椎，其下为大椎穴。

【功效】提高机体细胞免疫力。

【施灸方法】宜采用温和灸。施灸时，被施灸者俯卧，施灸者站或坐于一旁，手执艾条以点燃的一端对准施灸部位，距离皮肤1.5～3厘米，以感到施灸处温热、舒适为度。

【施灸时间】每日灸1～2次，每次灸30分钟，10天为1个疗程，中间休息几天再灸。

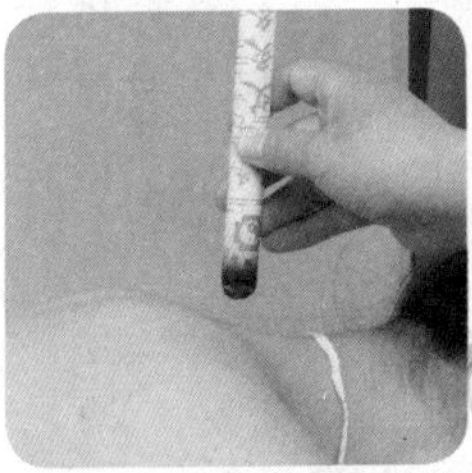

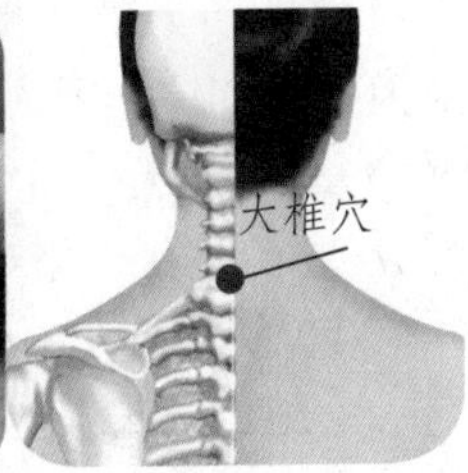

灸神阙穴

【定位取穴】该穴位于腹中部，脐中央。

【功效】补益气血，温经祛寒，平和阴阳。

【施灸方法】施灸时，被施灸者平躺，施灸者手执艾条以点燃的一端对准施灸部位，距离皮肤1.5～3厘米，以感到施灸处温热、舒适为度。

【施灸时间】每日灸1～2次，每次灸30分钟，10天为1个疗程，中间休息几天再灸。

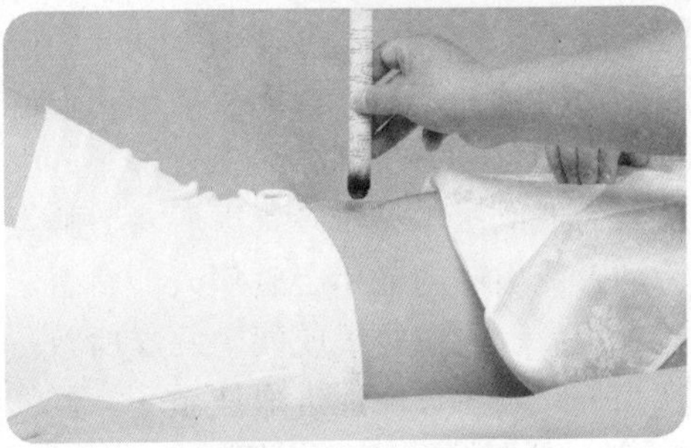

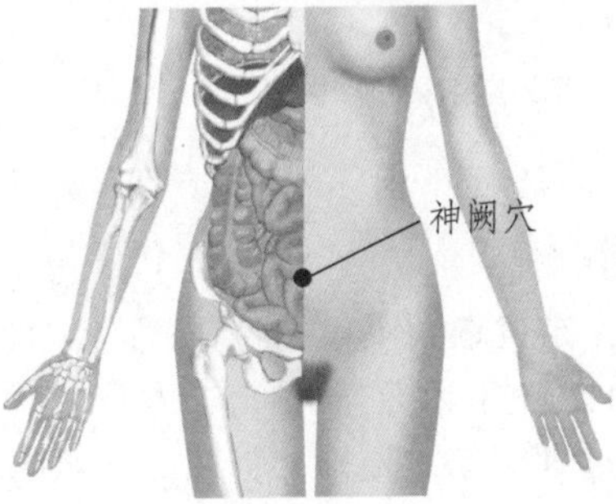

温馨小贴士

常用穴亦可用黄豆大艾炷作无疤痕着肤灸，但须注意避免烫伤造成的感染。因感染之后，重者可在以灸痕为中心直径3～5厘米范围内出现溃烂，很难治疗，应严加注意。

低血压

低血压是指收缩压低于12千帕，舒张压低于6.7千帕，常常表现为头晕、倦怠乏力、精神不振、胃寒、四肢不温、抵抗力和免疫力下降，易感冒等等。中医认为低血压多见于脾胃虚弱者、脑力劳动者或虚弱的老年心脏病人。多由于气虚阳虚、阴血亏虚或气阴两虚所致。在相关穴位艾灸能促进血液循环，益气补阴，健脾补肾，改善脏腑功能。

● 一般施灸

灸肾俞穴

【定位取穴】该穴位于腰部，当第2腰椎棘突下，旁开1.5寸。与肚脐中相对应处即为第2腰椎，其棘突下缘旁开约2横指(食、中指)处为取穴部位。

【功效】温阳培阳，滋阴补肾。

【施灸方法】被施灸者俯卧，施灸者站或坐于一旁，手执艾条以点燃的一端对准施灸部位，距离皮肤1.5～3厘米，以感到施灸处温热、舒适为度。

【施灸时间】每日灸1次，每次灸10～15分钟。

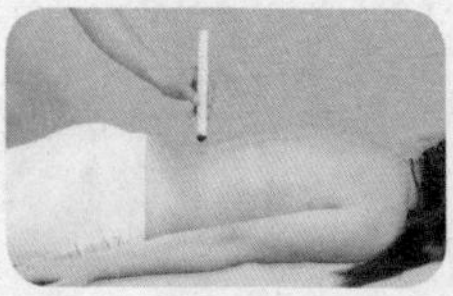

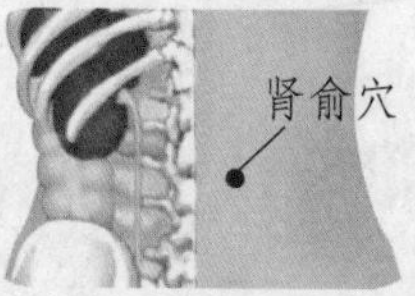

灸涌泉穴

【定位取穴】该穴位于足前部凹陷处第2、3趾趾缝纹头端与足跟连线的前1/3处。取穴时，可采用正坐或仰卧、跷足的姿势。

【功效】补肾醒脑。

【施灸方法】采用温和灸法。手执艾条以点燃的一端对准施灸部位，距离皮肤1.5～3厘米，以感到施灸处温热、舒适为度。

【施灸时间】每日灸1次，每次3～15分钟，灸至皮肤产生红晕为止。最好在每晚临睡前灸。

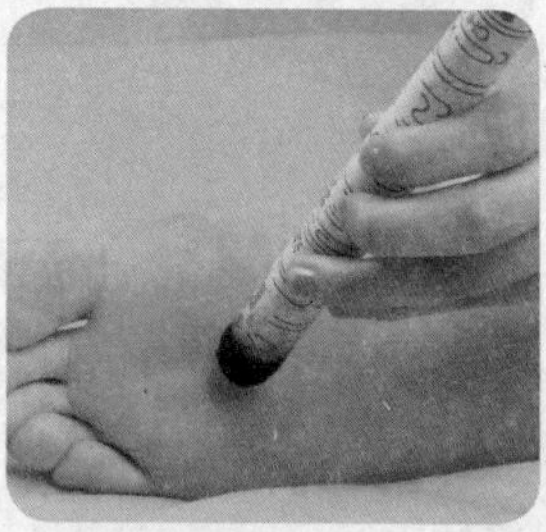

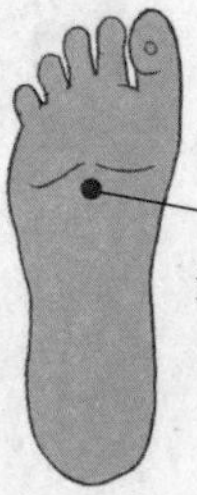

灸脾俞穴

【定位取穴】该穴位于背部，当第11胸椎棘突下，旁开1.5寸。与肚脐中相对应处即为第2腰椎，由第2腰椎往上摸3个椎体，即为第11胸椎，其棘突下缘旁开约2横指(食、中指)处为取穴部位。

【功效】温阳培阳。

【施灸方法】施灸时，被施灸者俯卧，施灸者手执艾条以点燃的一端对准施灸部位，距离皮肤1.5～3厘米，以感到施灸处温热、舒适为度。

【施灸时间】每日灸1～2次，每次灸10～15分钟。

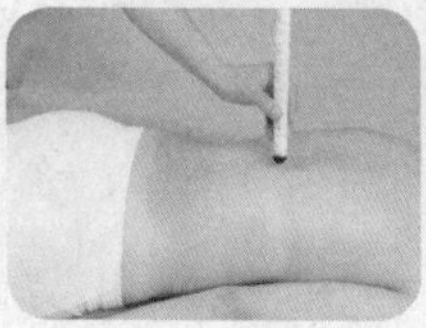

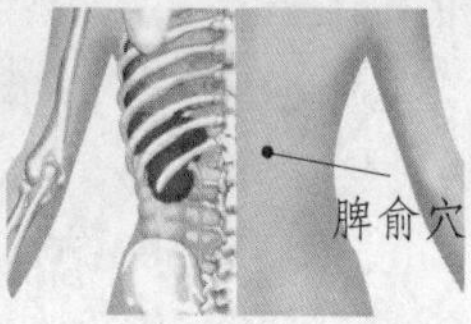

灸足三里穴

【**定位取穴**】该穴位于外膝眼下3寸，距胫骨前嵴1横指，当胫骨前肌上。取穴时，由外膝眼向下量4横指，在腓骨与胫骨之间，由胫骨旁量1横指，该处即是。

【**功效**】补中益气，通经活络。

【**施灸方法**】采用温和灸法，取坐位，点燃艾条对准施灸部位，距离皮肤1.5～3厘米，以感到施灸处温热、舒适为度。

【**施灸时间**】每日或隔日灸1次，每次灸10～15分钟，灸至皮肤产生红晕为止。最好在每晚临睡前灸。

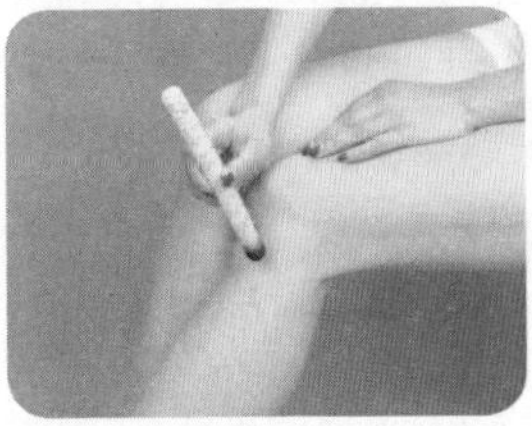

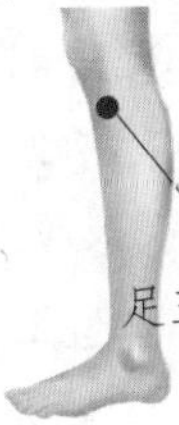

灸百会穴

【**定位取穴**】该穴位于头部，头顶正中心。让患者采用正坐的姿势，可以通过两耳角直上连线中点，来简易取此穴。

【**功效**】益气补阳，提升血压。

【**施灸方法**】被施灸者取坐位，施灸时，施灸者手执艾条以点燃的一端对准施灸部位，距离皮肤1.5～3厘米，以感到施灸处温热、舒适为度。

【**施灸时间**】每日灸1～2次，每次灸10～15分钟。

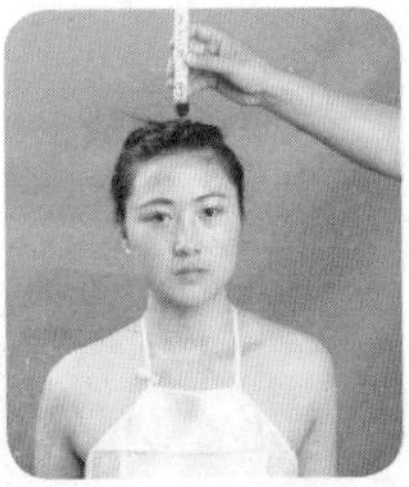

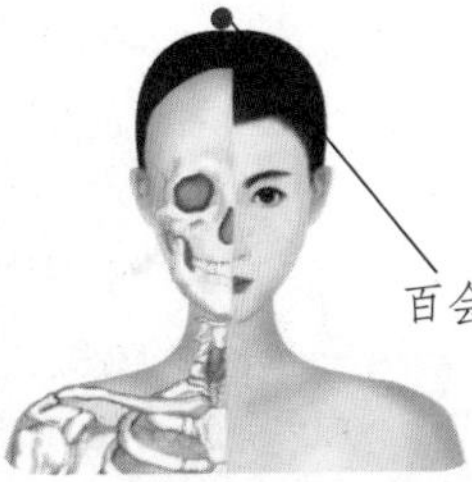

灸神阙穴

【**定位取穴**】该穴位于腹中部，脐中央。

【**功效**】平和阴阳，调理气血。

【**施灸方法**】施灸时，被施灸者仰卧，施灸者手执艾条以点燃的一端对准施灸部位，距离皮肤1.5～3厘米，左右方向平行往复或反复旋转施灸。

【**施灸时间**】每日灸1～2次，每次灸10～15分钟。

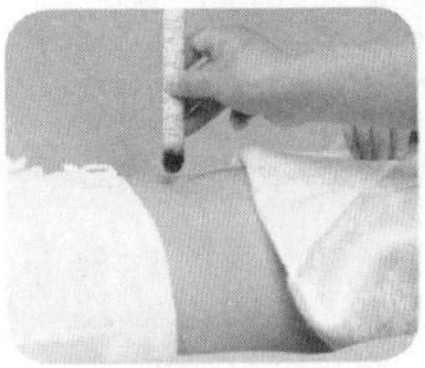

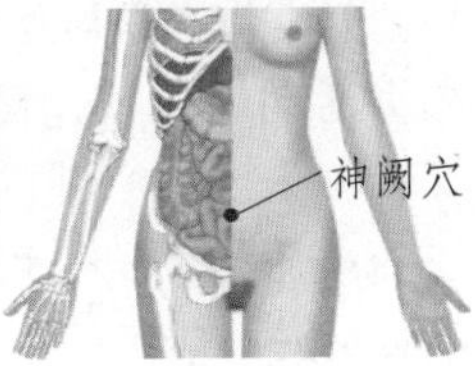

灸关元穴

【**定位取穴**】该穴位于脐中下3寸，腹中线上，仰卧取穴。

【**功效**】培根固元、培肾壮阳。

【**施灸方法**】施灸时，被施灸者平卧，施灸者站或坐于一旁，手执艾条以点燃的一端对准施灸部位，距离皮肤1.5～3厘米，左右方向平行往复或反复旋转施灸。

【**施灸时间**】每日灸1～2次，每次灸10～15分钟。

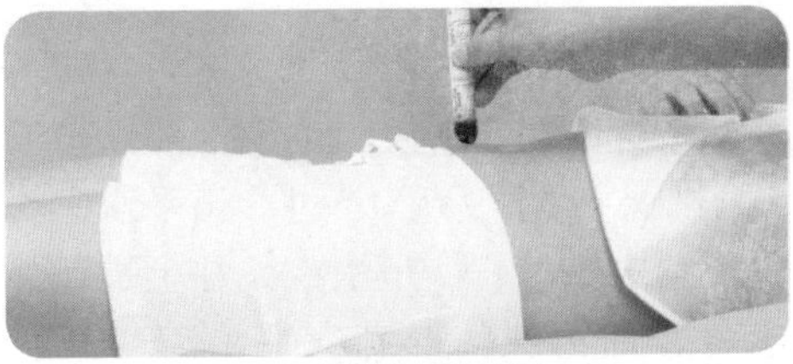

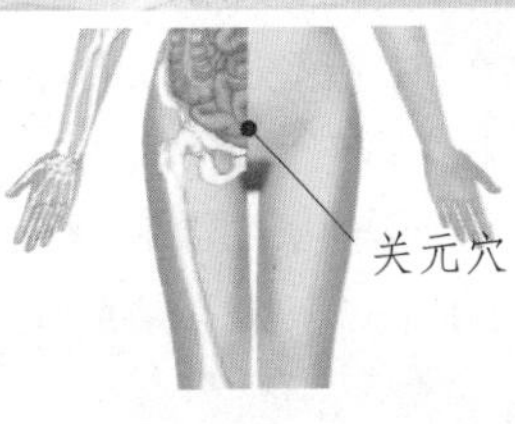

冠心病

冠状动脉性心脏病简称冠心病。指由于脂质代谢不正常，血液中的脂质沉着在原本光滑的动脉内膜上，在动脉内膜一些类似粥样的脂类物质堆积而成白色斑块，称为动脉粥样硬化病变。这些斑块渐渐增多造成动脉腔狭窄，使血流受阻，导致心脏缺血，产生心绞痛。冠心病的发作常常与季节变化、情绪激动、体力活动增加、饱食、大量吸烟和饮酒等有关。突感心前区疼痛，多为发作性绞痛或压榨痛，也可为憋闷感。疼痛从胸骨后或心前区开始，向上放射至左肩、臂，甚至小指和无名指，休息或含服硝酸甘油可缓解。胸痛放散的部位也可涉及颈部、下颌、牙齿、腹部等。胸痛也可出现在安静状态下或夜间，由冠脉痉挛所致，也称变异型心绞痛。使用艾灸，可以对人体的经络穴位产生温热刺激，使气血运行，从而预防和缓解冠心病，尤其对于慢性心绞痛的患者，艾灸的保健治疗作用尤其好。

● 一般施灸

灸 心俞穴

【定位取穴】该穴位于背部，当第5胸椎棘突下，旁开1.5寸。由平双肩胛骨下角之椎骨(第7胸椎)，往上推2个椎骨，即第5胸椎棘突下缘，旁开约2横指(食、中指)处为取穴部位。

【功效】理气宁心。

【施灸方法】采用温和灸法。施灸时，被施灸者俯卧，施灸者站或坐于一旁，

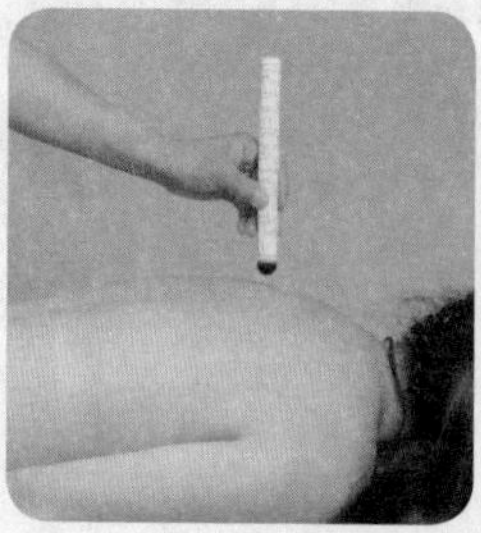

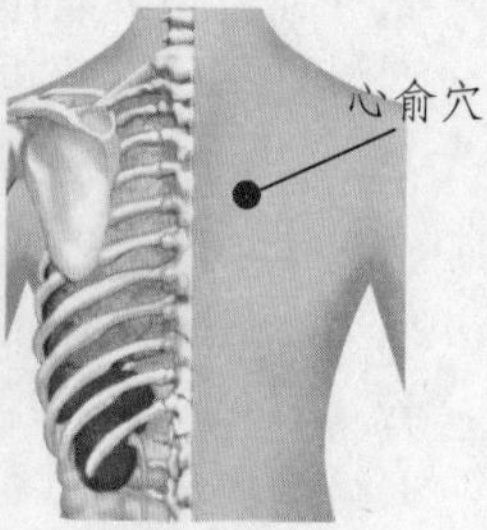

手执艾条以点燃的一端对准施灸部位，距离皮肤1.5 ~ 3厘米，以感到施灸处温热、舒适为度。

【施灸时间】每日灸1次，每次灸10 ~ 15分钟。

灸 内关穴

【定位取穴】该穴位于前臂掌侧，当曲泽与大陵的连线上，腕横纹上2寸，掌长肌肌腱与桡侧腕屈肌肌腱之间。取穴时，患者采用正坐或仰卧，仰掌的姿势，从近手腕之横皱纹的中央，往上约两指宽的中央。

【功效】宁心安神，理气止痛。

【施灸方法】施灸时，手执艾条以点燃的一端对准施灸部位，距离皮肤1.5 ~ 3厘米，以感到施灸处温热、舒适为度。

【施灸时间】每日灸2 ~ 3次，每次灸10 ~ 20分钟。

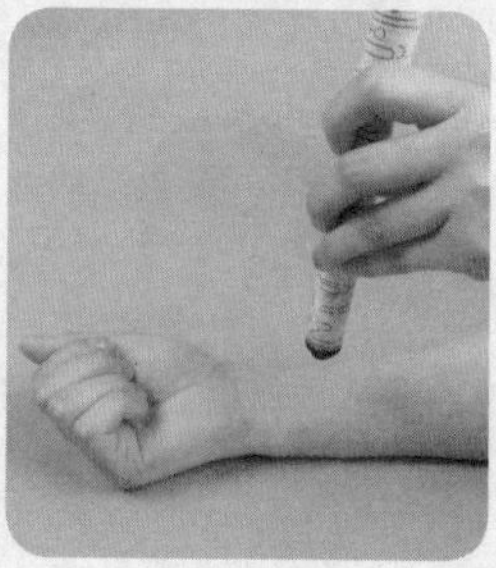

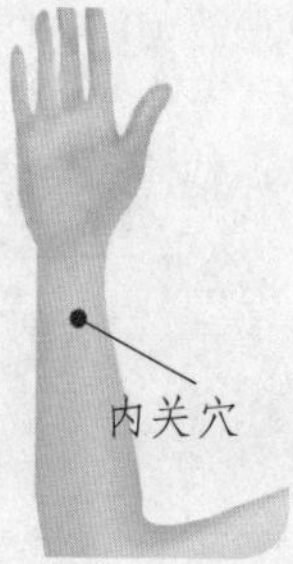

灸膻中穴

【定位取穴】该穴位于胸部，前正中线上，两乳头连线的中点。

【功效】宽胸理气，活血通络，清肺止喘，舒畅心胸。

【施灸方法】宜采用回旋灸。施灸时，被施灸者平卧，施灸者站或坐于一旁，手执艾条以点燃的一端对准施灸部位，距离皮肤 1.5 ~ 3 厘米，左右方向平行往复或反复旋转施灸，以感到施灸处温热、舒适为度。

【施灸时间】每日灸 1 次，每次灸 3 ~ 7 分钟左右，灸至皮肤产生红晕为止。

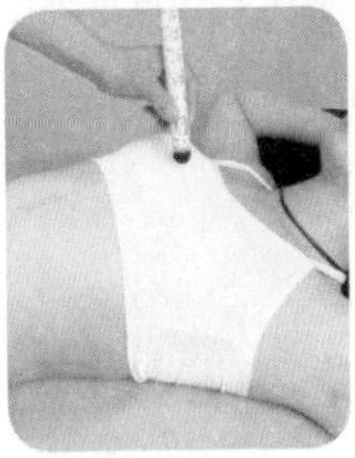

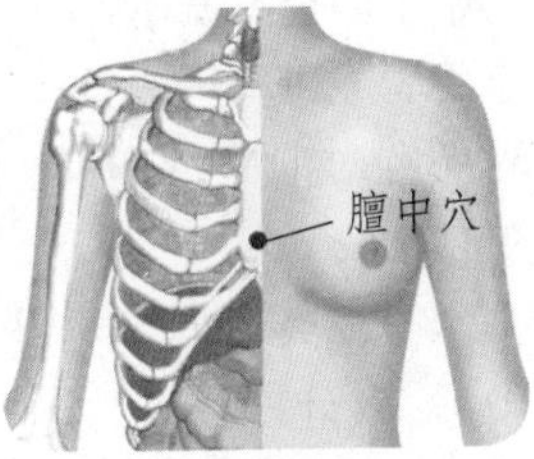

灸中脘穴

【定位取穴】该穴位于上腹部，前正中线上，当脐中上 4 寸。取穴时，可采用仰卧位，脐中与胸剑联合部（心窝上边）的中点为取穴部位。

【功效】和胃健脾。

【施灸方法】宜采用回旋灸。施灸时，被施灸者仰卧，施灸者站或坐于一旁，手执艾条以点燃的一端对准施灸部位，距离皮肤 1.5 ~ 3 厘米，以感到施灸处温热、舒适为度。

【施灸时间】每日灸 2 ~ 3 次，每次灸 10 ~ 20 分钟左右。

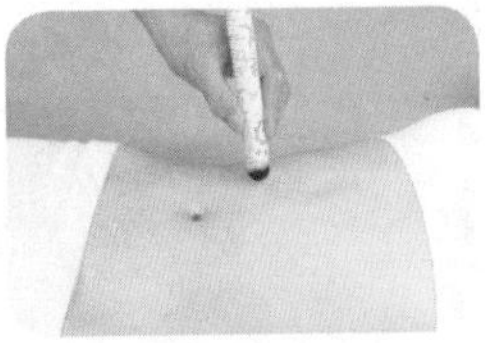

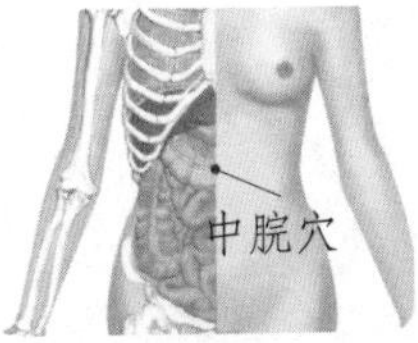

灸厥阴俞穴

【定位取穴】该穴位于背部，当第 4 胸椎棘突下，旁开 1.5 寸。取定穴位时，俯卧位，在第 4 胸椎棘突下，旁开 1.5 寸处取穴。

【功效】调气止痛。

【施灸方法】施灸时，被施灸者俯卧，施灸者站或坐于一旁，手执艾条以点燃的一端对准施灸部位，距离皮肤 1.5 ~ 3厘米，以感到施灸处温热、舒适为度。

【施灸时间】每日灸 1 次，每次灸 10 ~ 20 分钟。

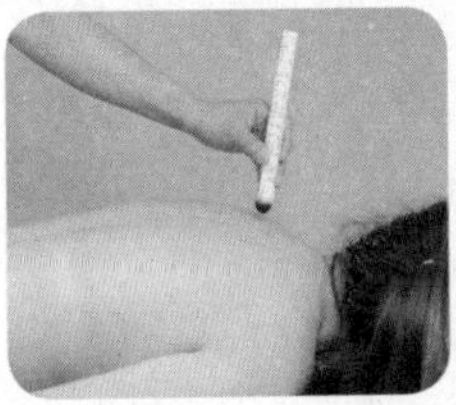

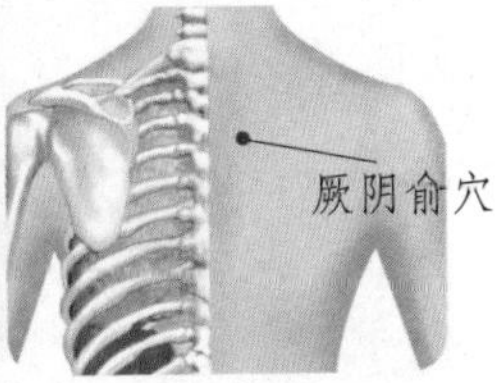

● 辨症施灸

症状 1：体虚，气喘，乏力，浑身无力，四肢酸软。

加灸关元穴

【定位取穴】该穴位于脐中下 3 寸，腹中线上，仰卧取穴。

【功效】培根固元、培肾壮阳。

【施灸方法】施灸时，被施灸者平卧，施灸者站或坐于一旁，手执艾条以点燃的一端对准施灸部位，距离皮肤 1.5 ~ 3 厘米，左右方向平行往复或反复旋转施灸，以感到施灸处温热、舒适为度。

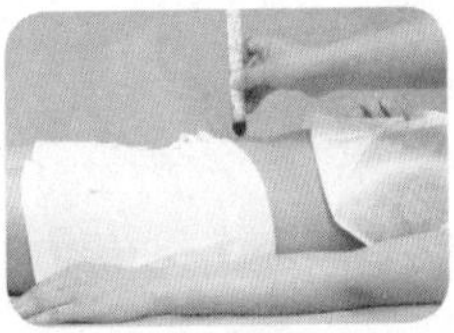

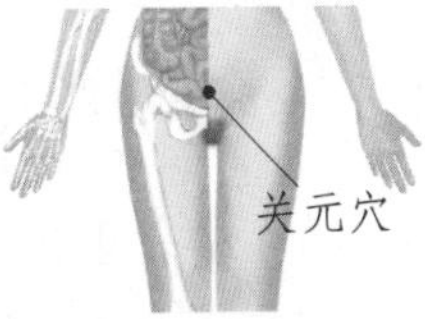

【施灸时间】每日灸1次，每次灸10～15分钟。

加灸 足三里穴

【定位取穴】该穴位于外膝眼下3寸，距胫骨前嵴1横指，当胫骨前肌上。取穴时，由外膝眼向下量4横指，在腓骨与胫骨之间，由胫骨旁量1横指，该处即是。

【功效】滋养气血。

【施灸方法】取坐位，点燃艾条对准施灸部位，距离皮肤1.5～3厘米，左右方向平行往复或反复旋转施灸。

【施灸时间】每日灸1次，每次灸10～15分钟。

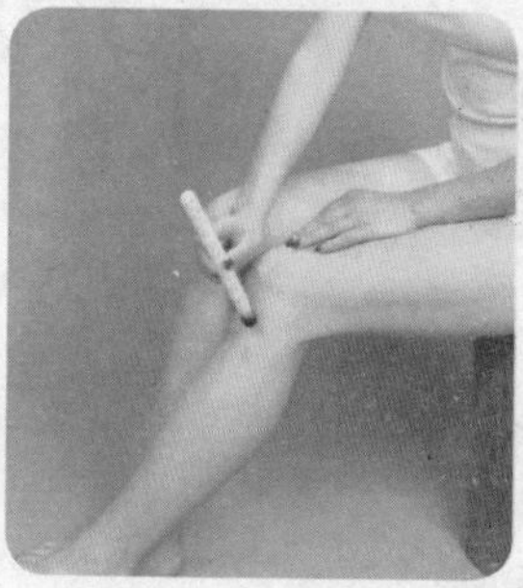

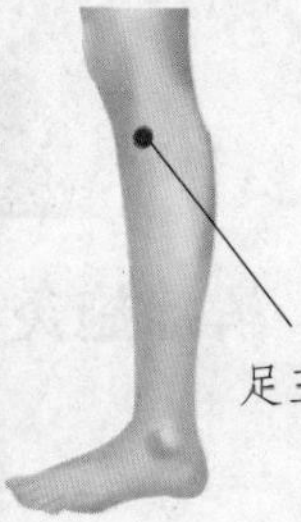

症状2：体寒，怕冷。

加灸 神阙穴

【定位取穴】该穴位于腹中部，脐中央。

【功效】温经祛寒，平和阴阳，调理气血。

【施灸方法】施灸时，被施灸者平躺，施灸者手执艾条以点燃的一端对准施灸部位，距离皮肤1.5～3厘米，左右方向平行往复或反复旋转施灸。

【施灸时间】每日灸2～3次，每次灸20～30分钟，灸10天后休息3～5天，然后再进行下一个疗程。

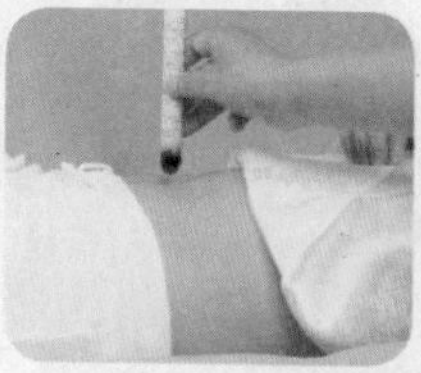

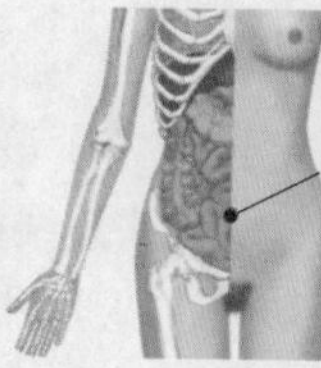

症状3：口唇青紫，手指尖青紫。

加灸 巨阙穴

【定位取穴】位于上腹部，前正中线上，当脐中上6寸。取穴时通常让患者采用仰卧的姿势，左右肋骨相交之处，再向下2指宽即为此穴。

【功效】通经活络。

【施灸方法】施灸时，被施灸者平躺，施灸者站或坐于一旁，手执艾条以点燃的一端对准施灸部位，距离皮肤3厘米左右施灸。

【施灸时间】每日灸1次，每次灸10～20分钟。

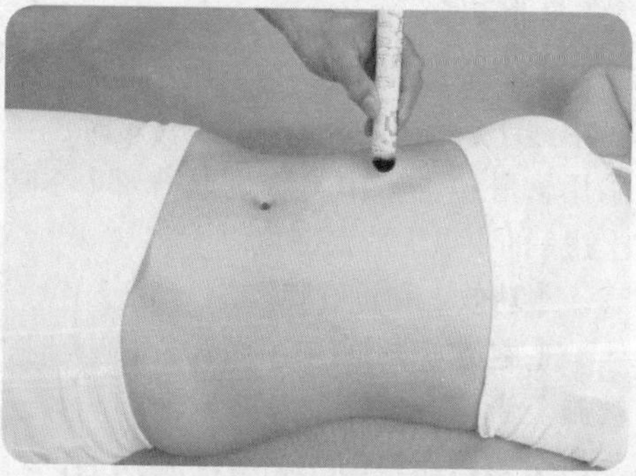

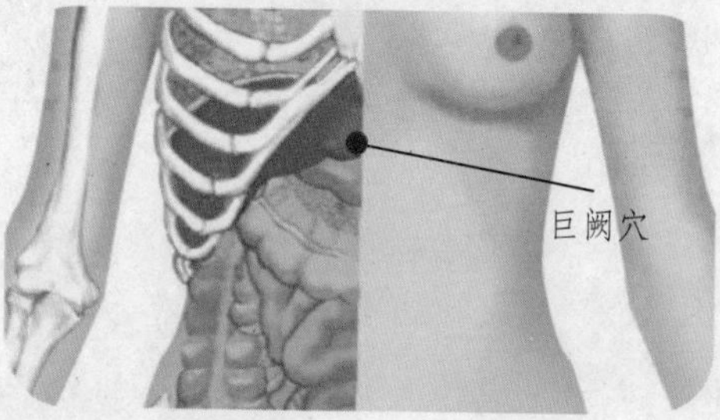

第七章

艾灸养颜瘦身，让青春永驻

青春痘

青春痘又称痤疮，是指人体的面部、胸部、肩颈部、背项部的局部皮肤表面出现的，形如粟米，分散独立，分布与毛孔一致的小丘疹或黑头丘疹，用力挤压，可见有白色米粒样的汁液溢出，且此愈彼起，反复出现，又称肺风粉刺。痤疮是青春期常见的皮脂腺疾病，因青春期性腺成熟、睾酮分泌增加、皮脂腺代谢旺盛、排泄增多，过多的皮脂堵塞毛囊口，经细菌感染而引发炎症所致。本病也可因过食脂肪、糖类、消化不良等因素而引发。在青春期过后，约30岁大多可自然痊愈。中医认为痤疮多由肺经风热，熏蒸肌肤；或过食辛辣油腻之物，脾胃湿热蕴积，侵蚀肌肤；或因冲任不调，肌肤疏泄功能失畅而发。在相关穴位艾灸能够滋养肝脾、祛除湿热，缓解症状。

● 一般施灸

灸 合谷穴

【定位取穴】该穴位于第1、第2掌骨间，当第2掌骨桡侧的中点处。取穴时，以一手的拇指掌面指关节横纹，放在另一手的拇、食指的指蹼缘上，屈指当拇指尖尽处为取穴部位。

【功效】镇静安神，调气镇痛。

【施灸方法】宜采用温和灸。施灸时，手执艾条以点燃的一端对准施灸部位，距离皮肤1.5～3厘米，以感到施灸处温热、舒适为度。

【施灸时间】每日灸1次，每次灸10～20分钟，灸至皮肤产生红晕为止。

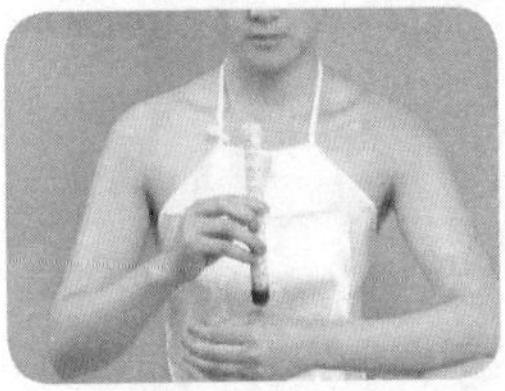

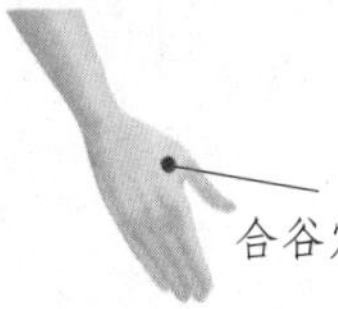

灸 大椎穴

【定位取穴】该穴位于颈部下端，背部正中线上，第7颈椎棘突下凹陷中。取穴时正坐低头，可见颈背部交界处椎骨有一高突，并能随颈部左右摆动而转动者即是第7颈椎，其下为大椎穴。

【功效】清热凉血，消炎解毒。

【施灸方法】宜采用温和灸。施灸时，被施灸者俯卧，施灸者站或坐于一旁，手执艾条以点燃的一端对准施灸部位，距离皮肤1.5～3厘米，以感到施灸处温热、舒适为度。

【施灸时间】每日灸1～2次，每

次灸30分钟左右。

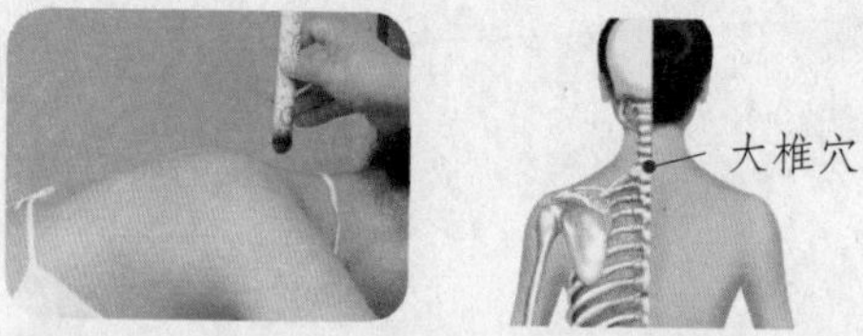

灸 曲池穴

【定位取穴】该穴位于肘横纹外侧端，屈肘时当尺泽与肱骨外上髁连线中点。取穴时，仰掌屈肘成45°，肘关节桡侧，肘横纹头为取穴部位。

【功效】清热，凉血，解毒，抗炎症。

【施灸方法】宜采用温和灸。施灸时，取坐位，手执艾条以点燃的一端对准施灸部位，距离皮肤1.5～3厘米，以感到施灸处温热、舒适为度。

【施灸时间】每日灸1次，每次灸30分钟，灸至皮肤产生红晕为止。

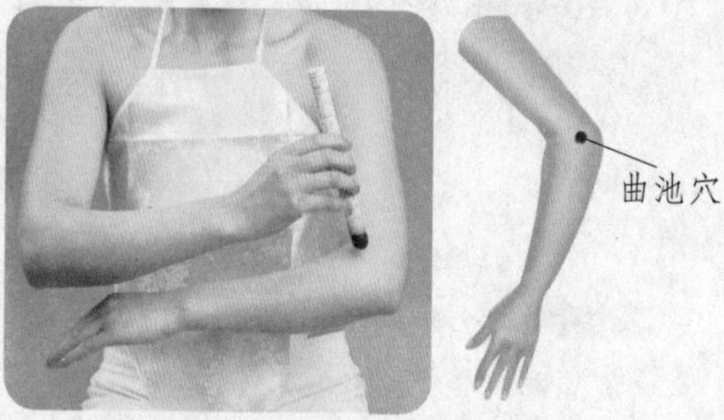

灸 肺俞穴

【定位取穴】该穴位于背部，当第3胸椎棘突下，旁开1.5寸。

【功效】理气宁心，清肺止咳。

【施灸方法】采用回旋灸，施灸时，被施灸者俯卧，施灸者站或坐于一旁，手执艾条以点燃的一端对准施灸部位，距离皮肤1.5～3厘米，左右方向平行往复或反复旋转施灸。

【施灸时间】每日灸1次，每次灸10～15分钟，灸至皮肤产生红晕为止。

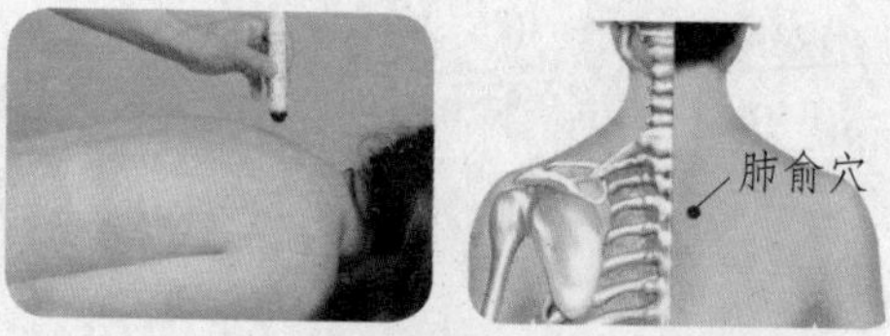

灸 三阴交穴

【定位取穴】该穴位于小腿内侧，当足内踝尖上3寸，胫骨内侧缘后方。取穴时正坐屈膝成直角，以手4指并拢，小指下边缘紧靠内踝尖上，食指上缘所在水平线在胫骨后缘的交点，为取穴部位。

【功效】滋阴降火。

【施灸方法】宜采用温和灸。施灸时，取坐位，手执艾条以点燃的一端对准施灸部位，距离皮肤1.5～3厘米，以感到施灸处温热、舒适为度。

【施灸时间】每日灸1次，每次灸3～15分钟，灸至皮肤产生红晕为止。

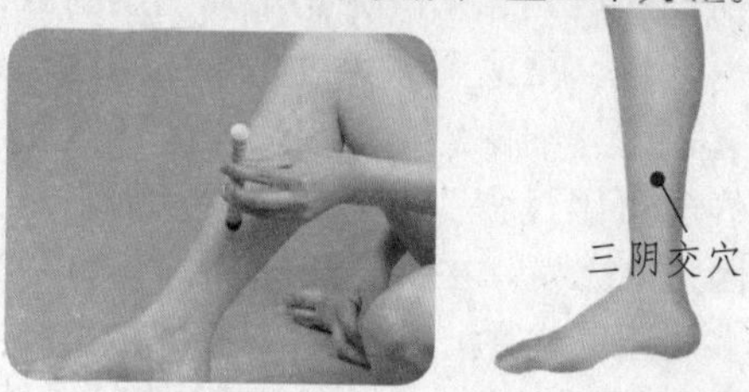

症状1：前额、双颊部长痘痘，颜色偏红，口气重，肚胀，时而便秘。

加灸 天枢穴

【定位取穴】该穴位于腹中部，平脐中，距脐中2寸。取穴时，可采用仰卧的姿势，肚脐向左右3指宽处。

【功效】疏调肠胃，理气行滞，消食通便。

【施灸方法】宜采用温和灸。施灸时，被施灸者仰卧，施灸者站或坐于一旁，手执艾条以点燃的一端对准施灸部位，距离皮肤 1.5 ～ 3 厘米，以感到施灸处温热、舒适为度。

【施灸时间】每日灸 1 次，每次灸 5 ～ 15 分钟 ,5 次为 1 个疗程。

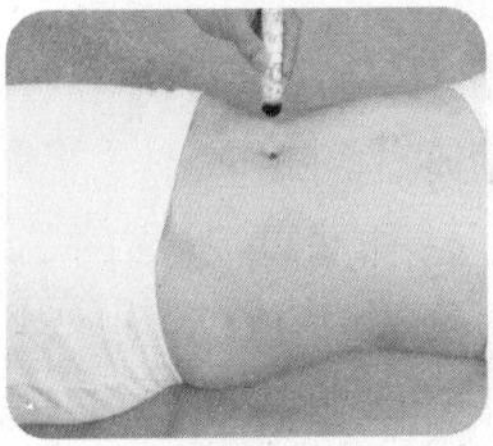
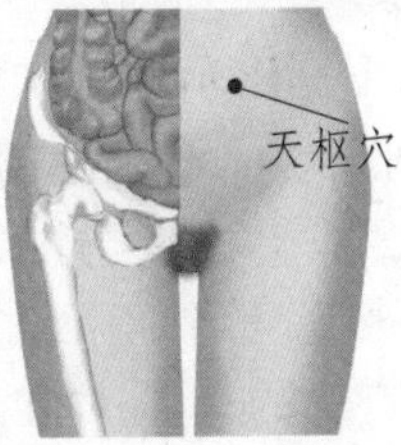

加灸 内庭穴

【定位取穴】该穴位于足背，当第 2、第 3 趾间，趾蹼缘后方赤白肉际处。取穴时，可采用正坐或仰卧，跷足的姿势，在第 2 趾根部，脚趾弯曲时趾尖碰到处，约第 2 趾趾根下约 3 厘米处。

【功效】镇静安神。

【施灸方法】宜采用温和灸。施灸时，手执艾条以点燃的一端对准施灸部位，距离皮肤 1.5 ～ 3 厘米，以感到施灸处温热、舒适为度。

【施灸时间】每日灸 1 次，每次灸 5 ～ 15 分钟 ,5 次为 1 个疗程。

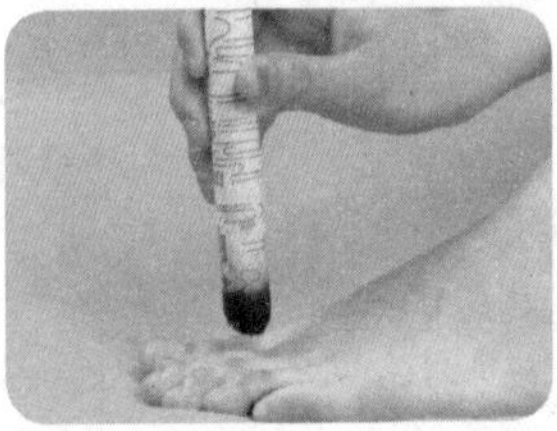
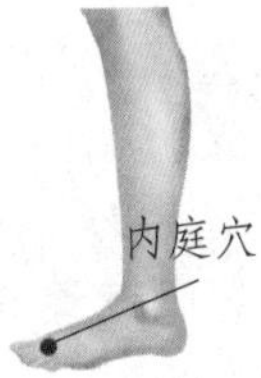

症状 2：额头两边，甚至头发里都长痘痘，平时胸闷，易怒，睡觉起来嘴里发苦。

加灸 太冲穴

【定位取穴】该穴位于足背侧，第 1、2 趾跖骨连接部位中。取穴时，可采用正坐或仰卧的姿势，以手指沿拇趾、次趾夹缝向上移压，压至能感觉到动脉应手，即是太冲穴。

【功效】行气解郁。

【施灸方法】手执艾条，以点燃的一端对准施灸部位，距离皮肤 1.5 ～ 3 厘米，左右方向平行往复或反复旋转施灸。

【施灸时间】每日灸 1 次，每次灸 5 ～ 15 分钟，5 次为 1 个疗程。疗程间休息 2 天。

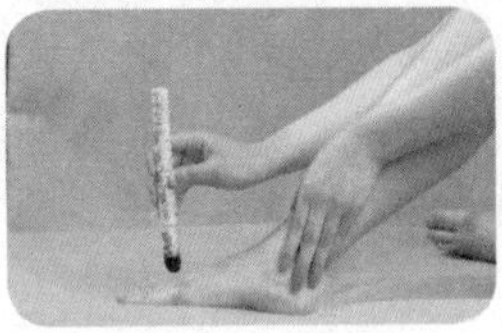
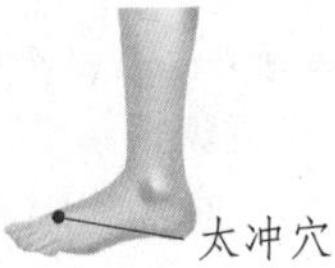

加灸 气海穴

【定位取穴】该穴位于下腹部，前正中线上，当脐中下 1.5 寸。取穴时，可采用仰卧的姿势，直线连结肚脐与耻骨上方，将其分为 10 等分，从肚脐 3/10 的位置，即为此穴。

【功效】温阳益气，扶正固本。

【施灸方法】宜采用回旋灸。施灸时，被施灸者平卧，施灸者站或坐于一旁，手执艾条以点燃的一端对准施灸部位，距离皮肤 1.5 ～ 3 厘米，左右方向平行往复或反复旋转施灸。

【施灸时间】每日灸 1 次，每次灸 5 ～ 15 分钟 ,5 次为 1 个疗程。疗程间休息 2 天。

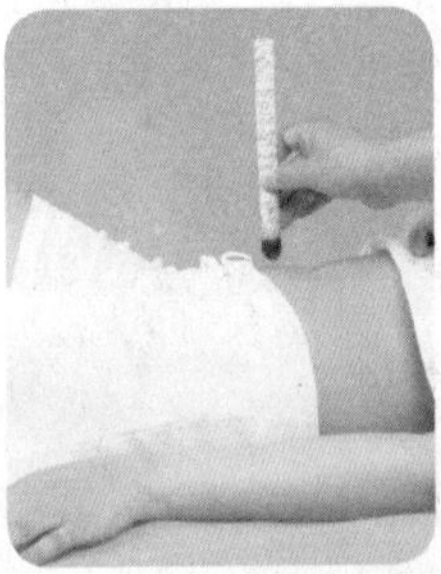
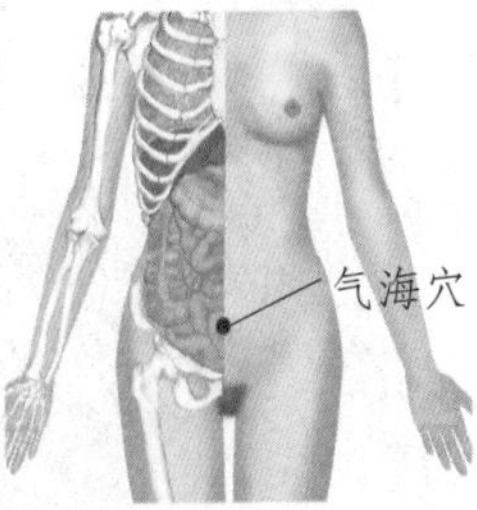

眼袋

眼袋，就是下眼睑浮肿，由于眼睑皮肤很薄，皮下组织薄而松弛，很容易发生水肿现象，从而产生眼袋。眼袋的形成有诸多因素，遗传是重要因素，而且随着年龄的增长愈加明显。中医认为眼袋的形成与人体的脾胃功能有着直接的关系，脾脏功能的好坏，直接影响到肌肉功能和体内脂肪的代谢。在相关穴位艾灸可以提高脾胃功能，促进血液循环，对消除眼袋是非常有实际意义的。

● 一般施灸

灸脾俞穴

【定位取穴】该穴位于背部，当第11胸椎棘突下，旁开1.5寸。与肚脐中相对应处即为第2腰椎，由第2腰椎往上摸3个椎体，即为第11胸椎，其棘突下缘旁开约2横指(食、中指)处为取穴部位。

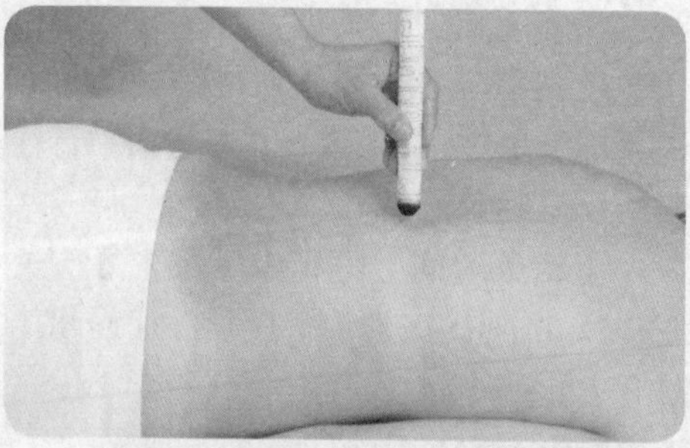

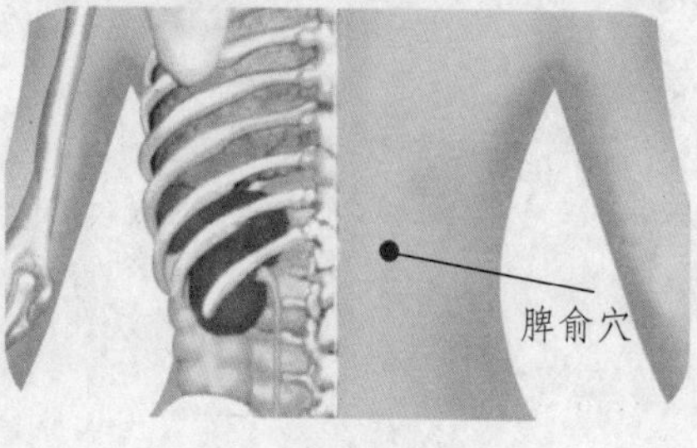

【功效】增强机体对营养成分的吸收能力，使机体的新陈代谢旺盛。

【施灸方法】温和灸。施灸时，被施灸者俯卧，施灸者手执艾条，以点燃的一端对准施灸部位，距离皮肤1.5～3厘米处施灸，以感到施灸处温热、舒适为度。

【施灸时间】每日或隔日灸1次，每次灸15～30分钟，10次为1个疗程。

灸三阴交穴

【定位取穴】该穴位于小腿内侧，当足内踝尖上3寸，胫骨内侧缘后方。取穴时正坐屈膝成直角，以手4指并拢，小指下边缘紧靠内踝尖上，食指上缘所在水平线在胫骨后缘的交点，为取穴部位。

【功效】调整机体的阴阳平衡。

【施灸方法】施灸时，取坐位，手执艾条以点燃的一端对准施灸部位，距离皮肤1.5～3厘米，以感到施灸处温热、舒适为度。

【施灸时间】每日或隔日灸1次，每次灸15～30分钟，10次为1个疗程。

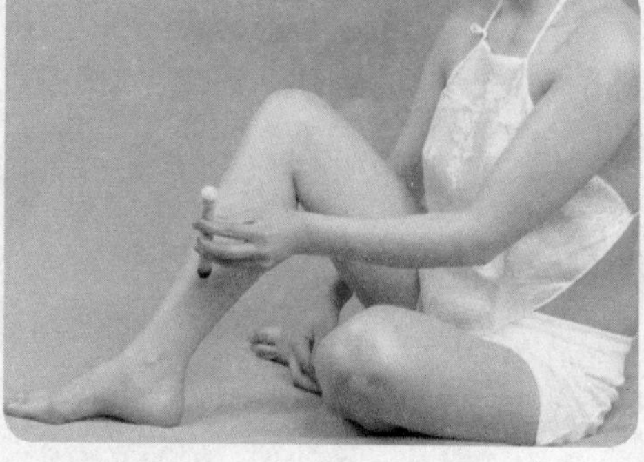

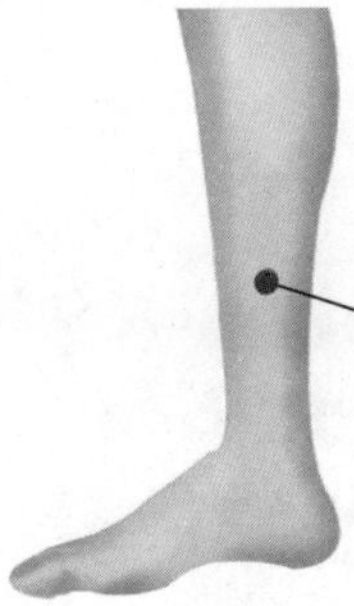

灸足三里穴

【定位取穴】该穴位于外膝眼下3寸，距胫骨前嵴1横指，当胫骨前肌上。取穴时，由外膝眼向下量4横指，在腓骨与胫骨之间，由胫骨旁量1横指，该处即是。

【功效】强壮和保健机体，使机体的新陈代谢功能旺盛，促进血液循环加快和造血功能提高。

【施灸方法】采用温和灸法，取坐位，点燃艾条对准施灸部位，距离皮肤1.5 ~ 3厘米，以感到施灸处温热、舒适为度。

【施灸时间】每日或隔日灸1次，每次灸15 ~ 30分钟，10次为1个疗程。

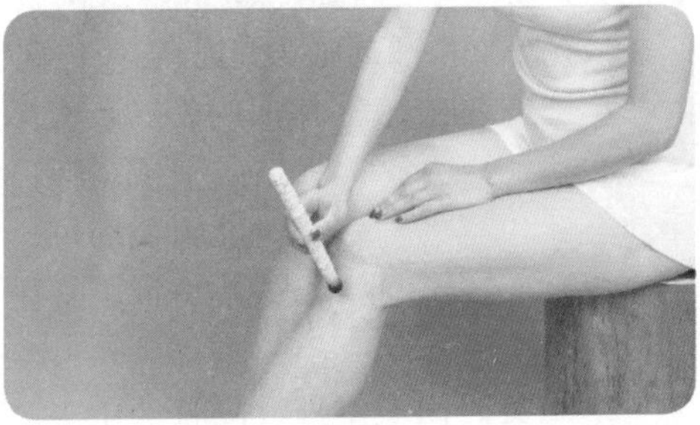

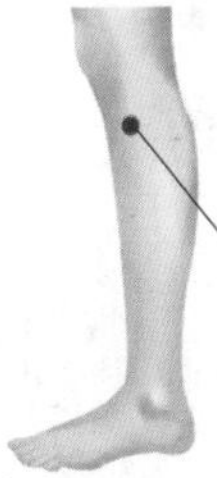

温馨小贴士

眼部肌肤是非常娇嫩和敏感的，除了艾灸保健外，日常保养非常重要，若能很好地注意劳逸适度，不熬夜和保证充足的睡眠，就可以延缓眼袋的产生。日常保养要做到：

1. 每晚睡前用维生素E胶囊中的黏稠液对眼下部皮肤进行为期4周的涂敷及按摩，能收到消除下眼袋、减轻衰老的良好效果。

2. 睡前在眼下部皮肤上贴无花果或黄瓜片，坚持下来可收到减轻下眼袋的美容效果。也可利用木瓜加薄荷浸在热水中制成茶，晾凉后经常涂敷在眼下皮肤上。

3. 在面部用些乳脂或油类，用手指朝上击打颜面部位，特别要注意在眼周围软弱的皮肤上重点轻敲。平时应当避免随意牵拉下眼睑或将其向外过度伸展。

4. 日常饮食中经常咀嚼诸如胡萝卜及芹菜或口香糖等。平时尚需注意常吃些胶体、优质蛋白、动物肝脏及番茄、土豆之类的食物，注意膳食平衡，可为此部位组织细胞的新生提供必要的营养物质，对消除下眼袋亦有裨益。

黑眼圈

黑眼圈也是我们常说的“熊猫眼”，是由于经常熬夜，情绪不稳定，眼部疲劳、衰老，静脉血管血流速度过于缓慢，眼部皮肤红细胞供氧不足，静脉血管中二氧化碳及代谢废物积累过多，形成慢性缺氧，血液较暗并形成滞流以及造成眼部色素沉着。中医认为大部分黑眼圈的发生与肝肾虚有关，肝肾虚后，肾精不能养肝血，而“肝开窍于目”最终因精血亏损，表现在双眼上就形成黑眼圈。在相关穴位艾灸能够滋阴补肾、清降虚火、补虚润肤、化瘀通络，从而消除黑眼圈。

● 一般施灸

灸肾俞穴

【定位取穴】该穴位于腰部，当第2腰椎棘突下，旁开1.5寸。与肚脐中相对应处即为第2腰椎，其棘突下缘旁开约2横指(食、中指)处为取穴部位。

【功效】外散肾脏之热。

【施灸方法】宜采用温和灸。被施灸者俯卧，施灸者站或坐于一旁，手执艾条以点燃的一端对准施灸部位，距离

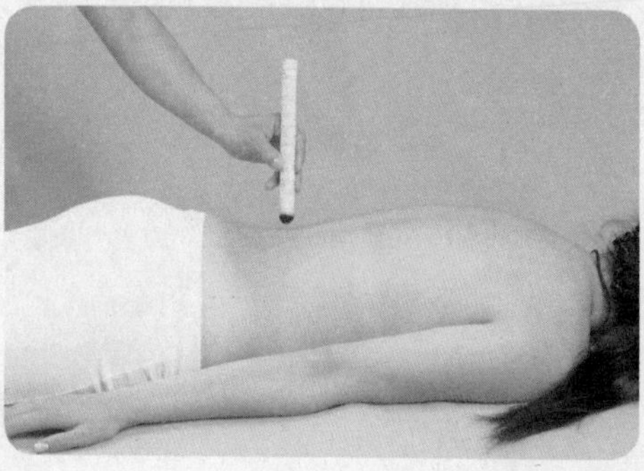

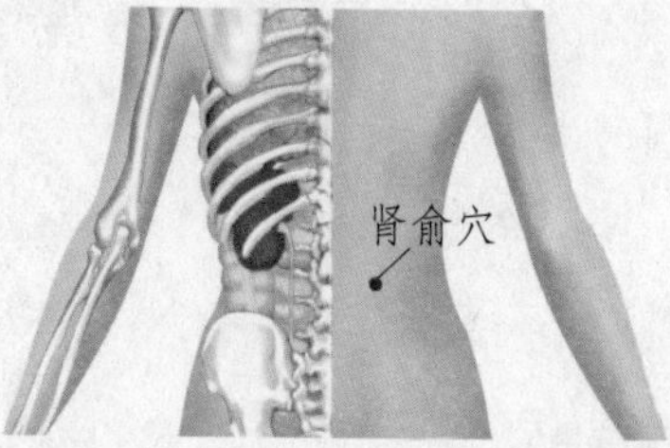

皮肤1.5～3厘米，以感到施灸处温热、舒适为度。

【施灸时间】每日或隔日灸1次，每次灸15～30分钟，灸至皮肤产生红晕为止,10次为1个疗程。

灸脾俞穴

【定位取穴】该穴位于背部，当第11胸椎棘突下，旁开1.5寸。与肚脐中相对应处即为第2腰椎，由第2腰椎往上摸3个椎体，即为第11胸椎，其棘突下缘旁开约2横指(食、中指)处为取穴部位。

【功效】增强机体对营养成分的吸收能力，使机体的新陈代谢功能旺盛，促进血液循环加快和造血功能提高。

【施灸方法】宜采用回旋灸。施灸时，被施灸者俯卧，施灸者站或坐于一旁，手执艾条以点燃的一端对准施灸部位，距离皮肤1.5～3厘米，左右方向平行往复或反复旋转施灸。

【施灸时间】每日或隔日灸1次，每次灸15～30分钟,10次为1个疗程。

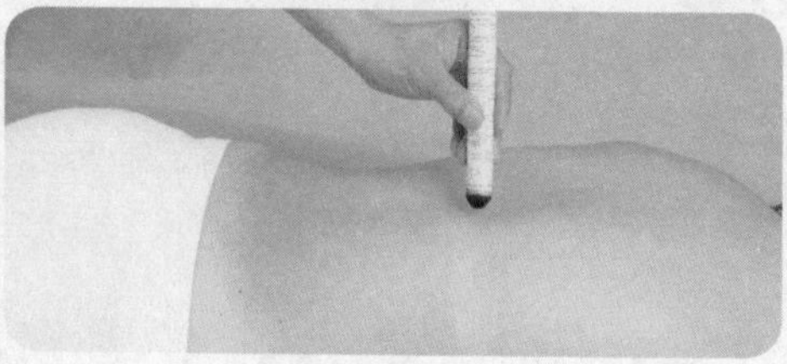

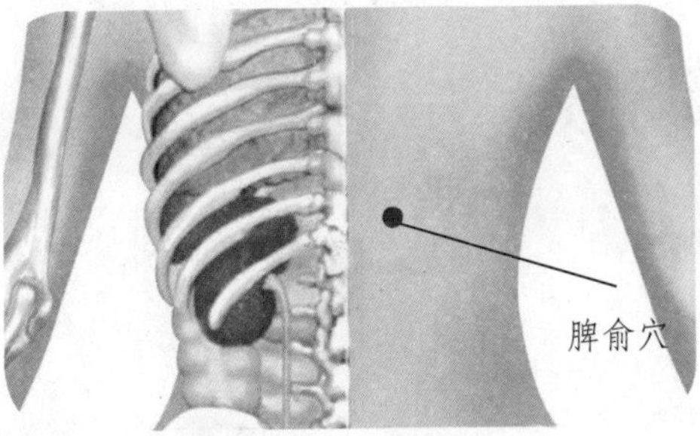

灸三阴交穴

【定位取穴】该穴位于小腿内侧，当足内踝尖上 3 寸，胫骨内侧缘后方。取穴时正坐屈膝成直角，以手 4 指并拢，小指下边缘紧靠内踝尖上，食指上缘所在水平线在胫骨后缘的交点，为取穴部位。

【功效】对肝、肾有保健作用。

【施灸方法】施灸时，取坐位，手执艾条以点燃的一端对准施灸部位，距离皮肤 1.5 ~ 3 厘米，以感到施灸处温热、舒适为度。

【施灸时间】每日或隔日灸 1 次，每次灸 15 ~ 30 分钟，灸至皮肤产生红晕为止，10 次为 1 个疗程。

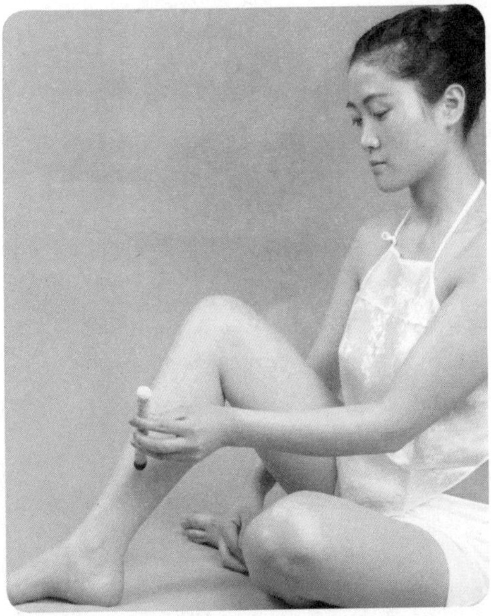

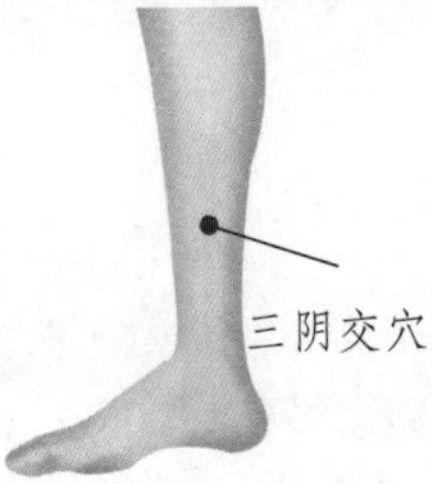

灸水分穴

【定位取穴】该穴位于上腹部，前正中线上，当脐中上 1 寸。

【功效】消除水肿。

【施灸方法】宜采用温和灸。施灸时，被施灸者平卧，施灸者站或坐于一旁，将点燃的艾条对准施灸部位，距离皮肤 1.5 ~ 3 厘米，以感到施灸处温热、舒适为度。

【施灸时间】每日或隔日灸 1 次，每次灸 15 ~ 30 分钟，灸至皮肤产生红晕为止，10 次为 1 个疗程。

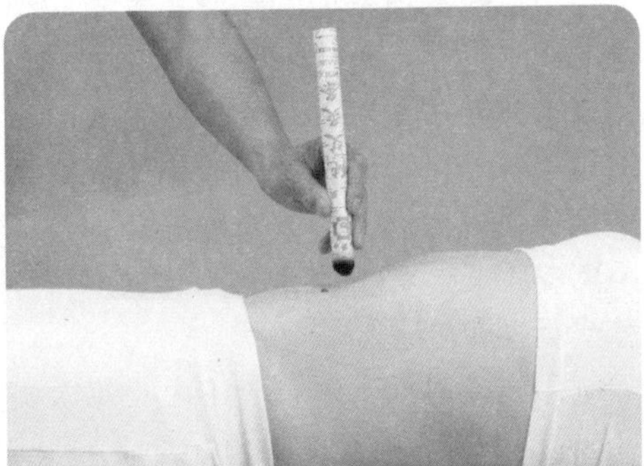

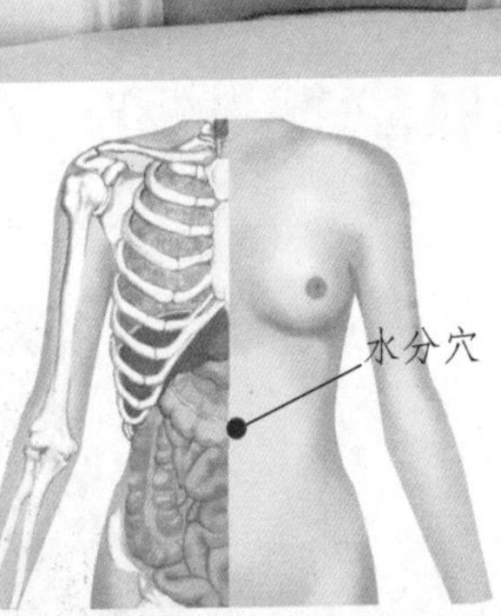

面部皱纹

随着年龄的增长，皱纹悄悄爬上了我们的脸庞，皱纹不仅是衰老的象征，从中医角度来看，皱纹也预示着某种疾病，可能是身体内某些疾病的直接反应。中医认为颜面的皮肤是靠气血滋养的，所以如果气血不足，或者气血有瘀滞，脸上也容易出现皱纹。在相关穴位艾灸能够滋阴养血、润燥生津、疏通经络、濡肌除皱，从而达到消除皱纹的目的。

● 一般施灸

灸肺俞穴

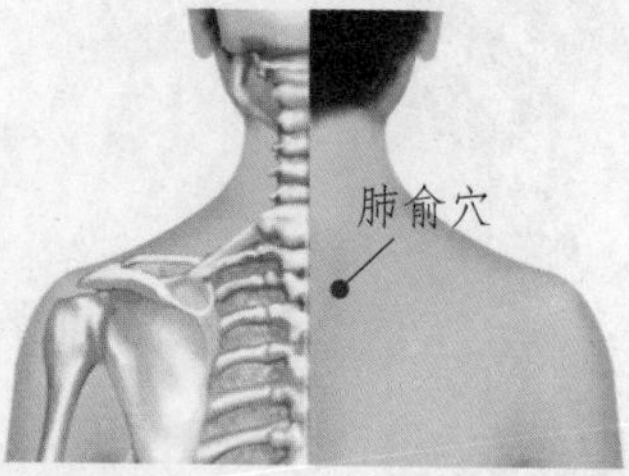

【定位取穴】该穴位于背部，当第3胸椎棘突下，旁开1.5寸。

【功效】细腻皮肤，增强表皮肤细胞的代谢能力。

【施灸方法】采用回旋灸，施灸时，被施灸者俯卧，施灸者站或坐于一旁，手执艾条以点燃的一端对准施灸部位，距离皮肤1.5 ~ 3厘米，左右方向平行往复或反复旋转施灸。

【施灸时间】隔日灸1次，每次灸10 ~ 20分钟，灸至皮肤产生红晕为止,7次为1个疗程。

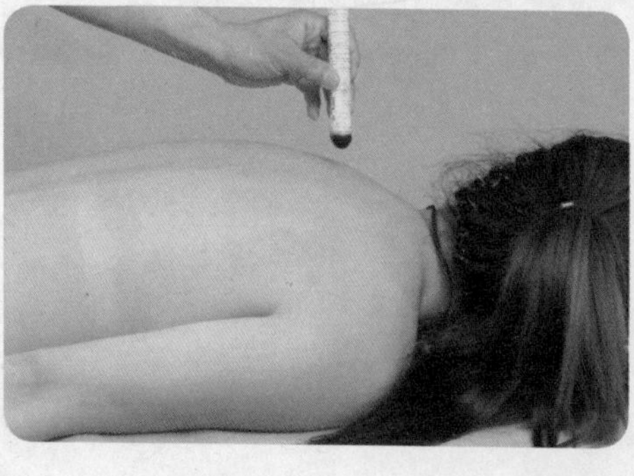

灸肾俞穴

【定位取穴】该穴位于腰部，当第2腰椎棘突下，旁开1.5寸。与肚脐中相对应处即为第2腰椎，其棘突下缘旁开约2横指(食、中指)处为取穴部位。

【功效】滋阴补肾。

【施灸方法】宜采用温和灸。被施灸者俯卧，施灸者站或坐于一旁，手执艾条以点燃的一端对准施灸部位，距离皮肤1.5 ~ 3厘米，以感到施灸处温热、舒适为度。

【施灸时间】隔日灸1次，每次灸10 ~ 20分钟，7次为1个疗程。

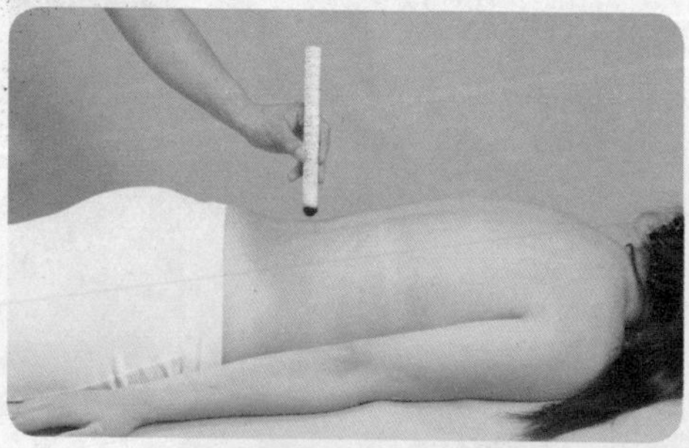

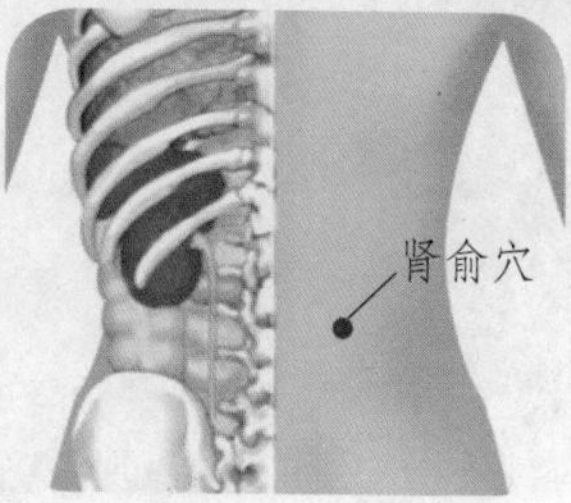

灸脾俞穴

【定位取穴】该穴位于背部，当第11胸椎棘突下，旁开1.5寸。与肚脐中相对应处即为第2腰椎，由第2腰椎往上摸3个椎体，即为第11胸椎，其棘突下缘旁开约2横指(食、中指)处为取穴部位。

【功效】增强机体对营养成分的吸收能力，使机体的新陈代谢功能旺盛，促进血液循环加快和造血功能提高。

【施灸方法】施灸时，被施灸者俯卧，施灸者手执艾条以点燃的一端对准施灸部位，距离皮肤1.5～3厘米，以感到施灸处温热、舒适为度。

【施灸时间】隔日灸1次，每次灸10～20分钟，7次为1个疗程。

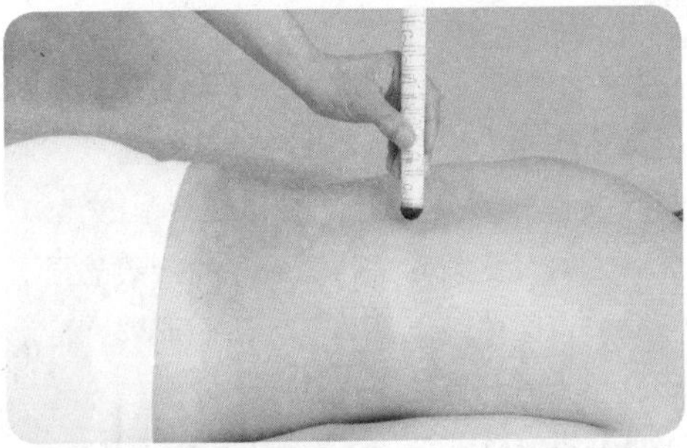

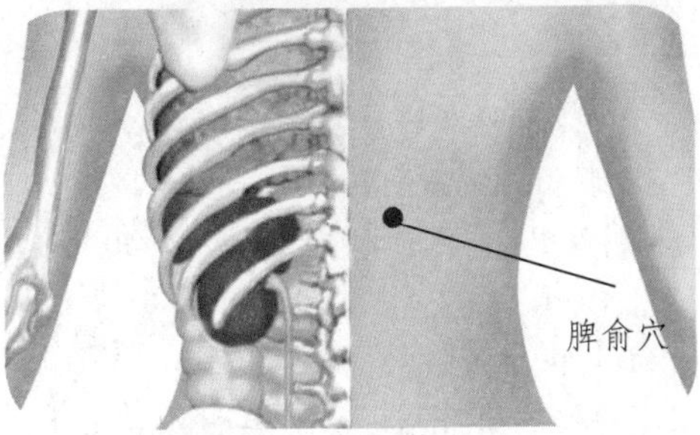

灸三阴交穴

【定位取穴】该穴位于小腿内侧，当足内踝尖上3寸，胫骨内侧缘后方。取穴时正坐屈膝成直角，以手4指并拢，小指下边缘紧靠内踝尖上，食指上缘所在水平线在胫骨后缘的交点，为取穴部位。

【功效】调整机体的阴阳平衡。

【施灸方法】施灸时，取坐位，手执艾条以点燃的一端对准施灸部位，距离皮肤1.5～3厘米，以感到施灸处温热、舒适为度。

【施灸时间】隔日灸1次，每次灸10～20分钟，7次为1个疗程。

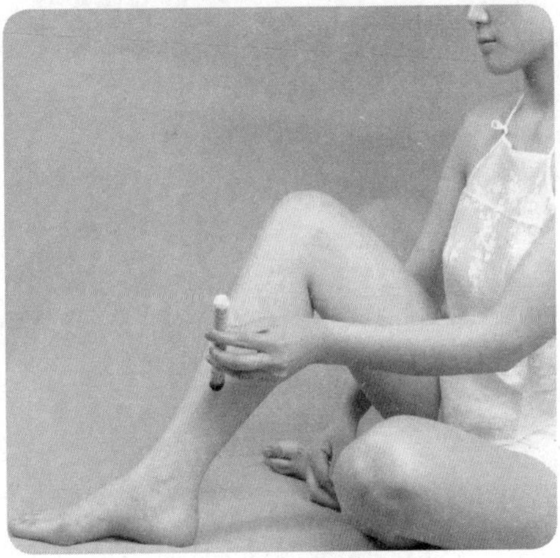

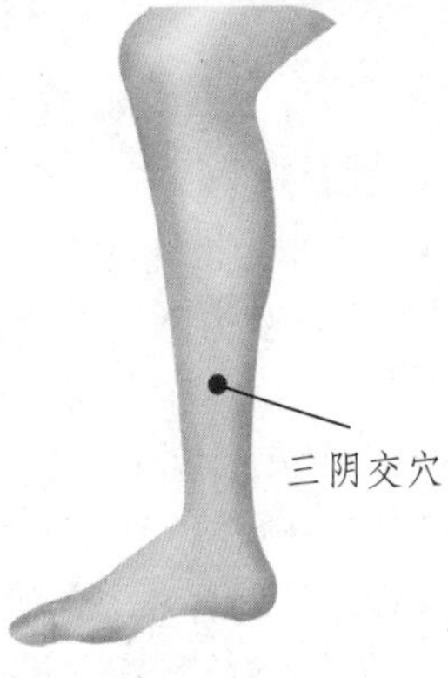

灸曲池穴

【定位取穴】该穴位于肘横纹外侧端，屈肘时当尺泽与肱骨外上髁连线中点。取穴时，仰掌屈肘成45°，肘关节桡侧，肘横纹头为取穴部位。

【功效】清热，凉血，解毒，抗炎症。

【施灸方法】宜采用温和灸。施灸时，手执艾条以点燃的一端对准施灸部位，距离皮肤 1.5 ~ 3 厘米处施灸。

【施灸时间】隔日灸 1 次，每次灸 15 ~ 30 分钟，灸至皮肤产生红晕为止，7 次为 1 个疗程。

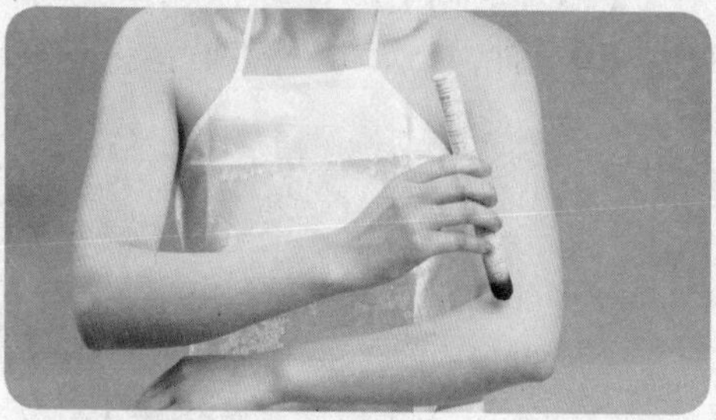

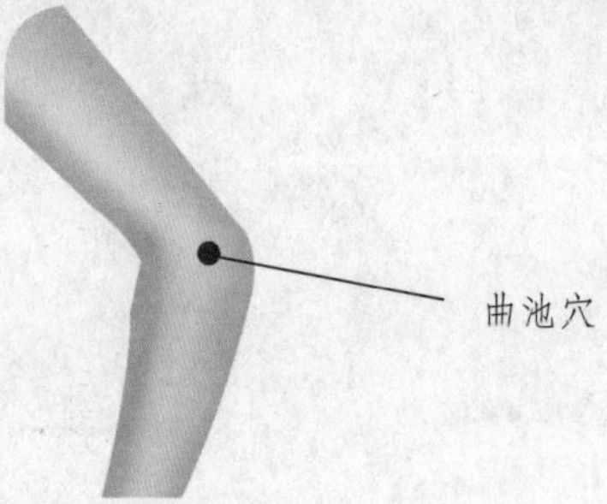

灸合谷穴

【定位取穴】该穴位于第 1、第 2 掌骨间，当第 2 掌骨桡侧的中点处。取穴时，以一手的拇指掌面指关节横纹，放在另一手的拇、食指的指蹼缘上，屈指当拇指尖尽处为取穴部位。

【功效】镇静安神，通络活血。

【施灸方法】宜采用温和灸。施灸时，手执艾条以点燃的一端对准施灸部位，距离皮肤 1.5 ~ 3 厘米，以感到施灸处温热、舒适为度。

【施灸时间】隔日灸 1 次，每次灸 10 ~ 20 分钟，灸至皮肤产生红晕为止，7 次为 1 个疗程。

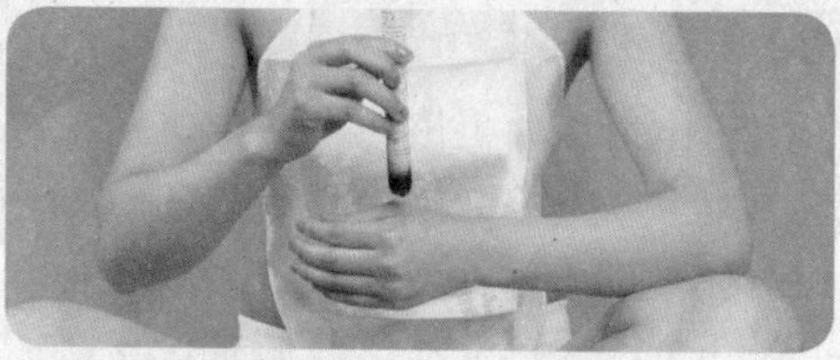

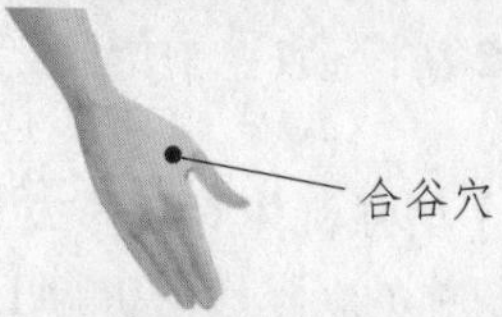

温馨小贴士

面部按摩养生的意义就是为了能更新皮肤的衰老细胞，增强细胞的再生能力，调节温度，加强血液循环，促进毛细血管的扩张，改善皮肤营养，从而增加皮肤的光泽和弹性，来提高对温度和机械性刺激的抵抗力，使面部气色散发出青春光彩。面部按摩养生很简单，只要在平常洗脸时掌握以下养生洗脸法，就可达到养生的目的。洗脸的范围还应包括颈部及耳部。可面面俱到、适当用力以起到活血化瘀之功效。然后再用毛巾轻擦一遍，但要保持一定的湿度，以便为下一动作准备。

接着可顺时针做环形按摩动作：1. 五指并拢，手微屈，呈捧脸姿势，以中指为主带动其他四指适当用力，用指腹、手掌按摩。2. 范围：从下颌部位开始，向上→过口部→顺鼻底部→过印堂至额顶部→五指慢慢自然分开，顺额边缘→过耳边至下颌边→回归原位。最后，两手按摩脸部，时间为 2 ~ 5 分钟不等。再用手指搓一搓脸的各部位，时间自控，最后再搓颈部及按摩耳部。

雀斑

雀斑是一种浅褐色小斑点，针尖至米粒大小，常出现于前额、鼻梁和脸颊等处，偶尔也会出现于颈部、肩部、手背等处，影响女性的形象。中医认为雀斑主要是先天肾水不足，不能荣华于上，阴虚火邪上炎，蕴蒸肌肤而致。在相关穴位艾灸能够调理脾肾、疏通经络、滋阴降火，从而达到治疗该症的目的。

● 一般施灸

灸合谷穴

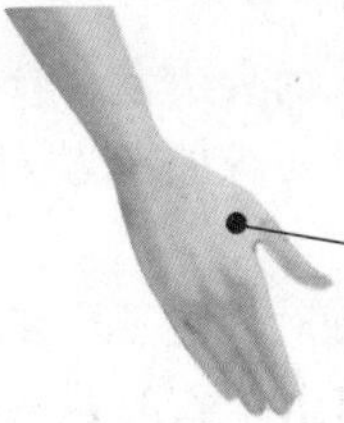

【定位取穴】该穴位于第1、第2掌骨间，当第2掌骨桡侧的中点处。取穴时，以一手的拇指掌面指关节横纹，放在另一手的拇、食指的指蹼缘上，屈指当拇指尖尽处为取穴部位。

【功效】镇静安神，通络活血。

【施灸方法】宜采用温和灸。施灸时，手执艾条以点燃的一端对准施灸部位，距离皮肤1.5 ~ 3厘米，以感到施灸处温热、舒适为度。

【施灸时间】每日或隔日灸1次，每次灸10 ~ 20分钟，灸至皮肤产生红晕为止，10次为1个疗程。

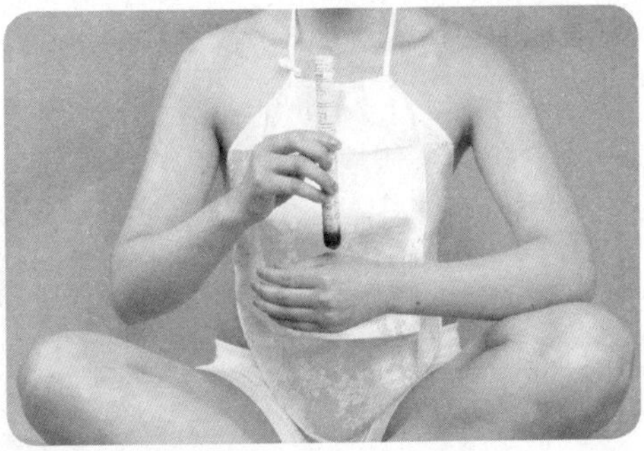

灸曲池穴

【定位取穴】该穴位于肘横纹外侧端，屈肘时当尺泽与肱骨外上髁连线中点。取穴时，仰掌屈肘成45°，肘关节桡侧，肘横纹头为取穴部位。

【功效】清热，凉血，解毒，抗炎症。

【施灸方法】宜采用温和灸。施灸时，手执艾条以点燃的一端对准施灸部位，距离皮肤1.5 ~ 3厘米处施灸。

【施灸时间】每日或隔日灸1次，每次灸15 ~ 30分钟，灸至皮肤产生红晕为止，10次为1个疗程。

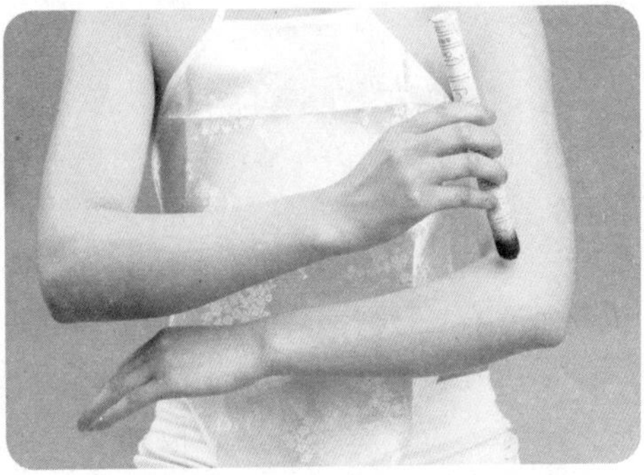

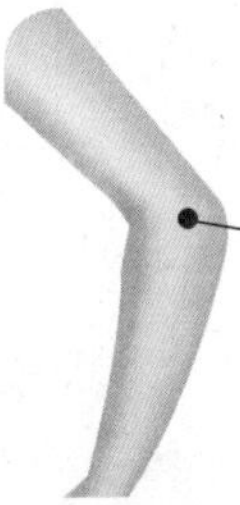

灸 三阴交穴

【定位取穴】该穴位于小腿内侧，当足内踝尖上 3 寸，胫骨内侧缘后方。取穴时正坐屈膝成直角，以手 4 指并拢，小指下边缘紧靠内踝尖上，食指上缘所在水平线在胫骨后缘的交点，为取穴部位。

【功效】补脾、胃、肝，凉血活血。

【施灸方法】施灸时，取坐位，手执艾条以点燃的一端对准施灸部位，距离皮肤 1.5 ~ 3 厘米，以感到施灸处温热、舒适为度。

【施灸时间】每日或隔日灸 1 次，每次灸 10 ~ 20 分钟，灸至皮肤产生红晕为止,10 次为 1 个疗程。

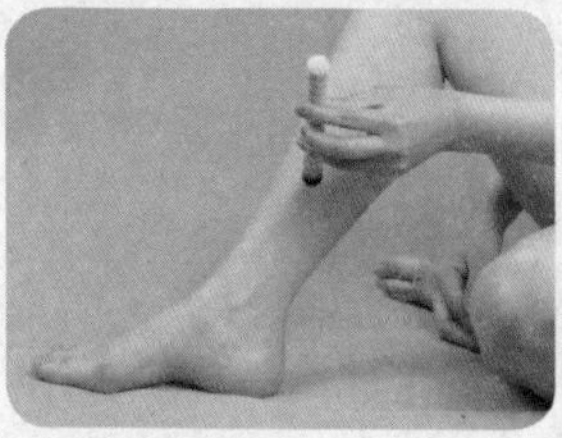

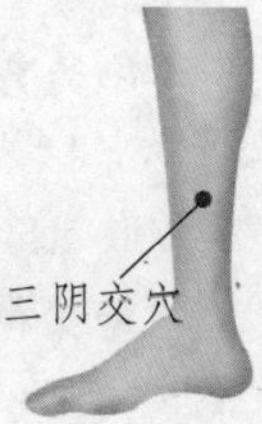

灸 大椎穴

【定位取穴】该穴位于颈部下端，背部正中线上，第 7 颈椎棘突下凹陷中。取穴时正坐低头，可见颈背部交界处椎骨有一高突，并能随颈部左右摆动而转动者即是第 7 颈椎，其下为大椎穴。

【功效】疏风清热，行气活血。

【施灸方法】施灸时，被施灸者俯卧，施灸者站或坐于一旁，手执艾条以点燃的一端对准施灸部位，距离皮肤 1.5 ~ 3 厘米，以感到施灸处温热、舒适为度。

【施灸时间】每日或隔日灸 1 次，每次灸 10 ~ 20 分钟，灸至皮肤产生红晕为止,10 次为 1 个疗程。

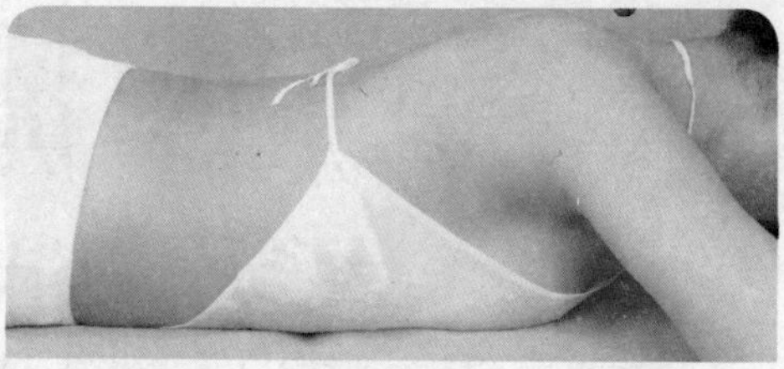

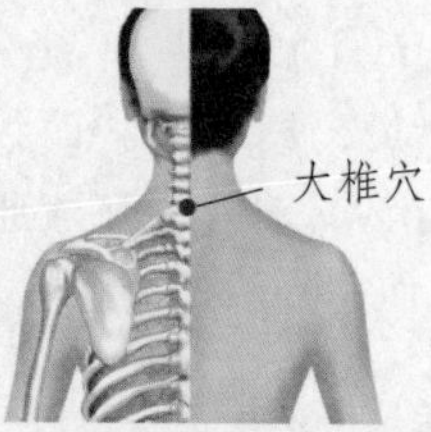

温馨小贴士

雀斑的预防要注意避免日光照射，春夏外出应戴遮阳帽，涂防晒霜，不宜滥用外涂药物。下面是中医常用的外敷验方：

杏仁泥：

用杏仁 30 克捣烂，鸡蛋清适量，二者调匀，每晚睡前涂擦患处，次晨用白酒洗掉，直至斑褪。

香菜水：

选带根香菜适量，洗净加水煎煮，用菜汤洗脸，久用见效。

冬瓜瓤汁：

鲜冬瓜瓤适量，捣烂取汁液涂患处，每天 1 ~ 2 次，有消除雀斑的作用。

樱桃汁：

取鲜樱桃适量，绞汁涂患处，每日 2 次，有消除雀斑的作用。

黄褐斑

褐斑又名妊娠斑、肝斑，是发生于面部的色素沉着性皮肤病，皮损为黄褐色或咖啡色的斑片，形状不同，大小不等，边界清晰，表面平滑，无主观症状和全身不适。常对称分布于两颊，形成蝴蝶样，故又称蝴蝶斑。中医称本病为黧黑斑，认为多因肝肾不足，不能滋养肌肤；或肝气郁结，日久化热，伤及阴血，颜面气血失和而发病。在相关穴位艾灸能够疏肝解郁，养血健脾，滋补肝肾，消色除斑，从而达到治疗该症的目的。

● 一般施灸

灸肝俞穴

【定位取穴】该穴位于背部，当第9胸椎棘突下，旁开1.5寸。由平双肩胛骨下角之椎骨(第7胸椎)，往下推2个椎骨，即第9胸椎棘突下缘，旁开约2横指(食、中指)处为取穴部位。

【功效】疏肝解郁，理气化滞。

【施灸方法】宜采用温和灸。施灸时，被施灸者俯卧，施灸者手执艾条以点燃的一端对准施灸部位，距离皮肤1.5 ~ 3厘米，以感到施灸处温热、舒适为度。

【施灸时间】隔日灸1次，每次灸10 ~ 20分钟，灸至皮肤产生红晕为止，7次为1个疗程。

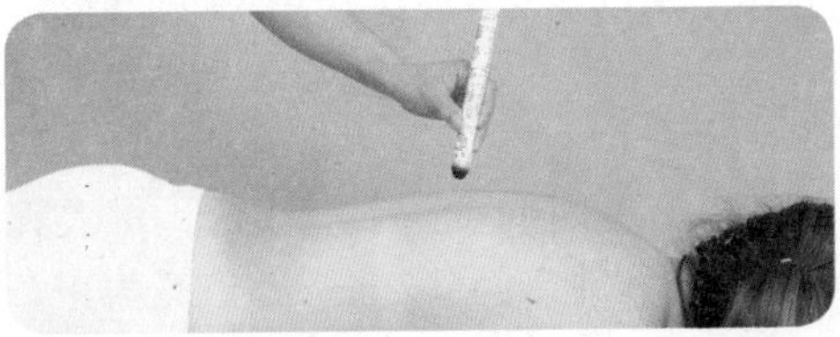

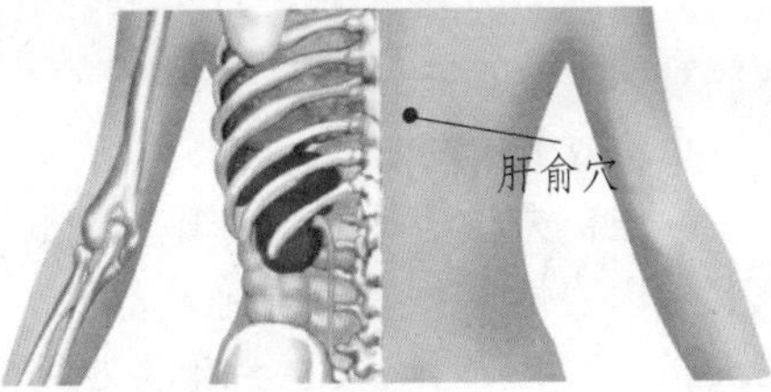

灸脾俞穴

【定位取穴】该穴位于背部，当第11胸椎棘突下，旁开1.5寸。与肚脐中相对应处即为第2腰椎，由第2腰椎往上摸3个椎体，即为第11胸椎，其棘突下缘旁开约2横指(食、中指)处为取穴部位。

【功效】调补脾肾，清热除湿。

【施灸方法】施灸时，被施灸者俯卧，施灸者手执艾条以点燃的一端对准施灸部位，距离皮肤1.5 ~ 3厘米，以感到施灸处温热、舒适为度。

【施灸时间】隔日灸1次，每次灸10 ~ 20分钟，灸至皮肤产生红晕为止，7次为1个疗程。

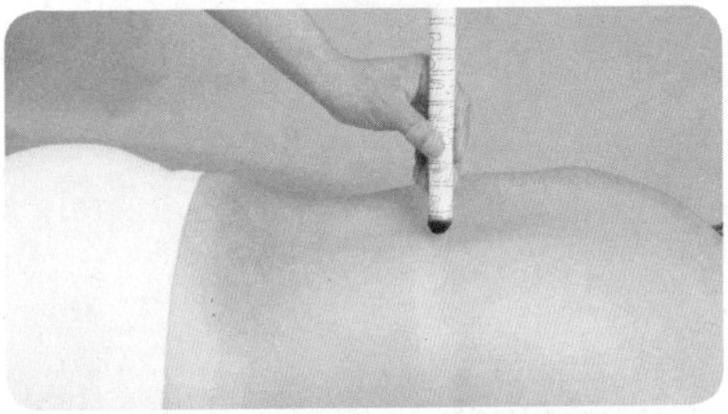

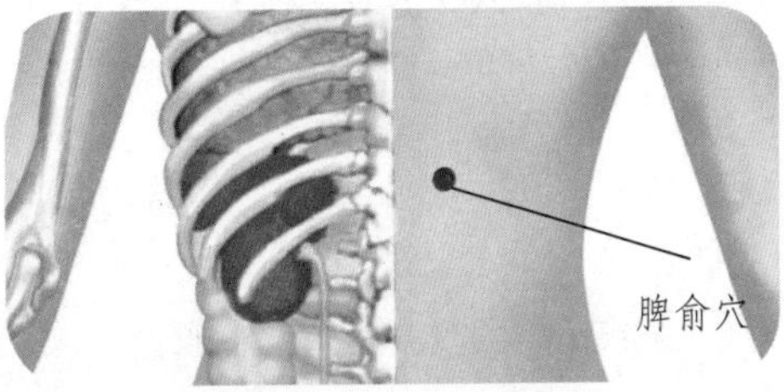

灸太溪穴

【定位取穴】该穴位于足内侧，内踝后方与脚跟骨筋腱之间的凹陷处。也就是说在脚的内踝与跟腱之间的凹陷处。双侧对称，也就是2个。

【功效】滋肾清火。

【施灸方法】取坐位，施灸时，手执艾条以点燃的一端对准施灸部位，距离皮肤1.5～3厘米，以感到施灸处温热、舒适为度。

【施灸时间】隔日灸1次，每次灸10～20分钟，灸至皮肤产生红晕为止，7次为1个疗程。

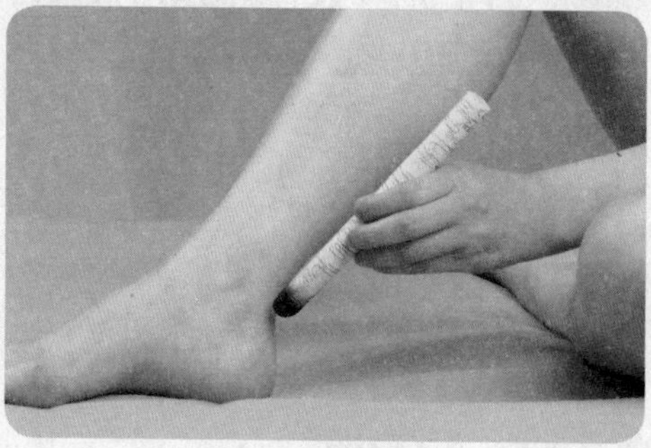

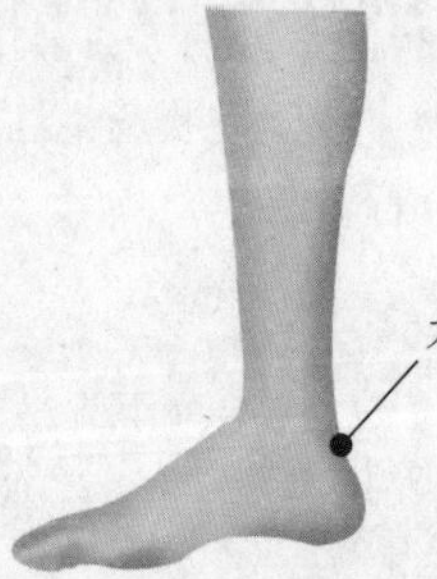

灸足三里穴

【定位取穴】该穴位于外膝眼下3寸，距胫骨前嵴1横指，当胫骨前肌上。取穴时，由外膝眼向下量4横指，在腓骨与胫骨之间，由胫骨旁量1横指，该处即是。

【功效】健脾，益气，生血。

【施灸方法】采用温和灸法，取坐位，点燃艾条对准施灸部位，距离皮肤1.5～3厘米，以感到施灸处温热、舒适为度。

【施灸时间】隔日灸1次，每次灸10～20分钟，灸至皮肤产生红晕为止，7次为1个疗程。

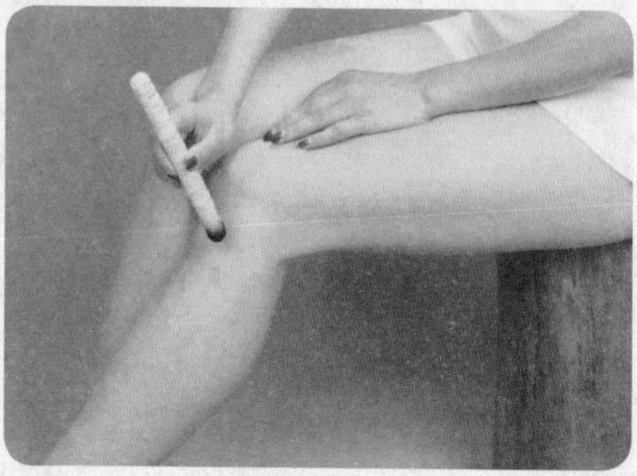

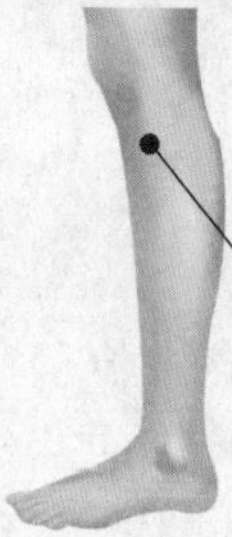

灸气海穴

【定位取穴】该穴位于下腹部，前正中线上，当脐中下1.5寸。取穴时，可采用仰卧的姿势，直线连结肚脐与耻骨上方，将其分为10等分，从肚脐3/10的位置，即为此穴。

【功效】益气补肾，调理冲任。

【施灸方法】宜采用温和灸。施灸时，被施灸者平卧，施灸者站或坐于一旁，手执艾条以点燃的一端对准施灸部位，距离皮肤1.5～3厘米，以感到施灸处温热、舒适为度。

【施灸时间】隔日灸1次，每次灸10～20分钟，灸至皮肤产生红晕为止，

7 次为 1 个疗程。

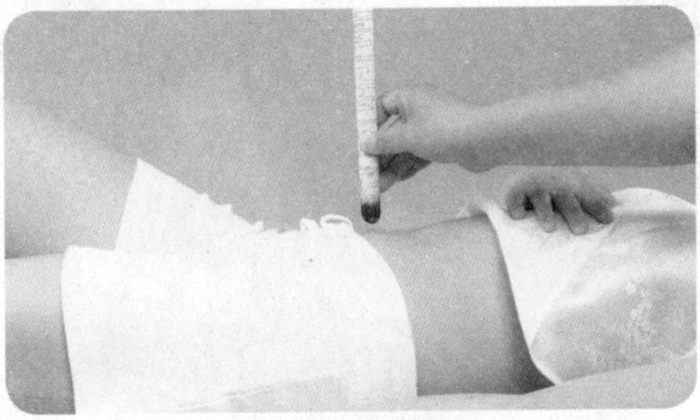

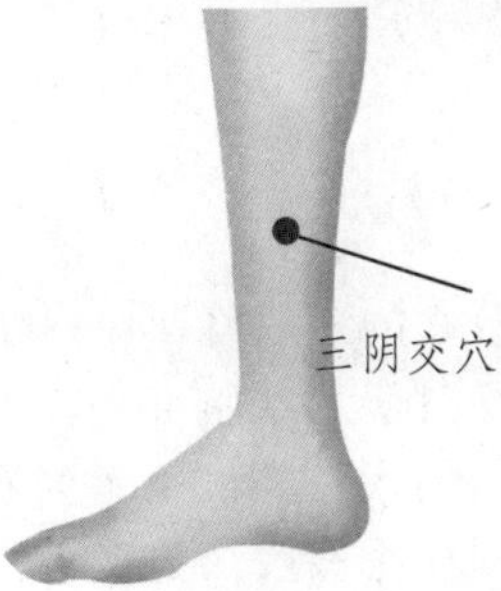

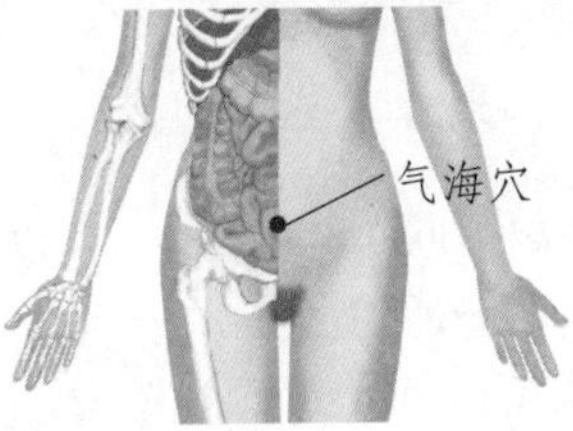

灸三阴交穴

【定位取穴】该穴位于小腿内侧，当足内踝尖上 3 寸，胫骨内侧缘后方。取穴时正坐屈膝成直角，以手 4 指并拢，小指下边缘紧靠内踝尖上，食指上缘所在水平线在胫骨后缘的交点，为取穴部位。

【功效】调补三阴经，行气活血。

【施灸方法】施灸时，取坐位，手执艾条以点燃的一端对准施灸部位，距离皮肤 1.5 ~ 3 厘米，以感到施灸处温热、舒适为度。

【施灸时间】隔日灸 1 次，每次灸 10 ~ 20 分钟，灸至皮肤产生红晕为止，7 次为 1 个疗程。

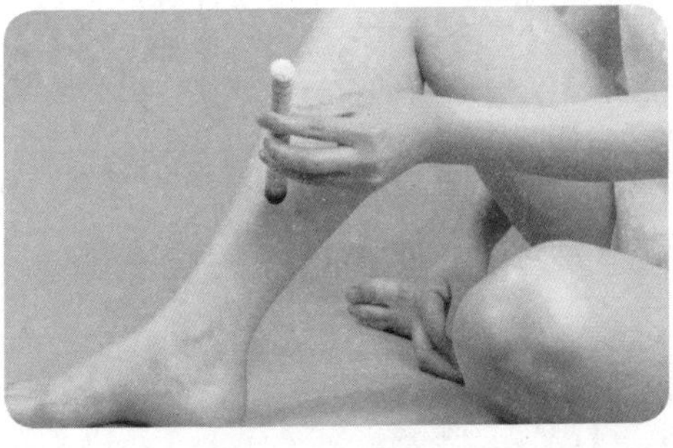

温馨小贴士

患者应保持心情舒畅，避免紧张和忧郁，避免强烈的阳光照射。在饮食方面，应少吃咸鱼、咸肉、火腿、香肠、虾皮、虾米等食品，少吃葱、姜、辣椒、胡椒及酒类等刺激性食品，多摄取新鲜的水果、蔬菜等。现据临床实践推荐几则行之效佳的祛斑验方，供患者选用。

1. 菊花、白僵蚕、蚕蛹各 15 克，玉竹 30 克，薄荷 12 克。每日 1 剂，轻者当茶泡饮，重者煎服。

2. 生地、熟地、当归各 12 克，柴胡、香附、茯苓、川芎、白僵蚕、白术、白芷各 9 克，白鲜皮 15 克，白附子、甘草各 6 克。水煎服，每日 1 剂，若制成水丸，每次 6 克，每日 3 次。

3. 丹皮、川芎、桃仁、红花、白僵蚕、白芷、郁金各 12 克，赤芍、白蒺藜各 15 克，柴胡 6 克。水煎服，每日 1 剂。

丰胸

拥有傲立的“双峰”是每个女性的愿望，但是对于那些胸部先天发育不良或随着年龄的增长胸部下垂的女性来说是奢望，有什么健康的好的方法可以起到丰胸的效果呢？大家不妨试试艾灸丰胸法。艾灸丰胸原理是温经散寒、行气通络，调理人体内分泌失调、雌激素低下、荷尔蒙分泌不平衡等不良症状，通过艾条的温热和近红外线的能量在经络中的传感可以促进血液循环，增强乳房各组织细胞的活力，促进乳房细胞及组织生长，使乳房增大，从而使乳房丰满隆起，从根本上改善偏小扁平、松弛下垂、萎缩的乳房。

● 一般施灸

灸 肝俞穴

【定位取穴】该穴位于背部，当第9胸椎棘突下，旁开1.5寸。由平双肩胛骨下角之椎骨(第7胸椎)，往下推2个椎骨，即第9胸椎棘突下缘，旁开约2横指(食、中指)处为取穴部位。

【功效】促进血液循环。

【施灸方法】施灸时，被施灸者俯卧，施灸者手执艾条以点燃的一端对准施灸部位，距离皮肤1.5 ~ 3厘米，以感到施灸处温热、舒适为度。

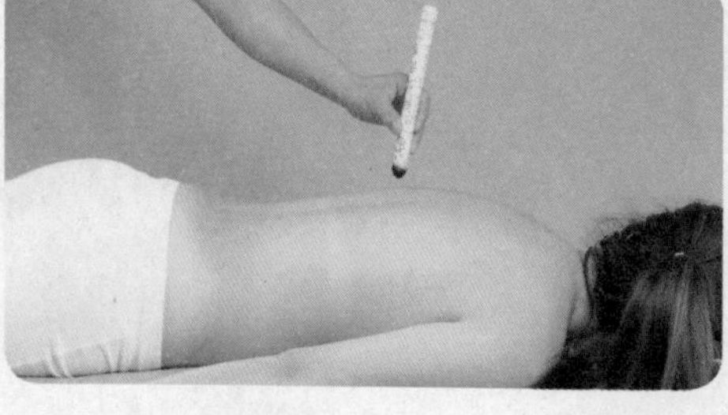

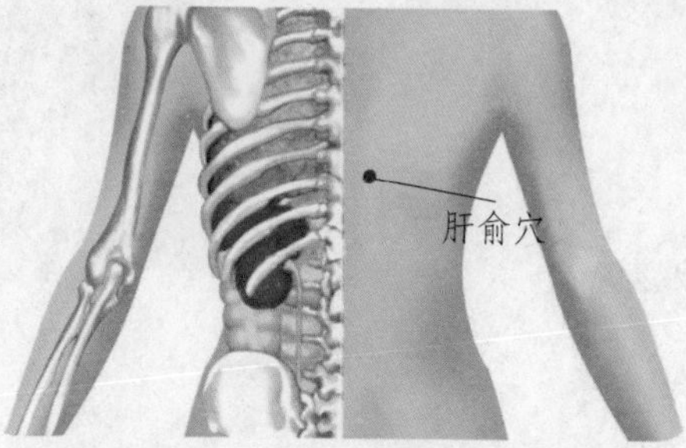

【施灸时间】每日或隔日灸1次，每次灸15 ~ 30分钟，灸至皮肤产生红晕为止，10次为1个疗程。

灸 膺窗穴

【定位取穴】该穴位于胸部，当第3肋间隙，距前正中线4寸。位于第3和第4肋骨之间，在乳头中心线上距离乳头2指处取穴。

【功效】减卸胸腔内部高压，释放胸腔内部能量。

【施灸方法】采用温和灸法。被施灸者平卧，施灸者手执艾条以点燃的一端对准施灸部位，距离皮肤1.5 ~ 3厘米，以感到施灸处温热、舒适为度。

【施灸时间】每日或隔日灸1次，每次灸15 ~ 30分钟，灸至皮肤产生红晕为止，10次为1个疗程。

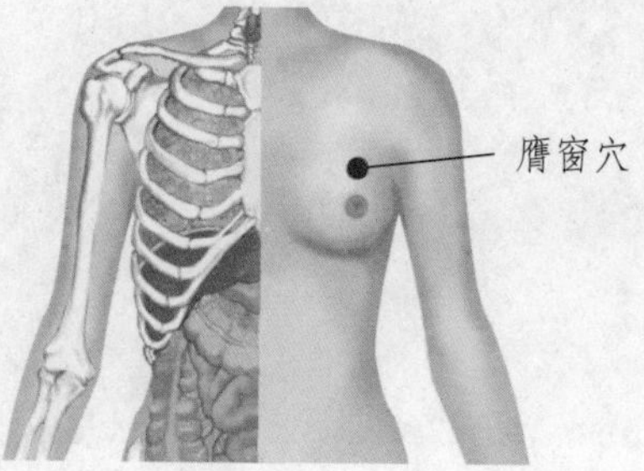

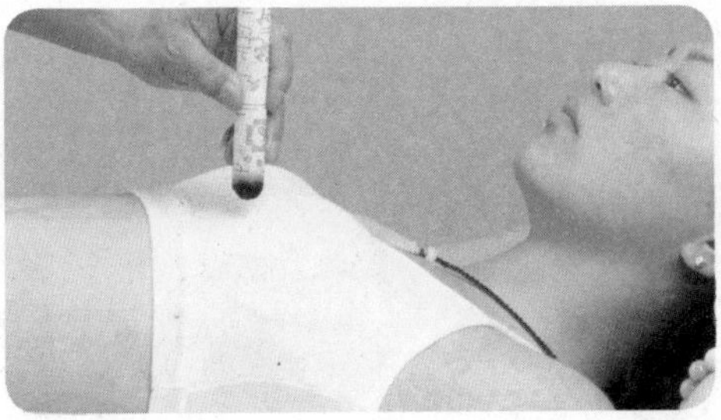

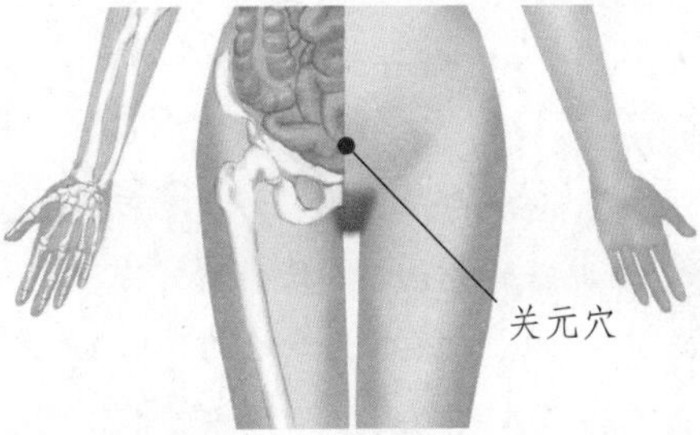

灸关元穴

【定位取穴】该穴位于脐中下3寸，腹中线上，仰卧取穴。

【功效】有强壮和保健的作用，调节内分泌平衡。

【施灸方法】施灸时，被施灸者平卧，施灸者站或坐于一旁，手执艾条以点燃的一端对准施灸部位，距离皮肤1.5～3厘米，左右方向平行往复或反复旋转施灸，以感到施灸处温热、舒适为度。

【施灸时间】每日或隔日灸1次，每次灸15～30分钟，灸至皮肤产生红晕为止，10次为1个疗程。

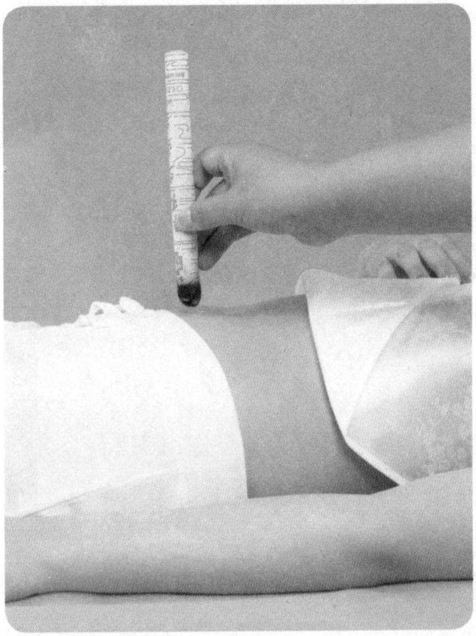

灸乳根穴

【定位取穴】该穴位于胸部，当乳头直下，乳房根部，第5肋间隙，距前正中线4寸。

【功效】燥化脾湿。

【施灸方法】采用温和灸法。被施灸者仰卧，施灸者手执艾条以点燃的一端对准施灸部位，距离皮肤1.5～3厘米，以感到施灸处温热、舒适为度。

【施灸时间】每日或隔日灸1次，每次灸15～30分钟，灸至皮肤产生红晕为止，10次为1个疗程。

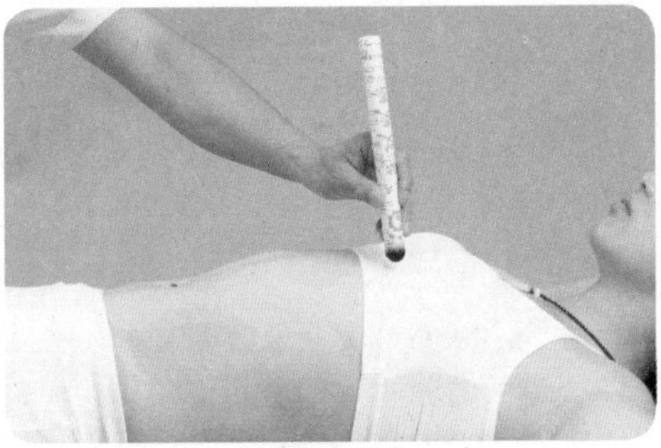

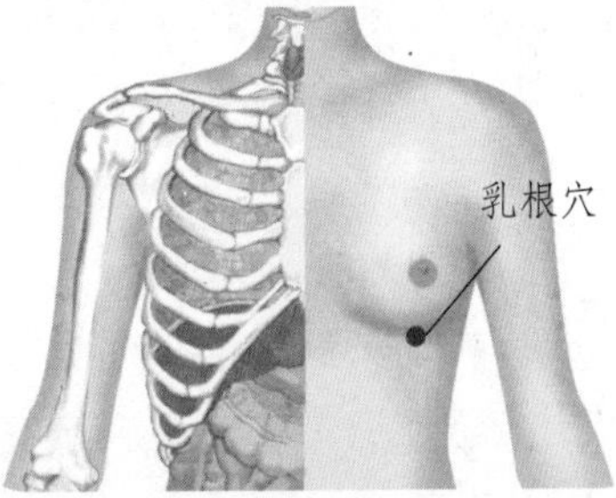

温馨小贴士

乳房是女性美的重要标志之一，良好的乳房发育才是健康和美丽的。乳房的美虽然与遗传有一定的关系，但后天发育更为重要。依靠健康、自然的方式来扩大自己的胸围，才是真正的健康美。

1. 吹气球

实施方法：先准备好一个大气球，每日吹3次，每次吹气球前先做深呼吸，再尽力呼气，吹5～10遍，以后逐渐加大吹气量，以不吹破气球为标准。

作用原理：吹气球需要深呼吸，能增加人的肺活量，促进新陈代谢，消耗能量和脂肪，起到瘦身作用。同时，深呼吸也是一种扩胸运动，能锻炼胸肌，让胸部坚挺。

2. 游泳

实施方法：游泳可以不分季节地进行。每周游泳1～2次，对乳房的健美确实是大有益处。

作用原理：水对胸廓的压力不仅能使呼吸肌得到锻炼，胸肌也会格外发达。

3. 吃纳豆

实施方法：在50克的纳豆中加入淡酱油（寿司酱油）食用，同时加入一些辛香佐料，比如辣椒、咖喱，可使瘦身效果加倍。

作用原理：纳豆含丰富的钾，营养价值很高，除了对丰胸有帮助外，用它来代替一顿正餐在营养成分的摄入也没问题，而摄入的热量则大大降低。

4. 吃青木瓜

实施方法：用青木瓜炖排骨，是最经典的青木瓜丰胸汤式。

作用原理：青木瓜内含大量木瓜酵素，可分解蛋白质、糖类，还有女士最恨的脂肪。木瓜中丰富的木瓜酶对乳腺发育很有益，刺激女性荷尔蒙分泌，乳腺畅通，达到丰胸的目的。

5. 喝酸奶

实施方法：每天饮用2～3次250ml的酸奶，减少肉类食物的摄取。

作用原理：酸奶对于因便秘和体内毒素堆积而造成的腹部、腿部肥胖有比较好的减肥效果，同时它含有丰富的蛋白质，对胸部保健效果不错。

腹部塑形

随着年龄的增长，不管是男性还是女性，许多人的体型会发生变化，其中变化最明显的就是腹部，这是因为激素分泌的改变使得脂肪容易在腹部堆积，日积月累，便会造成腹部变形。更可怕的是，由于不良的饮食习惯，如饮食过量，食用甜食和油腻食物过多，以及体育运动过少等，会使许多年轻人的腹部肥肉层层。还有就是腰部，也是很容易堆积大量赘肉的地方。艾灸运用经络原理，针对一些穴位进行温和施灸，达到减脂塑形的目的。

● 一般施灸

灸 大肠俞穴

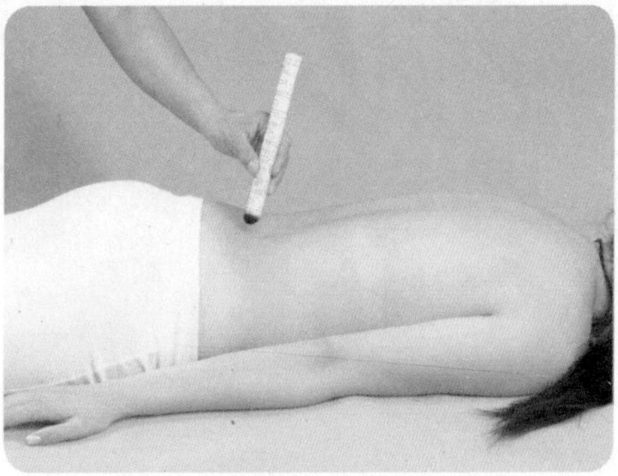

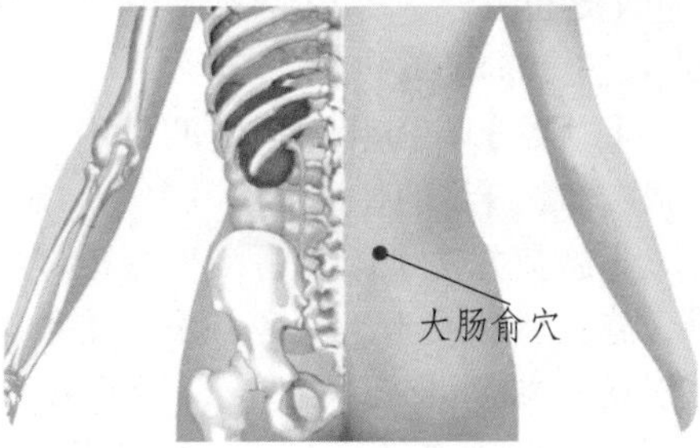

【定位取穴】该穴位于第 4 腰椎棘突下旁开 1.5 寸（2 横指宽）处，左右各有一穴，取穴时，两侧胯骨的高点连线与腰椎的交点附近就是第 4 腰椎，旗下凹陷处向两侧旁开 2 横指宽处就是大肠俞。

【功效】增加腰、背、腹部肌肉弹性。

【施灸方法】宜采用温和灸。施灸时，被施灸者俯卧，施灸者站或坐于一旁，手执艾条以点燃的一端对准施灸部位，距离皮肤 1.5 ~ 3 厘米，以感到施灸处温热、舒适为度。

【施灸时间】每日或隔日灸 1 次，每次灸 15 ~ 30 分钟，灸至皮肤产生红晕为止，10 次为 1 个疗程。

灸 中脘穴

【定位取穴】该穴位于上腹部，前正中线上，当脐中上 4 寸。取穴时，可采用仰卧位，脐中与胸剑联合部（心窝上边）的中点为取穴部位。

【功效】增强胃对食物的消化能力。

【施灸方法】宜采用温和灸。施灸时，被施灸者仰卧，施灸者站或坐于一旁，手执艾条以点燃的一端对准施灸部位，距离皮肤 1.5 ~ 3 厘米，以感到施灸处温热、舒适为度。

【施灸时间】每日或隔日灸 1 次，每次灸 15 ~ 30 分钟，灸至皮肤产生红晕为止，10 次为 1 个疗程。

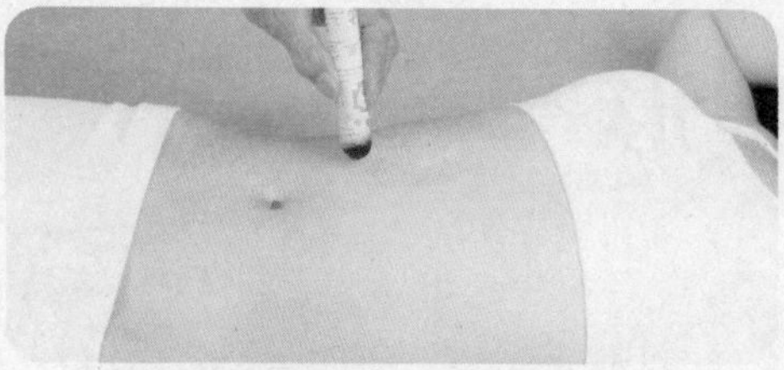

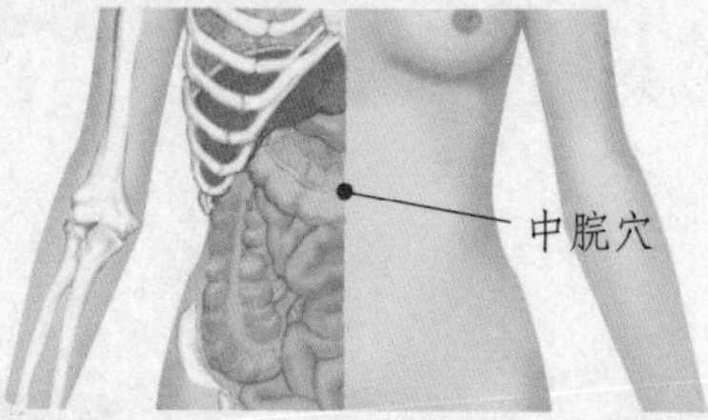

灸关元穴

【定位取穴】该穴位于脐中下 3 寸，腹中线上，仰卧取穴。

【功效】有强壮和保健的作用，可增强腹部肌纤维的弹性。

【施灸方法】施灸时，被施灸者平卧，施灸者站或坐于一旁，手执艾条以点燃的一端对准施灸部位，距离皮肤 1.5 ~ 3 厘米，左右方向平行往复或反复旋转施灸，以感到施灸处温热、舒适为度。

【施灸时间】每日或隔日灸 1 次，每次灸 15 ~ 30 分钟，灸至皮肤产生红晕为止 ,10 次为 1 个疗程。

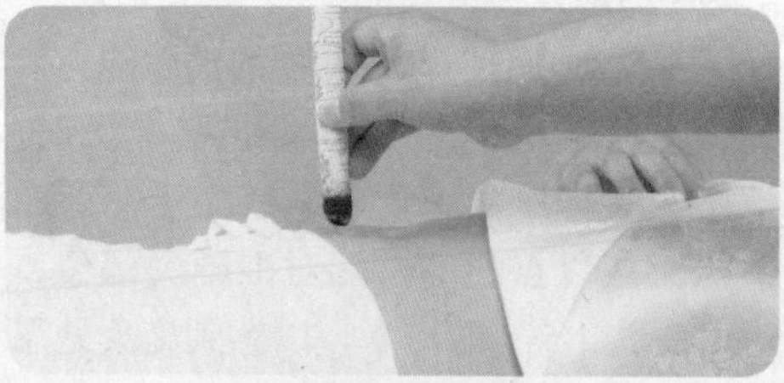

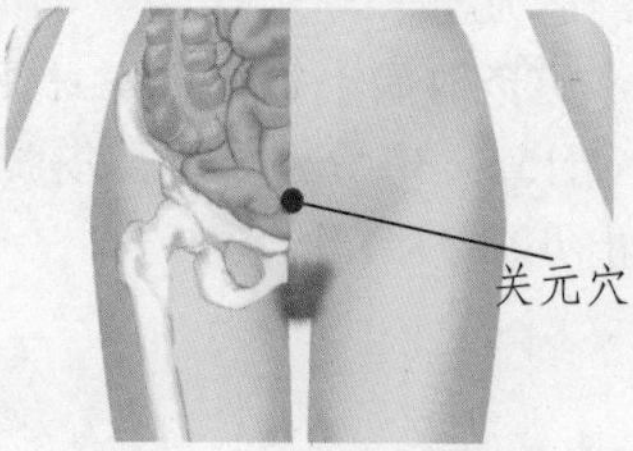

温馨小贴士

艾灸疗法对本症有较好的疗效。在预防和护理方面要注意以下几点：

1. 食用健康食品：酸奶与发酵的牛奶能激活消化必需的物质，有助于改善肠道微生物系统，从而防止腹部隆起。

2. 少喝带气饮品和少嚼香口胶：喝带气饮品或嚼香口胶时，会吞食很多空气，特别是香口胶中含有的多元醇，不会被小肠消化。

3. 走路、喝水、按摩：走路及喝水有利腹部扁平。同时可以每天在腹部做环行按摩。

4. 进食时消除紧张感：吃饭时姿势要端正，慢慢吃，环境要安静，咀嚼要够充分。

5. 食物要煮熟：时尚烹饪是半生不熟，这导致淀粉无法被摧毁，大多数蔬菜与谷物中的淀粉糖聚集于大肠，产生二氧化碳，导致腹部隆起。

6. 吃饭要慢：吃饭的时候要慢，不要大口大口地猛吃，要细嚼慢咽。不断地咀嚼食物就可以让胃部很好地消化掉食物，适当地减少身体里的气体，助消化，让脂肪更少的囤积在腹部。

7. 盐按摩：盐中含有很高的钠，可以消除人体多余的水分。在洗澡的时候用适量热水泡盐，然后涂抹在小腹上进行按摩，这样可以更好地加速腹部血液循环，更快速地燃烧脂肪。

臀部塑形

随着年龄的增长，人到中年，由于皮肤松弛和胶原蛋白的流失，臀部松弛、下垂，其原因一方面是由于脂肪在腰背部及大腿部堆积，另一方面是由于臀部肌肉力量减弱而形成的松弛现象。在相关穴位艾灸能够增强细胞的代谢能力，使肌纤维的活性增加，从而达到臀部塑形的目的。

● 一般施灸

灸环跳穴

【定位取穴】该穴位于股外侧部，侧卧屈股，当股骨大转子最凸点与骶骨裂孔连线的外 1/3 与中 1/3 交点处。取穴时，侧卧位，下面的腿伸直，以拇指指关节横纹按在大转子头上，拇指指向尾骨尖端，当拇指尖所指处为取穴部位。

【功效】增强臀部皮下脂肪的代谢能力，消除多余脂肪。

【施灸方法】被施灸者俯卧，施灸者站或坐于一旁，手执艾条以点燃的一端对准施灸部位，距离皮肤 1 ～ 3 厘米，左右方向平行往复或反复旋转施灸。

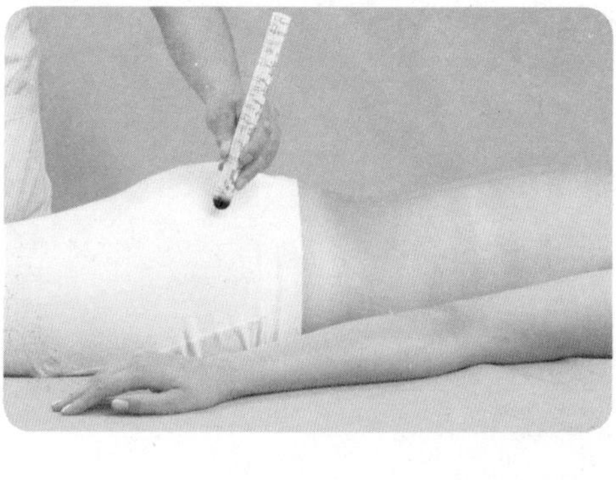

【施灸时间】每日或隔日灸 1 次，每次灸 15 ～ 30 分钟，灸至皮肤产生红晕为止，10 次为 1 个疗程。

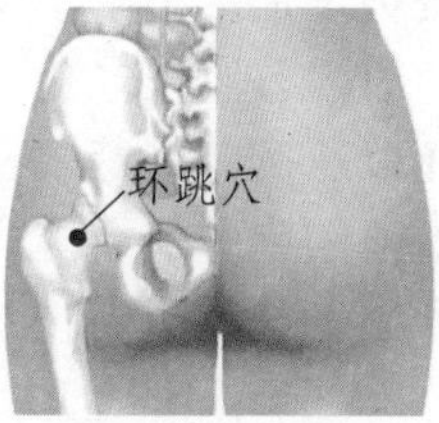

灸承扶穴

【定位取穴】该穴位于大腿后面，臀下横纹的中点。

【功效】可增强臀大肌细胞的代谢能力，使肌纤维的活性增加。

【施灸方法】回旋灸。被施灸者俯卧，施灸者站或坐于一旁，手执艾条以点燃的一端对准施灸部位，距离皮肤 1 ～ 3 厘米，左右方向平行往复或反复旋转施灸。

【施灸时间】每日或隔日灸 1 次，每次灸 15 ～ 30 分钟，灸至皮肤产生红晕为止，10 次为 1 个疗程。

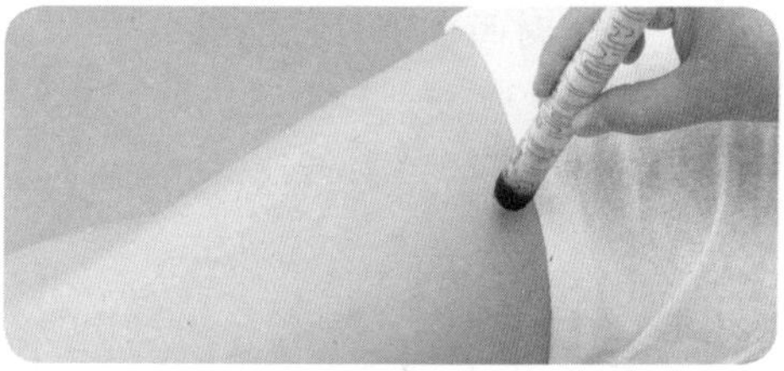

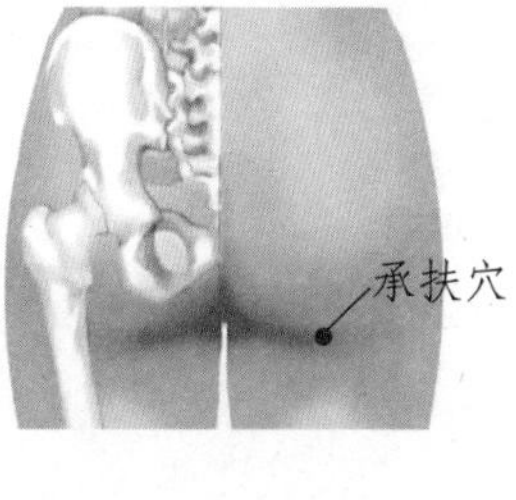

腰部塑形

对女性来说，16 ~ 46 岁之间有 3 次明显的体型变化，其中变化最剧烈的是 38 岁前后的 3 年，这时，肌肉开始下垂，腰间的脂肪赘肉增加，小肚子突出。造成这种现象的原因有肌肉老化、荷尔蒙平衡遭到破坏以及疲劳等等。在相关穴位艾灸能够增强细胞的代谢能力，使肌纤维的活性增加，从而达到腰部塑形的目的。

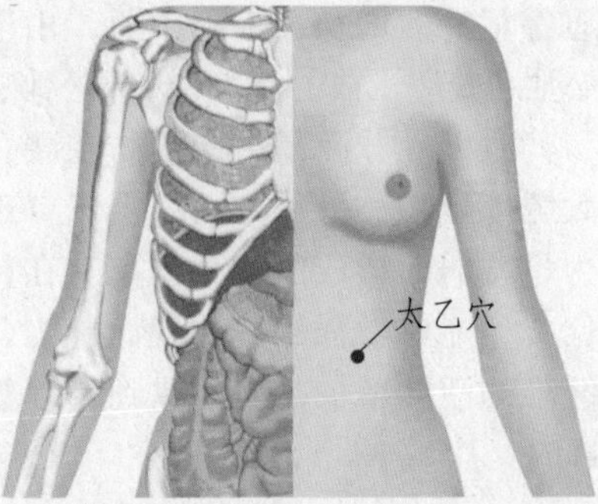

● 一般施灸

灸太乙穴

【定位取穴】该穴位于上腹部神阙穴正上方 2 寸处，旁开 2 寸，左右各有一穴。

【功效】增强腰部肌纤维的弹性，对断裂弹力纤维有修复和再生能力。

【施灸方法】施灸时，被施灸者平卧，施灸者站或坐于一旁，手执艾条以点燃的一端对准施灸部位，距离皮肤 1.5 ~ 3 厘米,以感到施灸处温热、舒适为度。

【施灸时间】每日或隔日灸 1 次，每次灸 15 ~ 30 分钟，灸至皮肤产生红晕为止，10 次为 1 个疗程。

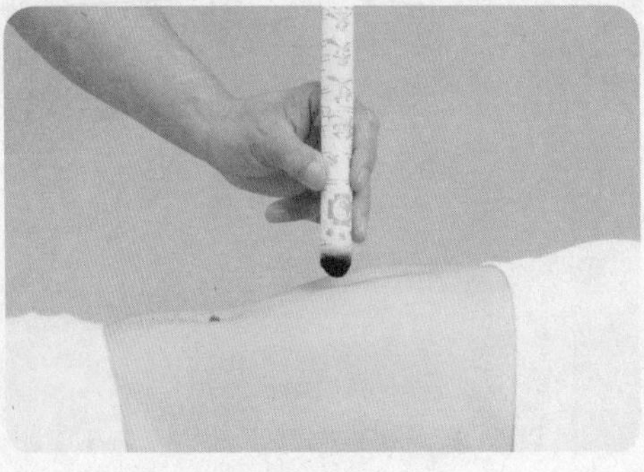

灸肾俞穴

【定位取穴】该穴位于腰部，当第 2 腰椎棘突下，旁开 1.5 寸。与肚脐中相对应处即为第 2 腰椎，其棘突下缘旁开约 2 横指 (食、中指) 处为取穴部位。

【功效】解决内分泌失调造成的身体过于肥胖或消瘦，肌肉松弛，四肢不温或月经不调等问题。

【施灸方法】宜采用温和灸。被施灸者俯卧，施灸者站或坐于一旁，手执艾条以点燃的一端对准施灸部位，距离皮肤 1.5 ~ 3 厘米，以感到施灸处温热、舒适为度。

【施灸时间】每日或隔日灸 1 次，每次灸 15 ~ 30 分钟，灸至皮肤产生红晕为止，10 次为 1 个疗程。

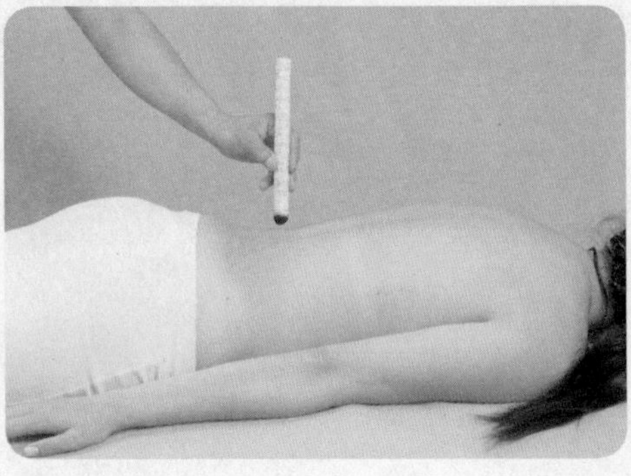

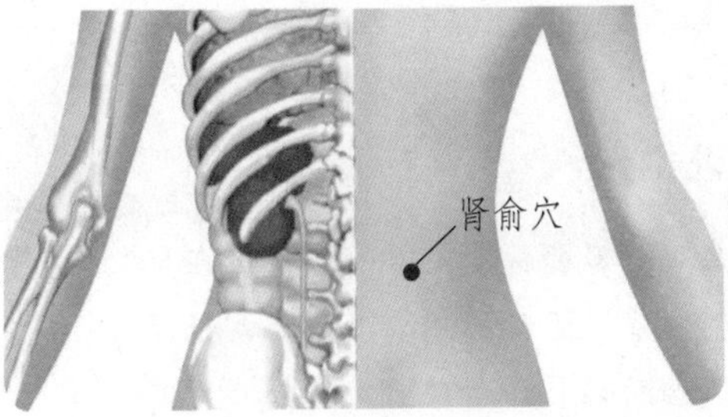

灸天枢穴

【**定位取穴**】该穴位于腹中部，平脐中，距脐中2寸。取穴时，可采用仰卧的姿势，肚脐向左右3指宽处。

【**功效**】调理肠胃。

【**施灸方法**】施灸时，被施灸者仰卧，施灸者站或坐于一旁，手执艾条以点燃的一端对准施灸部位，距离皮肤1.5～3厘米，左右方向平行往复或反复旋转施灸，以感到施灸处温热、舒适为度。

【**施灸时间**】每日或隔日灸1次，每次灸15～30分钟，灸至皮肤产生红晕为止,10次为1个疗程。

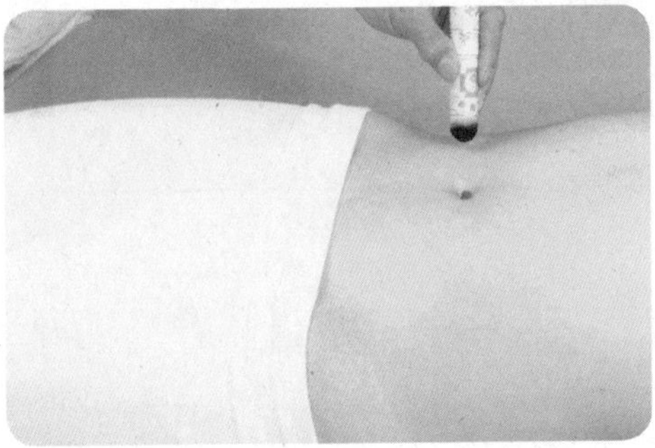

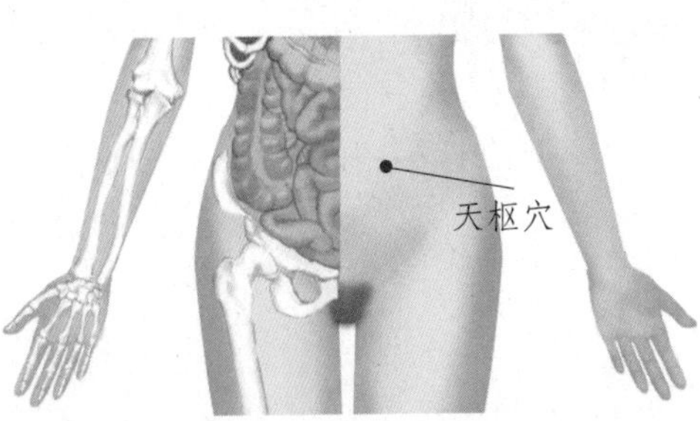

灸带脉穴

【**定位取穴**】该穴位于侧腹部，章门下1．8寸，当第11肋骨游离端下方垂线与脐水平线的交点上。

【**功效**】调治因内分泌不调而致的肥胖。

【**施灸方法**】被施灸者俯卧，施灸者站或坐于一旁，手执艾条以点燃的一端对准施灸部位，距离皮肤1.5～3厘米，以感到施灸处温热、舒适为度。

【**施灸时间**】每日或隔日灸1次，每次灸15～30分钟，灸至皮肤产生红晕为止,10次为1个疗程。

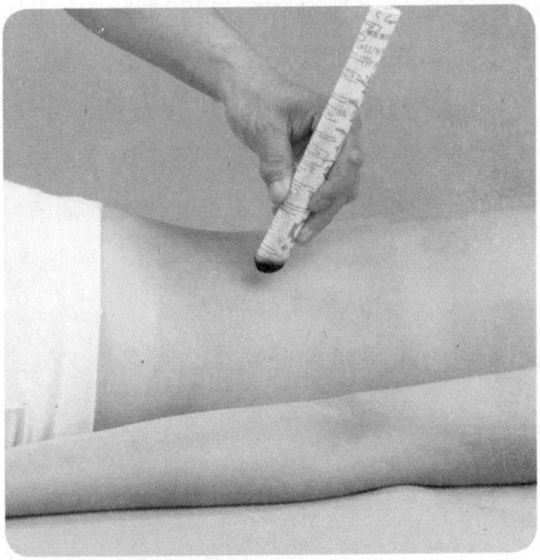

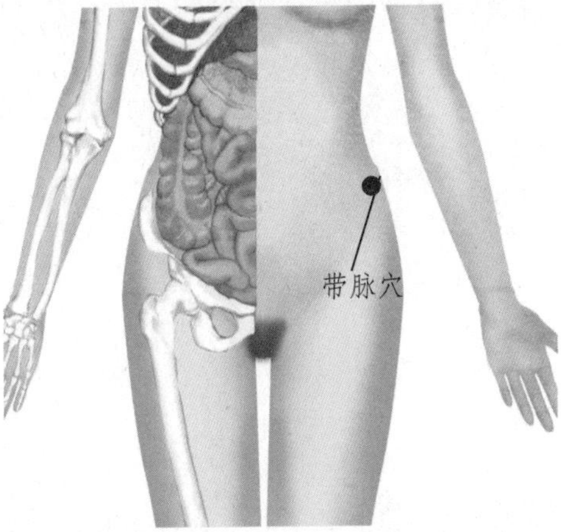

温馨小贴士

其实减肥并没有我们想象中的那么难，只要你有足够的坚持，在日常生活中保持良好的习惯，饮食上控制，多做运动，想要瘦腰其实很简单。下面给大家介绍几个日常生活中瘦腰的妙招，希望对减肥的朋友有些帮助。

1. 每天吃水果和蔬菜。瘦腰离不开全身的减肥，所以说在日常生活中要控制摄入的总热量。多吃水果和蔬菜可以减少人体热量的摄入，还能产生饱腹感，从而控制热量的摄入。此外，很多蔬菜和水果中含有丰富的纤维素，纤维素能加快新陈代谢，这也会起到减肥的效果。

2. 每天多喝水，少喝碳酸饮料。每天多喝水可以加速肠胃的蠕动，这样就可以加快体内垃圾、代谢物的排出，减少脂肪在人体腹部淤积，从而起到瘦腰的效果。此外，尽量少喝碳酸饮料和那些含糖量高的饮料，它们会让你摄入的热量超标，会让你的肚子鼓得像个气球。

3. 远离酒类。酒里面虽然不含脂肪，但是卡路里含量却很高，无论是啤酒、白酒，还是其他形式的酒精饮料，都会提高你身体的皮质醇水平，这种强力的荷尔蒙恰恰是小腹储存脂肪的帮凶。

4. 多做仰卧起坐。如果减肥是以去腹部赘肉为目的，那你可以尝试每天多做仰卧起坐，刚开始少做，以后慢慢增加，这样可以让你腹部的赘肉尽快地去除。

附录：腧穴经络基本知识

腧穴的概念

腧穴又称穴位，也叫穴、穴道。指人体经络线上特殊的点区部位，中医可以通过针灸或者推拿、点按、艾灸刺激相应的经络点治疗疾病。穴位是中国文化和中医学特有的名词。多为神经末梢和血管较少的地方。腧穴主要分布在经脉上，从属于经脉，通过经脉向内连属脏腑，人体生命运动最精华之气——“真气”在腧穴这一部位游行出入，既向外出，又向内入。因此腧穴就具备了抵御疾病（出）、反应病痛（出）、传入疾病（入）、感受刺激、传入信息（入）等功能。

当病邪侵袭人体时，人体的正气可以通过经脉、腧穴向外奋起以护卫机表；当人体内部发生病变时，内在的病理状态又可通过经脉腧穴反映于体表，因此腧穴部位的变化可以作为诊断疾病的依据。

当人体正气亏虚、肌腠空疏时，邪气也会通过体表腧穴由表入里；而在腧穴部位施以针刺、温灸、推拿、拔罐、刮痧等刺激时，腧穴又能将各种刺激传入体内，从而激发人体的正气以抗御疾病，协调平衡阴阳，达到治疗目的。这是腧穴之所以能够治疗疾病的基础。

腧穴的名称

在《内经》中，腧穴被称作“节”“会”“气穴”“气府”“空（孔）”“骨空”“原”“络”“俞”“溪”“谷”等，《针灸甲乙经》中称为“孔穴”，《太平圣惠方》则称作“穴道”，俗称“穴位”。

《灵枢·九针十二原》说：“所言节者，神气之所游行出入也，非皮肉筋骨也。”《灵枢·小针解》说：“节之交三百六十五会者，络脉之渗灌诸节者也。”意思是说，腧穴所在部位是人体精华之气（神气）集中输注、聚集、留止、游行、出入之处，是络脉气血渗灌的部位。络脉是经脉的分支，而经脉则联属脏腑，脏腑、经脉、腧穴之间密切相关，不能将腧穴部位仅仅看作皮、肉、筋、骨局部的形质。这里既有纵行循行的概念，又有横行出入的概念，而且还有“面”和“网”的概念。

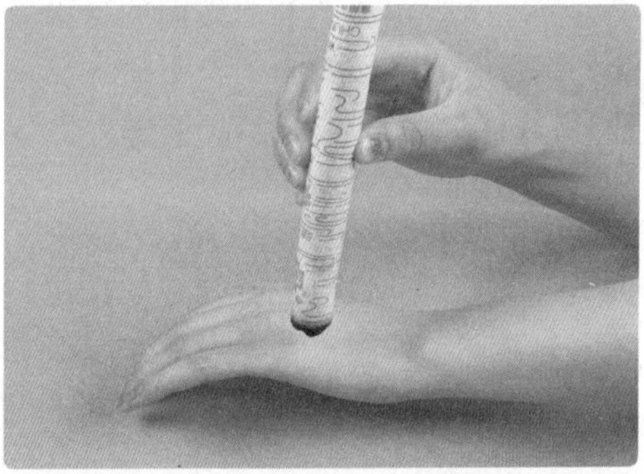

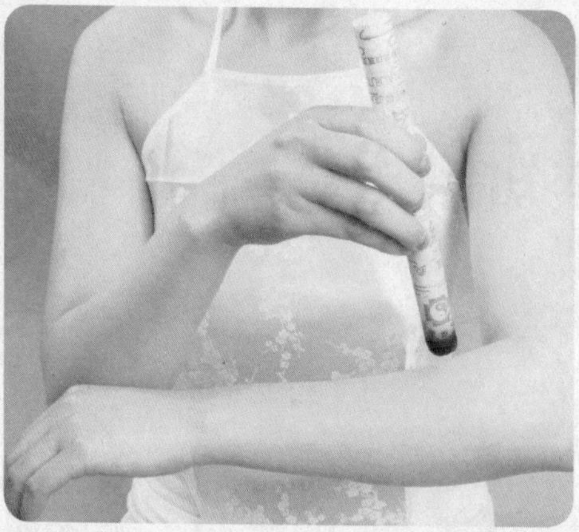

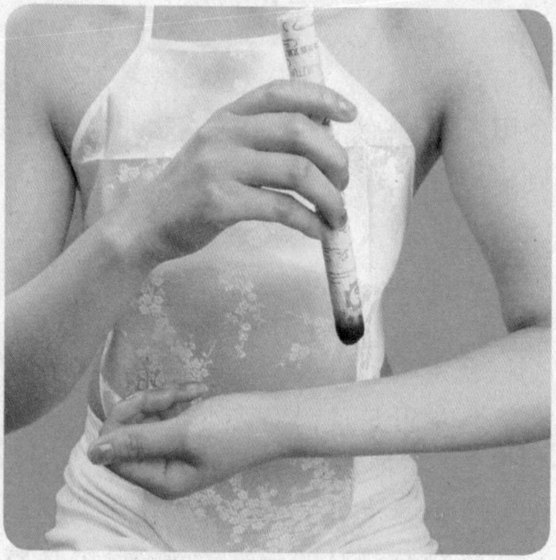

从《内经》对腧穴的命名来看，也反映了对腧穴功能的概括。腧，本作“输”（形声，从车，俞声。本义转运，运送），输注之意，喻脉气如水注输转、灌注；穴，则有“洞”“孔”“隙”之意，喻脉气集注于洞穴。综合分析各腧穴名称的字义，其间至少包涵了五个方面的含义：①“本源”之义，如原，表明腧穴是人体脏腑精华之气的本源；②“聚集”之义，如穴、会、府、节等，表明腧穴所在是经气停留和聚集之处；③“转输”之义，如俞、溪等，反映腧穴有转输的作用；④“孔隙”，如空、孔、窍等，反映了腧穴经脉与外界的相通性联系；⑤“渗灌”，如络等，说明腧穴是络脉气血渗灌的部位，反映了腧穴与内脏的联系。

腧穴的分类

腧穴可分为十四经穴、奇穴、阿是穴三类。

十四经穴

十四经穴为位于十二经脉和任督二脉的腧穴，简称“经穴”。经穴因其分布在十四经脉的循行线，上所以与经脉关系密切，它不仅可以反映本经经脉及其所属脏腑的病症，也可以反映本经脉所联系的其他经脉、脏腑之病症，同时又是针灸施治的部位。因此，腧穴不仅有治疗本经脏腑病症的作用，也可以治疗与本经相关经络脏腑之病症。

十二经脉又名十二正经，是经络系统的主体。其命名是根据其阴阳属性，所属脏腑、循行部位综合而定的。它们分别隶属于十二脏腑，各经用其所属脏

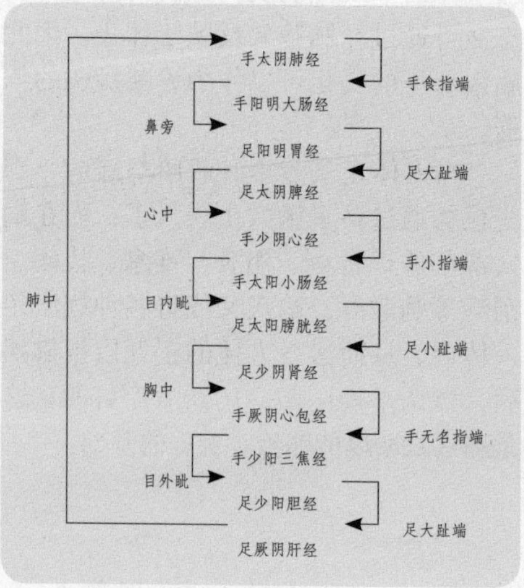

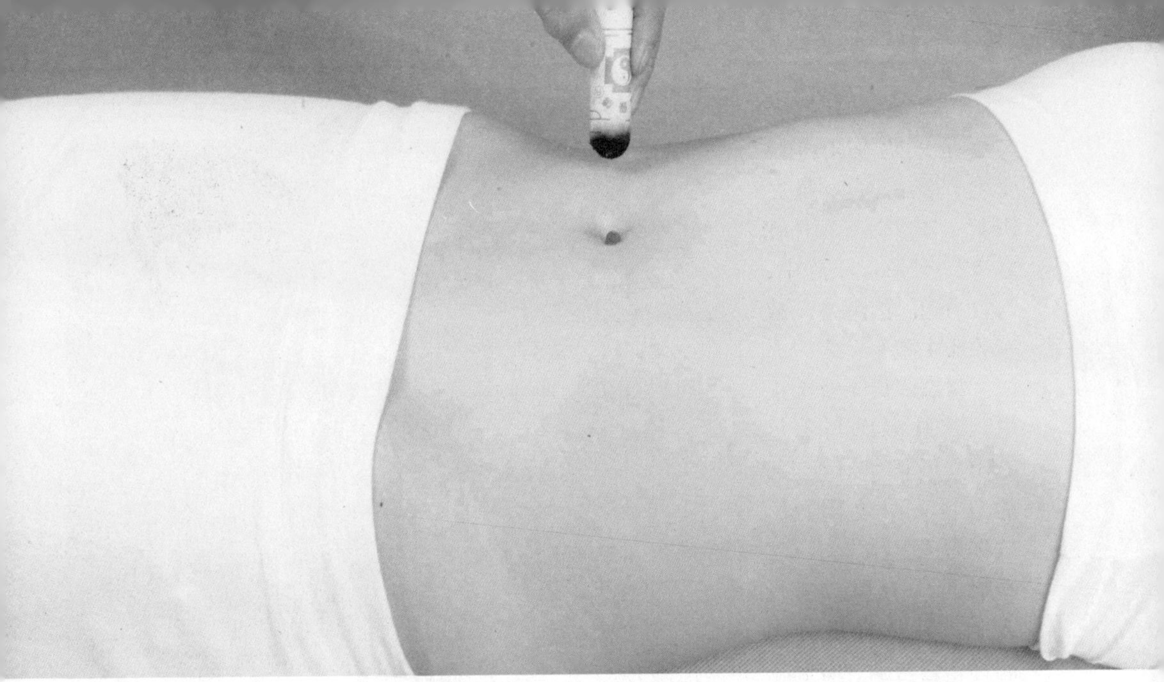

腑的名称，结合循行于手足、内外、前中后的不同部位，并依据阴阳学说，给予不同的名称。十二经脉的名称为：手太阴肺经、手厥阴心包经、手少阴心经、手阳明大肠经、手少阳三焦经、手太阳小肠经、足太阴脾经、足厥阴肝经、足少阴肾经、足阳明胃经、足少阳胆经、足太阳膀胱经。

十二经脉通过手足阴阳表里经的联接而逐经相传，构成了一个周而复始、如环无端的传注系统。气血通过经脉即可内至脏腑，外达肌表，营运全身。其流注次序是：从手太阴肺经开始，依次传至手阳明大肠经，足阳明胃经，足太阴脾经，手少阴心经，手太阳小肠经，足太阳膀胱经，足少阴肾经，手厥阴心包经，手少阳三焦经，足少阳胆经，足厥阴肝经，再回到手太阴肺经。其走向和交接规律是：手之三阴经从胸走手，在手指末端交手三阳经；手之三阳经从手走头，在头面部交足三阳经；足之三阳经从头走足，在足趾末端交足三阴经；足之三阴经从足走腹，在胸腹腔交手三阴经。

十二经脉在体表的循行分布规律是：凡属六脏（心、肝、脾、肺、肾和心包）的阴经分布于四肢的内侧和胸腹部，其中分布于上肢内侧的为手三阴经，分布于下肢内侧的为足三阴经。凡属六腑（胆、胃、大肠、小肠、膀胱和三焦）的阳经，多循行于四肢外侧、头面和腰背部，其中分布于上肢外侧的为手三阳经，分布于下肢外侧的为足三阳经。手足三阳经的排列顺序是：“阳明”在前，“少阳”居中，“太阳”在后；手足三阴经的排列顺序是：“太阴”在前，“厥阴”在中，“少阴”在后（内踝上八寸以下为“厥阴”在前，“太阴”在中，“少阴”在后）。

十二经脉的表里关系是：手足三阴、三阳，通过经别和别络互相沟通，组成六对“表里相合”的关系。其中，足太阳与足少阴为表里，足少阳与足厥阴为表里，足阳明与足太阴为表里。手太阳与手少阴为表里，手少阳与手厥阴为表里，手阳明与手太阴为表里。

任脉，行于腹面正中线，其脉多次

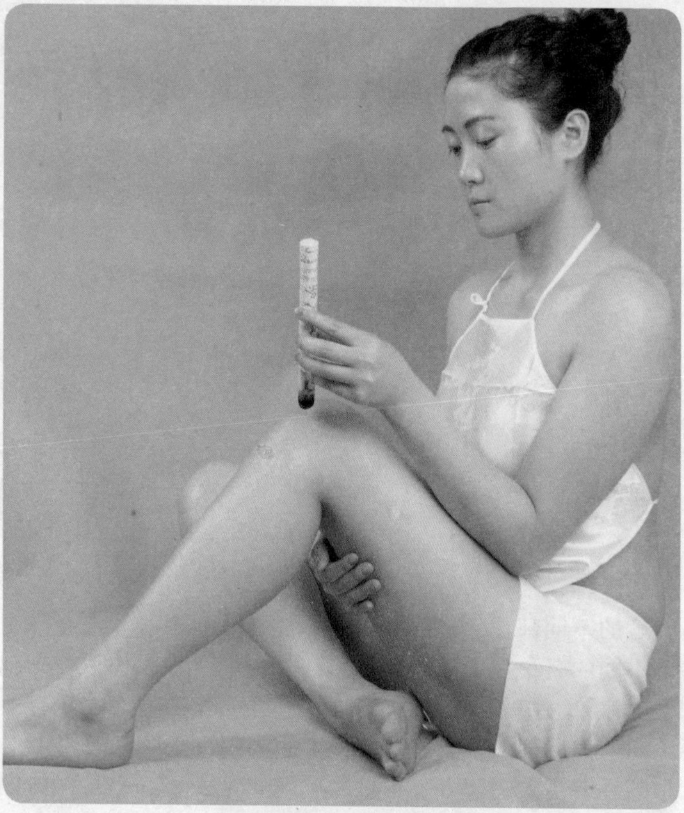

与手足三阴及阴维脉交会，能总任一身之阴经，故称："阴脉之海"。任脉起于胞中，与女子妊娠有关，故有"任主胞胎"之说。

督脉，行于背部正中，其脉多次与手足三阳经及阳维脉交会，能总督一身之阳经，故称为"阳脉之海"。督脉行于脊里，上行入脑，并从脊里分出属肾，它与脑、脊髓、肾又有密切联系。

奇穴

奇穴是指未能归属于十四经脉的腧穴，它既有下定的穴名，又有明确的位置，又称"经外奇穴"。这些腧穴对某些病症具有特殊的治疗作用。奇穴因其所居人体部位的不同，其分布也不尽相同。有些位于经脉线外，如中泉、中魁；有些在经脉线内，如印堂、肘尖；有些有穴位组合之奇穴，如四神聪、四缝、四花等穴。

阿是穴

阿是穴又称压痛点、天应穴、不定穴等。这一类腧穴既无具体名称，又无固定位置，而是以压痛点或其他反应点作为艾灸、按摩部位。阿是穴多位于病变的附近，也可在与其距离较远的部位。

腧穴的作用

输注气血

腧穴从属于经脉，通过经脉向内连属脏腑，是脏腑经络气血渗灌、转输、出入的特殊部位。《灵枢·九针十二原》说："所言节者，神气之所游行出入也，非皮肉筋骨也。"说明腧穴是气血通行出入的部位，脏腑、经脉之气在腧穴这一部位游行、出入，因此腧穴就具备了抵御疾病（出）、反应病痛（出）、传入疾病（入）、感受刺激、传入信息（入）等功能。

反应病症

护卫机表，当人体内部发生病变时，内在的病理状态又可通过经脉腧穴反映于体表，因此腧穴部位的变化可以作为诊断疾病的依据。

与经脉反应病症不同，腧穴所反映的病症主要限于腧穴范围的压痛、酸楚、结节、肿胀、瘀血、丘疹、虚陷等现象。腧穴反应病症的作用近年有不少新发现，如呼吸系统病症多在中府、肺俞、孔最处出现反应；肝胆系统的病症多在肝俞、胆俞、胆囊穴出现压痛等。

防治疾病

腧穴不仅是气血输注的部位，也是邪气所客的处所。当人体正气亏虚、肌腠空疏时，邪气就会通过体表腧穴由表入里。

腧穴输注气血向内传入的特性，又是腧穴之所以能够治疗疾病的基础。在腧穴部位施以针刺、温灸等时，各种刺激能通过腧穴、经脉传入体内，从而激发人体的正气，协调平衡阴阳，达到预防和抗御疾病的目的。腧穴防治疾病的作用已被大量的临床和实验所证实。

腧穴的定位方法与取穴技巧

正确取穴对艾灸、拔罐、按摩、刮痧疗效的关系很大。因此，准确地选取腧穴，也就是腧穴的定位，一直为历代医家所重视。

骨度分寸法

骨度分寸法，始见于《灵枢·骨度》篇。是以骨节为主要标志测量周身各部的大小、长短，并依其比例折算尺寸作为定穴标准的方法。不论男女、老少、高矮、肥瘦都是一样。如腕横纹至肘横纹作十二寸，也就是反这段距离划成十二个等分，取穴就以它作为折算的标准。常用的骨度分寸见下表。

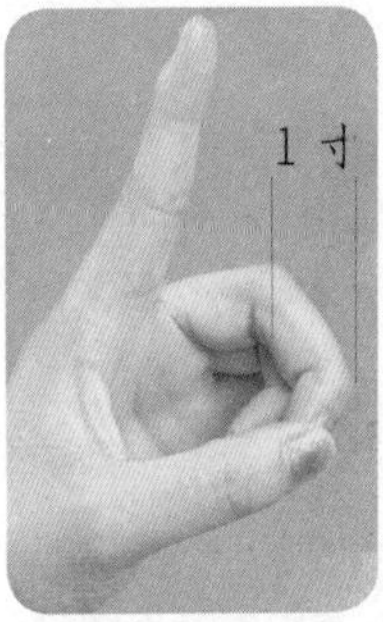

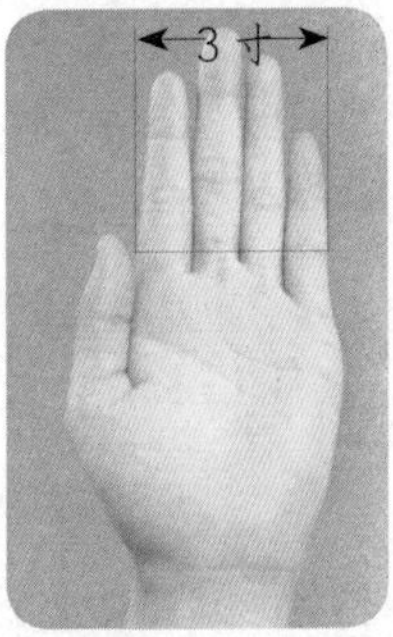

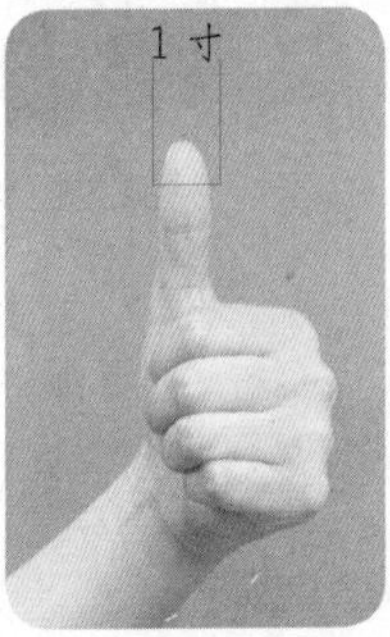

常用骨度分寸表

分部	起止点	常用骨度	度量法	说明
头部	前发际至后发际	12寸	直寸	如前后发际不明，从眉心量至大椎穴作18寸，眉心至前发际3寸，大椎穴至后发际3寸。
	耳后两完骨（乳突）之间	9寸	横寸	用于量头部的横寸
胸腹部	天突至歧骨（胸剑联合）	9寸	直寸	胸部与肋部取穴直寸，一般根据肋骨计算，每一肋骨折作1寸6分；“天突”指穴名的部位
	耻骨至脐中	8寸		
	脐中至横骨上廉（耻骨联合上缘）	5寸		
	两乳头之间	8寸	横寸	胸腹部取穴的横寸，可根据两乳头之间的距离折量。女性可用左右缺盆穴之间的宽度来代替两乳头之间的横寸。
背腰部	大椎以下至尾骶	21椎	直寸	背部腧穴根据脊椎定穴。一般临床取穴，肩胛骨下角相当第7（胸）椎，髂嵴相当第16椎（第4腰椎棘突）
	两肩胛骨脊柱缘之间	6寸	横寸	
上肢部	腋前纹头（腋前皱襞）至肘横纹	9寸	直寸	用于手三阴、手三阳经的骨度分寸
	肘横纹至腕横纹	12寸		
侧胸部	腋以下至季胁	12寸	直寸	“季胁”指第11肋端
侧腹部	季胁以下至髀枢	9寸	直寸	“髀枢”指股骨大转子
下肢部	横骨上廉至内辅骨上廉（股骨内髁上缘）	18寸	直寸	用于足三阴经的骨度分寸
	内辅骨下廉（胫骨内髁下缘）至内踝高点	13寸		
	髀枢至膝中	19寸	直寸	用于足三阴经的骨度分寸；前面相当犊鼻穴，后面相当委中穴；臀横纹至膝中，作14寸折量
	臀横纹至膝中	14寸		
	膝中至外踝高点	16寸		
	外踝高点至足底	3寸		

自然标志取穴法

根据人体表面所具特征的部位作为标志，而定取穴位的方法称为自然标志定位法。人体自然标志有两种：

固定标志法：即是以人体表面固定不移，又有明显特征的部位作为取穴标志的方法。如人的五官、爪甲、乳头、肚脐等作为取穴的标志。

活动标志法：是依据人体某局部活动后出现的隆起、凹陷、孔隙、皱纹等作为取穴标志的方法。如曲池屈肘取之。

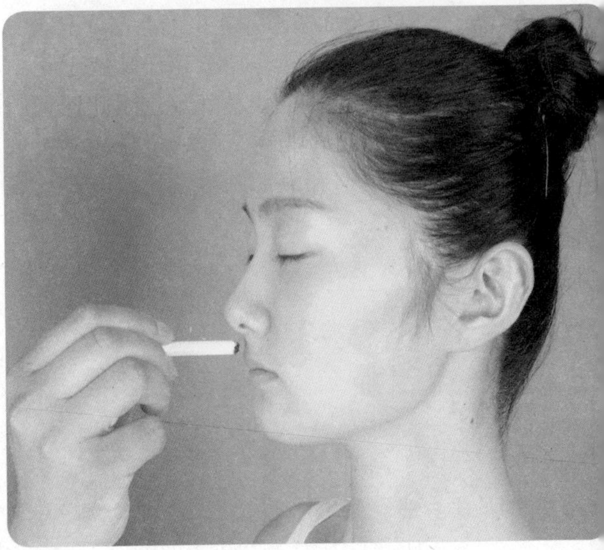

手指比量法

以患者手指为标准来定取穴位的方法。由于生长相关律的缘故，人类机体的各个局部间是相互关联的。由于选取的手指不同，节段亦不同，可分作以下几种。

中指同身寸法：是以患者的中指中节屈曲时内侧两端纹头之间作为一寸，可用于四肢部取穴的直寸和背部取穴的横寸。

拇指同身寸法：是以患者拇指指关节的横度作为一寸，亦适用于四肢部的直寸取穴。

横指同身寸法：以名“一夫法”，是令患者将食指、中指、无名指和小指并拢，以中指中节横纹处为准，四指横量作为3寸。

简便取穴法

此法是临床上一种简便易行的方法。如垂手中指端取风市，两手虎口自然平直交叉，在食指端到达处取列缺穴等。

取穴要领

临床取穴常以骨度法为主，再结合其他取穴方法。同时还必须注意患者的体位、姿势，并且要上下左右互相参照。取穴的原则要领大致可以归纳为：

1. 按照分寸，做到心中有数。
2. 观察体表标志定穴。
3. 采取适当的姿势取穴。某些穴位应采取坐姿取穴，而某些穴位则以卧式取穴为宜；有些穴位应伸直肢体取之，而有些穴位则应屈曲肢体取之。临证时还需依具体情况而定。此外，还可结合一些简便的活动标志取穴。
4. 取五穴而用一穴，取三经而用一经

古人有“取五穴用一穴而必端，取三经用一经而必正”之说。意思是说，正确的取穴方法，是取某一个穴位时，必须要了解它上下左右的穴位；定某一经时，必须要参照其周围几条经脉的循行。这样全面参考才能正确地定位取穴。

全身的经穴，督脉和任脉位于正中线，它们的穴位较易确定，因此任督脉的穴位常可作为两旁经穴定位的参考依据。而头部和肩部的腧穴比较复杂，取穴时须仔细分别。取肢体外侧面的穴位时，主要观察筋骨的凹陷等骨性标志；而取肢体内侧面的穴位时，除注意体表标志外，还应注意动脉的搏动等。

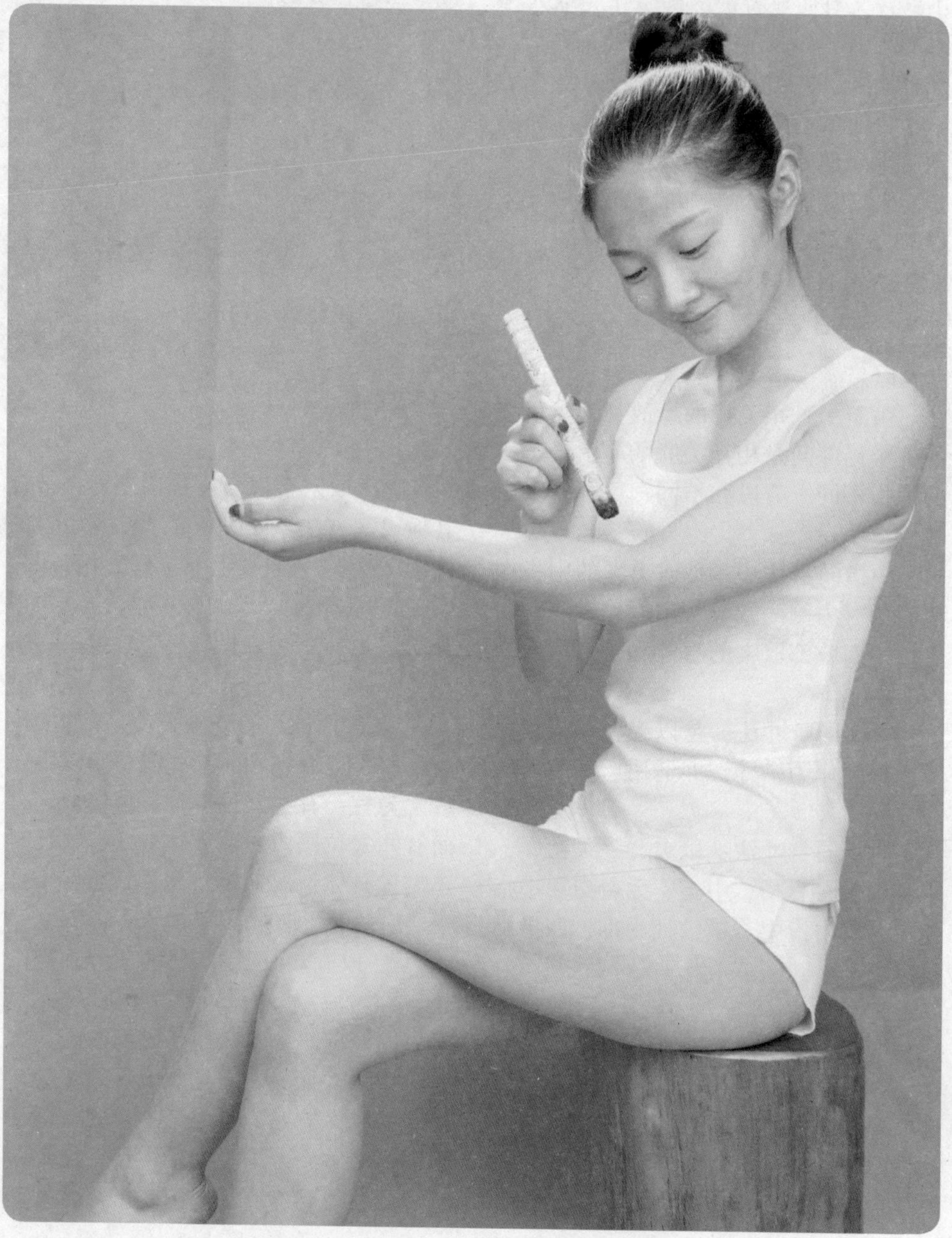

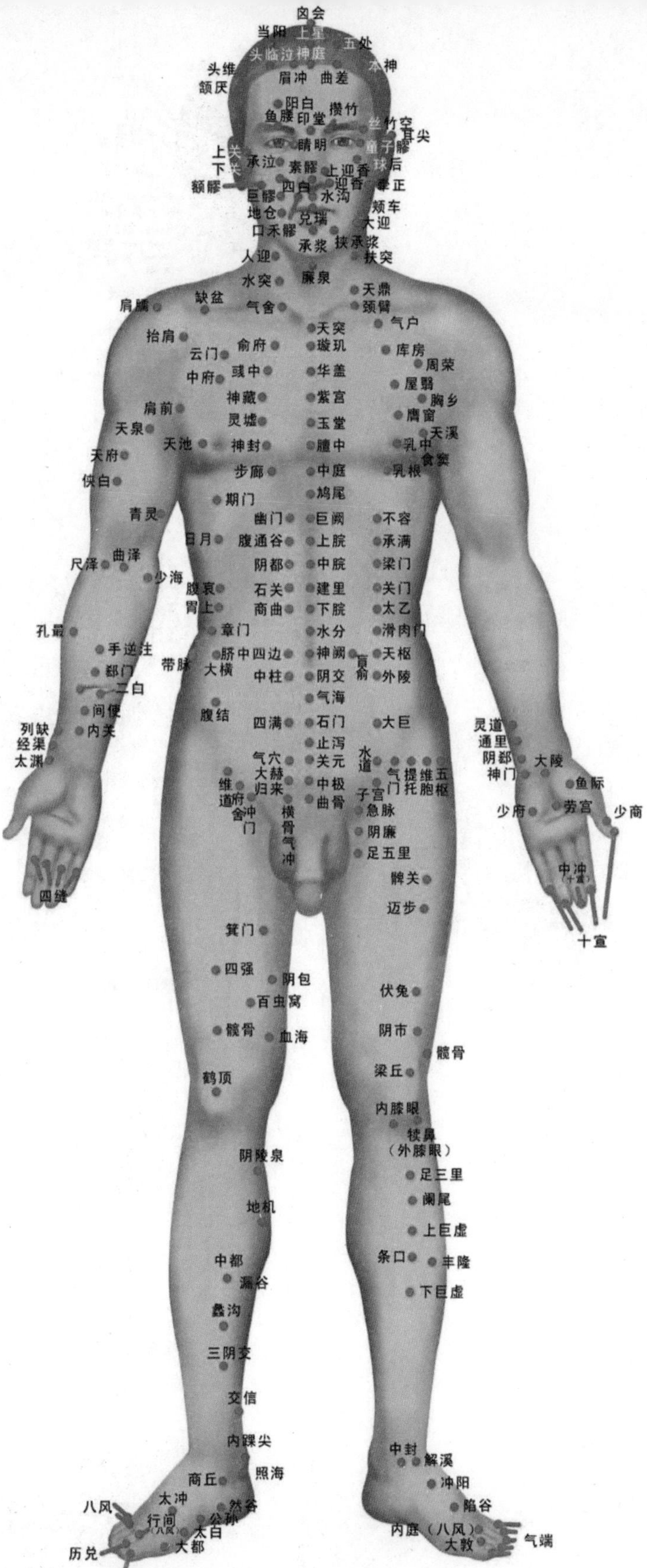

囟会
当阳
上星
五处
头临泣
神庭
本神
头维
颔厌
眉冲
曲差
阳白
鱼腰
印堂
攒竹
丝竹空
耳尖
睛明
瞳子髎
上关
下关
承泣
素髎
上迎香
球后
颧髎
巨髎
四白
迎香
牵正
水沟
颊车
地仓
兑端
大迎
口禾髎
承浆
挟承浆
人迎
扶突
水突
廉泉
天鼎
颈臂
肩髃
缺盆
气舍
气户
天突
抬肩
俞府
璇玑
库房
云门
周荣
中府
彧中
华盖
屋翳
神藏
紫宫
胸乡
肩前
灵墟
玉堂
膺窗
天泉
天溪
天池
神封
膻中
乳中
天府
食窦
步廊
中庭
乳根
侠白
鸠尾
期门
青灵
幽门
巨阙
不容
日月
腹通谷
上脘
承满
曲泽
尺泽
阴都
中脘
梁门
少海
腹哀
石关
建里
关门
胃上
商曲
下脘
太乙
孔最
章门
水分
滑肉门
手逆注
脐中四边
神阙
天枢
带脉
肓俞
郄门
大横
中柱
阴交
外陵
二白
气海
间使
腹结
四满
石门
大巨
列缺
内关
灵道
经渠
止泻
通里
太渊
气穴
水道
阴郄
大赫
关元
气门
提托
维胞
五枢
大陵
神门
维道
归来
中极
鱼际
府舍
冲门
子宫
横骨
曲骨
急脉
少府
劳宫
少商
阴廉
气冲
足五里
中冲
(十宣)
四缝
髀关
迈步
十宣
箕门
四强
阴包
伏兔
百虫窝
髋骨
血海
阴市
髋骨
鹤顶
梁丘
内膝眼
犊鼻
(外膝眼)
阴陵泉
足三里
阑尾
地机
上巨虚
条口
中都
丰隆
漏谷
下巨虚
蠡沟
三阴交
交信
内踝尖
中封
解溪
照海
商丘
冲阳
八风
太冲
然谷
陷谷
行间
(八风)
公孙
太白
内庭(八风)
大敦
气端
大都
历兑
隐白

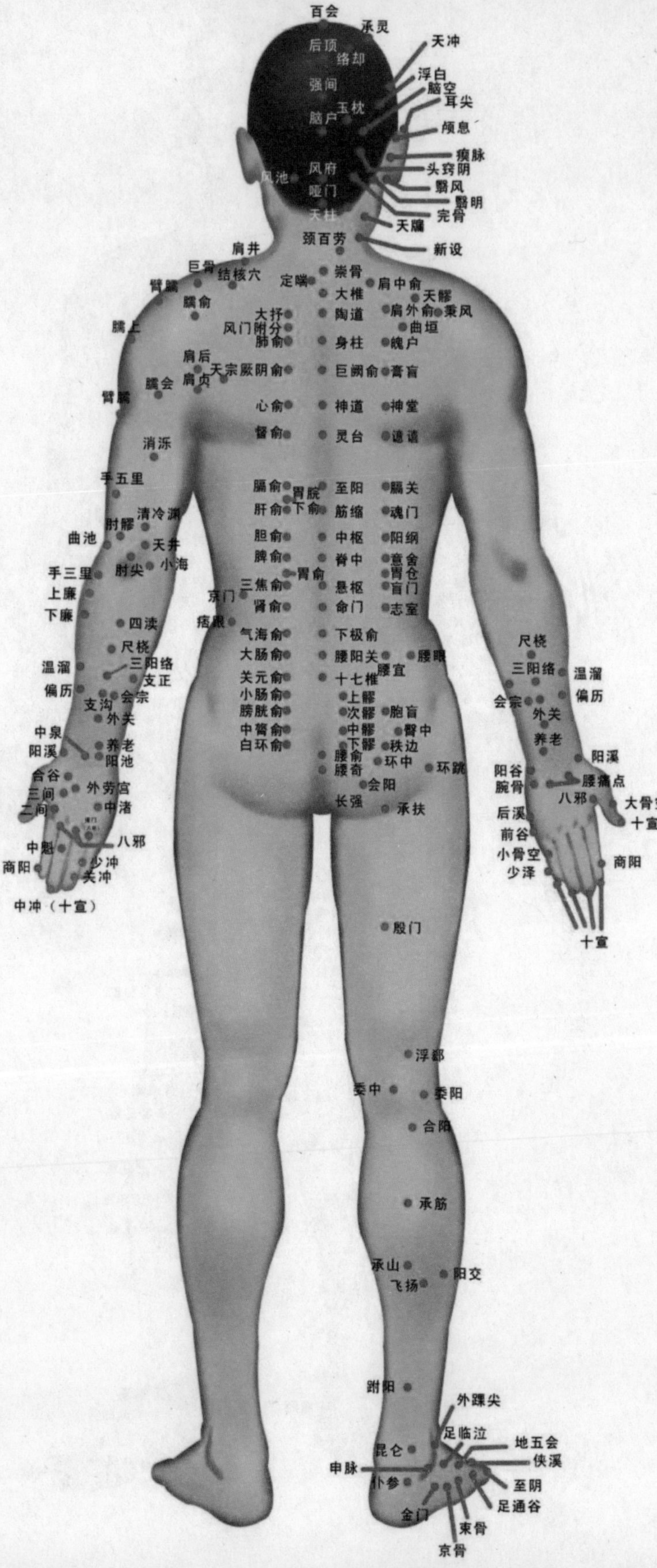
百会
承灵
后顶
络却
天冲
浮白
强间
脑空
耳尖
玉枕
脑户
颅息
瘈脉
头窍阴
风府
风池
翳风
哑门
翳明
完骨
天柱
天牖
颈百劳
新设
肩井
巨骨
结核穴
定喘
崇骨
肩中俞
臂臑
大椎
天髎
臑俞
大抒
陶道
肩外俞
秉风
风门附分
曲垣
臑上
肺俞
身柱
魄户
肩后
天宗
厥阴俞
巨阙俞
膏肓
臑会
肩贞
心俞
神道
神堂
臂臑
督俞
灵台
谚譆
消泺
手五里
膈俞
胃脘
至阳
膈关
肝俞
下俞
筋缩
魂门
清冷渊
肘髎
曲池
胆俞
中枢
阳纲
天井
脾俞
脊中
意舍
肘尖
小海
手三里
胃俞
胃仓
三焦俞
悬枢
肓门
上廉
京门
肾俞
命门
志室
下廉
四渎
痞根
气海俞
下极俞
尺桡
大肠俞
腰阳关
腰眼
温溜
三阳络
关元俞
腰宜
支正
十七椎
偏历
小肠俞
上髎
会宗
支沟
膀胱俞
次髎
胞肓
外关
中膂俞
中髎
臀中
中泉
养老
白环俞
下髎
秩边
阳溪
阳池
腰俞
环中
腰奇
环跳
合谷
外劳宫
会阳
三间
中渚
长强
承扶
二间
八邪
中魁
少冲
商阳
关冲
中冲（十宣）
尺桡
三阳络
温溜
会宗
偏历
外关
养老
阳溪
阳谷
腰痛点
腕骨
八邪
大骨空
后溪
十宣
前谷
小骨空
商阳
少泽
十宣
殷门
浮郄
委中
委阳
合阳
承筋
承山
阳交
飞扬
跗阳
外踝尖
足临泣
地五会
昆仑
侠溪
申脉
仆参
至阴
足通谷
金门
束骨
京骨